随身听中医传世经典系列

总主编◎裴颢

古今医案按（上）

清·俞震◎撰

中国健康传媒集团
中国医药科技出版社

图书在版编目（CIP）数据

古今医案按 /（清）俞震撰．-- 北京：中国医药科技出版社，2024.12
（随身听中医传世经典系列）
ISBN 978-7-5214-2943-5

Ⅰ．①古… Ⅱ．①俞… Ⅲ．①医案－汇编－中国－古代
Ⅳ．① R249.1

中国版本图书馆 CIP 数据核字（2022）第 023318 号

策划编辑 白　极　　**美术编辑** 陈君杞
责任编辑 郭雨霞　　**版式设计** 也　在

出版 **中国健康传媒集团**｜中国医药科技出版社
地址 北京市海淀区文慧园北路甲 22 号
邮编 100082
电话 发行：010-62227427　邮购：010-62236938
网址 www.cmstp.com
规格 880×1230mm $^{1}/_{64}$
印张 12 $^{5}/_{8}$
字数 384 千字
版次 2024 年 12 月第 1 版
印次 2024 年 12 月第 1 次印刷
印刷 北京金康利印刷有限公司
经销 全国各地新华书店
书号 ISBN 978-7-5214-2943-5
定价 59.00 元

内容提要

《古今医案按》由清代著名医家俞震所撰，共10卷，前8卷为外感和内伤杂病医案，卷9为女科病案，卷10为外科及幼科医案。全书以证列目，编选名医成案，自载于司马迁《史记》中的仓公医案始，搜采至清代叶氏而止，其中江氏类案入选颇多，另选有新意或立奇法者，间采一二。寓按于案是本书的特色，俞氏对历代医案加以按语，辨真伪，别是非，析异同，表优势，总结概括，明确指出辨证与施治的关键所在，以补诸案之未逮。

《随身听中医传世经典系列》编委会

总主编 裴　颢

编　委 白　极　张芳芳　彭泽芬　朱　姝

李亚旗　于　娟　许明双　纪宜时

高含佳　郭雨霞　王连芬　郭紫薇

李柳骥　毛　萌　赵　健　田　甜

章　蕾

出版者的话

中医学是中华文明的瑰宝，是中国优秀传统文化的重要组成部分，传承发展中医药事业是适应时代发展要求的历史使命。《关于促进中医药传承创新发展的意见》指出：要“挖掘和传承中医药宝库中的精华精髓”，当“加强典籍研究利用”。“自古医家出经典”，凡历代卓有成就的医家，均是熟读经典、勤求古训者，他们深入钻研经典医籍，精思敏悟，勤于临证，融会贯通，创立新说，再通过他们各自的著作流传下来，给后人以启迪和借鉴。因此，经典医籍是经过了千百年来的临床实践证明，所承载的知识至今仍然是中医维护健康、防治疾病的准则，也是学习和研究中医学的必由门径。

中医传承当溯本求源，古为今用，继承是基础，应熟谙经典，除学习如《黄帝内经》《伤寒杂病论》等经典著作外，对后世历代名著也要进行泛览，择其善者而从之，如金元四家及明清诸家著作等，可扩大知识面，为临床打好基础。

然而中医典籍浩如烟海，为了帮助读者更好地“读经典做临床”，切实提高中医临床水平，我社特整理出版了《随身听中医传世经典系列》，所选书目涵盖了历代医家推崇、尊为必读的经典著作，同时侧重遴选了切于临床实用的著作。为方便读者随身携带，可随时随地诵读学习，特将本套丛书设计为口袋本，行格舒朗，层次分明，同时配有同步原文诵读音频二维码，可随时扫码听音频。本套丛书可作为中医药院校学生、中医药临床工作者以及广大中医药爱好者的案头必备参考书。

本次整理，力求原文准确，每种古籍均遴选精善底本，加以严谨校勘，若底本与校本有文字存疑之处，择善而从。整理原则如下。

（1）全书采用简体横排，加用标点符号。底本中的繁体字、异体字径改为规范简体字，古字以今字律齐。凡古籍中所见“右药”“右件”“左药”等字样中，“右”均改为“上”，“左”均改为“下”。

（2）凡底本、校本中有明显的错字、讹字，经校勘无误后予以径改，不再出注。

（3）古籍中出现的中医专用名词术语规范为现代通用名。如“藏府”改为“脏腑”，“旋复花”改为“旋覆花”等。

（4）凡方药中涉及国家禁猎及保护动物（如虎骨、羚羊角等）之处，为保持古籍原貌，未予改动。但在临床应用时，应使用相关代用品。

希望本丛书的出版，能够为读者便于诵读医籍经典、切于临床实用提供强有力的支持，帮助读者学有所得、学有所成，真正起到“读经典，做临床，提疗效”的作用，为中医药的传承贡献力量。由于时间仓促，书中难免存在不足之处，亟盼广大读者提出宝贵意见，以便今后修订完善。

中国医药科技出版社

2022年3月

李龄寿叙

医之有方案，犹刑名家之例案也。医之书，自《灵枢》《素问》、仲景以及宋元明各家，所述备矣，理与法灿然大著。顾人所以体验之者何如耳？同一病也，随人而异治；同一病同一人也，随时而异治，是岂书之所可尽乎？执律以绳人罪，其轻重出入，必有例案。医之治病亦犹是也。昔之人以所治者笔之于书，后之人以其笔之书者，萃而集之，精而择之，亦医事得失之林焉。辑医案为成书，明江氏有《名医类案》，国朝魏氏有《续名医类案》。魏氏之书，卷帙倍于江氏而未有刊行，学者憾矣。嘉善俞先生震，生乾隆间，以儒言医，与同邑沈氏尧封齐名。吾乡姚君镜侯为余言，俞氏有《古今医案按》一书，刊后版即毁于火，流传无多，几如《广陵散》矣！余物色之有年，前年始得其书读之。视江氏书抉择尤精，搜采至国朝叶氏而止，可谓备矣。而案每有发明，其圈点处，尤启发人意，足以驾江氏书而上之无疑焉。魏氏之《续类案》，闻仅有抄本，余未之见。海昌王梦隐以为体例未定，盖未成之书也。余惧是书之不传于世，因重付手民。世之读是书者，必知是书之善。而沈氏尧封有《医经读》《伤寒论读》二书，今亦鲜流传。唯《女科辑要》二卷，海昌王梦隐叙而刻之。吾吴医名最盛者，莫如叶氏，其医案之刻，世所传《临证指南》一书，编辑无法，余欲汰其繁冗加区别而稍发明焉，是有待于后日云。

光绪九年癸未夏吴江李龄寿

自叙

孟子言：梓匠轮舆，能与人规矩，不能与人巧。巧者何？变通之谓也。巧固不能使人，其实不出规矩。人可即规矩以求巧，而巧自无方，是亦不啻使之矣。医之道将毋同？自古迄今，医书多不胜纪，一病必立一门，一门必立数法。究之法有尽，病无尽，一病之变已无尽，或萃数病于一人之身，其变更无尽，医之法于是乎几穷。盖以法也者，不过梓匠轮舆之规矩，病不依规矩以为患，医第循规矩以为治，常者生焉，变者死焉，转恨医之法未备也，不知法岂能备，要在乎用法者之巧耳。闻之名医能审一病之变，与病之变，而曲折以赴之，操纵于规矩之中，神明于规矩之外，靡不随手而应。始信法有尽，而用法者之巧无尽也。成案甚夥，医之法在是，法之巧亦在是，尽可揣摩。惜向来刊行医案，醇疵互收，一为去取而巧者愈见，此予所以复有古今医案之选也。惟是彼之所谓巧者，自今视之，犹规矩也。倘执巧以为巧，而不更加变通，则巧反成拙。故予于每条下，妄据鄙见以按之，辨其真伪，别其是非，晰其同中之异，表其青出于蓝；或综数事为数语，以隐括其大略；或纂述旧说新说，以补诸案之未逮。随选随录，随录随按，不惮烦词，窃附举隅之意。第恐载籍极博，见闻有限，譬诸审曲面势者，能免斫而小之之讥乎。然欲求巧于规矩，敢不择材以削镲。爰自甲午冬月，为捉笔之始，至戊戌春月，乃得蒇事。时年已七十，阅历既多，或片词之可取，爰付剞劂，质之海内诸同志。

乾隆四十三年岁在著雍奄茂之病月

既望惺斋俞震书于酌古堂

凡例

——是编汇选名医成案，所选必择精当。如江氏类案入选颇多，亦不过十之三四，其余仅选十之一二而已。此外见诸史传及说部杂书，或有新意，或立奇法者，间采一二条，俾广见闻。

——所选皆有议论有发明之案，庸浅及怪诞不经者概删去。其有病同而治同，虽出两人，止录一家。同之中，必取前辈，或后辈之阐发胜于前辈，则取后舍前，亦无拘也。

——治病所凭在脉，故叙证而兼叙脉者始选之。若不载脉象，但侈治验，入选奚益。盖治病之难，难于识病，识病之难，难于识脉也。然集中间收不载脉者，必辨证详明，或治法新奇，或立论高超，不得以不载脉象而弃之。略备数条，以扩识见。

——前人案中，或涉鄙俚矜夸之语，概削去，只存其脉证方论，以为后人认病之法。偶有文繁及词晦者，僭为修饰之，不敢窜改其意，亦仅条达其辞以便观览而已，知我者谅不我罪。

——近日名医有年长于我者，有年少于我者，其治奇病，著奇验，必录之，今并附入，此皆生平目击，并非得之传闻。若得之传闻者，姑为阙疑，不敢以误传误。

——成案以年代先后为编次，间有颠倒者，因病情相似，连类以便览，年代所不计也。至于称谓前人，或名或字，或别号及乡里，就人所易晓者称之，不拘一律。

——是编列为十卷，各分门类，以便查阅。至门类十三科，实未能全，只就昔人有成案者选之，每门多寡不拘，会心者闻一知十，可推广得其旨矣。

——各案引用之方，不能备录，间有附于案中及案后者，恐卷帙繁冗，录亦不详，嗣有古今经验方按续出问世。

——诸案所载有妙义者，议论精详方药切当者，以及叙脉病因证候紧要关键处均加密点。若震自为按断之语，概不敢置密点，以俟高贤之教正。

目　录

上　册

卷　一

卷　二

卷 三

卷 四

卷 五

下　册

卷　六

卷 七

卷 八

卷九

卷十

卷 一

中风

《唐书》载：许允宗初仕陈，为新蔡王外兵参军。时柳太后感风不能言，脉沉而口噤。允宗曰：口不下药，宜以汤气蒸之，令药入腠理，周时可瘥。遂造黄芪防风汤，煮数十斛，置床下气如烟雾，熏蒸之而得语。遂超拜义兴太守。

震按： 书称允宗医术若神，曾曰：医者意也，在人思虑。即此条思虑巧矣。然仅可治真中风，《内经》所谓"其有邪者，渍形以为汗"也。邪从汗解故得语，若概试诸不能言者决无效。

又按： 罗谦甫治史太尉，冬月坐火炉左侧，觉面热，左颊微汗，旋出外，因左颊疏缓，被风寒客之，右颊急，口㖞于右，脉浮紧，按之洪缓。罗用升麻汤加桂枝、白芷、芎、防，兼灸地仓、颊车穴。

此治风中阳明经之表证也。赵僧判半身不遂，语言不出，神昏面红，耳聋鼻塞，六脉弦数。罗谓中脏者多滞九窍，中腑者多着四肢。今脏腑俱受邪，先用三化汤行之，通其壅滞使清气上升，充实四肢；次与至宝丹，安心养神，通利九窍。五日，音声出，语言稍利，惟行步艰难。又刺十二经之井穴以接经络，随四时脉症加减用药，百日方愈。此治中腑兼中脏之里证也，皆风邪实证也。张安抚半身不遂，语言謇涩，自汗恶风，痰嗽不寐。罗谓风寒伤形，忧恐忿怒伤气。《经》云：形乐志苦，病生于脉，神先病也。邪风加之，动无常处。治病必求其本，邪气乃服。用加减冲和汤，汗加黄芪，嗽加五味。其昼夜不睡，因心事烦冗，心火上乘阳分，卫气不得入于阴。用朱砂安神丸，遂得寐，诸证渐减，惟右肩臂痛。《经》云：虚与实邻，决而通之。又云：下陷者灸之。为阳气下陷入阴中，故肩膊痛不能动，宜以火导之补之。乃于右肩臂上肩井穴，先针后灸。隔一月，再灸肩井。次于尺泽穴，各灸二十八壮，引气下行，与正气相接，遂能运动。仲夏用清肺饮子，秋分用益气调营汤，痊愈。此治中经兼中腑，本虚标实之症也。许允宗所治亦系本虚标实者，但病起于暴，故用蒸法，亦如通关散之取嚏，稀涎散之探痰也。

丹溪治浦江郑君，年近六旬，奉养膏粱，仲夏久患滞下，又犯房劳。一夕如厕，忽然昏仆，撒手，遗尿，目上视，汗大出，喉如拽锯，呼吸甚微，其脉大而无伦次部位，可畏之甚。此阴虚而阳暴绝也，急令煎人参膏，且与灸气海穴。艾壮如小指，至十八壮，右手能动；又三壮，唇微动。参膏成，与一盏，至半夜后，尽三盏，眼能动；尽二斤，方能言而索粥。尽五斤而利止，十数斤全安。

震按：此种病，今常有之。医所用参不过一二钱，至一二两而止，亦并不知有灸法，无效则诿之天命。岂能于数日间用参膏至十余斤者乎？然参膏至十余斤，办之亦难矣。惟能办者不可不知有此法。

赵以德云：余尝治陈学士敬初，因醮事跪拜间，就倒仆，汗如雨。诊之脉大而空虚。年当五十，新娶少妇，今又从跪拜之劳役，故阳气暴散。正若丹溪治郑义士之病同。急煎独参浓汤，连饮半日。汗止，神气稍定，手足俱纵，喑而无声，遂于独参汤中加竹沥，开上涌之痰。次早悲哭，一日不已，以言慰之，遂笑。复笑五七日，无已时，此哭笑者，为阴虚而劳火动其精神魂魄之藏，气相并故耳。正《内经》所谓五精相并者，心火并于肺则喜，肺火并于肝则悲是也，加连柏之属泻其火；更增荆沥开其闭。八日笑止手动，一月能步矣。

震按：此条与前条大同小异，而所以治其小异处，立言用药，绰有精义。可见古人善能模仿成法又不蹈袭成法也。

以上所选实症虚症。分途异治。误用则死。李士材所谓治中风者。必须分别闭与脱。二症明白。此下手第一要着。

丹溪治一妇人，年六十余，手足左瘫，不言而健，有痰。以麻黄、羌活、荆、防、南星、全蝎、乳香、没药、木通、茯苓、桔、朴、甘草、红花为末。酒下。未效。时春，脉伏而微，又以淡盐汤入韭汁。每早一碗吐之。至五日。仍以茯苓、白术、陈皮、甘草、浓朴、菖蒲。日进二服。又以川芎、豆豉、山栀、瓜蒂、韭汁、盐汤。吐甚快。后以四君子汤服之。

另以川归、酒芩、红花、木通、厚朴、粘子、苍术、南星、牛膝、茯苓为末。酒糊丸服。十日后，微汗，手足微动而言。

震按：前条脱症，脉大无伦。此条闭症，脉伏而微。非有确见，敢用此两路重药乎。须知症与脉宜合参，如此条左瘫不言矣。而健又有痰，其得间在此。与浦江洪宅妇病疟无脉条相似。

又按：丹溪治肥人中风，口㖞，手足麻废左右，俱作痰治。以蒌、贝、南星、橘、夏、二术、芩、连、柏、荆、防、羌活、桂枝、威灵仙、甘草、花粉等。好吃面，加附子煎，入竹沥、姜汁，更加少酒行经。此大法也。故治中风二十六案，用此加减者甚多。其余以四君、六君，或合四物，或再加连、柏、芪、防、天麻、僵蚕、竹沥等。或合风药。更有加全蝎、地龙者。又有用小续命汤、搜风汤、羌活愈风汤、乌药顺气散、苏合香丸者。皆不载脉象若何，何以效法，故不并录。

虞恒德治一妇年五十七，身肥白，春初得中风，暴仆不知人事，身僵直，口噤不语，喉如拽锯，水饮不能入，六脉浮大弦滑，右甚于左。以藜芦末一钱，加麝香少许，灌入鼻窍。吐痰升许，始知人事，身体略能举动。急煎小续命汤倍麻黄，连进二服。覆以衣被，得汗渐苏醒，能转侧，但右手足不遂，语言謇涩。复以二陈汤加芎、归、芍药、羌、防等，合竹沥姜汁。日进二三服。若三四日大便不利。则不能言语，即以东垣导滞丸，或润肠丸，微利之，则言语复正。如此调理，至六十余，得他病而卒。

震按：此条与上丹溪案，俱以实邪治而效。可见辨证宜真，不得专守景岳非风之论，先有成见在胸也。如薛立斋善于用补，而治艾郭武，牙关紧，不能言，左体瘫，口眼牵动，神昏欲绝，六脉沉细而涩，谓此中寒湿，非中风也。亦用吐痰药及至宝丹，继以五积散加木香、南星、附子而人苏，后大便洞利痰积而痊愈。临斯证者，治虚寒，治风痰，固宜对勘。

薛立斋治一人，年六十余，素善饮酒，两臂作痛。服祛风治痿之药，更加麻木发热，体软痰涌，腿膝拘痛，口噤语涩，头目晕重，口角流涎，身如虫行，痒起白屑。立斋曰：臂麻体软，脾无用也；痰涎自出，脾不能摄也；口斜语涩，脾气伤也；头目晕重，脾气不能升也；痒起白屑，脾气不能荣也。遂用补中益气汤加神曲、半夏、茯苓。三十余剂，诸症悉退。又用参术膏而愈。

一妇人怀抱郁结，筋挛骨痛，喉间似有一核。服乌药顺气散等药，口眼㖞斜，臂难伸举痰涎愈甚，内热晡热，食少体倦。立斋云：郁火伤脾，血燥生风所致。用加味归脾汤，二十余剂，形体渐健，饮食渐加。又服加味逍遥散十余剂，痰热少退，喉核少利。更用升阳益胃汤数剂，诸证渐愈，但臂不能伸。此肝经血少，用地黄丸而愈。

秀才刘允功，形体魁伟，不慎酒色，因劳怒头晕仆地，痰涎上涌，手足麻痹，口干引饮，六脉洪数而虚。薛以为肾经亏损，不能纳气归源而头晕，不能摄水归源而为痰，阳气虚热而麻痹，虚火上炎而作渴。用补中益气合六味丸，治之而愈。其后或劳役，或入房，其病即作，用前药随愈。

宪幕顾斐斋左半身并手不遂，汗出神昏，痰涎上涌。王竹西用参七大补之剂，汗止而神思渐清，颇能步履。后不守禁，左腿自膝至足肿胀甚大，重坠如石，痛不能忍，其痰甚多，肝脾肾脉洪大而数，重按则软涩。立斋朝用补中益气汤，加黄柏、知母、麦冬、五味，煎送地黄丸；晚用地黄丸料，加知、柏。数剂诸证悉退，但自弛禁，不能痊愈耳。

震按：此四案，理精法密，学人所当熟玩。

车驾王用之，卒中昏愦，口眼㖞斜，痰气上涌，咽喉有声，六脉沉伏。此真气虚而风邪所乘，以三生饮一两，加人参一两，煎服即苏。立斋曰：若遗尿撒手，口开鼾睡，为不治，用前药亦有得生者。夫前饮乃行经络、治寒痰之药，有斩关夺旗之功。每服必用人参两许，驾驭其邪而补助真气，否则不惟无益，适足以取败矣。

震按：此治中寒寒痰壅塞气道之药。肥人脉沉伏，无火象者，可用之。若脉微细者，必加人参。实非中风药也。《折肱漫录》云：三生饮施于中风之寒症。妙矣！或有虚火冲逆，热痰壅塞，以致昏愦颠仆者，状类中风，恐乌附非所宜服。立斋治王进士失于调养，忽然昏愦，谓是元气虚，火妄发，挟痰而作。急灌童便，神思渐爽。更用参、芪各五钱，芎、归各三钱，元参、柴胡、山栀、炙草各一钱，服之少定。察其形倦甚，又以十全大补汤加麦冬、五味，治之而安。予从弟履中，年方强壮。以劳心忧郁而得斯证。痰升遗溺，眼斜视，逾时不醒，竟类中风，亦灌以童便而苏。此等证候，皆火挟痰而作，断非三生饮所可治者，并姜汤亦不相宜也。同一卒然昏愦，而所因不同，须细审之。

《太平广记》载：唐·梁新见一朝士，诊之曰：风疾已深，请速归去。其朝士复见鄜州高医赵鄂。诊之，言疾危。与梁说同，惟云只有一法，请吃消梨，不限多少。咀啮不及，绞汁而饮到家。旬日，根据法治之而愈，此亦降火消痰之验也。

孙东宿治程晓山，年四十，诞辰庆贺，宴乐月余。忽谓孙曰：近觉两手小指及无名指，掉硬不舒，亦不为用，口角一边常牵扯引动，幸为诊之。六脉皆滑大而数，浮而不敛。其体肥，其面色苍紫，乃曰：据脉滑大为痰，数为热，浮为风。盖湿生痰，痰生热，热生风也。君善饮，故多湿，近又荒于色，故真阴竭而脉浮。此手指不舒，口角牵扯，中风之兆也。所喜面色苍紫，其神藏，虽病犹可治，切宜戒酒色以自保爱。立方用二陈汤加滑石为君，芩连为臣，健脾消痰，撤湿使从小便出；加胆星、天麻以定其风；将竹沥、姜汁三拌三晒，仍以竹沥糊丸，取竹沥引诸药入经络化痰。外又以天麻丸滋补其筋骨，标本两治。服二料，几半年，不惟病痊，且至十年无恙。迨五十岁，贺寿如旧，召妓宴乐亦如旧，甘酒嗜饮，荒淫而忘其旧之致疾也。手指掉硬，口角牵引尤甚，月余中风，右体瘫痪矣。再邀孙诊之，脉皆洪大不敛，汗多不收，呼吸迫促。孙曰：此下虚上竭之候。盖肾虚不能纳气归元，故汗出如油，喘而不休，虽和、缓无能为矣，阅二十日而卒。

震按： 医书谓凡人大指次指麻木不仁者，三年内须防中风。当远房帏，绝嗜欲，戒酒戒浓味，以杜其患。观此案可为养生者之金鉴矣！

东宿曰：潘见所年四十七，微觉阳痿，其脉上盛下虚。上盛为痰与火，下虚为精元弱，宜戒色慎怒。恐痰生热，而热生风，将有中风之患。次年中秋，连宵酒色。渠于色后，惯用鹿角胶三钱，人参一钱，酒送下。至是加倍服之。十七日，左手陡然颤动，重不能举。十八日左边半体手足皆不用矣。予始观面色赤，口微㖞向右，唇麻，左瘫。诊之左弦大，右滑大。先用乌药顺气散一帖，服后昏睡半日。醒觉面更加赤，㖞亦稍加，知痰盛使然。即以二陈汤加全蝎、僵蚕、天麻、黄芩、石菖蒲、红花、秦艽，煎冲竹沥、姜汁，一日两进，晚更与活络丹。服至第六日，手指稍能运动，足可依棹而立。予喜曰：机动矣。改用归芍六君子汤加红花、钩藤、天麻、竹沥、姜汁，服二十帖，行可二十步矣。手指先麻木不知痛痒，至是能执物，继用天麻丸、五子全鹿丸调理。幸其断酒绝欲，百日痊愈。此证予历治历效者，良由先为疏通经络，活血调气，然后以补剂收功。惟经络疏通，宿痰磨去，补之必效。此治类中风之法也。

震按：此条先散后补，亦缘病初无卒仆昏愦之症，且脉滑大。故可从容施治耳。若云必先疏通经络，磨去宿痰，然后补之得效，又属呆板方法矣。

杨季衡禀丰躯伟，年近七旬，得半身不遂证二年矣。病发左半，口往右㖞，昏厥遗溺。云间施笠泽以参附疗之，稍安。喻嘉言曰：其脉软，滑中时带劲疾，是痰与风杂合之症，又内热与外寒杂合之症。房帏不节，精气内虚，膏粱蕴热，久蒸脾湿为痰，痰阻窍隧，而卫气不周，外风易入，是以杂合而成是症。及今大理右半脾胃之气，以运出左半之热痰虚风。此其间有微细曲折，非只温补一端所能尽也。或曰：痰热先宜中右，何以反中左？既已中左，何以反治右耶？喻曰：此正病机之最要者。向为丹溪等说，病在左血多，病在右气多。教人如此认症，不知《内经》但言左右者，阴阳之道路。夫左右既为阴阳往还之道路，何尝可偏执哉？况左半虽血为主，非气以统之则不流；右半虽气为主，非血以丽之则易散。故病在一偏者，治宜从阴引阳，从阳引阴，从左引右，从右引左。譬之树木有偏枯者，将溉其枯者乎？抑溉其未枯者，使荣茂而因以条畅其枯者乎？此证之脉，软为虚，滑为痰，劲疾为风。病因杂合，必须用杂合之药，而随时令以尽无穷之变。参、术是主药，冬月佐干姜、附子，以暂撤外寒，而内热反得宣泄；春夏秋则佐以羚羊角、柴胡、知母、石膏，使内蕴之热不与时令之热相蒸灼。再刺手足四末以泄荣血而通气，恐热痰虚风，久而成痨也。

震按：偏枯，昔人多谓左属血虚，右属气虚。自得嘉言之论，其理始明。而随时换药，及刺四末，尤见巧妙。因思幼读《内经》至《九宫八风篇》曰：风从太乙所居之乡来，为实风，主生长万物；从其冲后来，为虚风，伤人者也。圣人避虚风如避矢石，岂非确指外风乎？又云：其有三虚而偏中于邪风，则为击仆偏枯。击仆者，如人被击而仆，即今之卒倒者是。击仆以偏枯连举，则猝倒而不偏枯者，非中风矣。但所谓三虚者，乘年之衰，逢月之空，失时之和，是运气时令之虚，而非人身之虚也。何以中风皆作人虚治乎？及读《生气通天论》曰：风者，百病之始也。清静则肉腠闭拒，虽有大风苛毒，弗之能害。又云：风雨寒热，不得虚邪，不能独伤人。又曰：虚邪之风，与其身形，两虚相得，乃客其形。是确指虚人而后中于虚风也。然犹因虚受风，故《灵枢》又有真气去，邪气独留，发为偏枯之说。偏枯难疗，二语尽之。再读《通评虚实论》曰：凡治消瘅仆击，偏枯痿厥，气满发逆，肥贵人则膏粱之疾也。此条暗包痰饮、湿热、阴虚、阳虚诸候，并未尝偏中于邪风矣。盖肥贵人自然慎避邪风，而膏粱之变，风从内生。刘、李、朱三家，从此悟入，大凡治病必求于本。击仆偏枯，以虚为本也。

刘宗厚《玉机微义》曰：予尝居凉州，即汉之武威郡也。其地高阜，四时多风少雨，土艺黍粟，引泉灌溉；天气常寒，人之气实腠密。每见中风暴死者有之，盖折风燥烈之甚也。时洪武乙亥秋八月，大风起自西北。甘州城外，路死者甚众。予始悟《经》谓西北之折风伤人，至病暴死之旨不诬。人未经其所，虽读经文，莫不有疑者也。医可易言哉！又王肯堂《灵兰要览》曰：里中一老医，右手足废而不起床者二年矣，人皆传其必不起。过数月，遇诸途，讯之，曰：吾之病几危矣。始服顺气行痰之药，了无应验，薄暮神志辄昏，度不可服，命家人煎进十全大补汤，即觉清明，遂服之。浃数日，能扶策而起，无何，则又能舍策而步矣。《经》云：邪之所凑，其气必虚。吾治其虚，不理其邪，而邪自去，吾所以获全也。余曰：有是哉。使服顺气疏风之散不辍者，墓木拱矣。然此犹拘于成法，不能因病而变通，随时而消息，故奏功稍迟。使吾早为之，当不至是也。姑书之以俟明者采焉。读此二则，益信塞外多真中，江南多类中。刘、李、朱三家之说，张景岳非风之论，洵为轩岐功臣。至明季缪仲淳立论，谓真阴亏而内热甚者，煎熬津液，凝结为痰，壅塞气道，不得通利，热极生风，亦致猝然僵仆。类中风症，此即内虚暗风。初用清热顺气开痰，次用治本，或益阴，或补阳。其药以二冬、二地、菊花、枸杞、胡麻、桑叶、首乌、柏仁、蒺藜、花粉、参、芪、归、芍、鹿茸、虎骨胶、霞天膏、梨膏、竹沥、桑沥、人乳、童便等，出入互换，另制机杼。今《临证指南》中风一门，大半宗此，又可补刘李朱张所未备矣。至喻西昌论侯氏黑散，谓用矾石以填空窍，堵截风路，此好奇之谈，最足误人。夫药之入胃，不过气味传布脏腑经络耳，岂能以矾嵌刷之耶？冷食四十日，药积腹中不下，肠胃诚填塞矣。谷不纳而粪不出，将如之何？学医者，慎勿妄试。

类中

王节斋治一壮年，忽得暴病如中风，口不能言，目不识人，四肢不举，急投苏合香丸，不效。王偶遇闻之，询其由，曰：适方陪客，饮食后忽得此证。遂教以煎生姜淡盐汤，多饮探吐之，吐出饮食数碗而愈。

郑显夫年六十余，因大怒，遂昏仆，四肢不用。丹溪曰：怒则火起于肝，手足厥阴二经之气闭而不行，故神无知。怒甚则伤于筋，纵其若不容，故手足不用。乃以连柏泻其上逆之火，香附降其肝气，一二日神智渐回，再调其气血，痊愈。

有一妇人，先胸胁胀痛，后四肢不收，自汗如雨，小便自遗，大便不实，口紧目瞤。或以为中脏，甚忧。请薛立斋视之，曰：非也。若风既中脏，真气既脱，恶证既见，祸在反掌，安能延至十日。乃候其色，面目俱赤而或青，诊其脉，左三部洪数，惟关尤甚。乃知胸乳胀痛，肝经血虚，肝气痞塞也。四肢不收，肝经血虚，不能养筋也；自汗不止，肝经血热，津液妄泄也；小便自遗，肝经热甚，阴挺失职也；大便不实，肝木炽盛，克脾土也。遂用犀角散四剂，诸证顿减，又用加味逍遥散调理而安。

太史杨方壶夫人，忽然晕倒，医以中风之药治之，不效。迎李士材诊之，左关弦急，右关滑大而软。本因元气不足，又因怒后食停，乃进理气消食药，得解黑屎数枚。急改用六君子加姜汁，服四剂而后晕止。更以人参五钱，芪、术、半夏各三钱，茯苓、归身各二钱，加减调理，两月即愈。此名虚中，亦兼食中。

给谏晏怀泉夫人，先患胸腹痛，次日卒然晕倒，手足厥逆。时有医者，以牛黄丸磨就将服矣。士材诊之，六脉皆伏，惟气口稍动。此食满胸中，阴阳痞隔，升降不通，故脉伏而气口独见也。取陈皮、砂仁各一两，姜八钱，盐三钱，煎汤灌之，以指探吐，得宿食五六碗，六脉尽见矣。左关弦大，胸腹痛甚，知为大怒所伤也。以木香、青皮、橘红、香附、白术煎服，两剂痛止。更以四君子加木香、乌药，调理十余日方瘥。此是食中兼气中。

震按：此二条，与节斋丹溪所治同中有异。是善学古人者，故并录之。

章仲舆令爱在阁时，昏晕不知人，苏合香丸灌醒后，狂言妄语，喃喃不休。士材诊之，左脉七至，大而无伦，右脉三至，微而难见。正所谓两手脉如出两人，此祟凭之脉也。线带系定二大拇指，以艾炷灸两介甲，至七壮，鬼即哀词求去。服调气平胃散加桃奴，数日而祟绝，此即恶中也。

易思兰治瑞昌王孙毅斋，年五十二，素乐酒色。九月初，夜起小解，忽倒地，昏不知人，目闭气粗，手足厥冷，身体强硬，牙关紧闭。诸医有以为中风者，有以为中气中痰者，用乌药顺气散等药，俱不效。又有用附子理中汤者，愈加痰响。五日后，易诊之。六脉沉细紧滑，愈按愈有力。乃曰：此寒湿相搏，痓症也。痓属膀胱，当用羌活胜湿汤。其兄宏道问曰：病无掉眩，知非中风，然与中气中痰夹阴三者相似，先生独云痓病，但吾宗室之家过于厚暖者有之，何由得寒湿而成痓病耶？易曰：运气所为，体虚者得之。本年癸酉，岁火不及，寒水侮之，季夏土旺，土为火子，即能制水，七月八月，主气是湿，客气是水，寒水得令，不伏土制。是以寒湿相搏，太阳气郁而不行。其证主项背强直，卒难回顾，腰似折，项似拔，乃膀胱经痓病也。其脉沉细紧滑，沉为病在里，细为湿，紧为寒，中又有力而滑，此寒湿有余而相搏也。若虚证之脉，但紧细而不滑，若风脉当浮。今脉不浮而沉，且无掉眩等证，何为中风？若痰气之脉不紧，今脉紧而体强直，何言中气中痰？痓病诗云：强直反如弓，神昏似中风，痰流唇口动，瘛疭与痫同。乃先以稀涎散吐痰一二碗，昏愦即醒，随进胜湿汤，六剂痊愈，以八味丸调理一月，精气复常。

震按：类中有十种，曰中气、中食、中寒、中暑、中湿、中恶、中痧、中瘴、痰中、虚中，散见诸书，当荟萃而详辨之。其异于中风者，虽卒倒昏愦，而无偏枯㖞斜也；其治之异于中风者，惟虚中宜补，而余皆不宜补也。只在临证时，审其轻重浅深耳。至如《名医类案》有虚风一门，《临证指南》有肝风一门，总不出缪氏内虚暗风四字。《类案》谓阴虚者凉肝补肾，阳虚者温肺健脾，诚为要言。然其法已备于中风门中，似不必另立名色。至《指南》所载泄木安胃，镇阳息风，浊药轻投，辛甘化风，种种妙义，直驾古人而上之，又洗缪氏之髓者矣。特是议论虽精，仍属景岳所谓非风之治法耳。集书者以一类而分二门，未免头上安头之病。

伤风

江少微治黄三辅，年逾四旬，醉饮青楼，夜卧当风，患头痛发热，自汗盗汗，饮食不进。医治十余日罔效。诊得六脉浮洪，重按豁然。此饮酒当风，名曰漏风。投以白术、泽泻，酒煎服而热退。汗仍不止，心口如水，此思虑所致，与归脾汤加麻黄根、桂枝，十服而愈。头痛不已，用白萝卜汁吹入鼻中，立止。

张路玉治沈懋甫仲子，年十七，每伤风，即吐血梦泄。此肝脏有伏火，火动则招风也。盖肝为藏血藏魂之地，肝不藏则血随火炎，魂不宁则精随梦泄。遂与桂枝汤加龙骨、牡蛎，四剂而表解血止。桂枝汤主和营散邪，加龙、牡以镇肝安魂。封藏固则风不易入，魂梦安则精不妄动矣。若以其火盛而用知、柏之属，鲜有不成虚损者。

震按：伤风是轻病，然有伤风不醒即成痨之说。今人犯此者甚多，大约喜于色欲及常多梦泄之辈。《内经》谓劳风法在肺下，太阳引精者三日，中年者五日，不精者七日，咳出青黄涕如脓，不出则伤肺死。盖引精者肾脏充固，太阳引少阴以内守而自为外拒。邪从痰出，不致内留伤肺也。不精即冬不藏精之义，肾脏亏乏，太阳馁而无援，邪留难去，伤风所由不醒也。昧者峻用发散，不知人愈虚，邪更易入也。或竟用滋补，不知邪未清，补之适以助长也。此中之权衡，在于医者，此际之调理，在于本人耳。

［附：伤风戴阳症］石开晓病伤风咳嗽，未尝发热，自觉急迫欲死，呼吸不能相续。西昌诊之，见其头面赤红，躁扰不歇，脉亦豁大而空。谓曰：此证颇奇，全似伤寒戴阳症，何以伤风小恙亦有之？急宜用人参附子等药，温补下元，收回阳气，不然，子丑时一身大汗，脱阳而死矣。渠不信，及日落，阳不用事，愈慌乱不能少支，忙服前药，服后，稍宁片刻。又为床侧添同寝一人，逼出其汗如雨。再用一剂，汗止身安，咳嗽俱不作。询其所由，云连服麻黄药四剂，遂尔躁急欲死，然后知伤风亦有戴阳证，与伤寒无别。总因其人平素下虚，是以真阳易于上越耳。

中寒

吴球治一人，暑月远行，渴饮泉水，至晚以单席阴地上睡，顷间，寒热吐泻不得，身痛如刀刮。医曰：此中暑也，进黄连香薷饮及六和汤，随服随厥。吴诊其脉细紧而伏，曰：此中寒也。众皆笑曰：六月中寒，有是事乎？吴曰：人肥白，素畏热，好服黄连及益元散等凉剂，况途中饮水既多，又单席卧地，寒邪深入，当以附子理中汤。大服乃济，用之果效。

震按：中寒一门，喻嘉言论之最精，然此证易辨，无甚诡幻。惟内寒外热格阳戴阳者，不可认错，此又当于伤寒门细研之。盖中寒与伤寒不同也。《类案》载一木商，久立风雨湿地，衣服尽濡，患寒热交作，遍身胀痛，欲人击打，莫知为何病，服药罔效。忽思烧酒，热饮数杯，觉快，数饮至醉而愈。可见中寒之易治矣。又载吴御医治富翁中寒，用生附子三枚，重三两，作一剂，他医减半进之，病遂已。吴复诊，已知之，曰：何减吾成药也，吾投三枚，将使活三年，今止活年半耳，后年余，复发而卒。此等邪说，殊不可信。夫药以治病，中病即止，太过则变生他病矣。是人服附子枚半，病已愈，则不宜多至三枚也。若必须三枚，则枚半未能愈其病也。乃云吾投三枚，使活三年，是以之延年，非以之治病，何不投三十枚，俾活三十年乎。

伤寒

许学士治乡人邱生者，病伤寒发热，头痛烦渴，脉虽浮数而无力，尺以下迟而弱。许曰：虽麻黄证，而尺迟弱，仲景曰：尺中迟者，营气不足，未可发汗，用建中汤加当归、黄芪。翌日脉尚尔，其家索发汗药，言几不逊，许忍之，只用建中调营而已。至五日，尺部方应，遂投麻黄汤二服，发狂须臾，稍定略睡，已得汗矣。信乎，医者当察其表里虚实，待其时日，若不循次第，取效暂时，亏损五脏，以促寿限，何足贵也。

[**附**]《南史》：范云初为梁武帝属官，时武帝有九锡之命，云忽感伤寒，恐不得预庆事。召徐文伯诊视，问曰：可便得愈乎？文伯曰：便瘥甚易，正恐二年后不起耳。云曰：朝闻道，夕死可矣，况二年乎？文伯于是先以火煅地，布桃叶，铺席，置云其上，顷刻汗出，以温粉扑之，翌日遂愈。云甚喜，文伯曰：不足喜也，后二年果卒。夫取汗先期，尚促寿限，况不顾表里，不待时日，欲速愈者耶，故书此为戒。

一人病伤寒，大便不利，日晡潮热，两手撮空，直视喘急，更数医矣。许曰：此诚恶候，见之者九死一生，仲景虽有证而无治法，况已经吐下，难于用药，勉强救之。若大便得通而脉弦，则可生。乃与小承气一服，大便利，诸疾渐退，脉且微弦，半月愈。或问曰：下之而脉弦者生，此何谓也？许曰：仲景云：循衣妄撮，怵惕不安，微喘直视，脉弦者生，涩者死，微者但发热谵语者，承气汤主之。予观钱氏《直诀》云：手循衣领及捻物者，肝热也。此症在仲景列于阳明部。盖阳明者胃也，肝有热邪，淫于胃经，故以承气汤泻之。且得弦脉，则肝平而胃不受克，所以有生之理也。

［附］楼全善曰：尝治寻衣撮空，得愈者数人，皆用大补气血之剂，惟一人兼瞤振脉代，遂于补剂中加桂二分，亦振止脉和而愈。

一人病伤寒，初呕吐，俄为医下之，已八九日，而内外发热。许诊之，曰：当用白虎加人参汤。或曰：既吐复下，宜重虚矣，白虎可用乎？许曰：仲景云：若吐下后，七八日不解，热结在里，表里俱热者，白虎加人参汤。盖始吐者，热在胃脘，今脉洪滑，口大渴，欲饮水，舌干燥而烦，非人参白虎不可也。

一人病伤寒，心烦喜呕，往来寒热，医以小柴胡与之，不除。许曰：脉洪大而实，热结在里，小柴胡安能去之？仲景云：伤寒十余日，热结在里，复往来寒热者，与大柴胡汤，三服而病除。

一人太阳症，因发汗不止，恶风，小便数，足挛急，屈而不伸，脉浮而大。许曰：此证在仲景方中有两条，大同小异。一则太阳病，发汗，遂漏不止，恶风，小便难，四肢微急，难以屈伸。一则伤寒脉浮，自汗出，小便数，心烦，微恶寒，脚挛急。一属漏风小便难，一属有汗小便数，不可混治。此当用桂枝加附子汤，三啜而汗止，佐以芍药甘草汤，足便得伸。

一舟子伤寒发黄，鼻内酸痛，身与目如金，小便赤而数，大便如常，或欲用茵陈五苓。许曰：非其治也。小便和，大便如常，则知病不在脏腑。今眼睛疼，鼻酸痛，是病在清道中，若下大黄，必腹胀为逆。宜用瓜蒂散，先含水，次搐之，鼻中黄水尽，乃愈。

一武官为寇执，置舟中艚板，数日得脱，乘饥恣食，良久解衣扪虱，次日遂伤寒，自汗而膈不利。一医作伤食而下之，一医作解衣中邪而汗之，杂治数日，渐觉昏困，上喘息高。许诊之，曰：太阳下之，表未解，微喘者，桂枝加厚朴杏仁汤，此仲景法也。指令医者治此药，一啜喘定，再啜热缓微汗，至晚身凉而脉已和矣。医曰：某平生未尝用仲景方，不知其神捷如此。

一妇人患热入血室证，医者不识，用补血调气药，延滞数日，遂成血结胸。或劝用小柴胡汤，许曰：小柴胡已迟，不可行也。惟刺期门穴，斯可矣。予不能针，请善针者治之，如言而愈。或问曰：热入血室，何为而成结胸也？许曰：邪气传入经络，与正气相搏，上下流行，遇经水适来适断，邪气乘虚而入血室。血为邪迫，上入肝经，肝受邪则谵语而见鬼，复入膻中，则血结于胸也。何以言之？妇人平居，血藏于肝，未受孕则下行为月水，既妊则中蓄以养胎，已产则上壅以为乳，皆此血也。今邪气蓄血，并归肝经，聚于膻中，结于乳下，故手触之则痛，非汤剂可及，故当刺期门也。

震按：仲景《伤寒论》，犹儒书之《大学》《中庸》也。文词古奥，理法精深。自晋迄今，善用其书者，惟许学士叔微一人而已，所存医案数十条，皆有发明，可为后学楷模。惜限于卷帙，不能全录，留此数则，以窥一斑。

项彦章治一人，病发热，恶风自汗，气奄奄勿属。医作伤寒治，发表退热而益剧。项诊其脉，阴阳俱沉细，且微数，以补中益气进之。医曰：表有邪而以参芪补之，邪得补而愈甚，必死此药矣。项曰：脉沉，里病也；微数者，五性之火内煽也。气不属者，中气虚也，是名内伤。《经》云：劳者温之，损者益之。饮以前药而验。

震按：《名医类案》有内伤一门，此条亦在其内。但予细观诸案所叙病证，皆与伤寒仿佛，则其病之为伤寒为内伤，惟在医者之能辨耳，非另有一种情形也。东垣内外伤辨，殊不足凭。诸案皆以脉为辨。大抵内伤之脉，皆虚大无力，或微数无力，其药不外补中益气汤甘温为主。有风寒加入表药，有停滞加入消导，有火亦加一二味凉药，无他奇巧。故今采取数条，编入伤寒温暑各门，删去内伤，免滋眩惑。外感风寒者伤其形，故曰伤寒；劳役过度饮食失节者伤其气，故曰内伤。此言受病之原也，及其为病，一般发热头疼恶风恶寒，甚则痞闷谵妄，岂可就其述病原而作凭据？医者见得真，乃能分晰之曰：彼是伤寒，此是内伤。亦如伤寒一门为虚为实，为热为寒，头绪纷纭，听人审辨，故区而别之，不若汇而参之之有所得也。

李东垣治西台椽葛君瑞，二月中病伤寒发热，医以白虎汤投之，病者面黑如墨，本证遂不复见，脉沉细，小便不禁。东垣初不知也，及诊之，曰：此立夏前误用白虎之故。白虎大寒，非行经之药，不善用之，则伤寒本病，曲隐于经络之间。或更以大热之药求以去阴邪，则他证必起。非所以救白虎也，宜用温药之升阳行经者。或难曰：误用大寒，若非大热，何以救乎？李曰：本病隐于经络间，阳不升则经不行，经行而本证见矣，果如其言而愈。

震按： 东垣所谓温药之升阳者，想即桂枝、干姜、细辛、川芎、羌、防、升、柴之类耳，误于寒药而不急救以热药，有此一法。

冯内翰之侄栎，年十六，病伤寒，目赤而烦渴，脉七八至，医欲以承气下之。东垣诊之，脉虽七八至，按之不鼓击。《内经》所谓："脉至而从，按之不鼓，诸阳皆然"。此阴盛格阳于外，非热也。与姜附之剂，汗出而愈。

［附］刘宗厚曰：此与王海藏治狂言发斑，身

热，脉沉细，阴症例同。东垣又有治脚膝痿弱，下尻臀皆冷，阴汗臊臭，精滑不固，脉沉数有力。为火郁于内，逼阴内外，名阳盛拒阴。用苦寒下之者，此水火征兆之微，脉证治例之妙也。

王海藏治侯辅之病，脉极沉细，内寒外热，肩背胸胁斑出十数点，语言狂乱。或曰：发斑谵语，非热乎？王曰：非也。阳为阴逼，上入于肺，传之皮毛，故斑出。神不守舍，故错语如狂，非谵语也。肌表虽热，以手按执须臾，冷透如冰。与姜附等药二十余两，乃大汗而愈。后因再发，脉又沉迟，三四日不大便，与理中丸，三日内约半斤，其疾痊愈。侯公之狂，非阳狂之狂，乃失神之狂，即阴也。

［**附**］《准绳》载一人，伤寒七八日，服凉药太过。遂变身凉，手足厥冷，通身黑斑，惟心头温暖。诊其六脉沉细，昏沉不知人事，亦不能语言，状似尸厥。遂用人参三白汤，加熟附子半枚，干姜二钱，服下一时许，斑色渐红，手足渐暖而苏醒。然黑斑有因余热不清者，又当以黄连解毒，竹叶石膏汤调之而愈。

罗谦甫治南省参议官常德甫，至元甲戌三月间，赴大都，路感伤寒证。邀罗治之，两手脉皆沉数，外证却身凉，四肢厥逆，发斑微紫，见于皮肤，唇及齿龈破裂无色，咽干声哑，默默欲眠，目不能闭，反侧不安，大便闭结。此证乃热深厥亦深，变成狐惑，其证最急。询之从者，曰：自初病感冒至今，服发汗药，汗出极多，渐至于此。罗曰：平昔膏粱，积热于内，已燥津液，又兼发汗过多，津液重竭，因转属阳明，故大便难也。急以大承气下之，得更衣，再用黄连解毒汤。病减大半，复与黄连犀角汤，数日而愈。

[附]《准绳》载一妇人，狐惑声哑，多眠，目不闭，恶闻食臭，不省人事。半月后，又手足拘强，脉数而微细。先与竹沥、姜汁一盏服之。忽胸中有汗，肠鸣，即目闭不省人事。遂用参、术、归、陈，入竹沥、姜汁饮之，五六帖而愈。

震按：同是狐惑证，虚实不同如此，故并录以便参考。

浙东宪使曲公病，召沧洲翁吕元膺往视。翁察色切脉，则面带阳气，寸口皆长而弦。盖伤寒三阳合病也。以方涉海，为风涛所惊，遂血菀而神慑，血为热所搏。吐血一升许，且胁痛烦渴谵语。适是年岁运，左尺当不应。其辅行京医，泣告其左右曰：监司脉病皆逆，不禄在旦夕，家人皆惶惑无措。翁曰：此天和脉，无忧也。为投小柴胡汤，减参加生地黄，俟其胃实，以承气汤下之愈。

震按：许学士以尺脉迟弱为营气不足，吕沧洲以左尺不应为天和脉，二义亦皆古书所载，非二公新得，而引证恰当，各奏功效，由于诊候熟而心思灵也。

赵氏子病伤寒十余日，身热而人静，六脉尽伏，俚医以为死人也，弗与药。吕元膺诊之，三部举按皆无，其舌胎滑，而两颧赤如火，语言不乱，因告之曰：此子必大发赤斑，周身如锦纹。夫脉血之波澜也，今血为热邪所搏，淖而为斑，外见于皮肤。呼吸之气，无形可依，犹沟渎之水，虽有风不能成波澜，斑消则脉出矣。及揭其衾，而赤斑烂然，即用白虎加人参汤化其斑，脉乃复常。继投承气下之愈，发斑无脉，长沙所未论，元膺盖以意消息耳。

全本然伤寒旬日，邪入于阳明。俚医以津液外出，脉虚自汗，进真武汤实之，遂致神昏如熟睡。其家邀元膺问死期。切其脉，皆伏不见，而肌热灼指，告其家曰：此必荣热致斑而脉伏，非阳病见阴脉比也，见斑则应候，否则蓄血耳。乃视其隐处及小腹，果见赤斑，脐下石坚，且痛拒按。为进化斑汤，半剂即斑消脉出，复用韩氏生地黄汤逐其血，是夕下黑血。后三日，腹又痛，遂用桃仁承气以攻之，所下如前，乃愈。

震按：阅二案而知发斑蓄血，有脉伏之一候，然窃思斑未出而脉伏，理或有之，斑既透矣，何以必待化斑脉始复耶？吴又可有脉厥之说，用承气微下则脉出，与此用白虎仿佛。但发斑脉伏，势亦可畏。上条妙在语言不乱，次条虽神昏如睡，由于误服真武，故皆凭证以医之。翁云见斑则应候，思及蓄血，已勉强矣。

发斑情形，种种不同，再附数条以备览。云间怀抱奇治一妇，夏月饮火酒，烦热面赤发斑，诊其脉绝无。怀曰：此火郁而热极，用栀豉汤加葛根、厚朴、黄连清之，斑大出而脉遂见，恰与此条大同小异。又一人伤寒过经不解，遍体黑斑，唇口焦枯，脉大便结，以三黄石膏汤饮之痊，此可与《准绳》所载黑斑一条合观之。又一妇热入血室后，发斑点，以小柴胡汤加生地、丹皮获愈。又一人身热发斑，胃有停滞，胀闷不堪，用枳、朴消导药而斑出热退。因信朱奉议所谓凡见斑不可专以斑治，须察脉之浮沉，病之虚实，而分别用药，真至言也。忆昔年娄县小港叶念劬兄，身热发斑不透，群用提斑药无效，予见其吐涎不止，手足软不能动，脉大无力，正合内伤发斑例，用补中益气汤而愈。故友孝廉张素安兄尊壶身热足冷，目肿溏泄，发斑不透，其脉沉细无力，正合阴症发斑例，用真武汤加人参而愈。此实效法海藏及《准绳》之治法也，然舌不燥，神不昏，故可用温补耳。若夏秋时行疫病，又多有以大黄、黄连下之而斑出者。盖内邪之壅塞，得通而斑出，与虚寒之得温补以鼓舞而斑出，同一理也。又生平见蓝斑二人，一则脉细神昏，辞不治，其蓝斑之大者如棋子，发烂而死。一女人蓝斑，色如翠羽，咯血齿衄，舌红不干，神不昏，犹可扶行登圊，用犀角地黄汤，间以大黄微下之，后竟愈。

又按：龚云林治一人，夏月因劳倦，饮食不节，又伤冷饮得疾。医以时证治之不愈，至十日，苦身体沉重，四肢逆冷，自利清谷，引衣自盖，气难布息，懒言语。此脾受寒湿，中气不足之病也。口干但欲水不欲咽，早晨身凉而生粟，午后烦躁，不欲去衣，昏昏睡而面赤，隐隐红斑见于皮肤。此表实里虚，故内虚则外证随时而变。遂用钱氏白术散加升麻，合本方之干葛、甘草以解其斑，少加白术、茯苓以除湿而利小便，人参、藿香、木香以安脾胃，进饮食。两服而斑退身温利止。次服五味异功散、治中汤一二服，五日得平。此仿完颜小将军暑月内伤发斑治法也。

副枢张息轩伤寒逾月，既下而内热不已，胁及小腹偏左满，肌肉色不变。俚医以为风所中，膏其手摩之。浃旬，其毒循宗筋流入于睾丸，赤肿若匏，刺溃之，而左胁肿痛如故。召吕诊，吕以关及尺中皆滑数而且芤，因告之曰：脉数不时，则生恶疮，关内逢芤则内痈作，胁之肿，痈作脓也，下之勿晚。乃用保生膏作丸，衣之以乳香，而用硝黄作汤下之。下脓五升许，明日再圊下余脓，立痊。

震按：此条以伤寒而变肠痈，虽不多见，亦不可不知。观其所告之言，两句出仲景《伤寒论》，两句出高阳生《脉诀》。因思自明以前，皆用此诀，何近贤之痛诋不堪耶。

芮子玉病伤寒，乃阴隔阳证。面赤足蜷，躁扰不得眠而下利。论者有主寒主温之不一，愈不能决。吕元膺以紫雪匮理中丸进，徐以冰渍甘草干姜汤饮之愈。且告之曰：下利足蜷，四逆证也，苟用常法，则上焦之热弥甚。今以紫雪折之，徐引辛甘以温里，此热因寒用也，闻者皆叹服。

震按：此为阴盛隔阳，亦曰下寒上热。沧州翁以寒药裹热药，与热药冷服义同，其理精矣。然阅各家医案，能识此证者亦不少，至如阴中伏阳，则惟有许学士一案。其治乡人李信道头疼身温烦躁，指末皆冷，胸中满，恶心，六脉沉伏不见，深按至骨则若有力，更两医矣，皆不识，止用调气药。许诊之，曰：此阴中伏阳也，仲景法中无此证，世人患此者多。若用热药以助之，则为阴所隔绝，不能导引真阳，反生客热，用冷药则所伏真火愈见澌灭，非其治也。须用破散阴气导达真火之药，使水升火降，然后得汗而解矣。乃授破阴丹二百粒，作一服，冷盐汤下，不时烦躁狂热，手足躁扰，其家大惊。许曰：俗所谓换阳也。须臾稍定，略睡，身已得汗，自昏达旦方止，热退而病除矣。今考破阴丹方，乃硫黄、水银等分，熔结成砂，加陈皮、青皮分两减半，各为细末，面糊丸如桐子大。而用至二百丸，非许学士其谁能之。此与阴隔阳用参附者似是而非，从古无人论及，可不谓发仲景之所未发哉。

孙兆治一人，伤寒五六日，头汗出，自颈以下无汗，手足冷，心下痞闷，大便秘，脉沉紧。或者以为阴结。孙曰：此即仲景所谓半在表、半在里。脉虽沉紧，不得为少阴病也。投以小柴胡汤而愈。盖四肢冷，脉沉紧，似乎少阴，然少阴多自利，不当大便硬。况头者三阳同聚，若三阴经则至胸而还，今有头汗出，似乎阳虚，故曰汗出为阳微。然少阴额上冷汗，同为阴毒矣，故曰阴不得有汗。今头汗出，知非少阴也，与小柴胡汤，设不了了者，得屎而解。仲景虽不立方，可知其为大柴胡汤矣，此亦阳症似阴之一种也。

一道者患伤寒，发热，汗出多，惊悸目眩身战掉。众医有欲发汗者，有作风治者，有欲以冷药解者。延孙兆至，兆曰：太阳经病得汗而不解，若欲解，必复作汗。肾气不足，汗不来，所以心悸目眩身战。遂与真武汤，三服，微汗自出，即解。盖真武汤附子、白术和其肾气，肾气得行，故汗得来。仲景云：尺脉弱者，营气不足，不可发汗。以此知肾气怯则难汗也。

震按：此二条深得力于仲景，可与许学士媲美。

滑伯仁治一人，病伤寒，已经汗下，病去而背独恶寒，脉细如线，汤熨不应。伯仁以理中汤加姜、桂、附子大作服，外以荜茇、良姜、吴茱、桂、椒诸品大辛热药为末，姜汁调敷满背，以纸覆之，稍干即易，如是半月，竟平复不寒矣。此治法之变者也。

震按：此以热药外敷，又开一法。

一人七月内，病发热，多服小柴胡汤。恶寒甚，肉瞤筋惕。滑伯仁诊之，脉细欲绝。曰：此升发太过，多汗亡阳，表虚极而恶寒甚也。肉瞤筋惕者，里虚极而阳不复也。以真武汤，进七八服而愈。

吴绶治一人，伤寒未经发汗，七八日，经脉动惕，潮热来尤甚，其肉不瞤，大便秘结不行，小便赤涩，以手按脐旁硬痛，此有燥屎也。用加味大柴胡汤下之而愈。

又一人伤寒十余日，曾三四次发汗过多，遂变肉瞤身振摇，筋脉动惕，此汗多气血俱虚故也。用加味人参养营汤二剂而愈。

又一人汗后，虚烦不得眠，筋惕肉瞤，内有热，用加味温胆汤而愈。可见虚实不同，岂容执一说以施治。

震按：肉瞤筋惕四条治法不同，首条载脉，三条不载脉，须看其病因病形之不同，分别得清，故用药恰当。

朱丹溪治一人，素嗜酒，因暴风寒，衣薄，遂觉倦怠，不思饮食，至夜大发热，遍身疼痛如被杖，微恶寒。天明诊之，六脉浮大，按之豁然，左为甚。因作极虚受风寒治之，人参为君，黄芪、白术、归身为臣，苍术、甘草、木通、干葛为佐，使大剂与之。至五帖后，通身汗如雨，凡三易被，得睡，觉来诸证悉除。

卢兄年四十九岁，自来大便下血，脉沉迟涩，面黄神倦者，二年矣。九月间，因劳倦发热，自服参苏饮二帖，热退。早起小劳遇寒，两手背与面紫黑，昏仆，少时却醒，身大热，妄语口干，身痛至不可眠。丹溪脉之，三部不调，微带数，重取虚豁，左手大于右手。以人参二钱半，带节麻黄、黄芪各一钱，白术二钱，当归五分，与三五帖，得睡，醒来大汗如雨，即安。两日后，再发胁痛咳嗽，若睡时，嗽不作而妄语，且微恶寒。诊其脉似前，而左略带紧。丹溪曰：此体虚再感寒也。仍以前药加半夏、茯苓，至十余帖，再得大汗而安。后身倦不可久坐，不思饮食，用补中益气去凉药，加神曲、半夏、砂仁，五七十帖而安。

一人五月内，大发热而谵语，肢体不能举，喜冷饮。丹溪诊其脉洪大而数。用黄芪、茯苓浓煎如膏，却用凉水调与之。三四服后，病者昏愦如死状，但颜色不改，气息如常，至次早方醒，诸证悉退而安。

又治一老人，饥寒作劳，患头疼恶寒发热，骨节疼，无汗，妄语时作时止。自服参苏饮取汗，汗大出而热不退。至第四日，诊其脉洪数而左甚。朱曰：此内伤证因饥而胃虚，加以作劳，阳明虽受寒气，不可攻击，当大补其虚，俟胃气充实，必自汗而解。遂以参、芪、归、术、陈皮、甘草，加附子二片，一昼夜尽五帖，至三日，口稍干，言有次序。诸证虽解，热尚未退，乃去附加芍药。又两日，渐思食，颇清爽，间与肉羹。又三日，汗自出，热退，脉虽不散，洪数尚存。朱谓此脉洪，当作大论，年高而误汗，以后必有虚证见。又与前药，至次日，自言病以来，不更衣十三日矣，今谷道虚坐努责，迸痛如痢状不堪，自欲用大黄等物。朱曰：大便非实闭，乃气因误汗而虚，不得充腹，无力可努。仍用前药，间以肉汁粥及苁蓉粥与之。翌日，浓煎椒葱汤浸下体，方大便。诊其脉，仍未敛，此气血仍未复，又与前药。两日小便不通，小腹满闷，但仰卧则点滴而出。朱曰：补药未至，与前方倍加参、芪，两日小便方利，又服补药半月而安。

震按： 此四案，向列于内伤门，以其皆作虚证治也。然外证与伤寒一般，且前二条原因受寒而起，自非明眼，岂敢用参芪大补，少加表药乎。盖所凭者在脉虚豁耳，后二条脉洪数不虚豁，而亦用补者，一凭于肢体不能举，一凭于老年饥寒作劳致病，其审证精细，非粗人所能及。而一用芪苓煎膏，凉水调服，一用参、芪、归、术佐附子，一周时进五帖，轻重缓急，各臻其妙。至谓脉洪当作大论，可见洪与大原有分别，非通用字义。

丹溪治一人，年二十，于四月，病发热，脉浮沉皆有不足意，其间得洪数一种，随热进退不时。知非伤寒也，因问必是过饮，酒毒在内，今为房劳，气血虚乏而病作耶。曰：饮烧酒，吃犬肉，近一月矣。遂用补气血药，加干葛以解酒毒。服一帖，微汗，反懈怠，热如故。因思是病气血皆虚，不禁葛根之散，乃换枳椇子入前药内，一帖而愈。

震按： 脉浮沉皆有不足意，大象是虚矣。间见洪数，随热进退不时，此非片刻所能得。故遇疑难证，必须久诊，及一日二三次诊之，斯病无遁情。下条又是问而知之，知其素有下疳疮，则脉之弦数为疮毒矣。诚哉，四诊不可缺一也。

一人素有下疳疮，忽头痛发热自汗，众作伤寒治，反剧，脉弦甚，七至，重取则涩。丹溪曰：此病在厥阴，而与证不对，以小柴胡加龙胆草、黄连，热服，四帖而安。

陶节庵治一人，伤寒四五日，吐血不止，医以犀角地黄汤、茅花汤，治而反剧。陶切其脉，浮紧而数。曰：若不汗出，邪何由解？进麻黄汤一服，汗出而愈。或曰：仲景言衄家不可汗，亡血家不可汗，而此用麻黄，何也？曰：久衄之家，亡血已多，故不可汗。今缘当汗不汗，热毒蕴结而成吐血，当分其津液，乃愈。故仲景又曰：伤寒脉浮紧，不发汗，因致衄者，麻黄汤主之。盖发其汗，则热越而出，血自止也。

震按：吐血而用麻黄汤，复引经文以申明其故，节庵可为仲景之功臣矣。经文衄字向来只作鼻衄解，不知吐血为内衄。仲景原不凿定鼻衄也，自非节庵，活书都作死书读耳。但麻黄汤虽为太阳经正药，然非其时，非其经，非其人之质足以当之，鲜不为害，请勿轻试。怀抱奇述一医者，素自矜负，秋月感寒，自以麻黄汤二剂饮之，目赤唇焦，裸体不顾，遂成坏证。一药客感冒风寒，用麻黄五钱服之，吐血不止而毙。此二证亦进黄连解毒、犀角地黄汤解救之，终不挽回，大可骇也。

［**附**］抱奇一友，积劳后感寒发热，医者好用古方，竟以麻黄汤进，目赤血衄，痰中带血，继以小柴胡汤，舌干乏津。怀诊之，脉来虚数无力，乃劳倦而兼阴虚候也，误投热药，能不动血而竭其液耶？连进地黄汤三剂，血止。神尚未清，用生脉散加当归、枣仁、茯神、远志，神虽安。舌仍不生津，乃曰：肾主五液，而肺为生化之源，滋阴益气，两

不见效，何也。细思之，因悟麻黄性不内守，服之而竟无汗，徒伤其阴，口鼻虽见血，药性终未发泄，故津液不行，仍以生脉散加葛根、陈皮引之，遂得微汗，舌果津生。后以归脾汤、六味丸而痊。

震按：天地人为三才，医者咸知讲究。天道幽微，而司天运气，逐岁变迁，人病应之，推测殊难。然夏宜于凉，冬宜于热，到处皆然，人亦共晓，惟地之水土不同。怀氏只就松江地方所见而言，推之嘉苏，亦复如是。若南京人患伤寒，用麻黄者十有二三。若江北人不用麻黄，全然无效，况直隶陕西乎。所以《内经》有散而寒之，收而温之，同病异治之论也。赵养葵曰：太阳之人，虽冬月身不须绵，口常饮水，色欲无度，大便数日一行，芩、连、栀、柏、硝、黄，恬不知怪。太阴之人，虽暑月不离复衣，饮食稍凉，便觉腹痛泄泻，参、术、姜、桂，时不绝口。此两等人者，各禀阴阳之一偏，又天令地气所不能拘，故立方用药，总贵变通，不独麻黄一味，令人推敲也。

节庵治一壮年，夏间劳役后食冷物，夜卧遗精，遂发热痞闷，至晚，头额时痛，两足不温。医不知头痛为火热上乘，足冷为脾气不下，误认外感夹阴，而与五积散汗之，则烦躁口干，目赤便秘。明日，便与承气下之，但有黄水，身强如痉，烦躁转剧，腹胀喘急，舌胎黄黑，已六七日矣。诊其脉，六七至而弦劲，急以黄龙汤。下黑物甚多，下后腹胀顿宽，躁热顿减。但夜间仍热，舌胎未尽，更与解毒汤合生脉散加生地，二剂热除，平调月余而安。

震按：此案可使因遗精而认阴证者释其疑，火热上乘，脾气不下二语，亦辨疑证之金针。

虞天民治一人，四月间，得伤寒证恶寒，发大热而渴，舌上白胎。三日前，身脊百节俱痛，至第四日，惟胁痛而呕，自利。至第六日，虞诊之，左右手皆弦长而沉实，俱数甚。虞曰：此本三阳合病，今太阳已罢，而少阳与阳明仍在。与小柴胡合黄连解毒，服三服，胁痛呕逆皆除，惟热犹甚。九日后，渐加气筑痰响，声如拽锯，出大汗，汗退后，身热愈甚，法当死。视其面上有红色，洁净而无贼邪之气，言语清亮，间有谵语而不甚含糊。虞故不辞而复与治，用凉膈散倍大黄，服二服，视其所下复如前，自利清水，其痰气亦不息；与大承气汤合黄连解毒汤，二服，其所下亦如前。此盖结热不开，而燥屎不来耳，复以二方相间，日三四服，至五帖，始得结屎十数块，痰气渐平，热渐减。至十五日，热退气和而愈。

震按：吴又可《温疫论》，以承气合白虎，于数日内连服连下，今人多有宗其法以救危病者。观花溪此案，先开其端，然愚者奉为捷径，卤莽灭裂，亦不少矣。试读仲景阳明少阴篇中，急下、可下、微和、更与等义，缓急轻重，法详且密。吴又可连下之法，亦不过仲景法中之一法耳，未可以一法废诸法也。即如许学士治一家而病两人，皆旬日矣。一则身热无汗，大便不通，小便短涩，神昏而睡，诊其脉长大而实，用承气下之而愈。一则阳明自汗，大便不通，小便利，津液少，口干燥，其脉大而虚，作蜜煎导之，下燥粪得溏利而解。其家曰：皆阳明不通，何以治之异。许曰：二证虽相似，然自汗小便利者，不可荡涤五脏，为无津液也。然则伤寒脉证大同小异之间，即宜分别斟酌，奈何以《温疫论》为捷径哉。

一人年四十五，正月间，路途跋涉劳倦，发热，身体略痛而头不痛，自以为外感，而用九味羌活汤三帖，汗出热不退，前后又服小柴胡汤五六帖，热愈甚。经八日，延虞诊视。至卧榻前，见煎成汤饮一盏在案，问之，乃大承气汤，将欲饮。切其脉，右三部浮洪，略弦而无力，左三部略小，亦浮软不足。虞曰：汝几自杀，此内伤虚证，服此药大下，必死。伊曰：我平生元气颇实，素无虚损证，明是外感无疑也。虞曰：将欲作阳明内实治而下之欤，脉既不沉实，又无舌干潮热谵语等证；将欲作太阳表实治而汗之欤，脉虽浮洪而且虚，又无头痛脊强等证。今经八日，非表非里，汝欲作何经治之乎？伊无以答，乃用补中益气汤加附子，大剂与之，是夜连进二服，天明往诊，脉略平和。伊犹疑属前效，欲易外感退热之药。虞曰：前药再饮二服，不效当罪我。又如前二服，脉证俱减半。伊始曰：我几误矣。去附子，再煎二帖与之，热退气和而愈，但体犹困倦如前，服前药二十余帖，始得强健。

震按：此案与前案迥然不同，同一汗后热愈甚，同一凉解热不退，彼则连用寒下，此则连用温补，合观之自益人神智，而此案非表非里之论，尤足为辨证之准绳。

郭雍治一人，盛年恃健不善养，过饮冷酒食肉，兼感冒。初病即身凉自利，手足厥逆，额上冷汗不止，遍身痛，呻吟不绝，偃卧不能转侧，却不昏愦，亦不恍惚。郭曰：病人甚静，并不昏妄，其自汗自利，四肢逆冷，身重不能起，身痛如被杖，皆为阴证无疑。令服四逆汤，灸关元及三阴交，未应。加服九炼金液丹，利厥汗皆少止，若药艾稍缓，则诸证复出，如此进退者凡三日夜。阳气虽复，证复如太阳病，未敢服药，静以待汗。二三日复大烦躁，饮水，次则谵语斑出，热甚。无可奈何，乃与调胃承气汤，得利，大汗而解，阴阳反覆有如此者。

震按：此案与前二案又复不同，阴阳反覆如此，诚不可一途而取。

薛院使已治一人，年七十九，仲冬将出行，少妾入房，致头痛发热，眩晕喘急，痰涎壅盛，小便烦数，口干引饮，遍舌生刺，缩敛如荔枝然，下唇黑裂，面目俱赤，烦躁不寝，或时喉间如烟火上冲，急饮凉茶少解，已濒于死。脉洪大而无伦，且有力，扪其身烙手。此肾经虚火游行于外，投以十全大补合六味地黄汤、生脉散，再加附子，服一剂，熟寝良久，脉证各减三四。再与八味丸服之，诸证悉退，后忌冷物而痊。

震按：少妾入房，病者之隐事。头痛发热，必自疑感冒外邪。观其口渴舌刺等证，及脉洪大有力，医者必以《温疫论》《伤寒直格》一致思矣。白虎泻心，死复何疑，此惟张景岳可与谈心。

张景岳曰：余在燕都，治一王生，患阴虚伤寒，年出三旬，而舌黑之甚，其芒刺干裂，焦黑如炭，身热便结，大渴喜冷，而脉则无力，神则昏沉。群医谓阳证阴脉，必死无疑。余察其形气未脱，遂以甘温壮水等药，大剂进之以救其本，仍间用凉水以滋其标。盖水为天一之精，凉能解热，甘可助阴，非若苦寒伤气者之比。故于津液干燥，阴虚便结，而热渴火盛之证，亦所不忌。由是水药并进，前后凡用人参、熟地辈各一二斤，附子、肉桂各数两，冷水亦一二斗，然后诸证渐退，饮食渐进，神气俱复矣。但察其舌黑则分毫不减，余甚疑之，莫得其解，再后数日，忽舌上脱一黑壳，而内则新肉灿然，始知其肤腠焦枯，死而复活，使非大为滋补，安望再生。若此一证，特举其甚者纪之。此外凡舌黑用补而得以保全者，盖不可枚举矣。所以凡诊伤寒者，当以舌色辨表里，以舌色辨寒热，皆不可不知也。若以舌色辨虚实，则不能无误。盖实固能黑，以火盛而焦也；虚亦能黑，以水亏而枯也。若以舌黄舌黑，悉认为实热，则阴虚之证，万无一生矣。

杨乘六治吴长人，于三月初，身大热，口大渴，唇焦裂，目赤色，两颧娇红，语妄神昏，手冷过肘，足冷过膝，其舌黑滑而胖，其脉洪大而空。一医欲用白虎，杨曰：身虽壮热如烙而不离覆盖，口虽大渴引饮而不耐寒凉，面色虽红却娇嫩而游移不定，舌胎虽黑却浮胖而滋润不枯，如果属白虎，则更未有四肢厥冷而上过乎肘，下过乎膝。六脉洪大，而浮取无伦，沉取无根者也，此为格阳戴阳，若用白虎，必立毙矣。遂以大剂八味加人参，浓煎数碗，冷饮，诸证乃退。继以理中加附子，六君加归、芍，各数剂调理而愈。

又治归安医者张学海，疲于临证，微寒壮热，头痛昏沉，服发散药数剂，目直耳聋，口渴便闭，改用泻火解毒等剂，热势尤炽，油汗如珠，谵语撮空，恶候悉具。云峰观之，其脉洪大躁疾而空，其舌干燥焦黄而胖。杨曰：证有真假凭诸脉，脉有真假凭诸舌。果系实证，则脉必洪大躁疾而重按愈有力者也；果系实火，则舌必干燥焦黄而敛束且坚卓者也。岂有重按全无脉者，而尚得谓之实证；满舌俱胖壮者，而尚得谓之实火哉？用养营汤，参、附各三钱，服后得睡，热退，舌变红润而愈。

震按：杨氏谓阴亏而干燥，其舌必坚敛，火旺而焦黑，其舌必苍老，万无干燥焦黑，属阴虚火旺，而舌见胖嫩者。说亦奇矣，实未曾试，不敢轻信。

李士材治韩茂远，伤寒九日以来，口不能言，目不能视，体不能动，四肢俱冷，皆曰阴证。士材诊之，六脉皆无，以手按腹，两手护之，眉皱作楚，按其趺阳，大而有力，乃知腹有燥屎也。与大承气汤，得燥屎六七枚，口能言，体能动矣。故按手不及足者，何以救此垂绝之证耶。

震按：六脉无而诊趺阳，鉴于仲景之自叙，读书诚有用也。

王月怀伤寒至五日，下利不止，懊侬腹胀，诸药不效。有以山药茯苓与之，虑其泻脱也。士材诊之，六脉沉数，按其脐则痛。此协热自利，中有结粪，小承气倍大黄服之，果得结粪数枚，利遂止，懊侬遂安。

儒者吴君明，伤寒六日，谵语狂笑，头痛有汗，大便不通，小便自利。众议承气汤下之，士材诊其脉浮而大，因思仲景曰：伤寒不大便六七日，头痛有热，小便清者，知不在里，仍在表也。方今仲冬，宜与桂枝汤，众皆咋舌，以谵狂为阳盛，桂枝入口必毙矣。李曰：汗多神昏，故发谵妄，虽不大便，腹无所苦，和其荣卫，必自愈耳。遂违众用之，及夜而笑语皆止，明日大便自通。故病变多端，不可胶执，向使狐疑而用下药，其可活乎？

震按：自利而用承气汤，谵语而用桂枝汤。仲景集中原有此法，只要认得真耳。

卢子由治梁秀才，于三月间，作文受寒，服发散药十余帖，热盛汗多，蒸蒸如云雾，高一二尺，湿透衣被，日易十数番，十四日昏不识人，舌短眼瞀，脉浮大无伦。乃先以温粉扑周身，使汗孔收敛；次用人参五钱、生附三钱煎服，便能识人，惟言语谵妄，七日始苏。有客问曰：浮，表脉也；热盛神昏，舌短眼瞀，邪盛也。何竟以温补收功？子由曰：凡治病先求其本，不可泥其形证。如寒水为邪，必然心火受病。此病原从思虑受寒，证为心火不及，而受水侮，是谓之本。况多行发散，重虚其心，心液既已散漫，精神便无主宰。故用黑附顺从水色，而横助火力；人参转回阳气，而保定精神。然非先固其外，则内无旋理，此予治法先后之旨也。

震按：思虑受寒，为心火不及而寒水侮之，议论颇新奇，治法却平正。至谓黑附形从水而性助火，说反陈腐矣。

缪仲淳治铨部章衡阳，患热病，头痛壮热，渴甚且呕，鼻干燥，不得眠，其脉洪大而实。一医曰：阳明症也，当用葛根汤。仲淳曰：阳明之药，表剂有二，一为葛根汤，一为白虎汤，不呕吐而解表用葛根汤，今吐甚，是阳明之气逆升也，葛根升散，用之非宜。乃与大剂白虎汤加麦冬、竹叶。医骇药太重。仲淳曰：则虏荆非六十万人不可，李信二十万奔还矣。别后进药，天明遂瘥。

一仆受寒发热，头痛如裂，两目俱痛，浑身骨节痛，下部尤甚，状如刀割不可忍，口渴甚，大便日去一次，胸膈饱胀，不得眠，已待毙矣。仲淳曰：此太阳阳明病也，贫人素多作劳，故下体疼痛尤甚。以石膏一两五钱，麦冬八钱，知母三钱，干葛三钱，竹叶一百片，解阳明之热；羌活二钱五分，去太阳之邪；大栝楼实半个，枳、桔各一钱，疏利胸膈之留邪，四剂而愈。

王肯堂治太史余云衢，向来形气充壮，饮啖兼人。忽于六月患热病，肢体不甚热，而间扬掷手足，如躁扰状，昏愦不知人事，时发一二语不可了，而非谵也。脉微细欲绝。有谓是阴证宜温者，有谓当下者，皆取决于王。王曰：若阳病见阴脉，在法为不治，然素禀如此，又值酷暑外烁，酒炙内炎，宜狂热如焚，脉洪数有力，而此何为者，岂热气怫郁不得伸而然耶？且不大便七日矣，姑以大柴胡汤下之。时大黄止用二钱，又熟煎，而太医王雷庵力争以为太少。金坛曰：如此脉证，岂宜峻下，待其不应，加重可也。及服药，大便即行，脉已出，手足温矣。继以黄连解毒汤，数服而平。此即刘河间《伤寒直格》所谓蓄热内甚，而脉道不利，反致脉沉细欲绝者，通宜解毒合承气下之。俗医不知，认为阴寒，多致危殆者是也。

震按：以上三条，治法渐与今人相近，盖世运风气使然，原不必过为好奇也。

喻嘉言治徐国珍，伤寒六七日，身寒目赤，索水到前，复置不饮，异常大躁，门牖洞启，身卧地上，辗转不快，更求入井。一医急治承气将服，喻诊其脉，洪大无伦，重按无力。乃曰：是为阳虚欲脱，外显假热，内有真寒，观其得水不欲咽，而尚可咽大黄、芒硝乎？天气燠蒸，必有大雨，此证顷刻一身大汗，不可救矣。即以附子、干姜各五钱，人参三钱，甘草二钱，煎成冷服。服后寒战戛齿有声，以重绵和头覆之，缩手不肯与诊，阳微之状始著。再与前药一剂，微汗，热退而安。

震按：此条脉大无伦，重按无力，与李士材治吴文哉案同，较之金坛之案何以别之，须看王案脉微细欲绝，喻李二案脉浮大沉小也。喻案有漱水不欲咽一证可据，王案则壮盛人病于暑月醉饱之后可疑也。若薛院使案脉大无伦且有力，舌刺唇黑，频饮凉茶，全似阳证阳脉，其可据者，高年御女，气喘溺频也。

[**附**]葛可久治一士人，得伤寒病，不得汗，比葛往视，则发狂循河而走，葛就捽置水中，良久乃出之，裹以重绵，得汗解。又《类编》载婺源程元章夫妇皆嗜鳖，一婢奉命屠一大者，睹其伸缩颤悸，为之不忍，解缚纵入后池，池广且深，夫妇怒甚，杖婢数十。经二年，婢患热病，发狂奔躁，不纳粥饮，体倦昏愦。家人谓不可疗，舁置池上茅亭。半

夜后，忽觉心下开豁，四肢清快，惟身上皆是湿泥草，复静伺之，见巨鳖自池出，衔水藻浮萍，遍覆其体，因得外凉内爽也，天明霍然。入室详述其事，程夫妇感动，不复食鳖。洪作霖梦弼言，热证之极，猝未可解者，汲新井水浸青布互熨之为妙。不谓水族细微，亦能知此，此放生之报。

震按：此二则全似小说，然亦可以增益见识，使知道理无穷，切勿执泥也。但捽置水中，终属荒唐，设遇欲求入井之徐国珍，不竟杀之乎。

喻嘉言治陆平叔，平素体虚气怯，面色痿黄，药宜温补，不宜寒凉。秋月偶患三疟，孟冬复受外寒，遂寒热频作。医者以为疟后虚邪，不知其为新受实邪也。投以参术补剂，转致奄奄一息，迁延两月，昏昏嘿嘿，家已治木，漫延西昌诊之，脉弦浮大，而短气鼻干，不得汗，嗜卧，一身及面目悉黄。与阳明中风条，过经二十余日不解，悉同此例，但未至于不尿腹满加哕耳。西昌以为脉未大坏，九分可治，但筋脉牵掣不停，只恐手足痿废。吾今用法，治则兼治，然仲景止有大柴胡汤，两解表里之法，而无治瘘之法。因以防风通圣散成方，减白术，取荆、防、麻、薄、桔梗为表药，硝、黄、芩、翘、栀、膏、滑石为里药，原与大柴胡之制相仿，内有芎、归、芍药，正可领诸药深入血分而通经脉，减白术者，以前既用之贻误，不可再误耳。当晚连服二剂，第一剂即觉相安，第二剂大便始通，少顷睡去，体间津津有汗。次早再诊，筋脉不为牵掣，但阳明胃脉洪大反加，随用大剂白虎汤加柴胡、花粉、芩、柏、连翘、栀子一派苦寒，连进十余剂，其舌始不向唇外吮咂，神识始渐清，粥饮始渐加。经半月，始起坐于床；经一月，始散步于地。略一过啖，即腹痛便泄，俨似虚证。西昌全不反顾，但于行滞药中，加用柴胡、桂枝升散余邪，不使下溜而变痢以取惫。然后改用葳蕤、二冬，略和胃气，间用人参，不过五分。缘此证所受外邪，不在太阳而在阳明，故不但不恶寒，且并无传经之壮热，有时略显潮热，又与内伤发热相仿。误用参术补之，邪无出路，久久遂与元气混合为一，所以神识昏嘿。又阳明者，十二经脉之长，能束筋骨而利机关，阳明不治，故筋脉失养而动惕不宁耳。外邪锢于阳明，则其土为火燔之焦土，灰砂之燥土矣，非借北方之水，何以润泽枯槁。故初用苦寒，继用甘寒，正如灵雨霡霂，方得复其稼穑之恒也。

震按： 此案其审察病机，如武侯用兵，纶巾挥扇；其发明道理，如深公说法，顽石点头，真名医佳案也。原文甚长，僭为节录。

［**附：外感过汗禁食变证**］喻嘉言告门人曰：尝治一孕妇伤寒，表汗过后，忽唤婢作伸冤之声，知其扰动阳气，急迫无奈，令进参汤，不可捷得。遂以白术三两，熬浓汁一碗与服，即时安妥。况人参之力，百倍白术耶。

崇明蒋中尊，病伤寒，临危，求肉汁淘饭半碗，食毕大叫一声而逝。人以问西昌，答曰：向见其满面油光，知其神采外扬，非永寿之人也。且以比顽体虚，宵征海面，其病纯是内伤，而外感不过受雾露之气耳。雾露之邪，其中人也，但入气分清道，原不传经，故非发表攻里所能驱。惟倍元气，厚谷气，则邪不驱而自出。设以其头晕发热，认为太阳证误表其汗，则内伤转增，而危殆必至矣。且内伤之人，一饱一饥，早已生患，又误认伤寒而绝其食，已虚益虚，致腹中馁惫，求救于食，食入大叫一声者，肠断而死也。如饥民仆地即死，气从中断，不相续耳。设果邪重，外邪与正交争，当先昏惑不省矣，故临危索饭之时，不以饭进而以独参汤，尚可救之。

震按：今人一有寒热，辄吃山楂麦芽汤，甚至服内消丸，即备急丸也。攻伤其胃，外邪乘虚内入，致病变剧。不知食不为害，以邪为害，不解其邪，专消其食，谬矣。盲师治发热，不问外感内伤，一概禁绝饮食，尤为大谬。外感未传阳明，仍宜进食，如桂枝汤啜热稀粥以助汗是也。已传阳明，自不欲食，然少进热稀粥，亦无碍。若内伤证，始终不可禁食，禁食而又加克伐，无不殆矣，蒋中尊其前车之鉴欤。

慎柔和尚治薛理还仆，远行忍饥，又相殴脱力。时五月初，遂发热谵语，服过补中益气及五苓数剂，不效。慎柔诊之，六脉俱无，乍有则甚细，其外证则面赤谵语口碎。一医曰：阳病见阴脉，证在死例。慎柔曰：当以阳虚从脉舍证治之，用附子理中汤。冷服二帖，脉稍见，四帖则脉有神而口碎愈矣，六帖则脉如常，但谵语未已。慎柔曰：脉气已完复而谵语不休者，胃有燥粪，以猪胆汁导之，果下燥结，谵语遂平。

张路玉治范求先患伤寒，恶寒三日不止，已服过发散药二剂，至第七日躁扰不宁，六脉不至，手足厥逆。张诊之，独左寸厥厥动摇，知是欲作战汗之候，令勿服药，但与热姜汤助其作汗。若误服药，必热不止，果如其言而愈。

震按：慎柔案与海藏治侯辅之同一例，与金坛治余云衢大相反，必须细玩体贴。因忆《准绳》叙丹溪诸案而志之曰：卢兄汗后，再发热妄言；吕仲修汗后热不退，亦妄言；陶明节热退后，不识人，言谬妄，皆用参、芪、术、归、附子等补剂而愈，信哉。谵语属虚者十居八九，今观此案以温补得口碎愈，脉如常而谵语不休，仍责之胃有燥矢，与《伤寒论》中证象阳旦篇末云：以承气汤微溏则止其谵语大旨相同。是虚寒证之谵语，与不因虚寒而谵语，其辨诚难矣。汇而计之，盖有三路焉。一系邪传阳明，热邪与燥矢抟结而谵语，三承气、承气合白虎之一路也；一系内是虚寒，外象实热而谵语，丹溪所治、金坛所述之一路也；一系病本虚寒，恰挟宿食，因身热熯为燥矢而谵语，此案及阳旦证之一路也。医者孰有燃犀之照乎，投药一差，死生反掌。故伤寒及温热病，均为大病，有今日许以无害，明日忽然溘逝者；有操券断其必死，淹延竟得全生者。不比风痨臌膈，病虽危笃，尚可从容商其缓急。所以仲景《自序》云：若能寻予所集，思过半矣。

明示天下后世以伤寒难治，《伤寒论》难读也。苟非难读，何待寻乎？张案亦六脉不至，病情又别难乎，难乎可不寻乎。

震按：伤寒为大病，治法为最繁，言之不胜言也，必熟读仲景书，再遍读后贤诸书，临证方有把握。仲景书为叔和编次，或有差误，而聊摄注解，殊觉稳当。续注者张卿子、王三阳、唐不严、沈亮宸、张兼善、张隐庵、林北海诸人，总不越其范围。自方、程、喻三家，各以己意布置，而仲景原文，从此遂无定局。三注互有短长，大约程不及方，方不及喻。然喻注太阳经分三大纲，以误汗、误下、结胸、蓄血、发黄等证分隶两门，似乎界限井然，谁知以之治病，全用不着。盖病初起时，必将营卫分别，过半月后，殊难追溯，何以指其此由中风传变，此由伤寒传变，此由风寒两伤传变哉。传变之证，虚实寒热，犹恐模糊，又要恰合三纲，此能言而不能行者也。魏柏乡、周禹载、沈自南等俱宗之，亦徒悦服于空言，而未尝以之试验耳。卢子由《疏钞金鈚》，不派三纲，添出气化、形层、标本、四大等说，愈觉支离，愈入迷网。其脏结诸案，几如牛鬼蛇神，柯韵伯将两家并讥，不亦宜乎。韵伯《伤寒论翼》，固属出奇高论，所谓读书具只眼，不蹈前人窠臼者。微嫌其论六经尽翻前案，欲立异以惊人，究属纸上谈兵也。从来注《伤寒论》者，俱是顺文注释，若遇不可通处，或敷衍混过，或穿凿文饰，既不明道理之是非，何以为临证之运用。惟程扶生《经注》，颇明白易晓，然亦不敢直指原文之差误。至柯氏《来苏集》，始放胆删改，虽觉僭妄，颇堪嘉惠后学，而以方名编次，又是一局。徐灵胎《伤寒类方》，实宗其式，简洁明净，以少许胜人多许，较之程郊倩之繁词，一可当百。沈尧封《伤寒论读》，亦以少胜多者，用六气为提纲，将平脉辨脉，编入其中，别开生面。其论大青龙汤，发前人所未发，一洗风寒两伤营卫之陋说。《左传》云：拔戟自成一队，此书似之，而删改本文，非其志也。予细绎柯氏删改处，万不及钦定《医宗金鉴·伤寒论》之精当，先刊仲景原文，另立正误存疑二篇，应改者注小字于旁，可删者摘诸条于后，是非判然，智愚皆晓，真苦海之慈航，昏衢之巨烛也。江西舒诏《伤寒集注》，大半斥为伪撰，并取数方，痛加诋毁，别拟方以换之，此亦救世婆心，特未免于狂妄。以视汪琥将阴阳二候分为二编，各补后贤之方，其意均欲使初学者，不泥古方以害人。而汪犹拘谨，舒则放纵矣。此外注家尚多，如钱氏《溯源集》，陈明伯《集注》，尚有发明处，其余碌碌因人，殊不足道，兹举夫各立格局，各竖议论者，叙述于上，以便同志之诵习焉。要之读书与治病，时合时离，古法与今方，有因有果。善读书斯善治病，非读死书之谓也。用古法须用今方，非执板方之谓也。专读仲景书，不读后贤书，譬之井田封建，周礼周官，不可以治汉唐之天下也。仅读后贤书，不读仲景书，譬之五言七律，昆体官词，不可以代三百之雅颂也。故吴绶《蕴要》，节庵《六书》，王宇泰《伤寒准绳》，张路玉《伤寒绪论》，俱有裨于后人，即有功于仲景，学者诚能以所引诸书，广为探索，则所选诸案，皆堪尚友矣。

劳复　食复　女劳复　阴阳易

许学士云：记有人伤寒得汗，病退数日，忽身热自汗，脉弦数，心不得宁，真劳复也。予诊之曰：劳心之所致，神之所舍，未复其初，而又劳伤其神，营卫失度，当补脾以解其劳，庶几得愈。授以补脾汤合入小柴胡。或者难曰：虚则补其母，今补其子，何也？予曰：子不知虚劳之异乎？《难经》曰：虚则补其母，实则泻其子。此虚当补母，人所共知也。《千金》曰：心劳甚者，补脾气以益之，脾王则感之于心矣，此劳则当补子，人所未闻也。盖母，生我者也；子，继我而助我者也。方治其虚，则补其生我者，与《锦囊》所谓本骸得气，遗体受荫同义。方治其劳，则补其助我者，与荀子言未有子富而父贫同义，此治虚与劳所以异也。

滑伯仁治潘子庸，得感冒证已汗而愈，数日，复大发热恶寒，头痛眩晕，呕吐却食，烦满，咳而多汗。滑诊其脉，两手皆浮而紧。在仲景法，劳复证浮以汗解，沉以下解。为作麻黄葛根汤，三进，更汗，旋调理数日愈。其时众医以病后虚惫，且图温补。伯仁曰：法当如是，因违众用之。

王海藏治李良佐子病太阳证，尺寸脉俱浮数，按之无力，谓其内阴虚，与神术加干姜汤，愈后再病。海藏视之，见神不舒，垂头不欲语，疑其有房过。问之犯房过乎，必头重目暗，曰然。因与大建中三四服，外阳内收，脉反沉小，始见阴候，又与已寒加芍药茴香等丸五六服，三日内，约服六七百丸，脉复生，又用大建中接之，大汗作而解。

侯国华病伤寒四五日，身微斑，渴饮。海藏诊之，沉弦欲绝，厥阴脉也。服温药数日，不已，又以姜附等药，阳回脉生。因渴，私饮水一杯，脉复退，但头不举，目不开，问之则犯阴易，若只与烧裩散，恐寒而不济。遂煎吴茱萸汤一大碗，调烧裩散，连进二服，作大汗，两昼夜而愈。

张路玉治冯茂之，夏月阴阳易，而腰痛少腹急，烦躁谵妄，舌色青紫，而中有黄胎肿裂。虽渴欲冷饮，而舌却不甚干。心下按之硬痛，嗳而失气。此挟宿食也。所可虑者，六脉虚大，而两尺则弦，按之皆无根耳。遂以逍遥汤加大黄一剂，下黑秽甚多。下后诸证悉除，但少腹微冷作痛。又与烧裩散一服，煎五苓散送下而安。

［附］《范汪方》云：故督邮顾子献，得病已瘥未健，诣华旉视脉，旉曰：虽瘥，尚虚，未平复，

阳气不足，勿为劳事也。诸劳尚可，女劳即死，当吐舌数寸。献妇闻其瘥，从百余里来省之，住数宿，因与交接，一二日死。巢氏《病源》论曰：妇人伤寒虽瘥，未满百日，气血骨髓未牢实，而合阴阳，当时虽未觉恶，经日则令百节解离，经络缓弱，气血虚，骨髓空，恍恍吸吸，起居仰人，饮食如故，是其证也，丈夫亦然。

《千金方》云：妇人温病虽瘥，未平复，血脉未和，尚有热毒，而与之交接得病者，为阴阳易。医者张苗，说有婢得病瘥后数日，有六人奸之，皆死。

震按：学士撄宁二案，均为劳复而有虚实之不同，海藏二案皆女劳复，而次案云犯阴易则误，合观张路玉案亦有寒热之不同。夫阴阳易女劳复，因虽同而病则异易者，以不病之人易其人之病，不过余邪乘虚而入，故烧裩散导其邪使从来路而去也。复者病方瘥，人尚虚，女劳则虚而益虚，病乃重发，故多死也。若现虚寒之象，犹可以大剂参附挽回之，若现实象热象与虚热象，补阳则势不相合，养阴又迫不及待，奚自求生。至如巢氏所云，乃女劳伤，非女劳复也，势颇缓矣。张苗之婢，不死于奸之者，而奸之者皆死，是天道恶淫，又出于医理之外者矣。

卷　二

温热病

朱氏《全生集》曰：自霜降后至春分前，天令严寒，水冰地冻，其杀属之气，人触犯之，即时病者，为正伤寒。若虽冬月而天令温暖，感之则为冬温。如至春分节后，天令温暖，感之而病者，为温病。若虽至春分而天令尚寒，人有感寒而病者，亦伤寒也。若夏至后，天道壮热，人感邪而病，其脉洪大，为热病。若四五六七八月之间，天道忽有暴寒，人感之而为病者，乃时行寒疫也。若四时天令不正，感而为病，长幼相似，复能传染者，此名时气，即时疫也，非伤寒比也。又云：冬时感受寒邪而不即病，伏于身中，至春变为温病，至夏变为热病。夫温热二病，乃冬月伏寒之所变，既变之后，不得复言寒矣。此外又有风温、湿温，一皆发热，状类伤寒，故医家通以伤寒称之。其通称伤寒者，因发热传变，皆相类也，至于用药，则不同矣。此数种乃仲景所未论，又在痉湿暍三项之外，必须辨之。

王肯堂治一孕妇，春夏之交患温病，头痛发热，不恶寒而渴，未及疗治，胎堕，去血无算，昏眩欲绝。王令以麦门冬斤许，入淡竹叶、香豉煎，频饮之，汗出而愈。盖用劳复法治之也。

张路玉治徐君育，素禀阴虚多火，且有脾约便血证。十月间患冬温，发热咽痛，里医用麻黄、杏仁、半夏、枳橘之属。遂喘逆，倚息不得卧，声飒加哑，头面赤热，手足逆冷，右手寸关虚大微数。此热伤手太阴气分也。与葳蕤、甘草等药不应。为制猪肤汤一瓯，令隔汤顿热，不时挑服，三日声清，终剂而痛如失。

又治郑墨林室，素有便红，怀妊七月，正肺气养胎时，而患冬温。咳嗽咽痛如刺，下血如崩，脉较平时反觉小弱而数。此热伤手太阴血分也。与黄连阿胶汤二剂，血止后，去黄连，加葳蕤、桔梗、人中黄，四剂而安。

又治黄以宽，风温十余日，壮热神昏，语言难出，自利溏黑，舌胎黑燥，唇焦鼻煤。先前误用发散消导药数剂，烦渴弥甚。张石顽曰：此本伏气郁发，更遇于风，遂成风温。风温脉气本浮，以热邪久伏少阴从火化，发出太阳，即是两感，变患最速。今幸年壮质强，已逾三日六日之期，证虽危殆，良由风药性升，鼓激周身元气，皆化为火，伤耗真阴。少阴之脉，不能内藏，所以反浮。考诸南阳先师，元无治法，而少阴例中，则有“救热存阴，承气下之”一证，可借此以迅扫久伏之邪。审其鼻息不鼾，知肾水之上源未绝，无虑其直视失溲也。时歙医胡晨敷在坐，同议凉膈散加人中黄、生地黄。服后下溏粪三次，舌苔未润，烦渴不减。此杯水不能救车薪之火也。更与大剂凉膈，大黄加至二两，兼黄连、犀角，三下方能热除，于是专用生津止渴，多服而愈。

又治陆中行室，年二十余，腊月中旬，患咳嗽，捱过半月，病热少减。新正五日，复咳倍前，自汗体倦，咽喉干痛。至元夕，忽微恶寒发热，明日转为腹痛自利，手足逆冷，咽痛异常，又三日则咳唾脓血。张诊其脉，轻取微数，寻之则仍不数，寸口似动而软，尺部略重则无。审其脉证，寒热难分，颇似仲景厥阴例中麻黄升麻汤证。盖始本冬温，所伤原不为重，故咳至半月渐减，乃勉力支持岁事，过于劳役，伤其脾肺之气，故咳复甚于前。至望夜忽憎寒发热，来日遂自利厥逆者，当是病中体疏，复感寒邪之故。热邪既伤于内，寒邪复加于外，寒闭热邪，不得外散，势必内奔而为自利，致邪传少阴厥阴，而为咽喉不利，唾脓血也。虽伤寒大下后，与伤热后自利不同，而寒热错杂则一。遂与麻黄升麻汤，一剂，肢体微汗，手足温暖，自利即止。明日诊之，脉亦向和，嗣后与异功生脉合服，数剂而安。

许学士云：故人王彦龙，作毗陵仓官。季夏时，病胸项多汗，两足逆冷，谵语。医者不晓，杂进药，已经旬日。予诊之，其脉关前濡，关后数。予曰：当作湿温治之。盖先受暑后受湿也。《难经》曰：湿温之脉，阳濡而弱，阴小而急。濡弱见于阳部，湿气搏暑也；小急见于阴部，暑气蒸湿也。暑湿相搏，是名湿温。先以白虎加人参汤，次白虎加苍术汤。头痛渐退，足渐温，汗渐止，三日愈。此证属贼邪，误用药，有死之理。有人难曰：何名贼邪？予曰：《难经》云：五邪，有实邪、虚邪、正邪、微邪、贼邪。从后来者为虚邪，从前来者为实邪，从所不胜来者为贼邪，从所胜来者为微邪，自病者为正邪。又曰：假令心病，中暑得之为正邪，中湿得之为贼邪。今心先受暑而湿邪乘之，水克火，从所不胜，斯谓之贼邪，五邪中之最逆也。

张路玉治范振麟，大暑中，患厥冷自利，六脉弦细芤迟，按之欲绝，舌色淡白，中心黑润无胎，口鼻气息微冷，阳缩入腹，而精滑如冰。问其所起之由，因卧地昼寝受寒，是夜连走精二度，忽觉颅胀如山，坐起晕倒，便四肢厥逆，腹痛自利，胸中兀兀欲吐，口中喃喃妄言，与湿温之证不殊。医者误为停食感冒，与发散消导药，服后胸前头项汗出如漉，背上愈加畏寒，而下体如冰，一日昏愦数次，此阴寒挟暑，入中手足少阴之候。缘肾中真阳虚极，所以不能发热。遂拟四逆加人参汤，用人参一两，熟附三钱，炮姜二钱，炙甘草二钱，昼夜兼进，三日中进六剂，决定第四日寅刻回阳。是日悉屏姜、附，改用保元，人参五钱，黄芪三钱，炙甘草二钱，加麦门冬二钱，五味子一钱，清肃膈上之虚阳。四剂食进，改用生料六味加麦冬、五味，每服用熟地八钱，以救下焦将竭之水，使阴平阳秘，精神乃治。

喻嘉言治黄起潜春月病温，头面甚红。谓曰：望八老翁，下元虚惫，阳浮于上，与在表之邪相合，所谓戴阳之证也。阳已戴于头面，不知者更行表散，则孤阳飞越，危殆立至矣。此证只有陶节庵立法甚妙，以人参、附子等药，收拾阳气归于下元，而加葱白透表以散外邪，如法用之即愈，万不宜迟。渠骇为偏僻之说，更医投以表药，顷刻阳气升腾，肌肤粟起，又顷刻寒颤咬牙，浑身冻裂而逝。

喻嘉言治金鉴春温已二旬外，壮热不退，谵语无伦，皮肤枯燥，胸膛板结，舌卷唇焦，身蜷足冷，二便略通，半渴不渴，面上一团黑滞。从前汗下和温之法，历试不效。喻曰：此证与两感伤寒无异。《内经》原谓六日死，因春温证不传经，故虽邪气留连不退，犹可多延几日，待元气竭绝乃死。观其阴证阳证两下混在一区，治阳则碍阴，治阴则碍阳，与两感病情符合。仲景原无治法，惟论序有发表攻里，本自不同之说，即师其意。以麻黄附子细辛两解在表阴阳之邪，果然皮间透汗而热全清。再以附子泻心汤两解在里阴阳之邪，果然胸前柔活，人事明了，诸证俱退。次日即索粥，以后竟不需药，只此二剂而起一生于九死，快哉。

震按：此条立法甚巧，惜不载脉象若何。然读嘉言《春温论》，自述收功反掌，并笑人见热烦枯燥之证而不敢用附子者之愚，则脉不必论耶。又云：冬不藏精之春温，初发时未必脉微数，惟不用麻附细辛、麻附甘草二方，驯至脉微且数，而汗下温皆不能救，见解独辟。又周禹载曰：温疫大法，以证为则，毋专以脉为据，亦必有所见而云然也。

一人夏月远行劳倦，归感热证，下痢脓血，身如燔炙，舌黑而燥，夜多谵语。林北海视之曰：此阳明病也，不当作痢治。但脉已散乱，忽有忽无，状类虾游，殆不可治。其家固请用药。林曰：阳明热甚，当速解其毒，在古人亦必急下之以存真阴之气，然是证之源，由于劳倦，阳邪内灼，脉已无阴，若骤下之，则毒留而阴绝，死不治矣。勉与养阴，以冀万一。用熟地一两，生地、麦冬、归、芍、甘草、枸杞佐之，戒其家曰：汗至乃活。服后热不减，而谵语益狂悖，但血痢不下，身有微汗，略出即止。林诊之，则脉已接续分明，洪数鼓指，喜曰：今生矣。仍用前方，去生地加萸肉、丹皮、山药、枣仁，连服六帖，谵妄昏热不减。其家欲求更方，林执不可。又二日，诊其脉始敛而圆，乃用四顺清凉饮子加熟地一两，大黄五钱，下黑矢而诸证顿愈。越二日，忽复狂谵发热，喘急口渴，举家惶惑，谓今必死矣。林笑曰：岂忘吾言乎，得汗即活矣。此缘下后阴气已至，而无以鼓动之，则营卫不洽，汗无从生，不汗则虚邪不得外达，故内沸而复也，病从阳入，必从阳解。遂投白术一两，干姜三钱，甘草一钱，归、芍各三钱，尽剂，汗如注，酣卧至晓，病良已。

震按：此证疑难在于初末。初期脉类虾游，若援张景岳证实脉虚之说而用参、术、姜、附则必死。末后狂热复发，若引吴又可余邪注胃之说而用白虎承气亦必危。此案见解用药俱佳，然其得生处，在于养阴而血痢顿止，脉即应指耳。中间连服六帖，谵妄昏热不减，幸不见手足厥冷，尤幸不至声喑不语，绝谷不食也，则以脉之敛而圆故也。但白术一两、干姜三钱以治狂热喘渴，殊难轻试。

徽人江仲琏，冒寒发热，两项臃肿如升大，臂膊磊块无数，不食不便，狂躁发渴，诊其脉浮数无序，医作伤寒发毒治。高鼓峰曰：误矣，此燥逐风生也。用大剂疏肝益肾汤，熟地加至二两许，五剂而肿退便解，十剂而热除食进。再用补中益气汤加麦冬、五味，调理而愈。

震按：今之所谓伤寒者，大概皆温热病耳。仲景云：太阳病，发热而渴，不恶寒者为温病。在太阳已现热象，则麻桂二汤必不可用，与伤寒迥别。《内经》云：热病者，皆伤寒之类也。是指诸凡骤热之病，皆当从伤寒例观。二说似乎不同，因审其义，盖不同者在太阳，其余则无不同也。温热病只究三焦，不讲六经，此是妄言。仲景之六经，百病不出其范围，岂以伤寒之类，反与伤寒截然两途乎。叶案云：温邪吸自口鼻，此亦未确。

仲景明云：伏气之发。李明之、王安道俱言冬伤于寒，伏邪自内而发，奈何以吴又可《温疫论》牵混耶。惟伤寒则足经为主，温热则手经病多。如风温之咳嗽息鼾，热病之神昏谵语，或溏泻黏垢，皆手太阴肺、手厥阴心包络、手阳明大肠现证。甚者喉肿肢掣，昏蒙如醉，躁扰不宁，齿焦舌燥，发斑发颐等证，其邪分布充斥，无复六经可考，故不以六经法治耳。就予生平所验，初时兼挟表邪者最多，仍宜发散，如防、葛、豉、薄、牛蒡、杏仁、滑石、连翘等，以得汗为病轻，无汗为病重。如有斑，则参入蝉蜕、桔梗、芦根、西河柳之类；如有痰，则参入土贝、天虫、瓜蒌、橘红之类；如现阳明证，则白虎承气；少阳证则小柴胡去参、半，加花粉、知母；少阴证则黄连阿胶汤、猪苓汤、猪肤汤，俱宗仲景六经成法有效。但温热病之三阴证多死，不比伤寒。盖冬不藏精者，东垣所谓肾水内竭，孰为滋养也。惟大剂养阴，佐以清热，或可救之。养阴如二地、二冬、阿胶、丹皮、元参、人乳、蔗浆、梨汁，清热如三黄、石膏、犀角、大青、知母、芦根、茅根、金汁、雪水、西瓜、银花露、丝瓜汁，随其对证者选用。若三阴经之温药，与温热病非宜，亦间有用真武、理中者，百中之一二而已。大抵温热病，最怕发热不退，及痉厥昏蒙，更有无端而发晕，及神清而忽间以狂言者，往往变生不测。遇此等证，最能惑人，不比阳证阴脉，阳缩舌卷撮空见鬼者，易烛其危也。要诀在辨明虚实，辨得真，方可下手。然必非刘河间、吴又可之法所能救，平素精研仲景《伤寒论》者，庶有妙旨。至如叶案之论温热，有邪传心包，震动君主，神明欲迷，弥漫之邪，攻之不解，清窍既蒙，络内亦痹，豁痰降火无效者，用局方至宝丹，或紫雪，或牛黄丸，宗喻氏芳香逐秽宜窍之说，真足超越前贤，且不蹈用重药者。一匙偶误，覆水难收之弊也。此翁聪明诚不可及。今所选之案虽少，而诸法毕备，亦足为学者导夫先路矣。

瘟疫

李东垣曰：脾胃受劳役之疾，饮食又复失节，耽病日久，及事息心安，饱食太甚，病乃大作。向者壬辰改元，京师戒严，迨三月下旬，受敌者凡半月，解围之后，都人之不受病者，万无一二，既病而死者，继踵而不绝。都门十有二所，每日各门所送，多者二千，少者不下一千，似此者几三月。此百万人岂俱感风寒外伤者耶。大抵人在围城中，饮食失节，劳役所伤，不待言而知。由其朝饥暮饱，起居不时，寒温失所，动经两三月，胃气亏乏久矣，一旦饱食太过，感而伤人，而又调治失宜，或发表，或攻下，致变结胸发黄，又以陷胸、茵陈等汤下之，无不死者。盖初非伤寒，以误治而变似真伤寒之证，皆药之罪也，因以生平已试之效，著《内外伤辨论》一篇。

震按：此即大兵之后继以大疫之谓也。观此论而始晓然于劳役饥饱之病原，诚哉其为内伤矣。如是之疫，宜补不宜泻，若达原饮白虎承气，正犯东垣所呵责也。考其时是金天兴元年，因蒙古兵退而改元耳。寻以疫后医师僧道园户鬻棺者擅厚利，命有司倍征之以助国用。民生其时，岂不苦极？若今太平之世，民皆安乐饱暖，纵有劳役，及饮食失节者，不过经营辛苦之辈，设不兼外感，亦不遽病。故大疫绝无，而恰合东垣内伤论者亦甚少。惟是饱暖思淫欲，真阴却早内伤，则外感病中之虚症，反不少耳。

《卫生宝鉴》曰：总帅相公，年近七旬，南征过扬州，俘虏万余口，内选美色室女近笄者四，置于左右。予曰：新虏之人，其惊忧之气蓄于内，加以饮食失节，多致疾病，近之则邪气传染，为害最大，况年高气弱，尤宜慎也。总帅不听，至腊月班师，大雪，新虏人冻馁，皆病头疼咳嗽，自利腹痛，多致死亡。正月至汴，相公因赴贺宴，痛饮数次，遂病。脉沉细而弦，三四动一止，现证与新虏人病无异，三日而卒。《内经》云：乘年之虚，遇月之空，失时之和，因而感邪，其气至骨，可不畏哉！

震按： 喻嘉言《疫病论》，引仲景平脉篇中寸口脉阴阳俱紧者一节，阐发奥理。谓清邪中上，从鼻而入于阳；浊邪中下，从口而入于阴。在阳则发热头痛项强颈挛，在阴则足膝逆冷，便溺妄出。大凡伤寒之邪，由外廓而入，故递传六经；瘟疫之邪，由口鼻而入，故直达三焦。三焦相溷，内外不通，致有口烂舌断，声嗢咽塞，痈脓下血，脐筑湫痛等变。治法：未病前预饮芳香正气药，使邪不能入；若邪既入，则以逐秽为第一义。此与吴又可之论暗合，较之李、罗二家所述劳役忧惊冻馁致病者迥别。惟云因病致死，病气尸气，混合不正之气，种种恶秽，交结互蒸，人在其中，无隙可避，斯无人不病，是诚诸疫所同。然向来辟疫方法，或以雄黄塞鼻，或吃蒜头烧酒，或于发中簪霹雳木，然有验有不验。相传崇祯十六年，自八月至十月，京城大疫，猝然而死，医祷不及。后有外省人员到京，能识此病，看膝弯后有筋肿起，紫色无救，红色速刺出血，可无患，人争就看，死者已二十余万。

汪石山治一少年，房劳后，忽洒洒恶寒，自汗发热，头背胃脘皆痛，唇赤舌强，呕吐，眼胞青色。医投补中益气。午后谵语恶热，小便长。初日脉皆细弱而数，次日脉浮弦而数。医以手按脐下痛，议欲下之。汪曰：此疫也。疫兼两感，内伤重，外感轻耳。脐下痛者，肾水亏也，若用利药，是杀之也。兹宜合补降二法以治，用清暑益气汤，去苍术、泽泻、五味，加生地、黄芩、石膏，服十余帖而安。

震按：房劳后患疫，喻氏所谓太阳少阴两感也，汪公则以内伤外感为两感，义殊不同。补中益气、清暑益气，药颇相同，而一则变剧，一则取效者，妙在加减诸味也。

壶仙翁治张文学，病时疫。他医诊其脉，两手俱伏，曰：阳证见阴不治。欲用阳毒升麻汤升提之。壶曰：此风热之极，火盛则伏，非阴脉也，升之则死矣。卒用连翘凉膈之剂，一服而解。

震按：此条是温疫病以证为则，勿专以脉为凭之一据。

虞恒德治一妇，三月间，患瘟疫证三日，经水适来，发热愈甚，至七八日，病剧，胸中气筑作痛，不能卧。众医技穷，入夜迎翁。病者令婢磨胸不已，六脉俱微数，极无伦次，又若虾游状。翁问曰：恐下早成结胸耳。主人曰：未也。翁曰：三日而经水行，则里虚与下同。乃用四物汤、黄龙汤、小陷胸汤共为一剂，加姜、枣。主人曰：此药何名？翁曰：三合汤也。一服而诸证悉减。

震按：此以大黄、黄连、生地、人参同用，亦近日治热病之常法。

吴又可曰：朱海畴者，年四十五岁，患疫，得下症，四肢不举，身卧如塑，目闭口张，舌上胎刺。问其所苦不能答，因问其子，两三日所服何药。云：进承气汤三剂，每剂投大黄两许不效，更无他策，求决死期。余诊得脉尚有神，下症悉具，药浅病深也。先投大黄一两五钱，目有时而少动，再投，舌刺无芒，口渐开，能言，三剂，舌苔少去，神思少爽。四日，服柴胡清燥汤。五日，复生芒刺，烦热又加，再下之。七日又投承气养荣汤，热少退。八日仍用大承气，肢体自能少动。计半月，共服大黄十二两而愈。又数日，始进糜粥，调理两月半平复。凡治千人，所遇此等，不过三四人而已。

震按：此条结句云：千人中不过三四人，自言其不可以为法也。案中不载神昏谵语，可见昏谵之至者多不能救。此人原非绝证也，惜不载脉象虚实若何。然云脉尚有神，想即陶氏所谓有力为有神也。

《辍耕录》载元伯颜平宋后，搜取大黄数十车，满载而去，班师过淮，俘掠之民，及降卒与北来大兵咸病疫，以大黄疗之，全活甚众。宋元《通鉴》载作耶律楚材灭夏之事，则大黄洵治疫之妙品也。吴又可《瘟疫论》赞大黄为起死神丹，原非杜撰，然与东垣所论则迥别矣。要之两家各有至理，惟明乎运气，熟于脉证者，两家之说俱可救人也。

孙东宿有仆孙安，远行途次，食面三碗。劳倦感疫，又加面伤，表里皆热，昏闷谵语，头痛身痛腹痛。医以遇仙丹下之，大便泻三四十行，邪因陷下而为挟热下利之候。舌沉香色，额疼口干，燥渴烦闷，昏昏愦愦，脉左弦数，右洪数，但不充指。

知为误下坏证，以柴胡、石膏各三钱，白芍、黄芩、竹茹、葛根各一钱，花粉、甘草各五分，山栀、枳实各七分，葱白五茎。煎服后，斗夜吐蛔一条，稍得睡。次早，大便犹泻二次，呕吐酸水，腹仍痛。改用小柴胡加滑石、竹茹。夜热甚，与丝瓜汁一碗，饮既，神顿清爽。少顷，药力过时，烦热如前，再以丝瓜汁一大碗进之，即大发战。东宿谓此非寒战，乃作汗下之征耳。不移时，汗果出而热依然。因忆《活人书》云：再三汗下热不退，以人参白虎汤加苍术一钱如神，迹此再加元参、升麻、柴胡、白芍、黄连。饮后，身上发斑，先发者紫，后发者红。中夜后，乃得睡而热散，斑寻退去，腹中微疼，肠鸣口渴，右脉尚滑，左脉已和。再与竹叶石膏汤加白芍、苍术，服后睡安，腹仍微痛。用柴胡、白芍各一钱，人参、酒芩、陈皮、半夏各六分，甘草三分，乌梅一个，腹痛渐减而愈。惟两胯痛不能转动，此大病后汗多而筋失养之故，用参、芪、白芍、枸杞、苡仁、木瓜、熟地、归身、川柏、牛膝、桑寄生，调养全安。

震按：战汗后热不退，势亦危矣，引用《活人书》治法佳极。再看其石膏、人参之去取，并不执著。两胯疼痛之调养方更周到，的是高手。

程家内眷，其夫殁于疫疠，新寡七日，疫即及之。大热，头疼口渴，胸胁迸痛。医与小柴胡汤，夜忽梦夫交，泄而觉，冷汗淫淫，四肢如解，略不能动，神昏谵语，面如土色，舌黑干硬。迓孙东宿诊之，六脉沉弦而数，大小便俱秘。乃曰：此亦阴阳易类也。疫后有是，危已极矣。以生脉散加柴、芩、桂枝、甘草，水煎。将伊夫昔穿旧袴裆烧灰调下，两剂而神醒，体温汗敛，舌焦渐退。次日，仍以前方加枣仁、竹茹，四肢始能运动，徐进粥汤而愈。

震按：梦中之阴阳易大奇，故夫之烧裩散更巧。

张路玉曰：瘟有虾蟆瘟、鸬鹚瘟、疙瘩瘟、瓜瓤瘟，形证各别。庞安常又有玳瑁瘟之说。余治洪德敷女初冬发热头痛，胸满不食，已服过发散消导药四剂。至第六日，周身痛楚，腹中疼痛，不时奔响，屡欲圊而不可得，口鼻上唇忽起黑色成片，光亮如漆，与玳瑁无异，见者大骇。余诊之，喘汗脉促，神气昏愦，虽脉证俱危，喜其四围有红晕鲜泽，若痘疮之根脚，紧附如线，他处肉色不变，许以可治。先与葛根黄芩黄连汤，加犀角、连翘、荆、防、紫荆皮、人中黄，解其肌表毒邪。俟其黑色发透，乃以凉膈散加人中黄、紫荆、犀角，微下二次。又与犀角地黄汤加人中黄之类，调理半月而安。

震按：戈存橘补天石有黄耳、赤膈二证。赤膈亦头疼身痛发热，但胸膈赤肿，或起疱，用荆防败毒散去参，加犀角、芩、连、紫荆皮。表证退后便燥者，用凉膈散。张公之案，蓝本于此，但所叙诸瘟，近不概见。故屠苏饮久不同，而老君神明散、务成子萤火丸、太仓公辟瘟丹、李子建杀鬼丸等，皆无人道及。惟五瘟丹、消毒丸、黑奴丸、人中黄丸、香苏散、清凉救苦散等方尚有用者，以其药平稳而方简易也。

外纪载哥阿岛患疫，有名医卜加得，令城内外遍举大火烧一昼夜，火息而病愈。盖疫为邪气所侵，火气猛烈，能焚烬诸邪，邪尽则病愈，有至理焉。又云：时气一行，以草绳度病人之户，屈而结之于壁，则一家不染。又《过庭录》云：赵清献公好焚香，谓可却疾，并辟疫。此与举火义相合。

大头瘟

泰和二年四月，民多疫病，初觉憎寒壮热体重，次传头面肿甚，目不能开，上喘，咽喉不利，舌干口燥，俗云大头伤寒，染之多不救。张县丞患此，医以承气汤加蓝根下之，稍缓。翌日其病如故，下之又缓。终莫能愈，渐至危笃，请东垣视之。乃曰：身半以上，天之气也。邪热客于心肺之间，上攻头面而为肿，以承气泻胃，是诛伐无过。殊不知适其病所为故。遂用芩、连各五钱，苦寒泻心肺之火；元参二钱，连翘、板蓝根、马勃、鼠粘子各一钱，苦辛平，清火散肿消毒；僵蚕七分，清痰利膈；甘草二钱以缓之；桔梗三分以载之，则诸药浮而不沉；升麻七分，升气于右；柴胡五分，升气于左，清阳升于高巅，则浊邪不得复居其位。经曰：邪之所凑，其气必虚。用人参二钱以补虚，再佐陈皮二钱以利其壅滞之气，名普济消毒饮子。若大便秘者，加大黄共为细末。半用汤调，时时服之；半用蜜丸噙化。且施其方，全活甚众。

罗谦甫治中书右丞姚公茂，六旬有七，宿有时毒，至元戊辰春，因酒再发。头面皆肿而痛，耳前后肿尤甚，胸中烦闷，咽嗌不利，身半以下皆寒，足胫尤甚。由是以床接火炕，身半以上卧于床，身半以下卧于炕。饮食减少，精神困倦而体弱。命罗治之，诊得脉浮数，按之弦细，上热下寒明矣。《内经》云：热胜则肿。又云：春气者，病在头。《难经》云：蓄则肿热，砭射之也。遂于肿上约五十余刺，其血紫墨如露珠之状，顷时肿痛消散。又于气海中，大艾炷灸百壮，以助下焦阳虚，退其阴寒。次于三里二穴，灸三七壮，治足胻冷，亦引导热气下行故也。复处一方，名曰既济解毒汤。芩、连苦寒，酒制炒为因用，泻其上热以为君；桔梗、甘草，辛甘温上升，佐诸苦药以治热；柴胡、升麻，苦平，味之薄者，阴中之阳，发散上热以为臣；连翘苦辛平以散结消肿；当归辛温，和血止痛；酒煨大黄苦寒，引苦性上行至巅，驱热而下以为使。投剂之后，肿消痛减，大便利。再服减大黄，不旬日良愈。

[附] 故友丁汉奇兄，素嗜酒。十二月初，醉中夜行二里许，次日咳嗽身微热两目肿，自用羌、芷、芎、芩等药，颐皆肿。又进一剂，肿至喉肩胸膛，咳声频而不爽，气息微急，喉有痰声，其肿如匏，按之热痛，目赤如血，而便泻足冷，六脉细数，右手尤细软，略一重按即无。有用普济消毒饮子者，予疑其脉之虚，恐非芩、连、升麻所宜，劝邀沈尧封先生诊之。曰：此虚阳上攻，断勿作大头天行治。病者曰：内子归宁，绝欲两月矣，何虚之有。沈曰：唇上黑痕一条，如干焦状，舌白如敷粉，舌尖亦白不赤，乃虚寒之确据，况泄泻足冷，右脉濡微，断非风火之象。若有风火，必现痞闷烦热，燥渴不安，岂有外肿如此，而内里安贴如平人者乎。遂用菟丝、枸杞、牛膝、茯苓、益智、龙骨，一剂而肿定，二剂而肿渐退，右脉稍起，唇上黑痕亦退，但舌仍白厚，伸舌即颤掉，手亦微振。乃用六君加沉香，而肿大退，目赤亦减，嗽缓痰稀，舌上白胎去大半矣。又次日再诊，右脉应指不微细，重按仍觉空豁，肝

气时动，两颧常赤，口反微渴，复用参、苓、杞、芍、橘红、龙骨、沙蒺，补元益肾敛汗而痊愈。

震按：此条与景岳治主蓬雀喉痹案仿佛，用药更觉稳而巧，人所难及，若犯桂、附，或杂地黄，即不能恰合病情矣。

孙东宿治张孝廉患疫，头大如斗，不见项，唇垂及乳，色如猪肝，昏愦不知人事，见者骇而走。孙诊其脉，皆浮弦而数。初以柴胡一两，黄芩、元参各三钱，薄荷、连翘、葛根各二钱，甘草一钱，服三剂，寒热退，弦脉减，但洪大，知其传于阳明也。改以贯众一两，葛根、花粉各三钱，甘草一钱，黑豆四十九粒，三剂而愈。

震按：疫疠之行，必由运气，《内经》原有刚柔失守，三年化疫之说。盖阳干为刚，阴干为柔。凡阳干司天，则阴干在泉；阴干司天，则阳干在泉。各以其合，如甲与己合，为刚柔得位也；失守者，如甲子岁少阴司天，若上年癸亥天数有余者，年虽交得甲子，厥阴犹未退位，而地之阳明己卯，已经迁正，是以癸亥年之司天，临甲子年之在泉，上癸下已为刚柔失守，后三年化成土疫。或少阴已交司天，而地未迁正，上年之戊寅少阳犹在泉，是甲与戊对，亦不相合，后三年化成土疠。依此例以推之，丙辛失守者化水疫，庚乙失守者化金疫，丁壬失守者化木疫，戊癸失守者化火疫。其四疠亦照前例，经文可考也。窃意此义太浅，未必能验。王肯堂曰：运气之说，《内经》几居其半，盖泥其常，不通其变，则以为无验。夫运气所主者，常也；异气所主者，变也。常则如本气，变则无所不至，而各有所占，故其候有从逆、淫郁、胜复、太过不及之变，其发皆不同。若厥阴用事，多风而草木荣茂，是之谓从；天气明洁，燥而无风，此之谓逆；太虚埃昏，流水不冰，此之谓淫；大风折木，云物浊扰，此之谓郁；山泽焦枯，草木凋落，此之谓胜；大暑燔燎，螟蝗为灾，此之谓复；山崩地震，埃昏时作，此之谓太过；阴森无时，重云昼昏，此之谓不及。随其所变，疾疠应之，皆视当时常处之候，虽数里之间，但气候不同，而所应全异，岂可胶于一定。熙宁中，京师久旱，祈祷备至，连日重阴，人谓必雨，一日骤晴，炎日赫然。沈括因事入对，上问雨期，沈对曰：雨候已见，期在明日。众以为频日晦溽，尚且不雨，如此阳燥，岂复有望。次日果大雨，是时湿土用事，连日阴者，从气已效，但为厥阴所胜，未能成雨。后日骤晴者，燥金入候，厥阴当折，则太阴得伸，明日运气皆顺，以是知其必雨。呜呼！安得如存中者，而与之言运气哉。震思此等推测，实有至理。聪明者精心探索，能得疫疠之所由来，即得所以治之之道。圣散子为东坡存中应验之方，故刊布以救人，想亦适合是年之运气耳。普济消毒饮并刻诸石。龚云林于明万历寓大梁，值大头瘟大作，用秘方二圣救苦丸，百发百中。今皆不尽应验也，以是知病无板方，医无呆法，总贵乎神而明之耳。

暑

孙兆治一姜姓酒家，病久将绝，腹满，不省人事，遍身皆润，两足冷至膝下。诊之，六脉皆小弱而急，问其所服药，皆阴病药也。孙曰：此非受病重，药能重病耳。遂用五苓散利小便而腹减，白虎汤解邪热而病愈。盖病本伤暑，始则阳微厥而脉小无力，众医遽以阴证治，其病愈厥。不知阴证胫冷，两臂亦冷，今胫冷臂不冷，则非下厥上行，所以知是阳微厥也。

震按：孙公辨证诚妙，然胫冷、臂亦冷尚非阴证之确据，须视其冷之微甚，再合兼见之证以参之。此条因不省人事，难问所苦，姑就阳微厥为辨耳。又有疑者，斯人多服阴病药，何以不死？既曰暑湿，何以不用桂苓甘露饮，而先用五苓散？五苓有肉桂，与阴病药亦不甚相远，谅系暑证夹阴，前医未为大谬。

滑伯仁治临安沈君彰，自汗如雨不止，面赤身热，口燥心烦，居楼中，当盛暑，帷幕周密，自云至虚亡阳，服术、附药已数剂。伯仁诊其脉，虚而洪数，视其舌上胎黄。曰：前药误矣，轻病重治，医者死之。《素问》曰：必先岁气，毋伐天和。术、附之热，其可轻用以犯时令耶？又曰：脉虚身热，得之伤暑，暑家本多汗，加以刚剂，脉洪数则病益甚，悉令撤幔开窗，初亦难之，少顷，渐觉清爽。为制黄连人参白虎等汤，三进而汗止大半，诸证稍解。又兼以既济汤，渴用冰水调天水散，服七日而病悉去。后遍身发疡疹，更服防风通圣散，乃已。

朱丹溪治徐三官人，年五十余，六月间，发热大汗，恶寒战栗，不自禁持，且烦渴。朱曰：此暑病。脉之，皆虚微细弱而数。其人好赌，致劳而虚，遂以人参竹叶汤调四苓散，八帖而安。

震合三案参之，知暑脉必虚必数。虚者暑伤气也，数者暑为热也，但有细与洪之不同。孙案之小弱而急，急亦数也。数主热，又主虚。故暑病宜凉宜补者多，宜温者诚少。下条之脉细数而实，指为热药伤血，见解更上一层。

项彦章治一人病甚，医皆以为瘵，束手矣。项诊之，脉细数而实。细数者，暑也。暑伤气，脉宜虚，今不虚而反实，乃热伤血，药为之也。以白虎饮之，即瘥。

吴茭山治一妇，冬月洒洒恶寒，翕翕发热，恶食干呕，大便欲去不去，诸医皆以虚弱痰饮治之，用二神补心等药不效，延及半月。吴诊其脉，虚而无力，类乎伤暑，众不然之。究问病因，妇曰：因天寒换著绵衣，取绵套一床盖之，须臾烦渴，寒热呕吐，绵延至今耳。吴曰：诚哉伤暑也。盖绵套晒之盛暑，夹热收入笥中，必有暑气尚未开泄，体虚者得之易入，故病如是。妇曰然。遂制黄连香薷饮，连进二服而愈。

震按：此说殊未可信，绵套久收笥中，暑气能有几何？顿令寒热呕吐，烦渴绵延不愈耶？但脉虚无力，用黄连香薷饮而愈，则诚暑矣。留之作疑案以待试。

汪石山治一儿，年十余岁，色白神怯，七月间，发热连日，父令就学，内外俱劳，循至热炽，头痛吐泻食少。其父知医，乃进理中汤，吐泻少止，渐次眼合，咽哑不言，昏昧不省人事，粥饮有碍，手常揾住阴囊。为灸百会尾骶，不应。其父来问，汪曰：儿本气怯，又兼暑月过劳。《经》云：劳则气耗。又云：劳倦伤脾。虽在暑月，乃内伤证耳。身热者，《经》云：阳气者，烦劳则张，盖为气本阳和，劳则阳和之气变为邪热矣！头痛者，《经》云：诸阳皆会于头，今阳气亢极，则邪热熏蒸于头而作痛也。吐泻者，脾胃之清气不升，浊气不降也。目闭者，盖诸脉皆属于目，而眼眶又脾所主，脾伤不能荣养诸脉，故眼闭而不开也。咽哑者，盖脾之络，连舌本，散舌下，脾伤则络失养，故不能言也。《经》云：脾胃者，水谷之海。五脏皆禀气于脾，脾虚则五脏皆失所养。故肺之咽嗌为之不利而食难咽，心之神明为之昏瞀而不知人。常欲手揾阴囊者，盖无病之人，阴升阳降，一有所伤，则升者降，降者升。《经》云：阴阳反作是也。是以阴升者反降，从其类而入厥阴之囊，阴多阳少，故手欲揾之也。此皆脾胃之病，经谓土极似木，亢则害，承乃制也。证似风木，乃虚象耳。不治脾胃之虚，而治肝木之风，欲求活难矣。且用参、芪三钱，附子一钱，灌半杯，病无进退；连服三日，神稍清，目稍开，如有生意，食仍难咽。汪诊之，脉皆浮缓，不及四至。汪曰：药病相宜，可去附子再服，渐渐稍苏。初医或作风热，而用荆、防、芩、连之类；或作惊证，而用牛黄、朱砂之类。此皆损胃之物，岂可轻投？儿今得生幸耳，实赖其父之知医也。

震按：发热连日，仍令就学，似乎不避风暑，再感外邪，以致热炽头痛吐泻。及进理中汤，吐泻少止，渐次眼合咽哑，昏昧不言，人必认为受邪既重，误用温补，邪陷难解，则用荆、防、芩、连及至宝丹、牛黄丸，皆意中事也。用之而死，仍归咎于理中，冤枉谁辨？石山独从平素之色白神怯，病中之内外俱劳起见，作内伤虚证治，其议论皆有精义。至阳和之气变为邪热，及阴阳反作等训，学者书诸绅可也。

江应宿治其岳母，年六十余，六月中旬，劳倦中暑，身热如火，口渴饮冷，头痛如破，脉虚豁，二三至一止。投人参白虎汤三帖，渴止热退，惟头痛。用白萝卜汁吹入鼻中，良愈。

又治孙子华赴试南都，六月初旬，梦遗，畏寒惊惧，重裘厚被，取汗过多，身热，六脉滑数无力。与清暑益气汤，次日舌强，语言不清如癫，目瞪不识人。江曰：此为暑风，与人参白虎汤加胆星、僵蚕、秦艽、天麻、竹沥、姜汁，渐愈。数日后，舌心黑如墨，与黄连解毒汤、凉膈散，不退。与犀角地黄汤而愈。

又一人瘦长而脆，暑月过劳，饥饮烧酒，遂身热汗出，昏愦语乱。江视之，脉皆浮小而缓，按之虚豁。曰：暑伤心，劳伤脾也。盖心藏神，脾藏意，二脏俱伤，宜有是证。法宜清暑益脾，用八物汤加麦冬、山栀、陈皮，十余帖而愈。

震按：江公三案，平正可法。其第二案解毒凉膈不应，换犀角地黄汤始愈，又知同一凉药，亦有对与不对之别。

张路玉治金鲁公，触热劳形，醉饱不谨后受凉，遂发热头痛，胀满喘逆，大汗如蒸，面赤戴阳，足冷阳缩，脉弦数无力。曰：此伤暑夹食而复夹阴也。与大顺散一服，不应。转胀急不安，因与枳实理中加厚朴、大黄，是夜更衣二次，身凉足暖而痊。

震按：此案于不谨后受凉，及戴阳阳缩足冷汗多且喘，最易认作阴证，其辨在发热、头痛、胀满与阴证不合。要知不谨之前，尚有醉饱之病因也。

大顺散不应，转加胀满，病情易辨矣。更衣二次而痊，设误服白通四逆奈何？

又按：张洁古云：动而得之者，为中暍，为阳证；静而得之者，为中暑，为阴证。以暑暍二字析作两项，殊属不然。夫夏之暑暍，犹冬之寒冷也。指暍为阳，指暑为阴，亦将派冷作阳，派寒作阴耶？《内经》曰：先夏至日者为病温，后夏至日者为病暑。明以时令别其病名耳，病暑之有阴有阳，一如伤寒之有阴有阳。大顺散、冷香饮子之类，实为纳凉食冷，因避暑而受寒，固暑月之阴证也，非中暑也。所以罗谦甫治参政商公泄泻、完颜小将军斑衄二案，俱用热药，俱不名之曰中暑；吴球治暑月远行之人，直曰中寒。恐后世误以热药治暑，乃举病因以称之，诚为名正而言顺。故以动静分阴阳则可，以暑暍分阴阳则不可。惟以脉证辨阴阳，斯可矣。近阅《临证指南》，每用滑石、芦根、通草、白蔻、杏仁等药，以暑气从鼻吸入，必先犯肺，故用轻清之药，专治上焦；其西瓜翠衣、鲜荷叶及荷叶边汁、鲜莲子、绿豆皮、丝瓜叶、银花露、竹叶心等，皆取轻清以解暑邪之上蒙空窍，不犯中下二焦，殊有巧思。盖暑病必究三焦，非比伤寒温病矣。若来复丹、大顺散，案中偶一见之，又足征暑天阳证居多，阴证原少耳。

湿

中山王知府次子薛里，年十三岁，六月暴雨，池水泛溢，因而戏水，衣服尽湿，其母责之，至晚觉精神昏愦，怠惰嗜卧，次日病头痛身热，腿脚沉重。一医用发散药，闭户覆衾，以致苦热不禁，遂发狂言，欲去其衾而不得去。是夜汗至四更，湿透其衾，明日寻衣撮空。又以承气汤下之，后语言渐不出，四肢不能收持，有时项强，手足瘛疭搐急而挛，目左视而白睛多，口唇肌肉蠕动，饮食减少，形体顿瘦。延罗谦甫视之，具说前由，盖伤湿而失于过汗也。夫人之元气，起于脐下肾间动气，周流一身，通行百脉。今盛暑之时，大发其汗，汗多则亡阳，百脉行涩，故三焦之气不能上荣心肺，心火旺而肺气焦，况因惊恐内蓄。《内经》曰：恐则气下。阳主声，阳既亡而声不出也。阳气者，精则养神，柔则养筋。今发汗过多，气血俱衰，筋无所养，其病为痓，则项强，手足瘛疭搐急而挛。目通于肝，肝者筋之合也。筋既燥而无润，故目左视而白睛多。肌肉者脾也，脾热则肌肉蠕动，故唇蠕动有时而作。《经》云：肉痿者，得之湿地也。脾热者，肌肉不仁，发为肉痿。痿者，痿弱无力。今气欲竭，热留于脾，故四肢不用，此伤湿过汗而成坏证明矣。当治时之热，益水之源，救其逆，补其上升生发之气。《内经》曰：热淫所胜，治以甘寒，以酸收之。人参、黄芪之甘温，补其不足之气而缓其急搐，故以为君；肾恶燥，急食辛以润之，生甘草甘微寒，黄柏苦辛寒，以救肾水而生津液，故以为臣；当归辛温和血脉，橘皮苦辛，白术苦甘，炙甘草甘温，以益脾胃，进饮食；肺欲收，急食酸以收之，白芍药之酸微寒，以收耗散之气而补肺金，故以为佐；升麻、柴胡苦平，上升生发不足之气，故以为使，乃从阴引阳之谓也。早晚各投一服，三日后，语声渐出，少能行步，四肢柔和，食饮渐进，因志其方曰人参益气汤。

震按：古人治湿病案，殊无高论奇方，故仅选此条以为辨证处方之模范。今《临证指南》佳案甚多，良足私淑。其除气分之湿，用滑石、白蔻、杏仁、半夏、厚朴、瓜蒌皮为主，有热则加竹叶、连翘、芦根等，全取轻清之品，走气道以除湿。若湿热甚而舌白目黄，口渴溺赤，用桂枝木、猪苓、泽泻、滑石、茯苓皮、寒水石、生白术、茵陈，此从桂苓甘露饮加减。湿热作痞，神识如蒙，用人参、芩、连、枳实、生干姜、生白芍，此从泻心汤加减。若脘中阻痛，大便不爽，用豆豉、枳实、川连、姜汁、苓、半，热轻则去川连，加郁金、橘红、苡仁、杏仁，此湿伤气痹治法。热甚则用川连、生术、厚朴、橘白、淡生姜渣、酒煨大黄，水法丸服，此治气阻不爽。治腑宜通法，湿伤脾阳腹膨，用五苓散、二术膏。湿热横渍，脉胀腹满，用小温中丸，以及脘痞便溏之用苓桂术甘汤，吞酸形寒之用苓姜术桂汤，虽皆古人成法，而信手拈来，无不吻合。湿温身热神昏，用犀角、元参、连翘心、石菖蒲、银花、野赤豆皮，煎送至宝丹，乃清热通窍，芳香逐秽法。更奇者湿温之头胀耳聋，呃忒鼻衄，舌色带白，咽喉欲闭，谓邪阻上窍空虚之所，非苦寒直入胃中可治，而用连翘、牛蒡、银花、马勃、射干、金汁，此俗人梦想不到者也。不食不寐，腹痛便窒，脉迟小涩，谓由平素嗜酒少谷，湿结伤阳，寒湿浊阴，鸠聚为痛，而用炒黑生附子、炒黑川椒、生淡干姜、葱白，调入猪胆汁，此加味白通汤，亦神奇不可思议者也。更有嗜酒人，胸满不饥，三焦皆闭，二便不通，用半硫丸。又有病中啖厚味者，肠胃滞，虽下而留湿未解，肛门坠痛，胃不喜食，舌上白腐，用平胃散去甘草加人参、炮姜、炒黑生附。此二条不因酒肉认作湿热，竟以苦辛温药通阳劫湿，尤觉高超。至如阳伤痿弱，有湿麻痹，虽痔血而用姜、附、茯苓、生术；舌白身痛，足跗浮肿，太溪穴水流如注，谓湿邪伏于足少阴，而用鹿茸、淡附子、草果、茯苓、菟丝，以温蒸阳气，均非浅识所能步武。湿久脾阳消乏，肾真亦惫，中年未育子，用茯、菟、苍术、韭子、大茴、鹿茸、附子、胡卢、补骨、赤石脂，仿安肾丸法，治病调元，化为合璧，益有观止之叹。湿门附此诸案，方法斯为全备。

消渴

罗谦甫曰：顺德安抚张耘夫，年四十五岁，病消渴，舌上赤裂，饮水无度，小便数多，东垣先师以生津甘露饮子治之，旬日良愈。古人云：消渴多传疮疡，以成不救之疾。今效后不传疮疡，享年七十五岁而终。其论曰：消之为病，燥热之气胜也。《内经》云：热淫所胜，治以甘苦，以甘泻之。热则伤气，气伤则无润，折热补气，非甘寒之剂不能。故以人参、石膏、炙甘草、生甘草之甘寒为君。启玄子云：益水之源，以镇阳光，故以知、柏、黄连、栀子之苦寒，泻热补水为臣；以当归、麦冬、杏仁、全蝎、连翘、白芷、白葵、兰香，甘辛寒和血润燥为佐；以升、柴之苦平，行阳明少阳二经，白豆蔻、荜澄茄、木香、藿香，反佐以取之，重用桔梗为舟楫，使浮而不下也。为末，每服二钱，抄在掌内，以舌舐之，此制治之缓也。

震按：古今治消渴诸方，不过以寒折热，惟苦与甘略不同耳。要皆径直，无甚深义，独此方委蛇曲折，耐人寻味。

《东坡集》载眉山揭颖臣，长七尺，素健饮啖，忽得渴疾，日饮水数斗，饭亦倍进，小便频数，服消渴药逾年，病日甚，自度必死。蜀医张铉，取麝香当门子，以酒濡湿，作十余丸，用枳椇子煎汤，服之遂愈。问其故，张曰：消渴消中，皆脾衰而肾败，土不胜水，肾液不上溯，乃成此疾。今诊颖臣脾脉极热，肾脉不衰，当由酒果过度，积热在脾，所以多食多饮，饮多溺不得不多，非消渴也。麝香坏酒果，枳椇能化酒为水，故假二物，去其酒果之毒也。

震按：此人似消渴，实非消渴，张公之见识殊高，用药最巧。

汪石山治一妇，年逾三十，常患消渴善饥，脚弱，冬亦不寒，小便白浊，浮于上者如油，脉皆细弱而缓，右脉尤弱。曰：此脾瘅也。宜用甘温助脾，甘寒润燥。以参、芪各钱半，麦冬、白术各一钱，白芍、花粉各八分，黄柏、知母各七分，煎服病除。

张景岳治周公，年逾四旬，因案牍积劳，神困食减，时多恐惧，自冬春达夏，通宵不寐者半年有余，而上焦无渴，不嗜汤水，或有少饮，则沃而不行，然每夜必去溺二三升，莫知其所从来，且半皆如膏浊液，尫羸至极，自分必死。岂意诊之，脉犹带缓，肉亦未脱，知其胃气尚存，慰以无虑。乃用归脾汤去木香，及大补丸煎之属，一以养阳，一以养阴，出入间用，至三百余剂，计人参二十斤，乃得痊愈。此神消于上，精消于下之证，可见消有阴阳，不得尽言火。

震按： 此条与汪案略同，但无渴，且不能饮，已具有虚无火之象。景岳喜用温药，然所谓养阳者，并不参以桂、附，则知消而且渴，必非桂、附所宜矣。予请下一转语曰：消有虚实，不得遽认为寒。

孙东宿治一书办，年过五十，酒色无惮，忽患下消症，一日夜小便二十余度，清白而长，味且甜，少顷凝结如脂，色有油光，他医治半年不验，腰膝以下皆软弱，载身不起，饮食减半，神色大瘁。孙诊之，六部大而无力。《经》云：脉至而从，按之不鼓。诸阳皆然，法当温补下焦。以熟地六两为君，鹿角霜、山茱萸各四两，桑螵蛸、鹿角胶、人参、茯苓、枸杞、远志、菟丝、山药各三两为臣，益智仁一两为佐，桂、附各七钱为使，蜜丸，早晚盐汤送四五钱，不终剂而愈。此证由下元不足，无气升腾于上，故渴而多饮，以饮多小便亦多也。今大补下元，使阳气充盛，熏蒸于上，则津生而渴止矣。

震按：生生子此条，实宗仲景饮一斗小便亦一斗，肾气丸主之之法也。张杲治黄沔久病渴，极疲瘁，劝服八味丸数两而安，其学甚高。然治一水二火者患消渴而用此方，则大误。又阅滑伯仁案，一消渴者医谓肾虚津不上升，合附子大丸服之，渴益甚，目疾亦作，滑斥之曰：此以火济火，不焦则枯。令弃前药，以寒剂下之，荡去火毒，继以苦寒清润之剂乃愈。是不可同年而语矣。《泊宅编》载一仕人患消渴，医者断其逾月死，又一医令急致北梨二担，食尽而瘥。隋炀帝服方士丹药，荡思不可制，日夕御女数十人，入夏烦躁，日引饮数百杯而渴不止，莫君锡进冰盘于前，俾时刻望之，是皆法外之法也。他如本草载，淡煮韭苗，于清明前吃尽一斤；刘完素以生姜自然汁一盆置室中，具杓于傍，给病人入室锁之，渴甚，不得已而饮，饮渐尽，渴反减，是皆《内经》“辛以润之”之旨。而《交州记》曰：浮石体虚而轻，煮饮治渴，故《本事方》神效散浮石为君，实神效无比。

又按：风寒暑湿燥火，六淫之邪也。江氏分类集案，不立燥之一门，缘诸病有兼燥者，已散见于各门，却无专门之燥病可另分一类耳。故于湿之下，火热之上，间以消渴，盖消渴有燥无湿也。其见解极是，允宜配列在此。

火

虞恒德治一妇，年四十余，夜间发热，早晨退，五心烦热无休止时。半年后，虞诊六脉皆数，伏而且牢，浮取全不应。与东垣升阳散火汤四服，热减大半，胸中觉清快胜前。再与二帖，热悉退。后以四物加知母、黄柏，少佐炒干姜，服二十余帖愈。

震按： 夜热脉数，的系阴虚，因其脉伏且牢，浮取不应，故用升阳散火得效，仍以阴药收功。然阴药用六味地黄及二地、二冬必不效，妙在芎、归合知、柏，及从治之炒干姜也。

王仲阳治一妇，壮年，每患头痛腹痛，十指酸痛，心志纷纭，鼻息粗甚，其脉甚大。盖欲近男子不可得也，俗谓之花风。王以凉膈散、青木香丸，互换疏导三五次，更服三黄丸，泻三焦之火，数日而愈。曾有火旺遗精者，亦用前丸散而愈。

薛立斋治沈大尹不时发热，日饮冰水数碗。寒药二剂，热渴益甚，形体日瘦，尺脉洪而数，时或无力。王太仆曰：热之不热，责其无火；寒之不寒，责其无水。又云：倏热往来，是无火也；时作时止，是无水也。法当补肾，用加减八味丸，不月而愈。

汪石山治一人，年逾三十，神色怯弱，七月患热淋，诸药不效，至十一月行房方愈。正月复作，亦行房而愈。三月伤寒，咳嗽有痰，兼事烦恼，延至十月少愈，后复作，服芦吸散而愈。但身热不解，因服小便，腹内膨胀，小腹作痛。后又因晚卧，左胁有气触上，痛不能睡，饮食减半，四肢无力，食则腹胀痛或泻，兼胸膈饱闷，口舌干燥，夜卧盗汗，从腰以下常冷，久坐腰痛脚软，手心常热。诊左手心脉浮数而滑，肾肝二脉沉弱颇缓，右手肺脉虚浮而快，脾脉偏弦而快，命门散弱而快。次日再诊，心肝二脉细软，稍不见快矣，肾脉过于弱，肺脉浮软，亦不见快，脾脉颇软，命门过浮，略坚。汪曰：膀胱者，津液之府，气化出焉；淋者由气馁不能运化，故津液郁结为热而然也。房后而愈者，郁结流利而热自解矣。三月天日和煦，何得伤寒？多由肺气不足，莫能护卫皮毛，故为风邪所袭，郁热而动其肺，以致痰嗽也。得芦吸散而愈者，以辛温豁散痰与热也。嗽止身热不退者，由嗽久肺虚，虚则脾弱，脾肺之气不能荣养皮毛，故热作也。经曰：形寒饮冷则伤肺。又曰：脾胃喜温而恶寒。今服小便之寒凉，宁不愈伤其脾肺耶？是以腹胀作痛，胁气触上，或泻或汗，种种诸病，皆由损其脾肺也。时或变易不常者，亦由气血两虚，虚而为盈，难乎有常矣？遂用参、芪各二钱，茯苓、白术一钱，归身、牛膝七分，厚朴、陈皮、木香、甘草各五分，薄桂三分，煎服二十余帖，诸证悉退。后因梳头劳倦，诸证复作，汪诊脉与前颇同，但不数不驶耳。仍用参、芪各三钱，麦冬、归身、厚朴、枳实、甘草等剂愈。

震按：王用寒泻，薛用温纳，汪用平补，乃治火热法三大纲也。故火门旧案甚多，特选此以为式。

一人七月病上辰昏晕，下午不言，昏睡一日不醒，人叫不应，身凉不食，不寒不热，皆曰阴证，议用理中四逆。周慎斋诊其脉，沉小带伏。曰：内有火邪也，故小便一二日不解，延至夜不醒。周曰：此真火也。其妻曰：前日房事，如何是火？周曰：夜有房事，内虚又劳，热甚。夫干热从虚入，则阴气将绝，以水救之则可。取冷水一桶，饮至五碗，病者曰渴；饮至七碗，大汗如雨，病者曰饿；吃粥一碗，用补中益气汤加炮姜、泽泻，温中泻冷水而愈。

慎斋又治一妇，五月间身凉，自言内热，水泻二月，一日数次，小水绝无，大便俱水，自言上热极，下冻死，腰腿足俱冷，腹痛如冰，或一时发热，不欲近衣，或一时怕冷，遍身尽热，夜至天明，面目红肿，药之不愈，六脉洪大。此伏火也。火性炎上，故上热下冷耳。用四物汤加柴胡、葛根、升麻、甘草、栀子、黄芩、黄柏，二帖，小水行，泻止。复发牙疼，三日不愈，用黄芪建中汤加附子，一服。

一妇六月卒死，遍体俱冷，无汗，六脉俱伏，三日不醒，但气未绝耳，众用四逆理中，亦不能纳。四日后，慎斋诊之，仍无脉，念人一二日无脉立死，今三日不死，此脉伏也，热极似寒耳。用水湿青布放身上，一时身热，遂饮冷水五六碗，反言渴；又一碗，大汗出。后用补中益气加黄柏，十帖愈。

震按：慎斋之治上热下寒，腹痛如冰，粗工必引立斋治韩州同之例矣，乃与虞公升阳散火汤同轨合辙。此等案必须合看则有益，至如饮以冷水，覆以湿布，亦是试火之真假也。

石顽治太史张宏蘧，精气下脱，虚火上逆，怔忡失血证。诊其右关独弦，左尺微数，余皆微细搏指。明系阴火内伏之象，诊后详述去冬劳心太过，精气滑脱，加以怵惕恐惧，怔忡惊悸不宁，都门之医，峻用人参、桂、附，至岁底稍可，交春复剧如前，遂乞假归吴。吴门诸医，亦用参、附导火归源，固敛精气之药，略无一验，转觉委顿，稍稍用心，则心系牵引掣痛，痛连脊骨对心处，或时痛引膺胁，或时巅顶如掀，或时臂股手足指甲皆隐隐作痛，怔忡状如碓杵，控引头中，如失脑髓之状，梦中尝自作文，觉时成篇可记，达旦倦怠睡去，便欲失精，精去则神魂如飞越之状。观其气色鲜泽，言谈亹亹。总属真元下脱，虚阳上扰之候；细推脉证，始先虽属阳气虚脱，过饵辛温峻补，致阳暴亢而反耗真阴。当此急宜转关，以救垂绝之阴。为疏二方，煎用保元合四君，丸用六味合生脉，服及两月后，诸证稍平，但倦怠力微。因自检方书，得补中益气汤，为夏月当用之剂，于中加入桂、附二味，一啜即喉痛声喑。复邀诊候，见其面颜精采，而声音忽喑，莫解其故。询之乃尊，知为升麻、桂、附升动虚阳所致。即以前方倍生脉服之，半月后，声音渐复，日渐向安。但起居调摄，殊费周折。衣被过暖，便咽喉痰结；稍凉则背微畏寒。或啜热饮，则周身大汗，怔忡走精。此皆宿昔过用桂、附，余热内伏而寻出路也。适有石门董载臣，谓其伏火未清，非芩、连不能解散，时值嘉平，不敢轻用苦寒。仲春载臣复至，坐俟进药，服数剂，形神爽朗，是后坚心服之，至初夏，反觉精神散乱，气不收摄，乃复就正于予。予谓桂、附汤药，火毒之性，方能上升，得参以濡之，故可久伏下焦，与龙潜水底不异。若究其源，惟滋肾丸一方为正治，但既经芩、连折之于上，岂堪复受知、柏侵伐于下乎？况自春徂夏不离苦寒，苦先入心，必从火化，何敢兼用肉桂，引动虚阳，发其潜伏之性哉？端本澄源，仍不出六味合生脉，经岁常服，不特壮水制阳，兼得金水相生之妙用，何惮桂、附之余毒不化耶！

震按：此案甚平庸，然辨证明晰，用药纯正，亦可为后学之津梁矣。较之汪石山案，深浅自别耳。

霍乱

罗谦甫治一人，年近八十，六月，中暑霍乱，吐泻昏冒，终日不省人事。时夜半，请罗治。脉七八至，洪大有力，头热如火，足冷如冰，半身不遂，牙关紧急。盖年高气弱，当暑气极盛，阳明得令之际，中暑明矣。用桂苓甘露饮，甘辛大寒，泻热补气，加茯苓以分阴阳，约一两，水调灌之，渐渐省事。三日后，诸证悉去。换人参补中汤，以意增减，十日后平复。

又治蒙古百户昔良海，于戊午春，攻襄阳回，住夏曹州界，因食酒肉，多饮潼乳，得霍乱吐泻证，从朝至午，精神昏愦。已困急，来告。罗视之，脉皆浮数，按之无力，所伤之物已出矣。即以新汲水，调桂苓白术散，徐徐服之，稍得安静。又于墙阴掘地约二尺许，贮新水在内，搅动，待一时，澄定，用清者一杯，再调服之，吐泻渐止。至夜安卧，翌日微烦渴，遂煎钱氏白术散，时时服，良愈。或问用地浆者，何也？曰：坤属土，土平曰静顺，感至阴之气，又于墙阴贮新汲水，以收重阴之气，阴中之阴，能泻诸阳中之阳，霍乱由暑热内伤所得，故用地浆而愈。

震按：此案重在所伤之物已出，故其用药全不以多食酒肉过饮潼乳为治也。

汪石山治一人，年三十余，形瘦弱，忽病上吐下泻，水浆不入口者七日，自分死矣。汪诊脉八至，曰：当夏而得是脉，暑邪深入也。用人参白虎汤进一杯，稍安。后减去知母、石膏，加人参至四五钱，以黄柏、陈皮、麦冬等，随所兼病而佐使，一月平复。

江篁南治一人，于七月间得霍乱证，吐泻转筋，足冷多汗，囊缩，医以伤寒治之，增剧。江诊之，左右寸关皆伏不应，尺极微，口渴欲饮冷水。乃以五苓散与之，觉稍定。向午犹渴，以五苓加麦冬、五味、滑石投之，更以黄连香薷饮，冷进一服。次早脉稍出，按之无根，人形脱，且呃，手足厥逆，饮食不入，入则吐，大便稍不禁。为灸丹田八九壮，囊缩稍舒，手足稍温。继以理中汤。渴犹甚，咽疼热不解，时或昏沉。饮以竹叶石膏汤而愈。

江应宿治一妇人，六月中旬，病霍乱吐泻转筋，医投藿香正气散，加烦躁面赤，揭衣卧地。江诊之，脉虚无力，身热引饮。此得之伤暑，宜辛甘大寒之剂泻其火热。以五苓散，加石膏、滑石，吐泻定。再与桂苓甘露饮而愈。

震按：霍乱乃最轻之病，何以仲景于伤寒后列为一门，岂北五省之霍乱重于江浙耶？就江浙论，则霍乱因暑湿者多，香薷饮加苓、半、藿香、苍术、木瓜等即效，黄连、石膏不可轻用，人参尤不可轻用。石山、篁南二案，不得不用人参，然汪案纯是寒证，一用理中，即热渴咽疼，可知暑月难投温补也。若冬月霍乱，固有因寒者，香薷又在所戒。予生平于盛暑时，曾以真武汤治霍乱，其人吐泻腹痛，四肢冷，脉微细，恶寒不渴，故敢用之，取效甚速，亦未尝用人参也。

泄泻

东垣曰：予病脾胃久衰，视听半失，此阴盛乘阳；加之气短，精神不足，此由弦脉令虚多言之故，阳气衰弱，不能舒伸，伏匿于阴中耳。癸卯六七月间，霖雨阴寒，逾月不止，时人多病泄利，乃湿多成五泄故也。一日体重肢痛，大便泄泻，小便秘涩，默思《内经》云：在下者，引而竭之，是利小便也。故《经》又云：治湿不利小便，非其治也。当用淡渗之剂以利之为正法，但圣人之法，虽布在方策，其不尽者，可以意求。今客邪寒湿之淫，自外入里而甚暴，若以淡渗之剂利之，病虽即已，是降之又降，复益其阴而重竭其阳，则阳气愈削而精神愈短矣。唯以升阳之药为宜，用羌、独、升麻各一钱，防风、炙甘草各五分，水煎热服。大法云：寒湿之胜，助风以平之。又云：下者举之。此得阳气升腾故愈，是因曲而为之直也。

震按：升阳以助春生之令，东垣开创此法，故群推为内伤圣手。向来医学十三科，有脾胃一科，谓调其脾胃而诸病自愈，今已失传，虽读《脾胃论》，不能用也。

张子和治赵明之，米谷不消，腹作雷鸣，自五月至六月不愈，诸医以为脾受大寒，屡用圣散子、豆蔻丸等，俱不效。戴人曰：春伤于风，夏必飧泄。飧泄者，米谷不化而直出也。又曰：久风入中，则为肠风飧泄。中者，脾胃也。风属甲乙，脾胃属戊己，甲乙能克戊己，肠中有风故鸣。经又曰：岁木太过，风气流行，脾土受邪，民病飧泄。诊其两手脉皆浮数，为病在表也，可汗之，风随汗出泄当愈。以火二盆，暗置床下，给之入室，使服涌剂，以麻黄投之，乃闭其户。待一时许，汗出如洗。开户，减火一半，须臾，汗止泄亦止。

[**附**]《神秘名医录》载庞从善治著作王公蘋泄利，诊之，曰：两手三部中得脾脉浮而弦。浮主风，弦主湿，又弦为肝脉，病因风湿外伤，致肝木刑于脾土而为洞泄，又名飧泄也。《内经》云：春伤于风，邪气留连，乃为洞泄。又云：春伤于风，夏生

飧泄。其利下物，主浑白而完出是也。遂以五泄丸煎服之，数服而瘥。王公曰：从善年未四十，亦医之妙进，曾撰《脉法锟源论》一部，共二十篇，示愚观之，诚得叔和未尽之趣者也。

震按：庞公此条，已为张戴人导其先路矣。又郝允治夏英公病泄，太医皆为中虚，郝曰：风客于胃则泄，殆藁本汤证也。夏骇曰：吾服金石等药无数，泄不止，其敢饮藁本乎？郝强进之，泄止。此皆以风药治泄之模范也。然考仓公诊阳虚侯相赵章病，曰：其脉滑，是内风气也。饮食下咽，而辄出不留者，名曰迵风，法五日死，犹能嗜粥，后十日乃死。所谓安谷者，过期也。即予所阅历，凡直肠泻者多死，不可概许以风药能治也。

子和又治讲僧德明，初闻家遭兵革，继又为寇贼所惊，得脏腑不调证；后入京，不伏水土，又兼心气，以致危笃。前后三年，八仙丸、鹿茸丸、烧肝散，皆服之不效。乃求药于戴人，戴人曰：此洞泄也，以谋虑久不决而成。肝主谋虑，甚则乘脾，久思则脾湿下流，乃上涌痰半盆。末后有血数点，肝藏血故也。又以舟车丸、浚川散下数行，仍使澡浴出汗。自尔病乃日轻，后以胃风汤、白术散调养之，一月而强实复故矣。

又治一人泻利不止，腹鸣如雷，不敢冷坐，坐则下注如倾，诸医例断为寒证，姜、桂、丁香、豆蔻，及枯矾、龙骨之类，靡不遍服，兼以燔针灼艾，迁延将二十载。戴人诊之，曰：两寸脉皆滑，余不以为寒，然其所以寒者水也。以茶调散涌寒水五七升，无忧散泄积水数十行，乃通因通用之法也。次以五苓散淡剂渗利之，又以甘露散止渴，不数日而痊愈。

震按：久泻治以吐法尚可学，吐后复用大下不敢学。及观项彦章治南台治书郭公，久患泄泻，恶寒，日卧密室，以毡蒙首，炽炭助之，皆作沉寒痼冷治，不效。项曰：公之六脉，浮濡且微数。濡者，湿也；数者，脾有伏火也。病由湿热，而且加之以热剂，非苦寒逐之不可。乃先用羌活、升、柴、泽泻以升阳散火，继以神芎丸下之，即去毡及炭而愈，此正善学子和者。

罗谦甫随征南副元帅大忒木儿，驻扬州，时年六十八，仲冬病自利，完谷不化，脐腹冷疼，足胻寒，以手搔之，不知痛痒，烧石以温之，亦不得暖。罗诊之，脉沉细而微。乃曰：年高气弱，深入敌境，军事烦冗，朝暮形寒，饮食失节，多饮乳酪，履于卑湿，阳不能外固，由是清湿袭虚，病起于下，故胻寒而逆。《内经》云：感于寒而受病，微则为咳，盛则为泻为痛。此寒湿相合而为病也。法当急退寒湿之邪，峻补其阳，非灸不能已其病。先以大艾炷于气海灸百壮，补下焦阳虚；次灸三里二穴，各三七壮，治形寒而逆，且接引阳气下行；又灸三阴交二穴，以散足受寒湿之邪。遂处方云：寒淫所胜，治以辛热；湿淫于外，治以苦热，以苦发之。以附子大辛热，助阳退阴，温经散寒，故以为君；干姜、官桂，大热辛甘，亦除寒湿，白术、半夏，苦辛温而燥脾湿，故以为臣；人参、草豆蔻、炙甘草，甘辛大温，温中益气，生姜大辛温，能散清湿之邪，葱白辛温，以通上焦阳气，故以为佐。又云：补下治下制以急，急则气味厚，故作大剂服之。不数服，泻止痛减，足跗渐温；调其饮食，逾十日平复。明年秋过襄阳，值霖雨旬余，前证复作，依前灸，添阳辅各灸三七壮。再以前药投之，数服良愈，方名加减白通汤。

震按：用苦甘辛温热燥药，乃治泻正法，而辅以灸法尤妙。

《白云集》曰：黄子厚者，江西人也。精医术，邻郡一富翁，病泄泻弥年，礼致子厚诊疗，浃旬莫效。子厚曰：予未得其说，求归。一日读《易》，至乾卦天行健，朱子有曰：天之气运转不息，故阁得地在中间，如人弄碗珠，只运动不住，故在空中不坠，少有息则坠矣。因悟向者富翁之病，乃气不能举，为下脱也。又作字持水滴吸水，初以大指按滴上窍，则水满筒，放其按则水下溜无余。乃豁悟曰：吾可治翁证矣。即治装往，以艾灸百会穴三四十壮，泄泻止矣。《医说会编》注曰：百会属督脉，居顶巅，为天之中，是主一身之气者。元气下脱，脾胃无凭，所以泄泻，是谓阁不得地。《经》云：下者上之。所以灸百会愈者，使天之气复健行，而脾土得以凭之耳。《铜人经》谓百会灸脱肛，其义一也。

震按：仲景《伤寒论》曰：少阴病，下利，脉微涩，呕而汗出，必数更衣。反少者，当温其上，灸之。上字即指百会穴也。何待黄子厚始悟耶？及读《资生经》曰：旧传有人年老而颜如童子者，盖每岁以鼠粪灸脐中神阙穴一壮故也。予尝久患溏利，一夕灸三七壮，则次日不如厕，连数夕灸，则数日不如厕，足见经言主泄利不止之验，是又与灸百会穴同一捷法。又张子和云：山东杨先生者，治府主洞泄不已。杨虽对病人，却与众人谈日月星辰缠度，及风云雷雨之变，自辰至未，病者听之而忘其圊。杨尝曰：治洞泄不已之人，先问其所慧之事，好棋者与之棋，好乐者与之笙笛，勿辍。是又于服药灸火之外，添一巧法。盖脾主信，泻久则以泻为信，使忘其圊，则失其泻之信而泻可止矣。

丹溪云：叔祖年七十，禀甚壮，形甚瘦，夏末患泻利，至秋深，百方不效，病虽久而神不悴，小便涩少而不赤，两手脉俱涩而颇弦，自言膈微闷，食亦减。此必多年沉积，僻在肠胃。询其平生喜食何物，曰：我喜食鲤鱼，三年无一日缺。予曰：积痰在肺，肺为大肠之藏，宜大肠之不固也，当与澄其源则流自清。以茱萸、青葱、陈皮、苜蓿根、生姜煎浓汤，和以砂糖，饮一碗许，自以指探喉中，至半时，吐痰半升许如胶，是夜减半。次早又饮，又吐痰半升而利止。又与平胃散加白术、黄连，旬日十余帖而安。

又治一老人，右手风挛多年，九月内泄泻，百药不效，右手脉浮大洪数。此太阴经有积痰，肺气壅遏，不能下降，则大肠虚而作泻，当治上焦。用萝卜子擂和为浆水探之，吐大块胶痰碗许，随安。

一富儿面黄，善啖易饥，非肉不食，泄泻一月，脉大，以为湿热，当困而食少，今反形健而食多，不渴，此必疳虫也。验其大便果有蛔，治虫而愈。次年夏初，复泻，不痛而口干。朱曰：昔治虫而不治疳故也。以去疳热之药，白术汤下，三日而愈。后用白术为君，芍药为臣，川芎、陈皮、黄连、胡黄连，佐芦荟为丸，白术汤下，禁肉与甜，防其再举。

一人性狡躁，素患下疳疮，或作或止，夏初患自利，膈微闷，医与理中汤，闷厥而苏，脉涩，重取略弦数。朱曰：此下痢之深重者。与当归龙荟丸去麝，四帖而利减。又与小柴胡去半夏，加黄连、白芍、川芎、生姜，数帖而愈。

震按：丹溪四案，其吐法犹为子和所常用，而一究其嗜食之何物，一凭其右脉之洪数。灼见为积痰在肺，然后用吐。吐药亦复不同，较之子和不辨寒热虚实，总与吐下者，谁圣谁狂？至于治虫痢、治下痢，其巧更难及。

吕沧洲治帅府从事帖木失尔，病下利完谷，众医咸谓洞泄寒中，日服四逆、理中辈，弥剧。吕诊其脉，两尺寸俱弦大，右关浮于左关一倍，其目外眦如草滋。盖知肝风传脾，因成飧泄，非脏寒所致。饮以小续命汤，损麻黄加术三五升，利止。续命非止利药，饮不终剂而利止者，以从本治故也。

震按：此条与张子和治赵明之条似同而不同，彼为外风所伤，此则内风相传；治虽仿佛，义有分别也。

又沧洲治御史王彦芳内飧泄弥年，当秋半，脉双弦而浮。乃曰：夫人之病，盖由惊风，非饮食劳倦所致也。以肝主惊，故虚风自甚，因乘脾而成泻。当金气正隆尚尔，至明春则病将益加。夫人自述因失铜符而惊惧，由是疾作。乃用黄犉牛肝，和以攻风健脾之剂，逾月泻止，是又内风一种也。

滑伯仁治一人，暑月泄泻，小便赤，四肢疲困不欲举，自汗，微热口渴，且素羸瘠，医以虚劳，将峻补之。伯仁诊视六脉虚微，曰：此东垣所谓夏月中暑，饮食劳倦，法宜服清暑益气汤。投二剂而病如失。

震按：自汗微热口渴溺赤，在暑月自属中暑形象。四肢困倦不欲举，固虚也，亦即暑伤气也。法本宜补而峻补，则暑不能清，仍未入彀，故清暑益气汤效最速。

汪石山治一人，于幼时误服毒药，泄痢，复伤食，大泻不止，后虽能食，不作肌肤，每至六七月，遇服毒之时，痛泻复作，善饥多食，胸膈似冷，夜间发热，嗜卧懒语，闻淫欲言，阳举心动，惊悸盗汗，喉中有痰，小便不利，大便或结或溏，过食则呕吐泄泻，脉皆濡弱而缓，右脉略大，犹觉弱也。

次日左脉三五不调，或二三至缓，三五至快，右脉如旧缓弱。其左脉不调者，必动欲以摇其精也；其右脉缓弱者，由于毒药损其脾也。理宜固肾养脾，遂以参、术、茯苓、芍药、黄芪、麦冬各一钱，归身、泽泻各七分，知、柏、山楂各六分，煎服而安。

震按：此条脉甚奇，论脉亦奇，可以广学者之见。

程明佑治一人，下泄，勺水粒米不纳，服汤药即呕。程诊之曰：病得之饮酒，脾恶湿，汤药滋湿矣。以参、苓、白术和粳米为糕食之，病旋已。所以知其病得之饮酒过多者，切其脉濡缓而弱，脾伤于湿也。

震按：濡缓而弱是虚脉，亦是湿脉。参、苓、术作糕代汤，补虚不助湿，与后之晚食前进热药，同一巧思。

薛立斋治钱可久，善饮，面赤痰盛，大便不实。此肠胃湿痰壅滞，用二陈、芩、连、山栀、枳实、干葛、泽泻、升麻一剂，吐痰甚多，大便始实。此后，日以黄连三钱，泡汤饮之而安。但如此禀厚不多耳。

震按： 此条重在如此禀厚不多句，而日以黄连三钱泡汤饮，又当知如此治法亦殊少。

又一人年六十，面带赤色，吐痰口干，或时作泻。春谓立斋曰：仆之证或以为脾经湿热痰火作泻，率用二陈、黄连、枳实、神曲、麦芽、白术、柴胡之类不应，何也？薛诊之，左关弦紧，肾水不能生肝木也；右关弦大，肝木乘脾土也。此乃脾肾亏损，不能生克制化，当滋化源。不信，薛谓人曰：此翁不久，当损于痢矣。次年果患痢殁。

震按： 左关弦紧，右关弦大，浅见者不过平肝清湿热而已。服之不应，不能解其何以不应也。院使此案，可作暗室一灯。

江应宿治黄水部新阳公，患脾肾泄十余年，五鼓初，必腹痛，数如厕，至辰刻，共四度，巳午腹微痛而泄，凡七八度，日以为常，食少倦怠嗜卧。诊得右关滑数，左尺微弦无力。此肾虚而脾中有积热也。投黄连枳实丸，腹痛渐除，渐至天明而起。更与四神丸、八味丸，滋其化源，半年饮食倍进而泄愈。

震按：此条本虚标实，又是一格局。先清后温，却是正法。

［**附**］有人每日早起，必大泻一行，或时腹痛，或不痛，空心服热药，亦无效。后一医令于晚食前，更进热药，遂安。盖热药服于清晨，至晚药力已过，一夜阴气，何以敌之？晚间再进热药，则一夜热药在腹，足以胜阴气矣。此可为用热药者又辟一法。

一人久患泄泻，以暖药补脾，及分利小水诸法，不应。一医诊之，心脉独弱。乃以益心气药，兼补脾药服之，遂愈。盖心火能生脾土，又于命门火生脾土之外，另伸一义也。

宋徽宗食冰太过，病脾疾，国医不效。召杨介，进大理中丸。上曰：服之屡矣。介曰：疾因食冰，臣请以冰煎此药，是治受病之源也。果愈。

震按：此又于诸法之外，另伸一义，颖悟者可以触类旁通。

李士材治闽人张仲辉，素纵饮，又喜啖瓜果，忽患大泻，诸用分利燥湿者俱不效。李诊其六脉皆浮，乃引经言春伤于风，夏生飧泄，用麻黄三钱，参、术各二钱，甘草、升麻各一钱，取大汗而愈。

震按：此即效戴人治赵明之之法，而加参、术，尤为稳当。

缪仲淳曰：金坛庄敛之，素壮实，善啖，仲夏忽患泄泻，一应药粥蔬菜入喉，觉如针刺，下咽即辣，因而满腹绞辣，随觉腹中有气，先从左升，次即右升，氤氲遍腹，即欲如厕。弹响大泄，肛门恍如火灼，一阵甫毕，一阵继之，更番转厕，逾时方得离厕。所泻俱清水盈器，白脂上浮，药粥及蔬菜，俱不化而出。甚至梦中大遗，了不收摄。诸医或云停滞，或云受暑，或云中寒，百药杂投，竟如沃石。约月余，大肉尽脱，束手待毙。予往诊之，脉洪大且数，知其为火热所生病。用川黄连三钱，白芍五钱，茯苓、扁豆、石斛、车前各三钱，橘红二钱，炙甘草一钱，煎成，将井水澄冷，加童便一杯。药甫入喉，恍如饮薄荷汁，隐隐沁入心脾，腹中别成一清凉世界，遂卧达旦，洞泻顿止，连服三剂，大便已实。前泄时药粥等物，凡温者下咽，腹中遂觉气升，即欲大解，一切俱以冷进方快，至是觉恶心畏冷，旋易以温，始相安。余曰：此火退之征也。前方加人参二钱五分，黄芪三钱，莲肉四十粒，红曲一钱五分，升麻五分，黄连减半。五六剂后，去升麻，又服三十余剂，泻已久止，而脾气困顿，不知饥饱，且稍饮茶汤，觉肠满急胀，如欲寸裂。余曰：大泻之后，是下多亡阴也，法宜用补，倘此时轻听盲师，以香燥取快暂时，元气受伤，必致变成膨胀而不救矣。为定丸方，熟地黄八两，萸肉、山药、人参、黄芪各五两，牛膝、五味子、白芍各六两，炙甘草一两，紫河车二具，蜜丸，空心饥时各一服，而日令进前煎方。敛之相信甚力，坚守二方，服几三年，脾胃始知饥而嗜食，四体亦渐丰矣。其病初平后，予劝其绝欲年余。敛之因出妾，得尽发家人阴谋，乃知向之暴泻，由中巴豆毒。本草中巴豆毒者，黄连冷水解之，余方恰与暗合。向使如俗医所疑停滞受寒中暑法治之，何啻千里？即信为是火，而时师所投黄连，不过七八分至钱许止矣。况一月之泻，未有不疑为虚寒者，敢用黄连至四钱乎？始知察脉施治，贵在神而明之也。

[附] 仲淳曰：余治敛之泻止后，恐其元气下陷，急宜升举，用升麻以提之，初不知其为中毒也。乃因用升麻太早，致浊气混于上焦，胸中时觉似辣非辣，似嘈非嘈，迷闷之状，不可名状。有时滴酒入腹，或啖一切果物稍辛温者，更冤苦不胜。庄一生曰：此病在上焦，汤液入口即下注，恐未易奏功，宜以噙化丸治之。用贝母五钱，苦参一两，真龙脑薄荷叶二钱，沉香四钱，人参五钱，为末，蜜丸如弹子大，午食后临卧时各噙化一丸。甫四丸，胸中恍如有物推下，三年所苦，一朝若失。

震按： 此条初时用冷药冷服，人犹可及。至不知饥饱胀满欲裂，不用六君五皮，竟以熟地、萸肉、参、芪、五味、河车填补，断不可及。庄一生之噙化丸，亦未易及也。

孙一奎治溧水令君吴涌澜夫人，每五更倒饱，必泻一次，腹常作胀，间亦痛，脉两手寸关洪滑，两尺沉伏。孙曰：此肠胃中有食积痰饮也。乃与总管丸三钱，生姜汤送下，大便虽行，不甚顺利。又以神授香连丸和之，外用滑石、甘草、木香、枳壳、山楂、陈皮、白芍、酒连，调理而安。

吴九宜每早晨腹痛泄泻者半年，粪色青，腹膨脝。人皆认为脾肾泄也，为灸关元三十壮，服补脾肾之药，皆不效。自亦知医，谓其尺寸俱无脉，惟两关沉滑，大以为忧，恐泻久而六脉将绝也。东宿诊之，曰：君无忧，此中焦食积痰泄也。积胶于中，故尺寸脉隐伏不见。法当下去其积，诸公用补，谬矣。渠谓敢下耶？孙曰：何伤？《素问》云：有故无殒，亦无殒也。若不乘时，久则元气愈弱，再下难矣。以丹溪保和丸二钱，加备急丸三粒，五更服之，巳刻下稠积半桶，胀痛随愈。次日六脉齐见，再以东垣木香化滞丸调理而安。

震按：二条亦皆通因通用之法，但总管丸合神授香连丸为一路，保和丸加备急丸为一路。要看其对证投药处，又二证皆不以参、术调理，次案更以木香化滞丸调理，是即神明于规矩之外者。

喻嘉言治陈彦质下利证，因旧患肠风下血，近三十年，体肥身健，不以为意，一冬忽然下血数斗。

盖谋虑忧郁，过伤肝脾耳。延至春月，血尽而下尘水，水尽而去肠垢，纳食不化，直出如箭，肛脱三五寸，昼夜下利二十余行，面色浮肿，唇焦口干鼻煤。咸云不治，喻独以为有五可治。乃曰：若果阴血脱尽，当目盲无所视，今双眸尚炯，是所脱者，下焦之阴，而上焦之阴犹存也，一也。若果阳气脱尽，当魄汗淋漓，目前无非鬼像，今汗出不过偶有，而见鬼亦止二次，是所脱者，脾中之阳，而他脏之阳犹存也，二也。胃中尚能容谷些少，未显呕吐哕逆之证，则相连脏腑，未至交绝，三也。夜间虽艰于睡，然交睫时亦多，更不见有发热之候，四也。脉已虚软无力，而激之间亦鼓指，是禀受原丰，不易摧朽，五也。但脾脏大伤，阳陷入阴，故大股热气从肛门泄出，如火之烙，则阳气去绝不远耳。生死大关，全于脾中之阳气复与不复定之。阳气渐复，则食可渐化，而肛亦渐收，泄亦渐止矣。用药惟参、术之无陂，复气即寓生血，只嫌才入胃中，即从肠出。乃先以人参汤调赤石脂末服之，稍安。次以人参、白术、赤石脂、禹余粮为丸，服之痊愈。

少司马李萍槎，食饮素约，三日始更一衣，偶因大便后，寒热发作有时，颇似外感，其实内伤，非感也。缘素艰大便，努挣伤气，故便出则阴乘于阳而寒。顷之少定，则阳复胜阴而热也。若果外感之寒热，何必大便后始然耶？医者先治外感不应，谓为湿热，而用滑利之药驱导之，致向来燥结者，转变肠澼，便出急如箭，肛门热如烙。又用滑石、木通、苓、泻等，冀分利小水以止泄。不知阴虚，自致泉竭，小便从何得来？于是食入不能停留，即从下注，将肠中之垢，暗行驱下，其臭甚腥，色白如脓。虽大服人参，而下空反致上壅，胸膈不舒，喉间顽痰窒塞，口燥咽干，彻夜不寐。一切食物，惟味薄质轻者，胃中始爱而受之。久久阴从泻伤，阳从汗伤，两寸脉浮而空，阳气越于上也。关尺脉微而细，阴气越于下也。阴阳不相维，附势趋不返矣。议用四君子汤为补脾胃之正药，去茯苓以其淡渗恐伤阴也。加山茱萸以收肝气之散，五味子以收肾气之散，宣木瓜以收胃气之散，白芍药以收脾气及脏气之散，合之参、术之补，甘草之缓，再佐升麻之升，俾元气下者上而上者下，团聚于中不散，斯脉不至上盛，腹不至雷鸣，污不至淋漓，肛不至火热，庶饮食可加，便泄渐止。是收气之散，为吃紧关头，故取四味重复，借其专力。又须大剂药料煎浓膏，调余粮、赤石脂二末频服，缓咽为佳。古云：下焦有病人难会，须用余粮赤石脂。盖肠胃之空，非二味不填；肠垢已去，非二味不复其黏着之性；又况误以石之滑者伤之，必以石之涩者救之，尤有同气相求之义耶。

震按：二条以补救虚，以涩固脱，乃治久利之旧法。次案大剂酸收，则新法也。

周慎斋治一人常脐痛，痛则大便泄。此脾虚肾水上泛，以下犯上，寒在肾也。宜温肾则水安不泛，升胃气则土旺而痛不作，泻从何来？用白芷七钱，北味、鹿茸、人参、炮姜各一两，元米糊丸，白汤下。

震按：此条立言简括，立方精卓。近惟叶案有云：久泻无不伤肾，食减不化，阳不用事，八味肾气，乃从阴引阳，宜乎少效。用鹿茸、人参、阳起石、茯苓、炮附子、淡干姜，可与此方并峙。

伤食

罗谦甫治博儿赤马刺，因猎得兔以火炙食过多，抵暮困倦，渴饮潼乳斗余，是夜腹胀如鼓，疼痛闷乱，吐泻不得，躁扰欲死，其脉气口大二倍于人迎，右关尤有力。盖炙肉干燥，多食以致发渴，畅饮潼乳，肉得湿而胀滂，肠胃俱填塞，无更虚更实传化之理。《内经》云：阴气者，静则神藏，躁则消亡；饮食自倍，肠胃乃伤。今因饮食太过，使阴气躁乱，神不能藏，死在旦夕矣。若非峻急之剂，岂能斩关夺门？遂以备急丸十粒，分二次服，又与无忧散五钱。须臾大吐大下，约去二斗余，腹中渐空快，次日以粥饮调理而愈。

茶商李，富人也。啖马肉过伤，腹胀，医以大黄巴豆治之，转剧。抱一翁项彦章后至诊之，寸口脉促，而两尺将绝。彦章曰：胸有新邪，故脉促。宜引之上达，今反夺之，误矣。饮以涌剂，且置李中座，使人环旋，顿吐宿肉，仍进神芎丸大下之。病去，众咸服。

孙东宿治大宗伯董浔老，年六十七，向有脾胃疾，暑月以过啖瓜果而胸膈胀痛。诊其脉，寸关弦紧；观其色，神藏气固；考其所服药，不过二陈平胃加楂、芽等。不知此伤于瓜果，寒湿淫胜也。《经》云：寒淫所胜，治以辛温。而瓜果非麝香、肉桂不能消，前方所以无效耳。乃用高良姜、香附各一两，肉桂五钱，麝香一钱，为末。每服二钱，酒调下之。两三日，则胸膈宽而知饿矣。

龚云林治一人，腊月赌食羊肉数斤，被羊肉冷油冻住，堵塞在胸膈不下，胀闷欲死。诸医掣肘，龚见其六脉俱有，用黄酒一大坛，温热，入大缸内，令患人坐于中，众手轻轻乱拍胸腹背心，令二人吹其耳，又将热烧酒灌之，次服万亿丸，得吐泻而愈。

震按：缪仲淳治老人伤冷食及难化之物，用老姜紫苏煎汤，置浴锅内，令病人浸其中，以热汤揉心胃肚腹，气通而食化，与此法同。

石顽治幼科汪五符，夏月伤食，呕吐，发热颅胀，自利黄水，遍体肌肉，扪之如刺，六脉模糊，指下寻之，似有如无，足胫不温。自认阴寒而服五积散一服，其热愈炽，昏卧不省。第三日，自利不止，时常谵语，至夜尤甚。乃舅叶阳生以为伤暑，而与香薷饮，遂头面汗出如蒸，喘促不宁，足冷下逆。歙医程郊倩以其证大热而脉息模糊，按之殊不可得，以为阳欲脱亡之候，欲猛进人参、附子；云间沈明生以为阴证断无汗出如蒸之理，脉虽虚而证大热，当用人参白虎。争持未决，取证于石顽。诊其六脉，虽皆涩弱模糊，而心下按之大痛，舌上灰刺如芒。乃食填中宫，不能鼓运其脉，往往多此，当与凉膈散下之。诸医正欲借此脱手，听其用药，一下而神思大清，脉息顿起。当知伤食之脉，虽当气口滑盛，若屡伤不已，每致涩数模糊，乃脾不消运之兆也。此证设非下夺而与参附助其壮热，顷刻立毙，可不详慎而妄为施治乎。

叶新宇停食感冒，而两寸关皆涩数模糊，两尺皆沉弦，而按之益坚，虽其人尚能行走，而脉少冲和，此必向有陈气在少腹。询之，果患寒疝数年。

因缓辞不便用药，是夜即腹暴满而逝。门人问曰：叶子偶抱小恙，何以知其必死而辞之？曰：凡人胃满则肠虚，肠满则胃虚，更实更虚，其气乃居。今胸有食而腹有积，上下俱困，能保其不交攻为患乎？当知厥疝入腹，脚气冲心等疾，皆是阴邪搏结，郁积既久，则挟阴火之势而上升。若胸中阳气有权，则阴邪仍归阴位而止，今胸中先为宿食填塞，腹中陈气，不逆则已，逆则上下俱满，正气无容身之地，往往有暴绝之虞，所以不便用药，实未知其即死也。故凡诊六部中，病脉有不相应处，即当审其有无宿病，不可轻忽以招诽谤也。

震按：伤食原非重病，故所选不多。然诸法咸备，靡巧不臻，毋庸买菜求益矣。

不食

丹溪治一室女，因事忤意，郁结在脾，半年不食，但日食熟菱大枣数枚，遇喜，食馒头弹子大，深恶粥饭。朱意脾气实，非枳实不能散，以温胆汤去竹茹，数十帖而安。

又治一少妇，年十九，因不如意，遂膈满，不食累月，惫甚，不能起坐。巳午间发热面赤，酉戌方退。夜间小便数而点滴，月经极少。脉沉涩短小，重取皆有。此气不遂而郁于胃口，内有瘀血，却因病久，元气已虚，中宫又以勉强进食，郁而生痰。法宜补泻兼施。以参、术各二钱，茯苓、橘皮各一钱，红花六分，食前煎服。少顷，与神佑丸减轻粉牵牛为细丸，如芝麻大，唾津咽十五丸，日夜二药各四服。次日食进，三日热退而愈。

［附］四明僧奉真治天章阁待制许元之子，瞑目不食，已逾宿矣。奉真曰：脾已绝，不可治，死在明日。元曰：予方陛对，能延数日之期否？奉真曰：如此自可，诸脏皆衰，惟肝独盛，脾为肝所胜，其气先绝。一脏绝则死，若急泻肝气，令肝衰，则脾少缓，可延三日，过此无术也。乃投药，至晚稍清爽，能张目，渐进稀粥，明日更轻安能食。病家喜，奉真笑曰：此不足喜，肝气暂舒耳，无能为也。后三日，果卒。

震按：不食之因甚多，而因郁因怒，其大端也。所载三案，可以为式。至因他病而不食者，不在此例。夫人身以胃气为本，经年累月，粥饭全废，似无不死者。然予曾见两家闺女，皆十余岁，皆无病，渐渐厌恶粥饭，每日略啖菱、栗、枣、橘、落花生、芝麻、薄脆、豆腐干之类，或饮酒一二杯，或腐浆数口而止，其父母甚忧之，予视其形色不变，起居如常，六脉匀平，乃许以无事，亦不处方，后皆婚嫁生子。盖谷肉蔬果，均以养生，去谷而犹存三项，与绝食者原不同耳。但女与男又别有说，阳动阴静，阳开阴合，若童男不食粥饭，究非所宜。

卷　三

疟

张戴人曰：尝观《刺疟论》，心欲试之，会陈下有病疟二年不愈者，屡服温热之剂，渐至衰羸，命予治之。予见其羸，亦不敢便投寒凉药。乃取《内经》刺疟论详之，曰：诸疟不已，刺十指间出血。正当发时，予刺其十指出血，血止而寒热立止，咸骇其神。又云：一书生病疟，间日一作，将秋试，及试之日，乃疟之期，书生忧甚；误以葱蜜合食，大吐涎数升，瘀血宿食皆尽，同室惊畏，至来日入院，疟亦不发，盖偶得吐法耳。

[**附**]《资生经》曰：有人患久疟，诸药不效，或教之以灸脾俞，即愈。更一人亦久疟，闻之亦灸此穴而愈。盖疟多因饮食得之，故灸脾俞得效。

罗谦甫治书吏高士谦，年逾四十。至元戊寅七月间，因官事出外劳役，又因过饮，午后大发热而渴，冰水不能解。早晨稍轻减，服药不效。罗诊其脉弦数。《金匮要略》云：疟脉自弦，弦数者多热。《内经》云：瘅疟者，肺素有热，气盛于身，厥逆上冲，中气实而不外泄，因有所用力，腠理开，风寒舍于皮肤之内，分肉之间而发，发则阳气盛而不衰，则病矣。其气不及于阴，故但热而不寒。气内藏于心，而外舍于分肉之间，令人消烁肌肉，故名曰瘅疟。士谦远行劳役，又暑气有伤，酒热相搏，午后时助，故大热而渴，如在甑中。先以柴胡饮子下之，后以白虎加栀子汤，数服而愈。

震按：此系夏秋新得之疟，乃实证也，又系瘅疟，故用寒下之法。然其证易识易治，不比丹溪诸案之难辨难治。

丹溪治一妇人久痢，因哭子变疟，医与四兽饮之类，一日五六作，汗如雨不止，凡两月。朱诊之，脉微数，食少，疲甚。盖痢后无阴，悲哀伤气，又进湿热之药，助起旺火，正气愈虚。今汗已大出，无邪可治，阴虚阳散，死在旦夕，岂小剂之所能补？遂用参、术各二两，白芍一两，黄芪五钱，炙甘草二钱，浓煎频服。两日，寒热即止而愈。

又治一少妇，身小味厚，痎疟月余，间日发于申酉。头痛身热，寒多，口干，喜饮极热辣汤，脉伏，面色惨晦。作实热痰治之。以十枣汤为末，粥丸如黍米大，津咽十粒，日三次，令淡饮食。半月后大汗而愈。

佥宪詹公年近六十，形状色苍味厚。春得痎疟，丹溪视之，知其饫于酝肥者。告之曰：须却欲食淡，调理浃月，得大汗乃安。公不悦。一人许以易愈，与劫药三五帖，病退。旬日后又大作，又与之，又退。绵延至冬，又求治于丹溪。知其久得药，痰亦少，惟胃气未完，天寒欠汗，非补不可。以一味白术为末，粥丸，空腹热汤下二百丸，尽二斤，大汗而愈。如此者多，但略有加减耳。

一富人年壮病疟，自卯时寒，至酉时方热，至寅初方休，一日一夜，止苏一时。因思必为入房感寒所致。及问之，九月暴寒，夜半有盗，急起，不着中衣，当时足即冷，十日后疟作。盖足阳明与冲脉合宗筋会于气街，入房太甚，则足阳明、冲脉之气皆夺于所用，其寒乘虚入中，舍于二经所过胫所会足胕上。于是二经之阳气益衰，不能渗荣其经络，故病作卒不能休。乃用人参、白术大补，附子行经，加散寒之药以取汗。数日不得汗，病如前。因悟足胕道远，药力难及，用苍术、川芎、桃枝煎汤，以器盛之，浸足至膝。一食顷，以前所服药饮之，其汗通身大出，病即已。

一老人患疟嗽半载，脉之，两手尺数而有力，色稍枯。余料之，必服"四兽饮"等剂，中焦湿热下流，伏结于肾，以致心火上连于肺，故疟嗽俱作。用参、术、升、柴、黄芩、黄连，二三日，与黄柏丸服之，两夜梦交通，来告急。余语之曰：此肾中热解，乃从前阴精窍而散走，故为是梦，勿忧。次日疟嗽顿止。

浦江洪宅一妇，病疟三日一发，食甚少，经不行已三月。丹溪诊之，两手脉俱无。时当腊月，议作虚寒治。以四物加附子、吴茱、神曲为丸，心疑误。次早再诊，见其梳妆无异平时，言语行步，并无怠倦，知果误矣。乃曰：经不行者，非无血也，为痰所碍而不行也。无脉者，非气血衰而脉绝，乃积痰生热，结伏其脉而不见尔。以三花神佑丸与之。旬日后，食稍进，脉渐出，但带微弦，疟尚未愈。因谓胃气既全，春深经血自旺，便自可愈，不必服药。教以淡滋味节饮食之法，半月而疟愈，经亦行。

震按：观丹溪诸案，思深而法备，真有周旋中规、折旋中矩之妙，较之刘、李，诚出其右。后人犹欲诋毁之，何异蚍蜉撼树，斥鷃笑鹍鹏哉！

虞天民治二男子，年皆逾四十五，各得痎疟三年矣，俱发于寅、申、巳、亥日。一人昼发于巳而退于申，一人夜发于亥而退于寅。虞曰：昼发者，乃阴中之阳，宜补气解邪，与小柴胡汤倍加柴胡、人参，加白术、川芎、葛根、陈皮、青皮、苍术；夜发者，为阴病，宜补血疏肝，用小柴胡汤合四物加青皮，各与十帖，俱加姜枣煎，于未发前二时服，每日一帖。服至八帖，同日得大汗而愈。

震按：二证为同中之异，花溪分别精细，用药熨贴，故八帖即愈。然亦缘疟已三年，发时不爽，乃得间而入。如其不然，当另有说。但于未发前二时服，又云：每日一帖，则不发之日，亦依其时而服耶？

薛立斋治一产妇，患疟久不愈，百病蜂起，其脉或洪大，或微细，或弦紧，或沉伏，难以名状。用六君子加炮姜，二十余剂，脉证稍得。又用参术煎膏，佐以归脾汤，百余剂而痊。

又治一妇久疟，形体怯弱，内热晡热，自汗盗汗，饮食少思，月事不行。服通经丸，病益甚。此因虚而致疟，因疟而致经闭。用补中益气汤及六味丸，各百余剂，疟愈而经行矣。

震按：药已对病，尚百余剂始愈，设医者拿不定，则见异而迁；病者信不真，则半途而废，必至前功尽弃。因知虚证用补，慎毋欲速。

汪石山治一人，形瘦色脆，年三十余，八月因劳病疟。寒少热多，自汗体倦，头痛胸痞，略咳而渴，恶食，大便或秘或溏，发于寅申巳亥夜。医欲从丹溪，用血药引出阳分治之。汪诊其脉濡弱，近快稍弦。日观色察脉，乃属气血两虚，疟已深入厥阴矣。专用血药，不免损胃又损肺，淹延岁月，恐久疟成劳也。盖嗽渴固宜养阴，自汗恶食胸痞，岂血药所能独理？古人用药立例，指引迷途耳。因例达变，须后人推广之。遂以补中益气汤加川芎、黄柏、枳实、神曲、麦冬，倍用参、芪、术煎服，三十余帖，诸证稍除，疟犹未止。乃证之曰：今当冬气沉潜，疟气亦因之以沉潜，难使浮达，况冬月汗孔宜乎闭固，而疟则必须汗解，当此蛰藏之令，安得违天时以汗之乎？且以参、术、枳实、陈皮、归身、黄芩丸服，胃气既壮，来年二月，疟当随春气而发泄矣。果如期而安。

震按：冬藏难使浮达，亦备启悟之一端。其不用血药，诚为高见。然补中益气之升、柴，已与嗽渴自汗不相宜，更加川芎何谓？

一人年三十，六月因劳取凉梦遗，遂觉恶寒，连日惨惨不爽。三日后，头痛躁闷。家人诊之，惊曰：脉绝矣。议作阴证，欲进附子汤，未决，请汪治。汪曰：阴证无头痛，今病如是，恐风暑乘虚入于阴分，故脉伏耳，非绝也。若进附子汤，误则莫解。

姑待以观其变，然后议药。次日未末申初，果病寒少热多，头痛躁渴，痞闷呕食，自汗，大便或泻或结，脉皆濡小而驶，脾部兼弦。此非寻常祛疟燥烈之剂所能治，遂用清暑益气汤去苍术、升麻，加柴胡、知母、厚朴、川芎，以人参加作二钱，黄芪钱半，白术、当归各一钱，煎服二十余帖而愈。

震按：脉证有可疑处，猛浪投以重药，脱有所误，噬脐何及？姑待以观其变，真老医之老到处也。

一人年二十余，八月，因劳病疟。汪诊之，脉数，皆六至而无力。曰：古人云：形瘦色黑者，气实血虚也。间日发于午后，亦血分之病也。以色脉论之，当从血治。但今汗多，乃阳虚表失所卫；消谷善饥，乃胃虚火乘其土，俱为气虚之证。仲景法有凭证不凭脉者，兹当凭证作气虚治。以参、芪各三钱，白术、白芍、麦冬各一钱，归身、生地、甘草各七分，知母、陈皮各五分，煎服二十余帖而安。

震按：阅石山治疟案二十二条，所载脉象，或曰浮濡无力，或曰浮而欲绝，或曰濡小而缓，或曰浮大而濡，或曰濡弱近驶稍弦，或曰数而无力，是分明参、芪、术、草之病，无甚疑难，少分寒热，自易取效，故仅登三条，余可类推。

王肯堂云：外祖母虞太孺人，年八十余，夏患疟，诸舅以年高不堪再发，议欲截之。予曰：欲一剂而已，亦甚易，何必截乎？乃用柴胡、升麻、羌、防、葛根之甘辛气清以升阳气，使离于阴而寒自已；以知母、石膏、黄芩之苦甘寒，引阴气下降，使离于阳而热自已；以猪苓之淡渗分利阴阳，使不得交并；以穿山甲引之，以甘草和之。果一剂而止。

震按：读《灵兰要览》，载此方治疟屡效，又附随证加减法，最为精当，是金坛得意之作也。李士材治新安程武修，蓝本于此，惟以白豆蔻换穿山甲，亦其善用药处。

李士材治相国沈铭缜，患疟，吐蛔，闷不思食，六脉沉细。李曰：疟伤太阴，中寒蛔动也。用理中汤加乌梅三个，黄连五分。四剂后，胸中豁然，寒热亦减，蛔亦不吐。去黄连，加黄芪二钱，生姜五钱，五剂而疟止。

缪仲淳治梁溪王兴甫，偶食牛肉，觉不快，后遂发疟，饮食渐减，至食不下咽，已而水饮亦不下，白汤过喉间，呕出作碧色，药不受，小便一滴如赤茶，大便闭。诸医束手。缪视之，令仰卧，以指按至心口下偏右，大叫。因询得其由，即用矾红和平胃散作末，枣肉和丸，白汤下三钱，至喉辄不呕，水道渐通，次日下黑物数块如铁，其病若失。再以人参、麦冬各五钱，橘红、白芍各三钱，煎服，四日起。

震按：理中加梅、连以治吐蛔，矾红和平胃散以治停滞牛肉，原非奇方异法，然与诸案病情稍别，故录之。

僧慎柔治淮安客，年三旬外，季夏患瘅疟，但热不寒，连日发于午后，热躁谵语，至次日天明才退。数日后，忽腹痛，昼夜无间，勺水不进，呼号欲绝，遇疟发时即厥去。医治不效，求慎柔诊之。脉弦细而濡，乃谓弦细为虚为暑，而濡为湿。盖暑邪成疟，湿热乘虚内陷而腹痛。用酒炒白芍一两，炙甘草一钱五分，水煎，调下天水散五钱，服后腹痛如失，次日疟亦不发。

震按：此与缪仲淳用丹皮汁煮滑石法同，而此少逊之，且腹痛甚，遇疟发即厥，恐戊己天水未必效。

高果哉治张习可，五月间，受微雨及风冷，遂患三疟。疟发于暮，热甚于夜。至九月中，诊得六脉虚数。此阴虚而暑入阴分，最难治。当先升举其阳，用生地、当归、川芎、白芍、炙草、知母、干姜、干葛、升麻、柴胡、姜、枣煎服。四剂后，加首乌、人参。又定丸方：首乌四两，生地三两，参、术、当归、龟板、猪苓、知母、黄芩、山楂各二两，柴胡一两六钱，牛膝一两五钱，干姜、穿山甲各一两，甘草五钱，活鳖一个，入砂仁末二两，煮取鳖肉，同药捣匀烘干，其骨亦炙为末，加入荷叶汤，法丸，服完痊愈。

又治高文甫，三疟，有三月余。用首乌、生地、当归、白术、知母、青皮、枳壳、升、柴、煅制穿山甲、姜、枣煎服。过疟期三转。第二次用生地一两，老姜一两。第三次用当归一两，姜皮一两。第四次用白术一两，姜皮一两。每帖加桃叶七片。三转后，捡不破荷叶烘燥为末，三白酒调服五钱。又三转，疟渐止，但骨节腰膝疼酸，无力行走，腹上常热。乃用四物汤加首乌、枸杞、萸肉、杜仲、牛膝、白术、甘草、虎骨、麦冬、五味、贝母、橘红为末，活鳖一个，煮取肉，捣药烘干，鳖甲骨俱炙燥，研末加入；以酒蒸常山四两煎浓汁，煮枣为丸，姜汤送下三四钱。

震按：果哉先生乃王金坛之高弟，《准绳》序中所谓嘉善高生隐从余游，因采取古今方论，命高生次第录之者是也。予童时习闻父老传诵，其治病如神。著有《医林广见》及《杂证》二书，未曾刊印，世人得之者珍如拱璧。又有《医案》数卷，立方颇多奇巧，然险峻者亦难轻试，略选数条以存吾邑之文献云耳。

喻嘉言治袁继明，素有房劳内伤，偶因小感，自煎姜葱汤表汗，因而发热三日，变成疟疾。喻诊其脉，豁大空虚，且寒不成寒，热不成热，气急神扬，知为元阳衰脱之候。因谓其父曰：令郎光景，窃虑来日疟至，大汗不止，难于救药。今晚宜用人参二两，煎浓汤，预服防危。渠父不以为意，次日五鼓时，病者便觉精神恍惚，觅得参至，疟已先发矣。喻甚彷徨，恐以人参补住疟邪，虽救急，无益也。只得姑俟疟热稍退，方与服之。服时已汗出沾濡，顷之，果然大汗不止，昏不知人，口流白沫，灌药难入，直至日暮，白沫转从大孔遗出。喻喜曰：白沫下行，可无恐矣。但内虚肠滑，独参不能胜任。急以附子理中汤，连进四小剂，人事方苏，能言，但对面谈事不清。门外有探病客至，渠忽先知，家人惊以为祟。喻曰：此正神魂之离舍耳，吾以独参及附子理中驷马之力追之，尚在半返未还之界，以故能知宅外之事。再与前药二剂而安。

震按： 高鼓峰治新安程结先子病疟，皆从此案描出。但每日辰时大寒，午时大热，热即厥，两目直视，不能出声，颏脱，涎水从口角涌出不止，日流数升，至丑时始汗解，饮食不进，昏冒欲绝，其为虚甚，尤易识耳。惟以大剂参、芪、桂、附而兼熟地，是宗景岳法，与喻案稍不同。

又治中尊陆六息久疟，一日轻，一日重，食减肌瘦，困倦嗳气。嘉言云：是由饥饱劳逸所感，受伤在阳明一经，故饮食减；而大便转觉艰涩者，胃病而运化之机迟也。饥肉消瘦者，胃主肌肉也。形体困倦者，胃病而约束之机关不利也。口中时时嗳气者，胃中不和而显晦塞之象也。一日轻一日重者，因时日干支之衰旺，与人身相关。故甲丙戊庚壬为阳，乙丁己辛癸为阴，疟久食减，胃中之正已虚，而邪去未尽，是以值阳日助正，而邪不能胜则轻，值阴日助邪，而正不能胜则重也。当以理中汤，助胃家中脘。俾得运用，则下脘之浊气，自能传入肠中，而大便不艰，不复升至胸中，而膈间宽快矣。

震按：此条议论通畅，而干支衰旺之说前人从未道及，可比昌黎之张皇幽渺矣。

张路玉治张怡泉，年七十五，居恒常服参、附、鹿角胶等阳药。秋间病疟，误用常山止截药一剂，遂致人事不省，六脉止歇，按之则二至一止，举指则三五至一止，惟在寒热之际诊之则不止歇，热退则止歇如前。此真气衰微，不能贯通于脉。所以止歇不前，在寒热之时，邪气冲激经脉；所以反得开通，此虚中伏邪之象。乃用常山一钱酒拌，同人参五钱焙干，去常山，但用人参以助胸中大气而祛逐之。当知因常山伤犯中气而变剧，故仍用常山为向导耳。连进二服，遂得安寝，但寒热不止，脉如前。乃日进人参一两，分二次进，并与稀糜助其胃气，数日寒热渐减，脉微续而安。

震按：此条论歇止脉最有见。其用常山法，与杨介以冰煎药，皆为巧作。然寒热不止，脉止如前，巧且无益，惟日进人参一两，不兼他药，真大巧若拙也。

又治顾大来，年逾八旬，初秋患瘅疟，昏热谵语，喘乏遗尿，或者以为伤寒谵语，或者以为中风遗尿，危疑莫定。路玉曰：无虑，此三阳合病，谵语遗尿，口不仁而面垢，仲景暑证中，原有是例。遂以白虎加人参，三啜而安。

震按：《内经》论瘅疟，纯是实热证，故推其未病，则曰中气实而不外泄。溯其受病，则曰用力出汗，风寒舍于皮肤分肉。究其病发，则曰阳气盛而不衰。经文虽不言脉，谅脉之洪实有力可知也。此条系瘅疟，故谵语遗尿不死。然八旬之外有此证，死者甚多，勿轻以此案作榜样也。

中翰金淳还乃郎，八月间患疟，发于辰戌丑未，而子午卯酉每增小寒热，直至初夏。石顽诊其六脉如丝，面青唇白。乃与六君子加桂、附，四服不应。每服加人参至一两，桂、附各三钱，又四服，而辰戌丑未之寒热顿止，子午卯酉之寒热更甚。此中土有权而邪并至阴也。仍与前药四服，而色荣食进，寒热悉除。后与独参汤送八味丸，调理而安。

震按： 此案与虞花溪案同阅，始知轻重各有妙处。

飞畴治沈子嘉平，向来每至夏间，脐一著扇风则腹痛，且不时作泻，六脉但微数，无他异。此肾脏本寒，闭藏不密，易于招风也。下寒则虚火上僭，故脉数耳，曾与六味去泽泻，加肉桂、肉果、五味、白蒺，作丸服。因是脐不畏风，脾胃亦实。明秋患疟，医用白虎、竹叶石膏等，疟寒甚而不甚热，面青足冷，脉亦弦细而数。用八味地黄，三倍桂附作汤，更以四君合保元，早暮间进，二日疟止，调理而愈。

震按：腹之部位，当脐属肾，脐着扇风即痛泻，自宜温肾，但不以六脉带数而畏投温药，可取也。蒺藜一味，加得更好。至如治疟，不以脉之细数而不倍加桂、附，更可取也。

马元仪治工部那公太夫人，年七十外，恶寒发热如疟，迁延月余，神昏食少，舌胎兼刺，小腹肿痛，上连胸胁，诸医莫效。马诊两手脉弦涩而结，尺中倍弱，知为内伤重而外感轻，得之劳倦且郁，病在肝脾两经也。劳则伤脾，郁能伤肝，肝脾气血两伤，邪气独从内结。治之者责其实而忘其虚，以致加重。今须大顾元气，微兼治邪，始克有济。用人参三钱，扶其元气；桂枝七分，散其虚邪；黄连、肉桂，使上下交通；炮姜、半夏，以开痞散结。一剂而脉渐透，再剂而神气颇清，右关转见滑实。元仪方以脉有转机为庆，前医疑热药太过，欲投白虎汤。马曰：此津液元气两亏之证，服药后两脉透起，神气清爽，业已养正而透邪。但今津液尚枯，虚热内甚，当进以滋燥清热之品，其与阳明实热证可峻行肃杀者，奚啻天壤也。仍用人参为主，加生首乌以养津润燥，佐黄连、枳实、杏仁、半夏曲，以除热散结而化痰。三日，大便已行。后加芦根汁、蔗浆甘寒养阴之品。六七日，右关脉和，舌刺亦平，微见利下。前医又疑寒药所致，欲用理中。马曰：数日以来，纯用甘寒清燥之剂，三四日而始大便通，六七日而始舌刺平，今津液方回，虽见利下，继必自止，何得喜功生事？且今胸腹间尚有结气未释，正宜疏畅肝脾，以通和气道。且气道通和，虽不治利，利亦自止，所谓一举而两得也。仍用人参、半夏曲、广皮、茯苓、郁金、佛手等剂。六七日后，气和而利止。周身浮肿，下体不能转移。此久病后元气大亏，脾虚不运，如盗去而舍空之比。复与大剂参、术、苓、草、附、桂，至二十剂而肿平，乃得痊愈。

震按：《印机草》中所载寒热痞闷、中州结痛者，每用人参、桂枝、肉桂、黄连、炮姜、半夏，或合枳、朴，或合枳、桔。继见燥象，即以人参、生首乌、栝楼实、蔗浆、梨汁、芦根汁等，或合黄连、知母，或合橘、半。若见虚寒象，多用理中加桂汤，或白通加人尿猪胆汁汤。其用人参有一二两至五六两作一剂者，亦可谓大手笔。但雷同之案太多，故此集所选独少。又见其治身热胸满喘嗽多痰者，必重用栝楼实、紫菀，佐以半曲、贝母、杏仁、苏子、枳、桔，或合柴胡、秦艽，或合前胡、干葛，大约相同。惟治汪生咳嗽梦泄，面白畏风，两寸浮大而虚，关尺虚小，用玉屏风散，多加人参，为不同。及治朱千秩喘嗽，寒热自汗，食减身重，自夏至秋，脉象浮涩，亦用玉屏风加贝、杏、苏子、桔梗，云一剂而脉症和，此不敢信也。继以六味加参，颇妥当。至如栝楼实合炮姜及桂枝、生首乌者，不一而足。虽其运用纯熟，未免数见不鲜，因并舍之。

［附］嘉善一张姓少年，春间患寒热如疟。始用发散，继用养阴，已愈矣。越数日，疟又作，且兼白浊不止。用小柴加首乌、生地、丹皮、萆薢等，不应。又数日，寒热渐重，不能起坐，口渴烦躁，舌赤唇焦。一老医用白虎汤，而热益甚，发晕，昏沉几死，热气冲开二三尺，两目赤肿，目眵胶闭，

舌红且干，唇焦面赤，两足如烙。惟大便泄泻，脉虚而软。余友沈尧封兄用人参二钱，熟附子三钱，茯苓五钱，白芍一钱五分，一剂而热少定。遂连服十余日，惟以牡蛎、牛膝、枸杞、生地出入加减。粥进热退，诸证去其六七矣。忽然腹痛大作，连泻二三十次，烦渴又作，懊侬迷闷不安，举家骇泣。沈曰：无恐，此久积之寒饮，因脾得参附之力以运动之，欲乃大下也。复用附子五钱，干姜二钱，苓、芍、炙草，数剂而安，又用参术平补痊愈。

震按：选疟疾诸案虽不多，然皆精深高妙，可以启发后学。若浅近之法未载，略为补之。古云：日作者轻，间日者重，此不可拘。若日作而寒热之时短，势又不甚，则诚轻；倘势甚，而时又长，反不如间日者尚有休息之一日也，何可云轻！惟疟发渐早为易痊，渐晏为未止，乃一定之局。间有不一定者，如发渐早而热退之时如旧，则其寒热加长矣。愈长则正气愈虚而加剧，不得引《内经》其气上行，九日出于缺盆之中为证也。又有发渐晏而热退之时如旧，则其寒热渐短矣。愈短则邪气愈衰而自止，不得引昔贤自阳之阴者难愈为证也。隔二日曰三阴疟，较诸疟为最重。有二三年未愈者，亦有二三月即愈者，只看其寒热之轻重短长，以辨其病之浅深。然三阴疟无骤死之理，反不比日作与间日者，有骤死之人也。此皆就予生平所验而言之。大抵疟疾因风寒者，多初起无汗，必该发散，羌、苏、防、葛之类；若有汗，则用桂枝、白芍；兼见热象，则桂枝柴胡各半汤。深秋初冬，寒重无汗，口不渴，脉不数者，麻黄汤小剂用之。兼见热象，则加石膏，即越婢法也。表证而挟里证，有痰食者，加入朴、半、麦芽之类。向有无痰不成疟、无食不成疟二说，未可全废。疟疾因于暑者，必热多寒少，有汗口渴，桂枝白虎汤、竹叶石膏汤酌用；暑兼湿，则苍术白虎汤、桂苓甘露饮酌用。以上皆疟疾之表证药，而疟发每多呕逆痞闷，又须以草果、知母、藿香、枳、朴、白蔻、姜汁、干姜、竹茹、芦根等，审其寒热加入，亦统属疟疾之实证药也。若素虚人，或病后、疮后、产后，不可一例论。古云：无汗要有汗，散邪为主；有汗要无汗，扶正为先。汗之一端，尚且严为分别，岂以虚证虚脉而可虚其虚乎？补中益气汤、人参养营汤、参茸归桂饮、理中、八味、真武等方，择其脉证相合者用之。盖温补温通、补脾补肾，方义微别耳。惟是大虚必挟寒，昔贤谓治久疟用补者，少加附子，其效如神。故虚疟之用桂、附，与三阴疟之用丁香，俱有奇功可据也。然或虚疟不见寒证，却有热象，脉弦数或洪数者，势难投以温药，则甘寒生津如蔗浆、秋露水、梨藕汁，壮水制火如二地、二冬、阿胶，以及生脉散、何人饮，又堪供我驱策矣。复有虚实参半之热证，则小柴胡原方、人参白虎汤、半夏泻心汤、黄连汤，可以奏功。若虚实参半而寒者，较易治，毋庸再赘。但寒热二字，全在凭之以脉。纵使热多，甚至但热无寒而脉细软者，当以虚治，不得轻用白虎；寒多，甚至但寒无热而脉洪实者，当以热治，不得便用姜、桂，此妙诀也。夜疟皆云邪入血分，当用血药以提其邪，说固可通，景岳归柴饮、鼓峰香红饮二方俱佳。然初起在夜，嗣后不早不晏，始终发于夜者是也。设趱前渐定日昃，缩后已至日出，皆不得谓之夜疟矣。

禁法与截法不同。禁是外为镇厌，其法甚多，效者亦多，即祝由之一类。然轻者效，重者不效，三疟全不效。比之打仗，掠其残兵耳。设用药中綮，何藉此乎？截是服药以截止，常山截三疟有奇效，截止后须谨慎调摄，否则复发增重。用砒者亦然，然砒必大吐，恐至伤人。其间日与日作者，原不须截。欲截则露姜饮最佳，虚加人参尤妙。缪仲淳谓疟由于暑，暑得露而解也。予考古法，要冷饮以存露性。今怕冷饮，隔汤炖温犹可，若着火则露性全失矣。《临证指南》以秋露煎药，非也。外有胆汁二姜丸、蒜烧醑、草果蒸参、常山炒参诸方，以及景岳云：小柴胡汤加常山二钱，截疟如神，皆在乎人之善用耳。疟母必用鳖甲煎丸，丸中除去人参为大谬。或以参汤送之。汤力已过，丸力才行，譬如悍卒无良将统驭，步伐岂能整齐？又按：此丸偏于寒削，若阳虚者不宜。惟仲淳疟母丸重用参、桂为宜，三疟虽属三阴，亦只要辨明寒热虚实，而应以温凉补泻。若谓阳经轻浅之方，治之无益，必以仲景治三阴之法为根蒂，似属高谈，实门外汉也。总之，医者多读书，多阅历；病者能调摄，能谨慎，斯四难并二美合矣。

痢

叶先生名仪，尝与丹溪俱从白云许先生学。其记病云：岁癸酉秋八月，予病滞下，痛作，绝不食饮，既而困惫不能起床。乃以衽席及荐，阙其中而听其自下焉。时朱彦修氏客城中，以友生之好，日过视予，饮予药，但日服而病日增。朋游哗然议之，彦修弗顾也。浃旬病益甚，痰窒咽如絮，呻吟亘昼夜，私自虞，与二子诀。二子哭，道路相传谓予死矣。彦修闻之曰：吁！此必传者之妄也。翌日天甫明，来视予脉，煮小承气汤饮予。药下咽，觉所苦者自上下，凡一再行，意泠然，越日遂进粥，渐愈。朋游因问彦修治法，答曰：前诊气口脉虚，形虽实而面黄稍白，此由平素与人接言多，多言者中气虚；又其人务竟己事，恒失之饿而伤于饱，伤于饱其流为积，积之久，为此证。夫滞下之病，谓宜去其旧而新是图，而我顾投以参、术、陈皮、芍药等补剂十余帖，安得不日以剧？然非浃旬之补，岂能当此两帖承气哉？故先补完胃气之伤，而后去其积，则一旦霍然矣。众乃敛衽而服。

震按： 此与许学士治伤寒太阳病，因尺脉不应，用黄芪建中同法，彼先补而后散，此先补而后攻。但二公把握得定，故嫌疑不避。设麻黄、承气之用于后者不能愈病，则人之归咎难辞，而医之用药无路矣。

一人患痢久不愈，脉沉细弦促，右为甚，日夜数十行，下清涕，有紫黑血丝，食少。丹溪曰：此瘀血痢也。凡饱食后疾走，或极力叫号殴跌，多受疼痛，大怒不泄，补塞太过，火酒火肉，皆致此病。此人以非罪受责故也，乃以乳香、没药、桃仁、滑石，佐以木香、槟榔、大黄，神曲，糊丸，米饮下百丸。再服，大下秽物而愈。

一老人年七十，面白，脉弦数，独胃脉沉滑。因饮白酒作痢，下淡水脓血，腹痛，小便不利，里急后重。丹溪以参、术为君，甘草、滑石、槟榔、木香、苍术为佐使，煎汤，下保和丸三十粒。次日前证俱减，惟小便未利，以六一散服之而愈。

丹溪从叔，年逾五十，夏间患滞下病，腹微痛，所下褐色，后重，食减，时有微热。察其脉皆弦而涩，似数而稍长，喜不甚浮大，两手相等，视其神气大减。朱曰：此忧虑所致，心血亏，脾气弱耳。以参、术为君，归身、陈皮为臣，川芎、白芍、茯苓为佐使。时暄热甚，少加黄连，两月而安。此等证，若因其逼迫而用峻剂，误矣。

梅长官年三十余，奉养厚者。夏秋息痢，腹大痛，或令单煮干姜，与一帖，痛定。少顷又作，又与之，又定。八日服干姜三斤。左脉弦而稍大似数，右脉弦而大稍减，亦似数，重取似紧。朱曰：此必醉饱后食寒凉太多，当作虚寒治之。因服干姜多，以四物去地黄，加参、术、陈皮、酒红花、茯苓、桃仁煎，入姜汁饮之，一月而安。

丹溪云：赵立道，年近五十，质弱而多怒。七月炎暑，大饥索饭，其家不能急具，因大怒。两日后，得滞下病，口渴，自以冷水调生蜜饮之，甚快，滞下亦渐缓。如此者五七日。召予视，脉稍大不数，遂令止蜜水，渴时但煎人参白术汤，调益元散与之，滞下又渐收。七八日后觉倦甚，发呃，予知其久下而阴虚也。令守前药，然滞下尚未止，又以炼蜜饮之，如此者三日，呃犹未止。众皆尤药之未当，将用姜、附。予曰：补药效迟，附子非补阴者，服之必死。众曰：冷水饮多，得无寒乎？予曰：炎暑如此，饮凉非寒，勿多疑，待药力到，当自止。又四日而呃与滞下皆止。

陈宅仁，年近七十，厚味人也，有久喘病而作止不常。新秋患痢，食大减，五七日，呕逆发呃。丹溪视脉皆大豁，众以为难，朱曰：形瘦者尚可为，以黄柏炒燥研末，陈米饭丸，小豌豆大，每服三十丸，人参、白术、茯苓三味煎浓汤下，连服三剂即愈，切不可下丁香等热药。

震按：丹溪诸案绝不雷同，与马元仪大相悬绝。其最难及者，以服干姜至三斤而仍认为虚；以呃逆已投参、术，而一兼益元，一兼黄柏，苟非识得真，岂能不惑如此。

壶仙翁治一命妇，病滞下，腹痛腰胀。翁诊其脉，曰：此气血滞郁而然，当调血和气，则痢自止。所以知其病者，切其脉，沉而滞；循其尺，尺涩。沉滞则气不和，涩则精血伤。病由积郁而强食，故气血俱伤。乃投以四物、五苓、木香，痛少止。倍当归，经通而滞下已。

汪石山云：予兄年逾六十，色苍素健。九月患滞下，予适出外。自用利药三帖，病减，延至十月，后重未除，滞下未止。诊之，脉皆濡散，颇缓。初用人参二钱，归、芎、黄芩、升麻、桃仁各一钱，槟榔五分，煎服。后重已除，再减桃仁、槟榔，加白术一钱五分，滞下亦定。惟粪门深入寸许，近后尾闾穴傍，内生一核如梅，颇觉胀痛不爽。予曰：此因努责，气血下滞于此，耐烦数日，脓溃自安。果如所言。后服槐角丸，痔痛如故。仍用人参三钱，归、芪、升麻等剂而愈。

一妇年逾五十，病痢半载余。医用四物凉血之剂，及香连丸，愈增，脘腹痛甚，里急后重，下痢频，并嗳气，亦或咳嗽，遍身烦热。石山诊之，脉皆细弱而数。曰：此肠胃下久而虚也。医用寒凉，愈助降下之令，病何由安？经曰：下者举之，虚者补之，其治此病之法欤！遂以参、术为君，苓、芍为臣，陈皮、甘草、升麻为佐使，研末，每服二钱，清米饮调下，日二次，或三次，遂安。

吴茭山治一妇，长夏患痢，痛而急迫，其下黄黑色，诸医以薷苓汤，倍用枳壳、黄连，其患愈剧。吴诊之，两尺脉紧而涩，知寒伤荣也。问其病由，乃行经之时，因渴饮冷水一碗，遂得此证。盖血被冷水所凝，瘀血归于大肠，热气所以坠下。遂用桃仁承气汤，加马鞭草、延胡索，一服，次早下黑血升许，痛止脏清。次用调脾活血之剂，遂痊。此乃经凝作痢，不可不察也。

震按：此条先用薷、连，其患愈剧，再合以尺脉之紧涩，明知为寒伤营矣。乃不用温药佐消瘀，仍以承气加逐瘀药，岂因后重急迫，宜下不宜温耶。

薛立斋治少宗伯顾东江，停食患痢，腹痛下坠，或用疏导之剂，两足浮肿，食少倦怠，烦热作渴，脉洪数，按之微细。以六君子加姜、桂各二钱，吴茱萸、五味子各一钱，煎成冷饮，即睡，觉而诸证顿减。此假热而治以假寒也。

立斋又云：先母年八十，仲夏患痢，腹痛，作呕不食，热渴引汤，手按腹痛稍止，脉鼓指而有力，真气虚而邪气实也。急用人参五钱，白术、茯苓各三钱，陈皮、升麻、附子、炙草各一钱，服之睡。觉索食，脉证顿退，再剂而安。此取证不取脉也，凡暴病毋论其脉，当从其证。时石阁老太夫人，其年岁脉证皆同，彼乃专治其痢，遂致不起。

震按：立斋云：暴病毋论其脉，当从其证。想先生只从虚寒之证为据，若证现实热，而脉微细，或按之空豁者，又从脉不从证矣。多阅《薛氏医案》自知。

又云：一老人素以酒乳同饮，去后，似痢非痢，胸膈不宽，用痰痢等药不效。余思《本草》云：酒不与乳同饮，为得酸则凝结，得苦则行散。遂以茶茗为丸，时用清茶送三五十丸，不数服而瘥。

震按：此与沈绎治肃藩案同，而以茶为丸，以茶送下更佳。

张三锡治一人，病痢，发寒热，左脉浮紧，右脉滑大，乃内伤挟外感也。先用败毒散加姜葱一服，表证悉退，但中脘作胀闷，后重不已。以平胃散加枳壳、木香、槟榔、山楂，又二服，胀闷移于小腹。投木香槟榔丸三钱，下黏硬物而愈。

又一妇病痢，自投承气汤二服，不愈。张诊之，左脉浮而带弦，右三部俱沉，关脉略滑，必郁闷中食物所致。病家云：素恼怒。遂以厚朴、苍术、香附、抚芎舒郁，山楂、槟、橘、木香理气，芍药调中，三服愈。

龚云林治大司寇刘春冈，年近古稀，患痢，脓血腹痛，诸医弗效。龚诊六脉微数，此肥甘太过，内有积热，当服酒蒸大黄一两清利之。司寇曰：吾衰老，恐不胜，惟滋补平和之剂可也。龚再四宽释，遂服之，逾日而愈。

又治通府何竹峰赤白痢，昼夜无度，遍身瘙痒，心中烦躁。龚诊六脉大数，人迎偏盛，此风邪热毒也。以人参败毒散，去人参加荆、防、黄连，二服即愈，而六脉仍前大数。龚曰：数则烦心，大为病进，将来必有痰喘之患，不起。后逾月，果如其言。

震按：此二条，一以年近古稀，而用大黄至一两，不可为训；一以病退脉不退，决其变证，诚有先见之明，然何不用补阴药，以治其脉之数大也？

李士材治屯院孙潇湘夫人，下痢四十日，口干发热，饮食不进，腹中胀闷，完谷不化。尚有谓其邪热不杀谷者，计服香、连、枳、朴、豆蔻等，三十余剂，绝谷五日，命在须臾。李诊之，脉大而数，按之豁然。询得腹痛而喜手按，小便清利。此火衰不能生土，内真寒而外假热也。亟煎附子理中汤，冷服。一剂而痛止，六剂而热退食进，兼服八味丸，二十余日而安。

兵尊张绸庵，秋间患痢，凡香、连、枳、朴等剂，用之两月而病不衰。士材诊之，滑而有力，失下之故也。用香、连、归、芍、陈皮、枳壳，加大黄三钱，下秽物颇多。诊其脉尚有力，仍用前方，出积滞如鱼肠者约数碗，调理十余日而痊。

震按：此案比前案更高，其得手处总在于能审脉也。

缪仲淳治一少年贵介，暑月出外，饮食失宜，兼以暑热，遂患滞下，途次无药，痢偶自止。归家腹痛不已，遍尝诸医之药，药入口，痛愈甚，亦不思食。缪视之曰：此湿热尔。其父曰：医亦以湿热治之而转剧。缪问：投何药？曰：苍术、黄连、厚朴、陈皮等。缪曰：误也。术性温而燥，善闭气，郎君阴虚人也，尤非所宜。乃以滑石一两为细末，以牡丹皮汁煮之，别以芍药五钱，炙甘草二钱，炒黑干姜五分，煎调滑石末服之。须臾，小便如注，痛立止。

祝茹穹治部堂祖泽远，夏得痢疾，昼夜七八十次，疼不可言，便出仅血脓数点，饮食不进，已月余，瘦弱已极。诸医咸虑之，以为此毒气熏蒸清道，致胃口遏塞，闻食即吐，凶兆也。祝视之，面热身凉，脉大而滑。夫病久则邪气日盛，当身热，而今身凉。身凉不宜脉大，而今脉大。细视胃脉，乍大乍小。茹穹豁然曰：此非噤口证也。因感寒不发散，故胃以上有积寒；冒暑不清凉，故胃以下有积热。宜以温药开胃口之寒，以凉药通谷道之热；久病虚甚，补之，四五日即可愈耳。闻者大惊。乃以吴茱萸制黄连、姜汁炒黄芩、煨干姜、白豆蔻各一钱，陈壁土炒白术八分，南枣包煨人参八分，煎服。是夜即减病之半，五六服而神气渐旺，饮食渐进矣。

震按：丹皮汁煮滑石，少佐炮姜为从治，制方服法俱妙。祝案议论颇佳，方却平庸，其效未必如是之速。

孙东宿治温巽桥子妇，发热恶心，小腹痛，原为怒后进食，因而成积。左脚酸痛，已十日矣。有南浔女科，始作瘟疫治，呕哕益加。又作疟治，粒米不能进，变为滞下，里急后重，一日夜三十余行。女科技穷，乃曰：病犯逆矣。下痢身凉者生，身热者死；脉沉细者生，洪大者死。今身热脉大而又噤口，何可为哉？因请东宿诊，两手皆滑大，尺部尤搏指。孙曰：证非逆，误认为疫为疟，治者逆也。虽多日不食，而尺脉搏指。《经》云：在下者引而竭之，法从下，可生也。即与当归龙荟丸一钱五分。服下，去稠积半盆，痛减大半。不食已十四日，至此始进粥一瓯。但胸膈仍饱闷，不知饥。又与红六神丸二钱，胸膈舒而小腹软。惟两胯痛，小腹觉冷，用热砖熨之，子户中白物绵绵下，小水短涩，改用五苓散加白芷、小茴香、白鸡冠花、柴胡服之。至夜满腹作疼，亟以五灵脂醋炒为末，酒糊丸，白汤送下三钱，通宵安寝。次日精神清健，饮食大进，小水通利矣。而独白物仍下。再用香附炒黑存性，枯矾各一两，面糊丸，空心，益母草煎汤送下二钱。不终剂而白物无，病痊愈矣。

孙东宿治侄从明，夏初，由客邸患痢，昼夜三四十度，里急后重，口渴汗出，胸膈焦辣，手心热，腹微痛，小水少，干哕呕恶，其脉左沉弦，右滑数。孙以病人原禀薄弱，今远归，途次多劳，不敢疏下，姑以胃风汤加黄连，与二帖不效，腹稍加胀。渠嘱孙曰：古云无积不成痢，今积势胶固，切勿用补，无以体素弱为疑。孙即改用黄芩芍药汤，三剂无进退。乃曰：此证实实虚虚，热热寒寒，殊属难治。且谷食禁口不入，干哕可虑，须再觅高明参酌。无知病人信任益坚，孙因图欲先开胃口，使新谷食将宿秽压出，或补或攻，视缓急以为方略，乃背嘱伊侄曰：令伯非人参不可，幸且勿露，俾予得以尽技。因仿丹溪法，用人参、黄连各二钱，煎浓，细细呷之，哕恶果止。连与两日，觉胸腹胀，即以保和丸应之。觉小水不利，又以清六丸应之。里急后重，以参、术加苓、连、木香、槟榔、滑石、桃仁应之。人参皆背加，病人不知也。每诊脉，必曰疾已渐平，幸勿遽补，恐废前功，讵知人参已服十日，计二两许矣。此后脉仅四至，软而无力。忆丹溪云：虚回而痢自止。又云：气虚甚者，非附子不能行参、芪。乃以胃风汤加芪、附、炮姜，四剂而血止，后重亦止。再用菟丝、萸肉、故纸、杜仲、参、附，全安。

震按：此条与下慎柔案，俱非妙论奇方。然此条或补或清，独用并用，随机变换，而终之以专补专温，丝毫不误。较之今人见补而不应，惟知有清，清又不应，不敢再补者，其智愚相远若何？慎柔案证屡变，而方不易，亦可谓铁中铮铮者矣。

慎柔和尚云：余四弟年二十七，于甲辰闰九月患痢。先来取药，付以芍药汤一帖，香连丸二服。

数日不止，反增心口如刀割，脐腹痛，肛门痛，声撼四邻，自分必死。因往乡视之，昼夜不得卧，日下红血一桶，痛不可忍，发热流汗，不食。脉之六部俱豁大，浮中沉无力，四至。虽痛虽发热，脉无力，已虚寒矣。古人云：脱血益气，此证正宜。遂用六君子一帖，次投异功散，加升麻三分，木香五分，炒干姜五分，一剂。去后觉可，痛亦少减，至五更，腹痛如前。予曰：此药力尽也。急煎一剂与之，比前更可，痛又减七八，即酣睡至日中方醒。曰：不甚好过。予曰：此药止能支持一觉。再煎与之，遂安寝至晓，心腹痛止，后重亦轻，再服前剂而愈。二日后，吃鸡肉，仍前腹痛肛肿，下秽不止。又三日，病势笃极。予复往诊之，脉三至余，浮取无，沉按之则大，脾命脉微。与补中益气汤，不应。此虚脱之甚，加御米壳一钱，亦不应。下如洞泄，流汗发躁，尺脉渐欲收短，危甚。急于补中益气汤加人参二钱，服之，下咽觉愦。此正气欲复，邪气欲退也。顷之，精神顿增，痢稍缓。恐再作，又一剂，下注昏愦热躁诸证渐缓，脉有神，短脉退。思古人云：久泻久痢，汤剂不如丸散。即合参苓白术散与服，觉减可。至下午复躁，予亦无奈，再诊左尺洪如火射状，此阴虚火动之象。与加减八味丸五六十丸，精神觉爽。顷之，又下八九十丸，睡至天明，病去十七。方信立斋谓加减八味丸治水涸之证，即令朝暮服此丸，间以参苓白术散，渐愈。复劳，觉小便痛，想动色欲之故。服逍遥散、麦冬、五味子而平。

高果哉治丁清惠公，予告在籍，患痢，里急后重，白积兼鲜血，昼夜十余次，饮食减少，两尺脉似有似无，两寸关弦数，小便短少。众医皆以望八高龄，当凭尺脉而投温补，高独谓禀赋素厚，宜从寸关而用清理。遂进黄芩、白芍、厚朴、槟榔、陈皮、甘草、阿胶、滑石、槐花、木香，四五剂痊愈。

震按： 此由平素熟悉，故取舍不缪。然亦必兼有实证可据及神气不衰以断之也。

喻嘉言治周信川，年七十三岁，平素体坚，不觉其老。秋月病痢，久而不愈，至冬月成休息痢。昼夜十余行，面目浮肿，肌肤晦黑。喻诊其脉，沉数有力，谓曰：此阳邪陷入于阴之证也。当用逆流挽舟法，提其邪转从表出，则趋下之势止而病可愈。于是以人参败毒散本方煎好，用厚被围椅上坐定，置火其下，更以布条卷成鹅蛋状，置椅褥上殿定肛门，使内气不得下走。方以前药热服，良久又进前药，遂觉皮间津津微润。再溉以滚汤，教令努力忍便，不得移身。如此约二时之久，病者心躁畏热，忍不可忍，始令连被带汗，卧于床上。是晚止下痢二次，以后改用补中益气汤，不旬日而痊愈。

朱孔阳，年二十五岁，形瘦，素安逸。夏月因构讼，奔走日中，致痢，昼夜一二百次，不能起床，但饮水而不进食，其痛甚厉，肛门如火烙，扬手掷足，躁扰无奈。喻诊其脉弦紧劲急，不为指挠，谓曰：此证一团毒火，蕴结在肠胃之内，其势如焚。救焚须在顷刻，若二三日外，肠胃朽腐矣。于是以大黄四两，黄连、甘草各二两，入大砂锅内煎，随滚随服。服下，人事稍宁片刻。少顷，仍前躁扰。一昼夜服至二十余次，大黄俱已煎化，黄连、甘草俱煎至无汁。次日，病者再求前药。喻又诊之，见脉势和柔，知病可愈，但用急法，不用急药。改以生地、麦冬各四两，另研生汁，而以花粉、丹皮、赤芍、甘草各一两，煎成和汁，大碗咽之。以其来势暴烈，一身津液从之奔竭，待下痢止，然后生津养血，则枯槁一时难回。令脉势既减，则火邪俱退，不治痢而痢自止，岂可泥润滞之药而不急用乎？服后，痢渐止，粥饮渐进。调理旬余，方能消谷。

陈汝明病痢，发热如蒸，昏沉不食，重不可言。至第三日，危急将绝，乃诣嘉言。其脉数大空虚，尺脉倍加洪盛。喻曰：此两病而凑于一时之证也。内有湿热，与时令外热相合，欲成痢症；尚不自觉，又犯房劳而为骤寒所乘，以致发热身重，不食昏沉，皆属少阴肾经外感。少阴受邪，原要下利清白，此因肠中湿热已蒸成猪肝鱼脑之形，故色虽变而下利则同也。再用痢疾门药一剂，即刻不救矣。遂忙以麻黄附子细辛汤一剂，与之表散外邪。得汗后，热即微减。再以附子理中汤，连进二剂，热退身轻能食。改用连理汤丸服，至旬日全安。

浦君艺病痢，初起表邪未散，误用参、术固表，病反加重。乃频进黄连、大黄，治经月余，胃气不运，下痢一昼夜百余行。一夕呕出从前黄连药汁三五碗，呕至二三次后，胃与肠遂打为一家，幽门兰门，洞开无阻，不但粥饮直出，即人参浓膏，才吞入喉，已汩汩从肠奔下。危急之至，乃以大剂四君子汤煎，调赤石脂、禹余粮二末，连连与服。服后，其下痢之势少衰，但腹中痛不可忍。君艺曰：前此下痢虽多，尚然不痛，服此药而痛增，未可再服矣。喻曰：此正所谓“通则不痛，痛则不通”之说也。不痛则危，痛则安，何乐而不痛耶？仍以前药再进，俟势已大减，才用四君子倍茯苓，十余剂全安。

震按：此四案议论方法，皆古人所未有，洵足超前绝后。然较之丹溪，犹有粗豪精细之别。

张路玉治春榜陈颖雍，暑月自都门归，抵家即患痢疾，半月以来，攻克不效，遂噤口，粒米不入。且因在京久食煤火，肩背发毒，不赤不疼，陷伏不起，发呃神昏，势日濒危。内外医科，互相推委。乃延石顽诊之，六脉弦细欲绝，面有戴阳之色，所下瘀晦如烂鱼肠脑。证虽危殆，幸脉无旺气，气无喘促，体无躁扰。可进温补，但得补而痈肿焮发，便可无虞。遂疏保元汤，每服人参三钱，生芪二钱，甘草、肉桂各一钱，伏龙肝汤代水煎服。一服粥饮稍进，二服后重稍轻，三服痈毒贲起，另延疡科敷治其外，确守前方，又十余服而安，前后未尝更易一味也。

震按：考古人治痢方案，攻补温凉，无法不备，兹选其认证明晰，用药确当者，各备数则。此条以痢兼疡，又属一局，故录之。他如乳煎荜茇、独炼雄黄、鳖糖汤、人参樗皮散诸说，昔日固为奇方，今时未必效验，故不采录。

又：阅《儒门事亲》载一男子恶痢，痛不可忍，忽见水浸甜瓜，连皮食数枚，脓血皆已。而本草却有贫人多食甜瓜，深秋下痢难治之戒。可见下痢无正形，治痢亦无正形也。刘宗厚曰：夏月食冰水瓜果太过，致令脾胃伤冷，血不行于四肢八脉，渗入肠胃间而下痢。是诚至言。然其咎在太过耳。若偶食之，未必为害。惟饱餐饭肉浓鲜之后，即偶食亦不可。盖凡空腹吃井水西瓜，颇能消涤无形之暑气，使从小便出。倘胃中先有食物填实在内，而加以生冷，则脾不运行，必成积滞矣。予少年时，赴一友人招，其家长幼俱患痢疾，窃骇之，意此岂杨子建所谓疫毒痢耶，何独疫于其家？及设中饭，荤腥海鲜盛备，而以冷酒偏斟，独予不饮，反以为怪。予曰：君家之所以致痢者，由于此也。盘中诸品，正借极热之好酒以疏通之，则胃气方畅。乃与冷酒为伍，古语为得冷则凝，如油粘碗，虽洗难脱，滞气泣血，痢能免乎？其家豁然省悟改焉，迄今二十余年无痢疾。又有人曰：都中土著士民，夏月饭上置冰一片，凡鱼肉多悬井内，瓜果安放冰边，却不见其患痢。不知北方生长者，禀气刚厚，且食煤火之食，内有蕴热，故尔相宜；若吴地人，断不可效也。

孙见心治一人，秋间下痢脓血，昼夜百余次，里急后重。前医见脉歇止，谓因积滞所致，用槟、朴、青皮、枳壳、木香等。孙诊之，脉洪弱而数，或一二至，或三四至，或五六至，辄一止。曰：毒及少阴矣，当急顾其阳明。用生、熟地各一两，归、芍、丹皮、黄连各三钱，甘草五分。群疑阴药太重，恐饱闷增剧。然服二帖，次数尚频，急重已除，脉之洪数亦减，至数相续。仍用前方，病去大半。又次日，去生地、黄连，加参、术、茯苓、山药，饮食大进。午后弦脉亦减，而至数复有止状。或骇曰：病退而脉复变，防其加重。孙曰：无妨也。歇至者，即古代结、促之俗名耳。若冲气中绝，脏脉自见者危。今此证歇至，本以毒盛拥遏隧道，阴精不承，故一二至，或三四至，或五六至而至也。《经》曰：数动一代者，病在阳之脉也，泄及便脓血。今予去阴药之过甚，进阳药太骤，中脏得补，则木土和而胃气安，故饮食进。而毒尚未尽者，亦随壮气而旺，故复有止状也。于方中仍加生地、黄连，即平矣。果验。

震按：此条与西昌治朱孔阳案相似，而此以生地换大黄，则因脉之促止，与弦动不为指挠者有别也。此从炙甘草汤得之，然幸洪数而歇止，若细涩无神而歇止，断不可治。亦必其人身不发热，尚能饮食而腹痛者。观案中云饮食大进可见矣。总之，痢以能食为吉，腹痛亦吉。不能食而不腹痛者大不吉。

[附] 嘉善一妪常便血，时发时止。至五旬外，夏月便鲜血，里急后重，时或不禁，脉软不数。用五苓建中转甚，因向宜凉血药，仍用四物加槐、榆、楂、曲，亦无效。叶天士先生以生苍术、生厚朴、炒陈皮、炙甘草、鸡内金、砂仁壳、丁香柄丸服，痊愈。又有一童子患久痢，叶亦用此方痊愈。人不解其故，震读徐春甫《医统》，因见此方名醉乡玉屑，治小儿食瓜果致痢久不愈者，乃服先生之典博也。至如《临证指南》所载，都属古人常用方法。惟以温药下之，乃江氏《类案》所未有。而附子、大黄为君，参入苓、朴及草果、益智、木香、大茴等，谅系对证择加，总不外举散温通之义。又有用大黄、芩、连、肉桂、丹皮、归、芍者，是从芍药汤化出；有用人参、芩、连、干姜、生姜、枳实者，是从泻心汤化出；以及二妙散加地榆、苓、泻，白头翁汤加黄芩、白芍，亦世俗所通晓。至如附子粳米汤、脾肾双补丸、理阴煎、四神丸、桃花汤、余

粮丸，或养阴，或发表，均非创立。独有肾气丸之炒焦，及姚颐真之用大剂苁蓉为创立。但炒焦者不过熟地炭，桂、附炭之侣，苁蓉配参、归、姜、附，即以温药下之，化为温药滑之耳。然同温药则可，同阴药则不可，予曾试之矣。其痢久伤肾，下焦沉坠，刚药不效者，用人参、鹿茸、大茴、茯、菟、故纸；痢久伤阴，唇燥舌干，胃气又弱，戒投阴腻柔药者，用人参、炙草、茯神、炒麦冬、炒白芍、炒乌梅肉。一系温柔补固，一系酸甘化阴，仍是率由旧章也。至谓治痢大法，无过通塞二义，乃先生略举大端，比如读云汉之诗，勿以辞害志可矣。

疟痢

罗谦甫于至元己亥，治廉台王千户，年四十五，领兵镇涟水，此地卑湿，因劳役过度，饮食失节，至深秋，疟痢并作，月余不愈。饮食全减，形羸瘦，仲冬舆疾归。罗诊得脉弦而微如蛛丝，身体沉重，手足寒逆，时复麻木，皮肤痂疥如疠之状，无力以动，心腹痞满，呕逆不止。此皆寒湿为病，久淹，真气衰弱，形气不足，病气亦不足。《针经》云：阴阳皆不足，针所不为，灸之则宜。《内经》曰：损者益之，劳者温之。十剂曰：补可去弱。先以理中汤加附子温养脾胃，散寒湿；涩可去脱，养脏汤加附子固肠胃，止泻痢；仍灸诸穴以并除之。《经》云：腑会太仓，即中脘也。先灸五七壮，以温养脾胃之气，进美饮食；次灸气海百壮，生发元气以荣百脉，充实肌肉；复灸足三里，胃之合也，三七壮，引阳气下交阴分，亦助胃气；后灸阳辅二七壮，接阳气，令足胫温暖，散清湿之邪。迨月余，病气去，神完如初。

震按：温补固涩以治疟痢虚证，其效犹迟。得诸灸法，参、附之力加倍矣。遇险病，宜宗之。

滑伯仁治一妇，年五十余，患疟，寒热涌呕，中满而痛，下利不食，殊困顿，医药不效。伯仁诊其脉，沉而迟，曰：是积暑与食，伏痰在中，当下之。或曰：人疲倦若是，且下利不食，焉可下？方拟进参、附。滑曰：脉虽沉迟，按之有力，虽利而后重下迫，不下则积不能去，病必不已。乃以消滞丸，微得通利，觉少快。明日再服之，宿积肠垢尽去，向午即思食。旋以姜、橘、参、苓，淡渗；和平饮子调之，旬余乃复。

震按：此条疟痢兼呕，竟以消导药愈，较之专以发散药愈者，可作两大局。但须着眼中满而痛，脉沉有力，知其病在里不在表也。

南浔董宗伯，门下有马厨者，七月初旬病，病二十余日，愈剧。其证大发寒热，寒至不惮入灶，热至不惮下井，痢兼红白，日夜八十余行，腹痛恶心，神气倦甚。时孙东宿在宗伯家，问向来医者言脉何如？有客曰：脉不吉。下痢脉洪大者死，细微者生，今洪大，逆也。东宿曰：痢固忌洪大，寒热亦非细微所宜，其中必有故。试往视之，见面色微红，汗淋淋下。因究病所由起，渠谓过客众，厨门燥热，食瓜果菱藕过多，晚又过饮御内，而寝于楼檐之下，次日即寒热腹痛，因而下痢。病情虽述，治法难谐。因沉思之，告宗伯曰：偶有一得，乃背水阵也。人参、白术、石膏、滑石各五钱，知母、炮姜各三钱，大附子、炙甘草各二钱，作一大剂煎之。服后倘得一睡，则阴阳始和，和则汗可敛，而寒热呕恶可止也。至夜，痢减其半，汗吐全无，脉亦敛矣。再用参、术、白芍、石膏、滑石各三钱，炮姜、肉桂、知母各二钱，炙甘草、附子各一钱，服后疟止，痢又减半，饮食渐进，神气渐转。改用酒炒白芍五钱，去石膏、附子，余药各减一钱，三剂痊愈。客问曰：公寒热均投，此为何证，而剂何名耶？东宿曰：此滑公所谓混沌汤也。《经》云：夏伤于暑，秋必疟痢。白虎汤、益元散，皆解暑之剂；瓜果寒凉，伤其中气；酒后御色，损其下元，故合附子理中汤温中补下。若以寒热均用为疑，则仲景附子泻心汤，大黄、芩、连与附子并用，此何说哉？盖假对假，真对真也。

震按：古方中寒热并用者诚多，如仲景五泻心汤、黄连汤、乌梅丸、麻黄升麻汤，为后贤连理汤、左金丸诸方之祖。夷考其义，泻心汤用芩、连之苦以泻痞热，姜、夏之辛以散结气，即寒因热用也。黄连汤则以桂枝代柴胡，黄连代黄芩，干姜代生姜，喻西昌所谓换小柴之和表里者，为通上下法也。乌梅丸则以厥阴一经，本阴标热，故用姜、附之辛热，佐连、柏之苦寒，柯韵伯引经文所谓伏其所主而先其所因也。麻黄升麻汤以知母、石膏，合麻、桂、干姜，犹是越婢汤成例，其参入归、芍、苓、术、天冬、玉竹，则因邪陷厥阴，寒郁热伏，又为下药重亡津液，故以辛温升散其邪，必兼凉润以制药之燥。仲景诸方，精义入神，岂如混沌汤清暑回阳一网兜乎？乃引附子泻心汤为证，不知大黄、芩、连，以麻沸汤浸，而附子别煮取汁，是重剂固阳为君，略寓泄热之意为佐，法律固森然也。节庵祖之，制回阳返本汤，以腊茶、黄连、地浆，作人参四逆之向导，方为妥贴，奈何以参、术、桂、附、炮姜，与知母、石膏、滑石，杂然并进，譬之演剧者，合三班为一班，将《琵琶》《千金》《杀狗记》一齐登场混演，有是理乎？再考仲景证象阳旦条，厥逆、咽中干、两胫拘急而谵语，亦是寒热并现，乃先与桂枝加附子汤，增桂令汗出，虽阳明内结，谵语烦乱，更饮甘草干姜汤，俟阳回足热，乃与芍药甘草汤以伸其脚，然后用承气汤以止其谵语，先后缓急之间，不为病所惑，而次第合节，方称仙手。若使孙公当此，应将四方合而煎饮之，不反笑仲景之跋涉耶，然余之录之者，其书载其效如神，则亦姑存其说而已。

孙公原案又云：实者邪气实也，故以白虎汤、益元散应之；虚者正气虚也，故以理中汤应之。今考此方分两，纯是少阴经阴盛格阳治法。若果有暑邪，岂五钱之石膏、滑石，能与大剂参、术、姜、附并取其效哉？案载脉洪大，不载有力无力，亦不载口渴与否，舌胎及小便若何，何以放胆用温补？若痢兼红白，腹痛恶心，面红汗多，寒热大作诸证，确系暑邪为病，温补殊属反背。若果能取效，则的系虚寒，其细微之知母、石膏，正如白通加人尿猪胆汁汤耳，不得牵扯暑邪二字以混之也。然病经二十余日，虚寒证早已亡阳矣，能待孙公用药耶？

又考虞天民治妇人疫病，以三方合为一方，曰三合汤。不过于血药中加寒下药，却是一路，与混沌汤风马牛不相及也。混沌汤之名，出于《白云集》，乃滑伯仁治陈伯英肺气焦满，而告之曰：病由多愁善饮，且殚营虑，中积痰涎，外受风邪，发即喘喝痰咳，不能自安。为制清肺泄满降火润燥苦辛之剂，服之既安。众诘出何方书，名何汤散？伯仁应之曰：是混沌汤。然观其制方之义，实非混沌，不似孙公之真混沌也。

又治金达泉疟兼痢，日夜四十余度，小腹痛甚，每登厕，汗出如雨，下迫后重，小水涩痛，头疼口渴，下午发热，天明始退，左脉浮弦而数，右软弱，中部稍滑。此内伤饮食，外感风邪所致。先与柴苓汤一剂，小便即清，不痛，疟发时寒多热少。晚与人参败毒散，去羌、独，加葛根、防风、桂枝、白芍。次日头痛痢疾俱减，夜才起三次。改与补中益气汤加酒芩、桂枝、白芍，其夜疟止，但微热。再改胃风汤，人参、白术、桂皮各二钱，白芍四钱，酒炒芩、连各一钱，当归、茯苓、川芎佐之，炮姜、地榆为使，服后寒热殄迹，夜起一次是粪。前方减去桂枝，再三剂而巾栉出户矣。

震按：此案用方妥当出色，可以效法。若王金坛治邑令刘蓉川深秋患疟而洞泄不止，欲先去其一为快，乃用《局方》双解饮子，一服而二病俱愈，更觉神妙。是得法于澹寮所谓用药多一冷一热、半熟半生、分利阴阳之义也。然窃思疟痢并作，初起者专用发散如羌、防、柴、葛等，佐以赤苓、神曲；见血痢参入归身、川芎；右关脉大可加厚朴，使在腑之邪提并于经而外解，最为捷法。倘或不应，审其挟热挟寒而用表里分散之法。热者去羌、防，加芩、连、香薷、滑石；寒者去柴、葛，加桂枝、干姜。若热甚者多实证，风药不宜矣，大柴胡汤加黄连、滑石；寒甚者多虚证，风药当戒矣，真武汤加桂枝、人参，此仍表里双解之法。至如人参败毒散、补中益气汤，虚证之表药也；理中汤、八味丸，虚证之里药也。表证之虚而挟热者，小柴胡汤；里证之虚而挟热者，连理汤；表证之虚而挟寒者，麻黄附子细辛汤；里证之实而挟寒者，温脾汤。以此诸法，将脉证配合审用，无不手到成功。如此条右脉软弱为虚，疟发寒多热少亦为虚，故第二剂即用人参，但汗出如雨，而于败毒散去羌、独，加桂枝、白芍是矣。又加葛根、防风，尚觉太过。

呃逆

壶仙翁治乡进士许崇志，病呃逆。医以雄黄烟熏其鼻，倏然目暗，热剧甚。翁诊之曰：此由恼怒伤肝，肝气上逆而呃。《经》云：木郁达之。投以涌剂，更为之疏肝平气，数服而愈。所以知崇志病者，其脉左关沉而弦，右寸微而数。沉弦为郁，微数为热，郁不行，故指为怒气致呃也。

朱丹溪治一女子，年逾笄，性躁味厚，暑月因大怒而呃逆。每作一声，则举身跳动，神昏。凡三五息一作，脉不可诊。视其形气实，以人参芦二两煎饮，大吐顽痰数碗，大汗，昏睡一日而安。

又一老人，素厚味，有久喘病，作止不常。新秋患痢，食大减，数日呃作，脉豁大。朱以其形瘦可治，用参术汤下大补丸，至七日而安。

虞天民治一人伤寒，前医以补药治之而发呃逆。十日后，邀虞诊之，其脉长而实大，此阳明内实，误补所致。与大承气下之，热退而呃止。

震按：此条呃已十日，脉长实大，犹易辨也。前条之脉豁大，而用参、术，何又以黄柏佐之？岂因其形瘦素厚味为有郁热耶？至如女子因怒至呃，脉不可诊，止凭形气之实以施治，何不用他涌剂，而用参芦至二两？又岂因其脉未得，而用涌剂中之补剂为稳着耶？

又一人得伤寒证，七日热退而呃大作，举家彷徨。虞诊其脉，皆沉细无力，人倦甚。以补中益气汤大剂加姜、附，一日三帖，兼灸气海、乳根，当日呃止，脉亦充而平安。

吕元膺治余姚州守郭文煜呃十余日，医以丁、附等疗之，益甚。吕切其脉，阳明大而长，右口之阳数而躁。乃曰：此由胃热致呃，又以热药助其热，误矣。用竹茹汤，旋愈。

震按：上条之宜用温补及灸法，人所共能。次条之服热药而益甚，合以脉之长大数躁，宜用大剂白虎；有下证者，宜佐以承气，若竹茹汤，恐不济事。

戴同父治一人，元气素虚，胃口有蓄血。每食椒、姜热汤，则呃一二声。以人参、生白术各一两，切片，用䗪虫醉死绞浆制为末，入干漆灰七分，以米饮丸弹子大，早暮陈酒细嚼一丸，终剂而愈。

震按：此证较前诸证为难辨，此方较前诸方为更佳。

厥

丹溪治一妇，病不知人，稍苏即号叫数次而复昏。朱诊之，肝脉弦数且滑，曰：此怒火所为，盖得之怒而饮酒也。诘之，以不得于夫，每夜必引满自酌解其怀。朱治之以流痰降火之剂，而加香附以散肝分之郁，立愈。

戴原礼治方氏子妇，疟后多汗，呼媵人易衣不至，怒形于色，遂昏厥若死状，灌以苏合香丸而苏。自后闻人步之重，鸡犬之声，辄厥逆如初。原礼曰：脉虚甚，重取则散，是谓汗多亡阳。以参、芪日补之，其惊渐减，至浃旬而安。

汪石山治一人，年逾七十，忽病瞀昧，但其目系渐急，即合眼昏懵，如瞌睡者。头面有所触，皆不避，少顷而苏，问之，曰不知也。一日或发二三次。医作风治，病转剧。汪诊其脉结止，苏则如常，但浮虚耳。曰：此虚病也。盖病发而脉结者，血少气劣耳；苏则气血流通，心志皆得所养，故脉又如常也。遂以十全大补汤去桂，加麦冬、陈皮而安。三子皆庠生，时欲应试而惧。汪曰：三年之内，可保无恙，越此非予之所知也。果验。

江篁南治一妇，忽如人将冰水泼之，则手足厥冷，不知人。少顷发热则渐省，一日二三次。江诊六脉俱微，若有若无，欲绝非绝，此气虚极之证也。用人参三钱，陈皮一钱，枳壳二分，人参渐加，服至六两而愈。

孙东宿治徐中宇之妇，汗出如雨，昏昏愦愦，两手无所着落，胸要人足踹之不少放，少放即昏愦益甚，气促不能以息，少近风则呕恶晕厥。与九龙镇心丹一丸，服下即稍定，少间则又发。始知胸喉中有物作梗而痛，汤水难入，即药仅能吞一口，多则弗能咽下。乃以苏合香丸与之，晕厥寻止，心痛始萌。昨日六脉俱伏，今早六部俱见，惟左寸短涩。知其痛为瘀血也。用延胡、桃仁、丹参、丹皮、青皮、当归、香附，其夜仍晕厥一次，由其痛极而然。再与前方，加乌梅、桂枝、赤芍、贝母、人参，而痛减大半。乃自云心虚有热，头眩，加山栀仁。居常多梦交之证，近更甚，以其心虚故也。人参、丹参、归、芍、枣仁、酒连、香附、贝母、石斛，调理全安。

李士材治吴门周复庵，年近五旬，荒于酒色，忽然头痛发热，医以羌活汤散之，汗出不止，昏晕不苏。李灸关元十壮而醒，四君子加姜、桂，日服三剂，至三日少康。分晰家产，劳而且怒，复发厥。李用好参一两，熟附二钱，煨姜十片煎服，稍醒，但一转侧即厥，一日之间，计厥七次，服参三两。至明日，以羊肉羹、糯米粥与之，尚厥二三次，至五日而厥定。李曰：今虽痊，但元气虚极，非三载调摄，不能康也。两月之间，服参四斤，三年之内，进剂六百帖，丸药七十余斤，方得步履如初。

喻嘉言治黄我兼令正，痰厥，频发不痊。有欲用涌剂及下法者，喻曰：惊痰堵塞窍隧，昏迷不过片晌耳。设以涌药投之，痰才一动，人即晕去，探之指不能入，咽之气不能下，药势与病势相扼，转致连日不苏，将若之何？丹溪云：惧吐者，宜消息下之，是或一道也。但窍隧之痰，岂能搜导下行？徒伤脾气，痰愈窒塞，此法亦不可用。今三部脉象虚软无力，邪盛正衰，不易开散，用药贵有节次矩矱。盖惊痰之来始于肝胆，冬月木气归根，不敢攻治。但当理脾清肺，使脾能健运，肺能肃降，痰乃下行耳。今四末肿麻，气壅已甚，须药饵与饮食相参。白饭、香蔬、苦茗，便为佳珍。不但厚味当禁，即粥亦不宜食，以粥饮之，结为痰饮易易耳；不但杂食当禁，即饮食亦宜少减，以脾气不用以消谷，转用之消痰，较药力更捷耳。其辛辣酒脯及煎爆日曝之物，俱能伤肺，并不宜食。依此调理，至春月木旺，才用四君子汤加龙胆草、芦荟、代赭石、黄连、青黛等药，为丸服之。痰迷之症，果获全瘳，后遂不发。

震按：《内经》、仲景所谓厥者，手足逆冷耳，故有寒厥、热厥之辨。今人所谓厥者，乃晕厥耳，亦兼手足逆冷，而其重在神昏若死也。向来混于一处，最误后学。今只选晕厥，不选厥逆，庶几头绪稍清。故丹溪案是怒厥也，又名肝厥；戴、汪、江三案是虚厥也；孙案是血厥也，又名薄厥。李案是虚厥之极，即脱厥也；喻案是痰厥，亦兼怒厥，法已略备矣。

痉

张子和治一妇，年三十，病风搐目，角弓反张，数日不食。诸医作惊风风痫治之，用南星、乌、附等不效。子和曰：诸风掉眩，皆属肝木。曲直摇动，风之用也。阳主动，阴主静，由火盛制金，金衰不能平木，肝木茂而自病故也。先涌风涎二三升，次以寒剂下十余行，又以铍针刺百会穴，出血二杯，立愈。

虞恒德治一妇，年三十余，身小形瘦，月经后忽发痉，口噤，手足挛缩，角弓反张。虞知其去血过多，风邪乘虚而入，用四物加羌、防、荆芥，少加附子行经，二帖病减半，六帖全安。

震按：子和论痉，最为妙解，而法惟汗下，终嫌粗粝。如丹溪治少年疸后发痉，腹痛冷汗，痛定汗止，时止时作，脉弦紧而急，如真弦状。知其极勤苦，劳倦伤血，疮后血愈虚，风寒乘虚而入。法当养血散风，以芎、归、芍、青皮、钩藤、陈皮、术、草，再佐桂枝、黄连、木香，加红花少许，此正治也。予乡文选司莘之金公劳倦而伤寒发斑，斑出迎风遽隐，遂发痉，手足搐掉，不时跳跃，浑身震动，神欲晕去。予用牛蒡、天虫、土贝、荆、防、钩藤，不应。其脉细而弦劲带数，乃用虎、膝、归、芍、生地、钩藤、秦艽、荆芥、桑枝，痉跳减半，未能痊愈。因思病属厥阴，当寒热并用，乃以桂枝、羚羊角为君，仍佐血药，加竹沥、姜汁，一服而愈。此实效颦于丹溪，幸不至学步于邯郸耳。

一人身热至六七日，医用地黄汤，遂致身体强硬，六脉沉伏，目定口呆，气喘不能吸入。周慎斋曰：此能呼不能吸，病在中焦实也。中焦实，脾不运耳。方用远志、白茯神各一钱，附子四分，去白广皮六钱，磁石、苏梗各一钱五分，沉香二分，一帖身和，六帖而安。盖脾者为胃行其津液者也，脾不运则胃阳不行于肌肉，肌肉无阳，所以强耳。醒其脾，则胃阳通而身和矣。

震按：此非痉证，因身体强硬与痉相似，故附于此。观其议论亦佳，然不能解其制方之义。

疝

罗谦甫治赵运使夫人，年近六十，三月间，病脐腹冷痛，相引胁下，痛不可忍，反覆闷乱，不得安卧。乃先灸中庭穴，在膻中下寸六分陷者中，任脉气所发，灸五壮或二七、三七壮；次以当归四逆汤：归尾七分，桂、附、茴香、柴胡各五分，芍药四分，茯苓、延胡、川楝各三分，泽泻一分，数服愈。

又治火儿赤怜歹，疝气，脐腹阵痛，搐撮不可忍，腰曲不能伸，热物熨之稍缓，脉得沉小而急。

《难经》云：任之为病，男子内结七疝，皆积寒于小肠间所致也。非大热之剂，则不能愈。遂以沉香、附子、川乌、炮姜、良姜、茴香、肉桂、吴茱萸各一两，醋丸，米饮汤下，名沉香桂附丸，一日二服。又间以天台乌药散，每服一钱，热酒泡生姜汤下。服二药，旬日良愈。

滑伯仁治一妇，寒疝，自脐下上至心，皆胀满攻痛，而胁疼尤甚，呕吐烦懑，不进饮食，脉两手沉结不调。此由寒在下焦，宜亟攻其下，毋攻其上。为灸章门、气海、中脘，服延胡、桂、椒，佐以茴、木诸香，茯苓、青皮等。十日一服温利丸药，聚而散之也。果效。

震按： 首案虽云任脉为病，然脐腹痛引胁下，实兼厥阴。其灸中庭穴以治任脉，当归四逆汤则治肝病也。次案脉证俱寒，自当纯用大热之剂，但脉沉小而急，与沉微细软不同，是寒实，非寒虚。妙在天台乌药散以逐其寒积也，只服一钱，而送药引子更佳。第三案痛且胀，脉又沉结不调，亦是积寒实证，而不进饮食，元气亦虚，故灸法妙极，艾火能逐寒能壮气也。佐以温通药，间以温利药，步伐整齐，洵为必胜之师。所谓温利丸药，想即天台乌药散，以方中木香、茴香、乌药、良姜、青皮各五钱，槟榔两个，巴豆七十粒（同川楝十个，以麸炒，去豆用楝，取其性而弃其质）。如用火攻仍不延燎也。

丹溪曰：余壮年啖柑橘过多，积成饮癖，在右胁下，因不复啖。一日，山行大劳，饥渴，遇橘、芋食之，橘动旧积，芋复滞气，即时右丸肿大，寒热交作。因思脾肺皆主右，故积饮滞气下陷，太阴阳明之经筋俱伤，其邪从而入于囊中，著在睾丸而为肿胀。戴人有言，病分上下治，同是木郁为疝，在下则不可吐，必当从下引而竭之。然窃念病有不同，治可同乎？今以饥劳伤脾，脾气下陷，必升举之，则胃气不复下陷，积乃可行；若用药下之，恐重陷胃气也。先服调胃药一二帖，次早注神，使气至下焦呕逆而上，觉胁下积动到中焦，则吐而出之，吐后㿗肿减半，次早复吐。吐后和胃气，疏经络，二三日愈。凡用此法治酒伤与饮水注右丸肿者，大效。

震按：此条向因《名医类案》脱落两行，以致文理不贯，看不明白。今从原本全录，始服其议论大有妙理。其法注神使气至下焦走肋下，较之子和用药以吐者，险夷殊别矣。及读《景岳全书》，记其尊人寿峰公吐法：每于五鼓睡醒时，徐徐咽气，因作嗳以提之。气有不充，则咽气为嗳，随咽随提，痰涎必随气而至。吐后或至唇肿咽痛，但以凉水一二口漱咽解之。吐毕，早膳悉屏五味，但用淡粥一二碗，以养胃中清气。自四旬之外，绝不用酒。每月行吐法二三次；六旬之外，则一月或半月必吐一次。用此法四十余年，愈老愈健。若遇疾病，无论表里虚实，绝不服药，但一行吐法，无不即日尽却。寿至八旬之外，犹能登山，及灯下抄录古书读之。不禁跃然，彼子和之独圣、茶调，逊此和平多矣。然窃思阳明胃脉，下行为顺，若吐则上逆，频吐理当损寿，何反益寿？殊未敢信。

一人病后饮水，病左丸痛甚。灸大敦，以摩腰膏摩囊上，上抵横骨，炙温帛覆之，痛即止，一宿肿亦消。

震按：此条无甚妙义，然其法颇佳，可以备用。

汪石山治一人，年二十余，因水中久立过劳，病疝痛，痛时腹中有磊块，起落如滚浪，其痛尤甚。诊之脉皆细弦而缓，按之似涩。曰：此血病也。考之方书，疝有七，皆不宜下，所治多是温散之药，以气言也。兹宜变法治之，乃用小承气加桃仁下之，其痛如失。三日复作，比前加甚，脉之轻则弦大，重则散涩，思之莫得其说。问曾食何物，曰：食鸡蛋二枚而已。曰：得之矣。令以指探吐，出令尽，痛解矣。

一儿六岁，阴囊胀大如盏，茎皮光肿如泡。一医为之渗湿行气，不效。汪诊视，脉皆濡缓。曰：脉缓无力者，气虚也。《经》云：膀胱者，津液之府，气化则能出焉。气虚不足，无能运化而使之出矣，宜升阳补气可也。遂以补中益气汤，去当归、柴胡，加茯苓、牛膝，二帖囊皱肿消，三帖痊愈。

震按：此二条乃凭脉断病之正法。前案以弦涩断为瘀血，后案以濡缓断为气虚，应手取效，皆得力于指下也。前案变温散为寒下，后案去归、柴，加苓、膝，是其学问高处。但前案三日复作，而归咎于鸡蛋二枚，恐未确也。其痛解之功，又在吐法耳。

祠部黄新阳公夙有脾泄，便血，脚痛，六脉滑数。曾用酒煮黄连为君，佐以参、术等，而泄血止。越年余，患狐疝，昼出囊中，夜卧入腹，不时疼痛。吴心所投以虎潜丸、还少丹而愈。此始为热中，久为寒中，药物寒热迥别而俱效，久病从虚治也。

震按：叶先生云：子和法中，原有虎潜诸论，后医弃置不用。今观此案，后医亦有用之者矣。惟是《指南》疝疾门集案甚少，而方法甚多，取材既富，运用又巧，更不可及。余乡万枫江先生，乃莲幕老名宿，年近七旬，忽患癞疝，自检古方中三层茴香丸，恪遵其法服一月，而病痊愈。以是知古方每有不可思议之妙，岂独虎潜丸哉？

常州尹文辉，嗜火酒，能五斤。五月间，入闽中，溪水骤涨，涉水至七里，觉腹痛甚。半月后，右丸肿大，渐如斗形。闽中医者，与肝经之剂，乃温热之品，半载无功。归而就商于李士材。李曰：

嗜火酒则湿热满中，涉大水则湿寒外束。以胃苓汤加栀子、黄柏、枳壳、茴香，十剂而略减。即以为丸，服至十五斤，全安而不发。

震按：此案若用三层茴香丸，必不妥。观李公之讲病，益信医贵变通也。后案亦纯正可法。

文学骆元宾，十年患疝，形容枯槁。士材视之，左胁有形，其大如臂，以热手握之，沥沥有声，甚至上攻于心，闷绝者久之，热醋熏炙方苏。曰：此《经》所谓厥疝也。用治疝当归四逆汤，半月积形渐小。更以八味丸间服，半载不辍，积块尽消而不复发矣。

卢不远治陈孟杼之父，六月自山东邸中受寒起，尚淹淹未王也。至次年二月，忽小腹与腰急痛，即令人紧挽外肾，稍松便欲死。卢曰：此小肠腑病也。《经》云：小肠病者，腰脊控睾而痛。乃以羌活入太阳小肠，佐黄柏、茯苓、肉桂等，并刮委中穴，痛立止，但足软，卢曰：病因六月伤寒，太阳有所未尽，故入腑而痛作。原以寒邪郁火，仍需夏时则火力全而血脉通，邪始去也。果至五月天热，身发紫斑，有汗至足而始健。

震按： 此案引经以证病，并不牵强，其用药及刮法俱佳。至因足软而溯病情之源流，真大有会心处。

喻嘉言治封翁胡养冲少腹有疝，形如鸡卵，数发以后，渐大而长，从少腹坠入睾囊甚易，返位甚难。下体稍受微寒即发，发时必俟块中冷气渐转暖热，始得软溜而缩入，否则如卧酒瓶于胯上，半在少腹，半在睾囊，坚硬如石。其气迸入前后腰脐各道筋中，同时俱胀，上攻入胃，大呕大吐；上攻巅顶，战栗畏寒。喻曰：是为地气上攻。《元会运世》论戌亥所以混茫者，由地气之混于天也。以大剂参、附、姜、桂急驱阴气，呱呱有声，从大孔而出，立时痊愈。后仍举发，更医服十全大补汤，二十余剂不效。喻曰：凡孕妇病伤寒者，不得已而用麻、桂、硝、黄等药，但加入四物，则万药即不能入胞而伤胎，岂欲除块中之邪，反可用四物护之乎？即四君亦元老之官，不可以理繁治剧，必须姜、桂、附子之猛，始克制伏阴邪。但悍烈之性，似非居恒所宜服。发时服之，亦有口干舌苦之患，而坚块远在少腹，又漫无平期。于此议治，当先以姜、桂、附子为小丸，曝令干坚，然后以参、术厚为外廓。俾喉、胃间知有参、术，不知有姜、桂、附子，递送达于积块之所，猛烈始露，庶几坚者削，而窠囊可尽空也。

震按：西昌此说，似是而非。外廓之药，包其猛烈之药，使不犯咽膈则可。若到胃中必须消化，方能以药性达于病所；若使不化，则入肠泻出矣，岂有到小腹胯间而后化之理哉？其说本于吕元膺紫雪裹理中丸法也，但彼以紫雪治喉中之热，理中治中焦之寒，亦谓药入中焦即化耳，热药冷服，同此义也。白通汤加人尿猪胆汁，以其阴盛格阳，而用阴药为向导，岂可引作外廓之证哉？朱砂、青黛为衣，亦借其色为心肝二经之向导，岂竟护送此药到心肝哉？故节删其说而录之。

气冲

汪石山治萧师训，年逾五十，形肥色紫，气从脐下逆冲而上，睡卧不安，饮食少，精神倦。汪诊之，脉皆浮濡而缓。曰：气虚也。问曰：丹溪云气从脐下起者，阴火也。何谓气虚？汪曰：难执定论。丹溪又云：肥人气虚，脉缓亦气虚。今据形与脉，当作气虚论治。遂以参、芪为君，白术、白芍为臣，归身、熟地为佐，黄柏、甘、陈为使，煎服十余帖，稍安。彼以胸膈不利，陈皮加作七分，气冲上。仍守前方，月余而愈。

震按：此条仍合丹溪二说同用之，非专主气虚也。惟汪公于濡缓脉，多以参、芪加麦冬、黄柏，不加附子，想系一生得手处。至如陈皮加作七分，气即冲上，此尤气虚之显然者，前方可操券取效也。窃忆生平治气冲证，用熟地、归、杞、牛膝、紫石英、胡桃肉、坎气、青铅等药而愈者，不计其数，又有用肾气丸而愈者，用大补阴丸、三才丸而愈者，总不出丹溪之训。惟一陆姓书生，形瘦，饮食如常，别无他病，而气自脐下上冲，始仅抵胸，后渐至喉，又渐达巅顶，又渐从脑后由督脉及夹脊两傍而下，又渐至腿踝足心，仍入少腹，再复上冲。其冲甚慢，约一年而上下周到，谷食递减，肌肉愈削，共两年半而其人方死。凡温凉补泻，靡药不尝；针灸祝由，无法不试。震固不能愈之，而就医于吴门叶、薛两先生，亦无寸效。此种病，恨不遇张戴人、喻西昌、周慎斋诸公，听其议论以开茅塞也。又按：《魏志·华佗传》，载一士大夫不快，佗曰：君病深，当破腹取。然君寿亦不过十年，病不能杀君，忍病十岁，寿俱当尽，不足故自刳裂。士大夫不耐痛痒，必欲除之。佗遂下手，所患寻瘥，十年竟死。震读此益慨然于术之疏也。设华公遇此陆生，即早知其十年后以气冲证寿当尽矣，何药之能为？

马元仪治袁玉行，小腹厥气上冲，即吐，得饮则吐愈甚，诸药不效。马诊之，两脉虚涩，右尺独见弦急。此下焦浊气上腾，则胸中阳气不布。故饮入于胃，上壅而不下达，宜通其地道，用调胃承气

汤，下宿秽甚多，继渐培中气而愈。

震按： 凡病皆有虚实，勿谓气冲证皆系阴虚气虚也。故选此条，别开一例，然必是暴病或便秘，乃从右尺脉印其机耳。昔年曾与杜良一先生治下焦肾虚，上焦气冲者，杜用六味地黄汤，合五磨饮子去木香，以汁和服而效，又一新翻式样也。

眩晕

喻嘉言治吴添官生母，时多暴怒，以致经行复止，秋间渐觉气逆上厥，如畏舟船之状，动辄晕去，久久卧于床中，时若天翻地覆，不能强起，百般医治不效。因用人参三五分，略宁片刻，最后日服五钱，家产费尽，病转凶危，大热引饮，脑间有如刀劈，食少泻多，已治木，无他望矣。姑延喻诊，喻曰：可治。凡人怒甚，则血菀于上，而气不返于下，名曰厥巅疾。厥者，逆也。气与血俱逆于高巅，故动辄眩晕也。又以上盛下虚者，过在少阳。少阳者，足少阳胆也。胆之穴皆络于脑，郁怒之火，上攻于脑，得补而炽，其痛如劈，同为厥巅之疾也。风火相煽，故振摇而热蒸；木土相凌，故艰食而多泻也。于是会《内经》铁落镇坠之意，以代赭石、龙胆草、芦荟、黄连之属，降其上逆之气；以蜀漆、丹皮、赤芍之属，行其上菀之血；以牡蛎、龙骨、五味之属，敛其浮游之神。最要在每剂药中，生入猪胆汁二枚。盖以少阳热炽，胆汁必干，亟以同类之物济之，资其持危扶颠之用。病者药一入口，便若神返其舍，忘其苦口。连进十数剂，服猪胆二十余枚，热退身凉，饮食有加，便泻自止，始能起床行动数步。然尚觉身轻如叶，不能久支。喻恐药味太苦，不宜多服，减去猪胆及芦、龙等药，加入当归一钱，人参三分，姜、枣为引，平调数日而痊愈。

喻嘉言诊金道宾之脉，左尺和平，右尺如控弦，如贯索，上冲甚锐。喻曰：是病枝叶未有害，本实已先拨，必得之醉而使内也。曰诚有之，但已绝欲二年，服人参斤许，迄今诸无所苦，惟闭目转盼，则身非己有，恍若离魂者然，不识可治与否？喻曰：夫人生之阴阳，相抱而不脱。故阳欲上脱，阴下吸之则不脱；阴欲下脱，阳上吸之则不脱。惟大醉后大犯房劳，五脏翻覆，百脉动摇，二气乘之脱离，有顷刻殒于女身者。病之得有今日，犹幸也。但真阳不能潜藏，常欲飞腾泄越耳。治之之法有三：以涩固脱，以重镇怯，以补理虚。更佐以介类沉重下伏之物，引之潜降，使真阳复返其宅，凝然与真阴相恋。再用大封大固之法，可以收功。《经》云：阳者亲上者也，阴者亲下者也。故凡上脱者，妄见妄闻，有如神灵；下脱者，不见不闻，有如聋瞆。上脱者，身轻快而汗多淋漓；下脱者，身重着而肉多青紫。昔有新贵人，马上扬扬得意，未及回寓，一笑而逝者，此上脱也。又有人寝而遭魇，身如被杖，九窍出血者，此下脱也。是病始于溺情，继以纵欲，必须大夺其情，永积其精，再加千日之把特，乃不为倏然之上脱矣。

［**附**］一人忽觉自形作两，并卧，不别真假，不语，问亦无对，乃离魂也。用朱砂、人参、茯苓浓煎服，真者气爽，假者即化。

松陵贡士吴友良，年逾古稀，头目眩晕。服补中益气汤，始用人参一钱，加至三钱，遂痞满不食，坐不得卧，三昼夜喃喃不休。石顽往候，见其面赤，进退不常，左颊聂聂瞤动。诊其六脉皆促，或七八至一歇，或三四至一歇。询其平昔起居，云是知命之年，便绝欲自保，饮啖自强。此壮火烁阴，而兼肝风上扰之兆。与生料六味，除去茱萸，易入钩藤，大剂煎服，是夜即得酣寝。其后或加鳖甲，或加龙齿，或加枣仁，有时妄动怒火，达旦不宁，连宵不已，则以秋石汤送灵砂丹，应如桴鼓。盛夏酷暑，则以小剂生脉散代茶。后与六味全料，调理至秋而安。

震按：眩晕有实有虚，如壮盛人实痰实火，脉滑大有力者，二陈、芩、栀；不恶心者，用酒制大黄二三钱，或加入，或为末茶调下。如肥白人痰多气虚，脉濡大或细软者，六君加芪、附。又《内经》谓：诸风掉眩，皆属肝木。故因于外风者，二陈加荆、防、钩藤、天麻；因于内风者，即类中之渐，宜虎、膝、牡蛎、枸杞、首乌、桑叶、菊花、生地、人参。戴复庵曰：头脑挟风，眩晕之甚，抬头则屋转，眼常黑花，如见有物飞动，或见物为两，宜大追风散，或秘旨正元散加鹿茸。不效，一味鹿茸，每服五钱，酒煎去渣，入麝少许。盖鹿之阳气钟于头，故以类相从也。此即就风之一端而有虚实之分也。若在夏月有冒暑而眩晕者，又不得概从风治。夫肝为风木之脏，故《内经》以眩晕专责之肝。若肾水亏少，肝枯木动，复挟相火，上踞高巅而眩晕者，近时最多。董载臣曰：妇人患此更多，宜逍遥散为主，轻则合四物，重则合六味加黄连，极有效验。他如晨晕属阳虚，昏晕属阴虚，亦辨证之大旨，未可据以为准。今所选三案，原不越乎诸法，而议论卓荦，方药巧妙，实能驾乎诸法，原本《类案》所载者不及也。

卷　四

虚损

罗谦甫治建康道周卿子，年二十三，至元戊寅春间，病发热肌肉消瘦，四肢困倦，嗜卧，盗汗，大便溏多，肠鸣，不思饮食，舌不知味，懒言，时来时去，约半载余。罗诊，脉浮数，按之无力，正应浮脉歌云：脏中积冷营中热，欲得生津要补虚。先灸中脘，乃胃之纪也，使引清气上行，肥腠理；又灸气海，使生发元气，滋荣百脉，长养肌肉；又灸三里，乃胃之合穴，亦助胃气，撤上热使下于阴分。以甘寒之剂泻火热，佐以甘温养其中气；又食粳米羊肉之类，固其胃气；戒以慎言语，节饮食，惩忿窒欲。病日减。数月后，气得平复。逮二年，肥甚倍常。或曰：世医治虚劳病，多用苦寒之剂；君用甘寒，羊肉助发热，人皆忌之，而君反令食，何也？罗曰：《内经》云：火位之主，其泻以甘。《脏气法时论》云：心苦缓，急食酸以收之，以甘泻之。泻热补气，非甘寒不可。若以苦寒泻其土，使脾土愈虚，火邪愈甚矣。又云：形不足者，温之以气；精不足者，补之以味；劳者温之，损者益之。补可去弱，人参、羊肉之类是也。人参能补气虚，羊肉能补血虚，食羊肉何疑耶。

震按：罗公治总管史侯男便血，及运使崔君长子心脾痛，皆灸此三穴，所讲灸穴之义亦同，想其以此取效多矣。柳公度言，予旧多病，常苦气短，因灸气海，气遂不促。自是每岁须一二次灸之，以气怯故也。合观两家之说，则虚损病用药难效，莫如用灸。《扁鹊新书》载绍兴间，有步卒王超，本太原人，后入重湖为盗，年至九十，精彩腴润，能日淫十女不衰，岳阳民家多受其害。后被擒，临刑，监官问曰：汝有异术，信乎？曰：无也，惟火力耳。每夏秋之交，即灼关元千炷，久久不畏寒暑，累日不饥。至今脐下一块，如火之暖。岂不闻土成砖，木成灰，千年不朽，皆火之力也。死后，刑官令剖其腹之暖处，得一块非肉非骨，凝然如石，即艾火之效。故云：保命之法，灼艾第一。窃思灼艾而至千炷，惟能忍人之所不能忍，斯能为人之所不能为耳，亦殊难矣。

丹溪治一老人，七十九岁，头目昏眩而重，手足无力，吐痰相续，左脉散大而缓，右脉缓大不及左，重按皆无力，饮食略减而微渴，大便四日始一行。医投风药，朱曰：若用风药，至春必死。此大虚证，宜大补之。以参、芪、归、芍、白术、陈皮浓煎，下连柏丸三十粒。服一年后，精力如丁年。连柏丸用姜汁炒，姜汁糊丸。

震按：脉缓大，重按无力，参、芪、术是矣。连柏丸何耶？岂以其微渴，大便四日一行耶？或以脉缓大为热耶？

又治一人，肥大苍厚，因厚味致消渴，投寒凉药，愈后吃黄雌鸡滋补，约至千只，患膈满呕吐。医投丁、沉、附子之剂，百帖而愈。值大热中，尚恶风，怕地气，乃堆糠铺簟蔽风而处，动止呼吸言语皆不能。丹溪诊之，脉四至，浮大而虚。此内有湿痰，以多服燥热药，致气散血耗。当夏令，法当死。赖色苍厚，胃气尚在。以参、芪、术熬膏，煎淡五味子汤，入竹沥调服。三日诸证悉除。令其绝肉味，月余平复。因多啖鸡卵，患胸腹膨胀，自用二陈汤加香附、白豆蔻，其满顿除。乃令绝肉味，勿药自安。

震按：动止呼吸言语皆不能，其虚象尚易视，热天畏风怕地气，脉又四至，人必仍视为寒矣。丹溪断为湿痰者，盖推前因之食鸡千只膈满呕吐而悟之。至谓虚寒之象，以多服燥热药气散血耗所致，见识高人百倍。用参、芪、术煎膏，与脉浮大而虚恰合；其消痰药只用一味，妙绝；淡五味子汤送者，五味以收其气之散，淡则味薄，兼濡其血之耗也，且用于暑月为更宜。究因选药，巧不可及，令绝肉味善后，尤佳。

吴球治一贵宦，年七十，少患虚损，好服补剂。一日事不遂意，头目眩晕，精神短少，遂告医以居常多服人参，其效甚速，乃竟用人参熟地汤药，及固本丸并进，反加气急。吴诊其脉大力薄，兼问病情，因得之曰：先生归休意切，当道苦留，抑郁而致病耳。医者不审同病异名、同脉异经之说，气郁而概行补药，所以病日加也。宦者曰：斯言深中予病，竟用四七汤数剂宽快而愈。

震按：此老原系虚证，后之加剧者，由于郁耳。用补而病转增，自当寻其别因，只缘脉大力薄，仍属虚脉，故须问而知之也。

虞恒德治一人，年三十岁，三月间，房事后乘马渡河，遇深渊沉没，幸马健无事，连湿衣行十五里抵家，次日憎寒壮热，肢节烦疼，似疟非疟之状。医作虚证治而补气血，月余不效。更医作瘵治，用四物加知、柏、地骨皮之类，及大补阴丸倍加紫河车，服至九月，反加满闷不食，顾乳妪日饮乳汁四五杯，粒米不食。虞诊视六脉皆洪缓，重按若牢，右手为甚。虞作湿郁治，用平胃散倍加苍术、白术、苓、半、川芎、香附、木通、砂仁、羌、防，加姜煎服，黄昏一帖，一更时又一帖。至半夜，遍身发红丹如瘾疹，片时遂没而大汗，即食稀粥二碗，由是诸病皆减，能食。仍与前方服三帖，后以茯苓渗湿汤倍加白术，服二十帖而安。

震按：溺水不换湿衣，又值远途，次日即病，何至遂以虚损治？盖庸医着眼在房事后耳。延至半年，病势益重，而其脉仍非虚损脉，故以湿郁治即愈。合上二案并观之，可见病因亦不得不讲。

汪石山治一人，年逾三十，神色清减，初以伤寒过汗，嗣后两足时冷，身常恶寒，能食易饥，日见消瘦，频频梦遗，筋骨疼痛，久卧枕榻。医用滋阴降火罔效。汪视左脉浮虚而缓，右脉浮弦而缓。乃曰：足冷身寒，是阳虚之验；又汗多亡阳，奈何以阴虚治？食则易饥者，非阴虚火动也。盖脾胃以气为主，气属阳，脾胃之阳已虚，又泻以苦寒属阴之药，故阳愈虚而内空竭，须假谷气以扶助之，是以易饥而欲食，虽食亦不生肌肉也。经曰：饮食自倍，肠胃乃伤。又曰：饮食不为肌肤。其此之谓欤？梦遗亦非特阴虚。经曰：阳气者，精则养神，柔则养筋。今阳气虚不能养神，则梦寐弗宁而神弗藏于心；不能养筋，则筋骨疼痛而魂弗藏于肝。神魂失所，安得不遗乎？经曰：气固形实，阳虚则不能固，而精门失守，此遗之所以频而不禁也。经曰：肾者，胃之关也。今若助阳以使其固，养胃以守其关，何虑遗之不止！乃以参、芪各二钱，白术一钱，甘草五分，枳实、香附、山楂、韭子各五分，煎服半载，随时令寒暄升降，而易其佐使，遂全安。

震按：以上诸案，皆与今之所谓损怯者不同，故亦无用滋阴润肺药者。下条则全似今之损怯，而用药却平正可法。

又一人年逾三十，质弱而色苍，初觉右耳时或冷气呵呵如箭出，越两月余，左耳气出如右，早则声哑，胸前有块攒热，晨后声哑稍开，攒热暂息，少间攒热复尔，或嗽恶酸水，小溲频赤，大便溏泄，虽睡熟，亦被嗽而寤，哕恶二三声，胸腹作胀，头脑昏痛不堪，时或发热，浑身疼痛，天明前证少息，惟攒热勿休，且近来午后背甚觉寒，两腿麻冷。用参二钱五分，茯苓、门冬、白术各一钱，黄连、甘草、枳实各五分，贝母、归身各一钱，白芍八分，煎服寻愈。

江应宿治祁门人周三，年近三十，潮热咳嗽咽哑。诊之，六脉弦数。周故以酒豪，先年以醉后呕血数升，遂咳不止，百治不应，肌食递减，烦躁喘满。江与四物换生地，加贝母、丹皮、麦冬、五味、阿胶煎服，加蔗浆一小杯，姜汁少许，嗽渐止。食少，再加白术、茯苓、人参，食渐进。夜噙太平丸，晨服六味合生脉，加枸杞为丸，两月嗽止，半年肥白如初。

震按：此条纯是今人治损怯法，两月嗽止，半年痊愈，亦颇有之，但不能尽如是耳。

李士材治福建何金阳令郎，患虚损梦遗盗汗，羸顿已极。检其所服，以四物、知、柏为主，芩、连、二冬为加减。诊其脉大而数，按之极软。李曰：中气大寒，反为药苦矣。乃以归脾汤，入肉桂一钱，人参五钱，当晚得熟寐，居十日而汗止精藏，更以还少丹兼进，补中益气间服，一月而瘥。

震按：脉大而数，按之极软，诚宜温补矣。然用温补，得数脉退则愈，数脉不退则仍不愈也。亦惟大而数，按之极软，故可温补；若细而数，按之极软，死期已近，温补何益也。

又治刑部主政唐名必，劳心太过，因食海鲜吐血，有痰，喉间如鲠，日晡烦热。喜其六脉不数，惟左寸涩而细，右关大而软。思虑伤心脾也。以归脾汤大料，加丹皮、麦冬、生地，二十剂而证减六七，兼服六味丸三月，遂不复发。

吴门张饮光发热干咳，呼吸喘急。服苏子降气，不应。服八味丸，喘益急。迎士材视之，两颊俱赤，六脉数大。曰：此肺肝蕴热也。以逍遥散用牡丹皮一两，苡仁五钱，兰叶三钱，连进二剂而喘顿止。以地黄丸料用麦冬、五味煎膏，及龟胶为丸，至十斤而康。

震按： 上条于左寸右关，得其病因；此条以服温纳不应，悟其病因。上条喜脉之不数，此条喜脉之数大。盖二人俱系新病，一虚一实，尚易辨耳。

又曰：南都许轮所孙女，吐血痰嗽，六月诊之，两尺如烂绵，两寸大而数。余谓金以火为仇，肺不浮涩，反得洪大，贼脉见矣，秋令可忧。八月初五复诊之，肺之洪者变为细数，肾之软者变为疾劲。余曰：岁在戊午，少阴司天，两尺不应，今尺当不应而反大，寸当浮大而反沉细，尺寸反者死，肺至悬绝，十二日死。计其期，当死于十六日，然能食者过期，况十六十七二日，皆金未遽绝也。十八日交寒露，又值火日。经曰：手太阴气绝，丙日笃，丁日死，言火日也。寅时乃气血注肺之时，不能注则绝，必死于十八日寅时矣。论所以其能食，未深信也。至十八，果未晓而终。

震按：此真入理深谈，粗心者那得如是通盘打算。

侍御冯五玉令爱，发热咳嗽，已及半载，十月间，吐鲜血甚多，每日只食稀粥一盏，大肉消陷，大便溏泄，沉困着床，脉来七至。李曰：法在不救，人所共知，若能惟余是听，不为旁挠，可救十中之一。每帖用人参五钱，桂、附各一钱，芪、术三钱，归、芍二钱，陈皮一钱，日投三帖，约进七十剂，及壮水丸三斤，而后起于床，又三月而饮食如旧矣。

震按：昔贤治虚劳，每以参、术、桂、附奏奇功，遂诋丹溪滋阴药不可用，深斥苦寒之非，此亦矫枉过正。余亲见吐血能进人参者，日服二三钱，甚相安，不旋踵而血仍吐，益加参，亦复吐，不半年死。又见以参汤送八味丸者，初若效，后则咽痛热甚，不得不停矣。上条乃必死之证，而用参五钱，桂、附各一钱，日进三帖，殊难信。然能日进三帖，至七十剂，庶不死耳。

孙东宿治张子心，弱冠病瘵，其证咳嗽，下午热从两足心起，渐至头面，夜半乃退，面色青，形羸气促，交睫即梦遗，奄奄一息。孙诊其脉，左寸短弱，右关略弦，余皆洪大。因许可治。病者曰：医皆谓火起九泉者死，大肉尽削者死，咳嗽加汗者死，脉不为汗衰者死，况当夏令，肺金将绝，先生独言可治，何也？孙曰：证虽危，色、声、脉三者尚有生意，两颧不赤，心火未焚也。声音不哑，肺金未痿也。耳轮不焦，肾水未涸也。据面青者忧疑不决，左寸短者心神不足，关略弦者谋为不遂，必因志愿高而不称其心，谋为而不遂其欲。殆心病，非肾病也。经曰：色脉相得者生，故许可治。病者恍然曰：是矣。予因星士决上科必售，予仍落第，而同窗者中，故怏怏至此，今亦忘其病源矣。乃为定方，以人参、枣仁、龙骨为君，丹参、石斛、贝母、麦冬、五味子为臣，山栀、香附为佐，二十帖而病起。丸方则人参、麦冬、五味、熟地、枸杞、龟板、茯苓，蜜丸，服三月而精神健，肌肉充矣。

震按：此条辨证甚佳，所谓是心病非肾病者，亦缘脉洪大不细数耳。

东宿云：金良美年十八，患咳嗽吐红，下午潮热，梦遗，市医进四物汤加二冬、知、柏等，治半年，反加左胁胀疼，不时侧卧，声音渐哑，饮食辄恶心，肌肉大削，六脉俱数，医告技穷，因就予治。观其面色白，又隐隐有清气夹之，两足痿弱无力。予曰：此证气虚血热，而肝脉甚弦，弦则木气太旺，脾土受亏，不能统血，始殆怒气所触，继为寒凉之剂所伤，以致饮食恶心，肌肉瘦削。书云：脾胃一虚，肺气先绝，以肺金不足，则肝木愈无所制，浊痰瘀血凝于肺窍，故咳嗽声哑，滞于肝叶，故左胁不能贴席而卧，病势危矣。喜在青年，犹可措手。因急用人参二钱，鳖甲五钱，白术、白芍、陈皮、茯苓、通草、贝母各一钱，甘草、丹皮各七分，桔梗五分，计三十帖而咳嗽潮热俱减，声音清，左胁可卧。后以大造丸调理，全安矣。因嘱之曰：病愈虽可喜，而弦脉未退，切忌恼怒及劳心劳力之事；若劳怒相触，血来必不能御也。此后精神日旺，肌体丰肥，六年无事。一日因结算劳心，加以大怒，则血如泉涌，顷刻盈盆，上唇黑肿，汗出淋漓。急请予诊，脉乱无伦。渠语近侍欲大解，予曰：此死征也，阴阳乖离矣。即辞出，未离门而气绝。

震按：此条治法亦浅近，而讲声喑难侧眠，颇有妙解。且愈已六年，因劳怒复发而死，可谓不善养生者之鉴戒。

周慎斋治一女，吐血发热，热甚而喘，用生脉散，热更甚，脉或大或小，或紧或数，或浮或涩，改变不常，知其脾阴虚而脉失信也。脉者血之府，脾统血，血枯故改变不常耳。用保元汤，加北味、山药、枸杞、白茯，人参重用至五钱，二帖效，二十帖愈。

震按：脾阴虚而脉失信，亦为脉之不常寻一别解耳。所难者吐血发热且喘，服生脉散热更甚，几与张饮光之服八味而喘益急，贵宦之服参地固本丸而反加气急，病情相类矣。慎斋指为脾血枯故脉改变，乃不用补血而重用人参，其不因热之更甚致疑生脉之误，非识力兼到者能乎！

僧慎柔云：丹徒王盛之，年三十余，六脉俱九至，外证则咳嗽面赤，懒言怕闹，时病已年半，从前苦寒之剂，不记数矣。此真气已虚而脉数也。《经》云：数则元气虚，数则脾气虚。又云：数则有热而属虚。是皆不足之证，六脉中独脾、肾二脉洪大，此金虚不能生肾水也。理宜补肺金，生肾水，水旺则制火，金旺则生水平木，木平则脾土盛，又生金矣。此正治也。乃与约云：兹证服药十四五帖，或二十帖外，当有汗出，此阳气升而经络通矣。汗后即当倦八九日，或半月，此邪退而正虚也。或十日半月，元气渐复，精神开爽，自后服温补脾胃之剂，又当痰动血动，或发肿毒，或作泻，此数者听其自来，乃脏腑邪气欲出，发动流行之象也。倘不预言，恐变证多端，患者惊骇耳。因与以补脾生肺滋肾水之剂，五六帖数脉不减，此真元虚而燥也。

即以前剂去头煎，服二煎三煎，不十剂而脉数退去。此时虚火一退，中气便寒，以六君子加姜、桂，五六帖脾气运动，痰饮便行，归于腰胁，肝肾部分大痛。邪之所凑，其气必虚，益见肝肾虚矣。令外以盐熨，内服二陈加桃仁、延胡、苡仁，二帖，大肠见痰血而痛止。复用六君加白芍、五味而愈。倘不预明此理，变出腰胁痛时，便没主张矣。

震按： 慎柔所著五书，专治虚劳，其论有第二关、第三关之说，其药有去头煎，服二煎、三煎之法，其辨阴阳寒热与人不同，而专主于温补，亦自成一家而已，观此案即可见其立异鸣高也。

［**附**］叶天士治一人，年二十岁，夏月咳嗽，时带血出，常发寒热，饮食减，身渐瘦，口不渴，行动时或仆地，有日轻，有日重，牙宣龈肿，晨起则血胶厚于齿龈上，脉细带数。群以弱证治，二地、二冬等滋阴药，遍尝不效。叶用芦根、滑石、杏仁、苡仁、通草、钩藤、白豆蔻，嘱云：服二十帖，痊愈矣。若不满二十帖，后当疟也。其人服十帖，已霍然，即停药，十月中，果发疟，仍服前药而疟愈。

震按：此系伏暑，似乎虚劳，故决以后当发疟。设遇慎斋、慎柔不知作何治法。

［**附**］天翁治黄公子痨病案，曰：大凡精血内夺为虚，虚不能自复为损，但须分晰自上自下，从阴从阳，起见为调理，是病始于饮酒劳心，营气先伤，心阳下溜，肾阴不主涵蓄，素多梦遗，上年夏月，先有泄泻，继发痎疟，虽暑湿热六淫相浸，然邪之所凑，本气先虚，血附于络。络凡十五，络伤血溢，莫能堵御，皆是阳气动极无制，譬诸飓风波涛矣。阳和风息，势必渐缓，但既去难追，所谓血脱益气，以无形能生有形也。必须静形体，宁神志，令阴平阳秘，以收全功。用药亦本四时生气，间有客邪标恙，惟投轻剂一二即止。冬春两季按法，入夏色脉颇安，然里真未复，长夏阳泄地升，深抱复发之忧，果以霉湿潮蒸，骤暖郁勃，遂令诸脉中之气皆泄，络中之血大沸，一损再损，脏真少藏，奇经八脉，乏气支持，冲任由前而升，咳逆烘热，跷维失护，督脉无权，炎熇日炽，脂液日消。急急固护大气以包举，渐引渐收，冀其根蒂之把握；次则

调和中土，以安谷知味。百日安静，再为斟酌。其清凉治嗽，热燥刚补，一概屏弃。天暑，午后服生脉散，若便溏泄泻，则停之。每晨，服一炁丹丸。遗证，必用桑螵蛸散。若饮食不和，用异功散加炒黑神曲、炒黑麦芽，四君子汤兼参苓白术散间服。

震按：先生此论，真虚损病之上池水也。其方亦虚损病之返魂丹也。较夫专于滋阴、专于补阳者，偏陂平正，奚啻霄壤。

喻嘉言治杨季登长女，病经闭年余，发热食少，肌削多汗，而成痨怯。医见汗多，误谓虚也，投以参、术，转剧。喻诊时，见汗出如蒸笼气水，谓曰：此证可疗处，全在有汗。盖经血内闭，止有从皮毛间透出一路，以汗亦血也。设无汗而血不流，则皮毛干槁而死矣。宜用极苦之药，以敛其血入内，而下通于冲脉，则热退经行而汗自止，非补药所能效也。乃以龙荟丸日进三次，月余，忽觉经血略至，汗热稍轻。姑减前丸，只日进一次。又一月，经血大至，淋漓五日，而诸病全瘳。

震按：此条见识最高，用药甚巧。然幸不咳嗽，想其饮食虽少，未必大减，故以苦寒取效。但不知脉之数乎，大乎，有力乎？设脉象细数无力，兼见便溏食减，此方其可用乎？因思生平所见损怯证，大抵真阴亏损居多，如此案之可用大料苦寒，及李士材治何姓男，冯姓女，可用大剂热补者殊少。即《临证指南》所载填阴者有大半，以参芪合阴药平补者亦相等，填阴而入血肉有情之品，如河车胶、阿胶、龟鹿胶、海参、淡菜等胶，猪、羊脊髓，牛腿骨髓，及秋石、血余、乳粉、鹿鞭、鹿尾之类，皆竹破竹补法也。温柔，如苁蓉、枸杞、覆盆、麋鹿茸；凉润，如生地、二冬、沙参、丹皮、女贞、梨膏、枇杷叶膏，亦皆人所能用。参合妥协，即可成方。然而得效者，恐亦尠矣。盖阳虚易治，阴竭难医。譬之盆花，泥干根槁，日以一匙之水浇之，岂能望活？惟灵雨霡霂，庶可复生。夫雨从何来，惟地气上而为云，斯天气降而为雨，地天交泰，所以生长万物。人身之地，脾胃是也。但得脾胃健旺，嗜食善化，则水谷之精华，上供于肺，可拟诸云；而肺以其精华下溉百脉，可拟诸雨。此虽老生常谈，实系养阴要旨，而欲使脾胃之健旺，固首推人参，却又非尽仗人参，此中之机缄，更一言难罄矣。

痨瘵

《本事方》载宣和间，天庆观法师，行考召法极精严。时一妇人，投状求治病，师召祟至，云非我为祸，别是一鬼，亦因病人命衰为祟耳，渠今已成形，在患人肺为虫，食其肺系，故令吐血声嘶。师掠之，此虫还有畏忌否？久而无语。再掠之，良久曰：惟畏獭爪屑为末，以酒服之则去。患家如其言而愈，此予所目见也。獭爪者，与《肘后方》治鬼疰，用獭肝一具，阴干杵末，服方寸匙，日三，同一义。

［**附**］慎柔治一女子，寒热盗汗咳嗽，梦与鬼交，沉沉默默，不自知所苦。因反其唇，视有白点。曰：此虫蚀肺也，急寻獭肝治之。不相信，果咯脓而殁。后闻其兄弟三人，皆夭于此证。大凡久嗽，当视其两唇。若上唇有点，虫蚀上部；下唇有点，

虫蚀下部。

袁州武节郎李应，有男女三人，长子买宅，久空，无人所居，入室，忽觉心动，背寒凛凛，遂成痨瘵之疾，垂殆。传于次女。长子既殁，女病寻亟。又传于第三子，同一证候。应大惧，每日设面饭以斋云水，冀遇异人。偶往开元寺，有一人衣俗士服，自称贫道，呼应曰：团练，闻宅上苦传尸痨，贫道有一药方奉传，即以授应。应留之饭，辞。与之钱，不受。制服之，大下，得虫七枚，色如红爊肉，长约一寸，阔七八分，前锐后方，腹下近前有一口，周身有足若鱼骨，细如针，尖而曲，已死。以铁箸札刺不能入，因取火焚之，病热顿减。后又服一剂，得小虫四枚，自是遂安。其药用天灵盖三钱，酥炙黄色；虎粪内骨一钱，人骨为上，兽骨次之，杀虎大肠内取者亦可用，以青蛇脑小豆许同酥涂炙，色转为度，如无青蛇脑，只酥炙亦可；鳖甲极大者，酥炙黄色一两，九肋者尤妙；安息香半两，桃仁一个去皮尖。以上俱为末，另有青蒿取近梢者四寸，细锉六两，豉三百粒，葱二十一个，东引桃李柳桑枝各七茎，粗如箸大，各长七寸细锉，枫叶二十一片，童便一升，水三升，煎至一升，去渣，入前末药，再煎至半升，亦去渣。另用槟榔一个，麝香一钱，俱为细末，冲入。早晨温服，以被盖出汗，恐汗内有细虫，以帛拭之，即焚此帛，相次须泻，必有虫下，如未死，以大火焚之，并弃长流水内。所用药，切不能令病人知，日后亦然。十余日后，气体复元。再进一服，依前焚弃，至无虫而止。此药如病者未亟，可以取安；如已亟，俟其垂死，则令次已传染者服之，可杜后患也。

震按：传尸痨，古有其名，今实未见。即一家之内，父子兄弟递以痨病死者，亦由其人禀赋虚弱，气血衰损而致，并非痨虫为害也。徐氏《医统》、王氏《准绳》详载之，并绘虫形，而《慎柔五书》，更侈张其说，有五凤丸、雷公丸、紫河车丸、天灵盖散等方，及纸糊病人所住之屋，服侍者以安息香涂身，雄黄涂口耳目鼻等法，多属附会，不可深泥也。此亦如《稽神志》载一家以痨死者数人，因取继起之病者置棺中钉之，弃于水，期绝传染之患，流至金山，有人闻棺中啼哭，开视之，见一女子犹活，因取置鱼舍，多得鳗鱼食之，病遂愈，为渔人之妻焉。自此说出而世人竟为鳗能治痨，今亦何曾见其效耶？再丹方有石膏一味，或桃仁一味，神授散之川椒二斤，及童便酒煨猪腰子亦可，备临证者之参考，俱难必其效也。惟朱丹溪治临海刘兄久嗽吐红，发热消瘦，众以为瘵，百方不应，朱视之，脉弦数，日轻夜重，用倒仓法而愈，次年生子，此则圣于医者矣。何必崔氏之灸四花穴及癸亥夜二更之灸腰眼哉！

孙东宿治程道吾令眷，夜为梦魇所惊，时常晕厥，精神恍惚，一日三五发，咳嗽，面色青，不思谷食，日惟啖牛肉脯数块而已。时师屡治无功，吴渤海认为寒痰作厥，投以附、桂，而厥尤加。孙诊之，左脉弦，右脉滑，两寸稍短。道吾先令眷二，皆卒于瘵，知其为传尸瘵证也，不易治之。乃权以壮神补养之剂，消息调理，俟饮食进，胃气转，始可用正治之法。姑用参、苓、柏子仁、石菖蒲、远志、丹参、当归、石斛，以补养神气，加陈皮、贝母、甘草、紫菀，化痰治嗽，服半月而无进退。乃制太上混元丹，用紫河车一具，辰砂、鳖甲、犀角各一两，鹿角胶、紫石英、石斛各八钱，沉香、乳香、安息香、茯苓、紫菀、牛膝、人参各五钱，麝香五分，蜜丸赤豆大，每早晚，盐汤或酒下三十六丸，又制霹雳出腊丹，用牛黄、狗宝、阿魏、安息各一钱，虎头骨五钱，啄木鸟一只，獭爪一枚，败鼓心破皮三钱，麝香五分，天灵盖一个，酥炙，炼蜜丸，雄黄三钱为衣，每五更，空心，葱白汤送下五分，三五日服一次，与太上浑元丹相兼服。才服半月，精神顿异，不似前时恍惚矣。但小腹左边一点疼，前煎药中，加白芍一钱。服之一月，精神大好，晕厥再不发矣。次年生一女，其宅瘵疾，从此亦不再传。

震按：此与袁州道士所授方更奇更好，盖彼则专于杀虫，此则杀虫而兼穿经透络搜邪补虚也。

喻嘉言治杨季登次女，食减肌削多汗，诊时见其筋掣肉颤，身倦气怯。乃曰：此大惊大虚之候，法宜温补，并多加茯神、枣仁，然服十余剂，全不对病。喻徘徊自忖曰：非外感也，非内伤也。虚汗振掉不宁，能受补药而病无增减，且闺中处子，并无家难，其神情浑似丧败之余，此曷故耶？忽而悟曰：此必邪祟之病也。诊时问其面色，曰时赤时黄；问其兼证，曰每晚睡去，口流白沫，战栗而绝，以姜汤灌至良久方苏，挑灯侍寝防之，亦不能止。因恐婿家传闻，故不敢明告。喻曰：何不早言，即可早愈。乃用犀角、羚羊角、龙齿、虎威骨、牡蛎粉、鹿角霜、人参、黄芪等药，合末，以羊肉半斤，煎取浓汁三盏，尽调其末，一次服之。果得安寝，竟不再发。相传以为神异。盖祟附于身，与人之神气交持，亦逼处不安，无隙可出，故用诸多灵物之遗形，引以羊肉之膻，俾邪祟转附骨角，移从大便而出，仿上古移精变气，祝繇遗事，而充其义耳。

震按：此案笺方释证，直造轩岐之堂；后案酌古斟今，足分和缓之坐。

又熊仲纾幼男，髫龄，得一奇证，食饮如常，但脉细神呆，气夺色夭。仲纾问嘉言曰：此何病也？喻曰：病名殗殜，《左传》所谓近女室晦，即是此病。彼因近女，又遭室晦，故不可为。令郎受室晦之邪而未近女，是可为也。即前方少加牛黄丸服而安。

[**附**] 黄师文治一妇人，卧病垂三年，状若痨瘵，诸医以虚损治不瘥。黄视之曰：此食阴物时遭惊也。问之，妇方省悟曰：曩者食米团时，忽人报吾夫坠水，由此一惊，病延至今不能愈。黄以青木香丸，兼利下药与之。须臾下一块，抉之乃痰裹一米团耳。当时被惊，怏怏在下而不自觉也。自后安康无恙。

震按：此不载脉，何从取法？况痰裹米团在腹，似当如痞块状，或痛，或胀，或攻冲，乃并不言及，将何所凭据而云然耶？想良工治病，亦如伯乐得之于牝牡骊黄之外邪。

[**附**] 无锡游氏子，少年耽于酒色，旋得疾，久而弗愈，势危甚，忽语其家人曰：常见两女子，服饰华丽，其长才三四寸，每缘吾足而行，冉冉至腰而没，家人以为祟。一名医至，扣之，曰：此肾神也。肾气绝则神不守舍，故病者见之。

震按：此可为好淫者之戒。夫人生之来其原在肾，人病之来亦多在肾。肾者，命之根也。奈何纵情欲之乐以取死亡之祸乎。

恶寒

丹溪治一壮年，恶寒，多服附子，病甚，脉弦而似缓。以红茶入姜汁、香油些少，吐痰一升，减绵衣大半。又与防风通圣散，去麻黄、硝、黄，加地黄，百帖而安。知其燥热已多，血伤亦深，须淡食以养胃，内观以养神，则水可升，火可降，必多服补血凉血药乃可，否则内外不静，肾水不生，附毒必发。彼以为迂，果疽发背死。

［附］一女子恶寒，丹溪用苦参、赤小豆各一钱，齑水探吐。后用川芎、苍术、南星、黄芩，酒糊丸服。

又治一妇人，年五十余，形瘦面黑，喜热恶寒，六月，两手脉沉而涩，重取似数。三黄丸下以姜汤，每三十粒，服三十次，微汗而安。

一老妇形肥肌厚，夏恶寒战栗，喜啖热，御绵，多汗，已服附子三十余，浑身痒甚，脉沉涩，重取稍大，知其热甚而血虚也。以四物汤去芎，倍地黄，加白术、黄芪、炒黄柏、生甘草、人参，每帖二两重。方与一帖，腹大泄，目无视，口无言，知其病热深而药无反佐之过也。以前药炒热即煎，盖借火力为向导；与一帖，利止，四帖精神回，十帖痊愈。

一人形瘦色黑，素多酒不困，年半百，有别馆。一日大恶寒，发战，自言渴，却不饮，脉大而弱，右关稍实，略数，重取则涩。此酒热内郁，不得外泄，由表热而下虚也。黄芪二两，干葛一两，煎饮之，大汗而愈。

滑伯仁治一人，七月，病发热，或令服小柴胡汤，升发太过，多汗亡阳，恶寒甚，筋惕肉瞤。视其脉，微欲绝。以真武汤，七八服稍愈，服附子八枚而痊。

戴原礼治朱仲文，长夏畏寒，身挟重纩，食饮必热如火，方下咽，微温即呕，他医授以胡椒制硫，日令啖鸡三，病愈亟。原礼曰：脉数而大，且不弱。

刘守真云：火极似水，此之谓矣。椒发阴经之火，鸡能助痰，只以益其病耳。以大承气汤下之，昼夜行二十余，顿减纩之半，复以黄连导痰汤加竹沥，饮之竟瘳。

震按：古云伤寒则恶寒。又云恶寒多属阳虚卫弱，故参、附、芪、术是正药。诸案或清或下，或治痰，又古语所谓恶寒非寒也。要知丹溪、原礼之防风通圣、四物、黄柏、大承气、黄连导痰等方，皆因其人多服热药而病益甚，且脉不微弱也。此与东垣治目赤，烦渴引饮，脉七八至，按之则散，为无根之火，用姜、附、人参而愈者，假寒假热，正可互参。至如《南史》载直阁将军房伯玉，服五石散十许剂，更患冷疾，夏月常复衣。徐嗣伯诊之曰：卿伏热，应须以水发之，非冬月不可。至十一月，寒甚，令二人挟捉伯玉，解衣坐石上，取冷水从头浇之，彭彭有气。伯玉曰热不可忍，乞冷饮，嗣伯以水与之，一饮一斗，遂瘥。此与华元化治一妇人长病经年，于十一月令坐石槽中，平旦汲冷水灌之，云当满百，至七八灌，战欲死。灌者惧，欲止，华不可。至八十灌，热气乃蒸出。百灌全，方令温床厚覆，汗浃出，敷以粉，而愈。二人治法相同，而华案不载恶寒，但云世谓寒热注病。想如今之痨瘵，日发寒热，所谓尸疰、虫疰、鬼疰等类耳，今人百治不效，若无华公法，安能起白骨而肉之耶。

李时珍曰：二人所病，皆伏火之证，《素问》所谓诸禁鼓栗，皆属于火也。治法，火郁则发之，而二公乃于冬月平旦，浇以冷水者，冬至后阳气在内也，平旦亦阳气方盛时也，折之以寒，使热气郁遏至极，激发而汗解，乃物不极不反，是亦发之之意。《素问》所谓正者正治，反者反治，逆而从之，从而逆之，疏通道路，令气调和者也。春月则阳气已泄，夏秋则阴气在内，故必于十一月至后，乃可行之。二公之医，可谓神矣。

震按：医理变化，真无把鼻处。诸先哲每云闭藏之月不可发汗，而此则必于至后行之，何相反若是？要之善医者，二说各有一定之理；不善医者，二说均无恰合之病。此神与庸之不同也。

发热

罗谦甫治王侍郎之婿，年二十五，十一月间，因劳役忧思烦恼，饮食失节而病，时发燥热，困倦盗汗，湿透其衾，不思饮食，气不足以息，面色青黄不泽。罗诊其脉浮数而短涩，两寸极小，告之曰：此危证也。治虽粗安，至春必死，当令亲家知之。夫人不以为然，遂易医，至正月，果躁热而卒。异日侍郎谓罗曰：吾婿果如君言，愿闻其理。罗曰：此非难知也。《内经》曰：主胜逆，客胜从，天之道也。盖时令为客，人身为主，冬三月人皆惧寒，独渠躁热盗汗，是令不固其阳，时不胜其热，天地时令，尚不能制，药何能为？冬乃闭藏之月，阳气当伏于九泉之下，至春发为雷，动为风，鼓坼万物，此奉生之道也。如冬藏不固，则春生不茂，且有疫疠之灾，故人身阴气，亦当伏潜于内，不敢妄扰，毋泄皮肤，使气亟夺，此冬藏之应也。令婿汗出于闭藏之月，肾水已涸，至春何以生木？阳气内绝，无所滋荣，不死何待？因叹息而去。

震按：此论可为损怯病之秦镜，何以《类案》不收？又罗君治韩子玉父，六十，病消渴，至冬添躁热，须裸袒，以冰置胸腋乃快，其脉沉细而疾。罗亦曰：人身为主，时令为客，大寒之令，其热更甚。经谓当所胜之令，而不能制，名曰真强，乃孤阳绝阴，必死之证也。与此条义同。

薛立斋治州同韩用之，年四十六，仲夏色欲过度，烦热作渴，饮水不绝，小便淋涩，大便秘结，唾痰如涌，面目俱赤，满舌生刺，两唇燥裂，遍身发热，或时如芒刺而无定处，两足心如烙，以水折之作痛，脉洪而无伦。此肾阴虚阳无所附而发于外，非火也。盖大热而甚，寒之不寒，是无水也。当峻补其阴。遂以加减八味丸料一斤，纳肉桂一两，以水顿煎六碗，冰冷与饮，半晌已饮大半，睡觉而食温粥一碗，复睡至晚。又以前药温饮一碗，乃睡至晓，食热粥二碗，诸证悉退。翌日畏寒，足冷至膝，诸证仍至，或以为伤寒。薛曰：非也。大寒而甚，热之不热，是无火也，阳气亦虚矣。急以八味一剂，服之稍缓，四剂诸证复退。大便至十三日不通，以猪胆导之。诸证复作，急用十全大补汤四剂，方应。

震按：此条与伤寒门顾大有父七十九岁证脉颇同，而此不列之伤寒者，以所叙证，先述烦渴引饮，溺淋唾痰，面赤舌燥，而后继之以遍身发热云云，其情形殊不似伤寒之先发热，而渐见烦渴溺淋舌燥也。顾姓证叙起即首载头痛发热，细看自有分晓。立斋治法诚奇，然曰阴虚而用肉桂一两，似难矜式。况前云无水，以加减八味料一斤，所谓加减者不过去附子加五味耳。后云无火，以八味丸一剂，则较之前用一斤，桂一两，仅得十分之一矣。何先后轻重如此耶？且存其说，质之高明。

立斋又治府庠王以道，元气素弱，复以考试积劳，于冬月大发热，泪出随凝，目赤露胸，气息沉沉欲绝，脉洪大鼓指，按之如无，舌干如刺，此内真寒而外假热也。令服十全大补汤。嘱曰：服此药其脉当收敛为善，少顷熟睡，觉而恶寒增衣，脉顿微细如丝，此虚寒之真象也。以人参一两，熟附三钱，水煎顿服而安。夜间脉复脱，乃以参二两，熟附五钱，仍愈。后以大剂参、术、归身、炙草等药，调理而愈。

震按：壮热露胸，目赤泪凝，舌干如刺，纯是火象。惟气息沉沉欲绝，是虚象。脉洪大鼓指，按之如无，则可决其内虚寒而外假热矣。服温补药后，脉当收敛为善。此是格言，所当熟记。又立斋治七十九岁老人，于少妾入房后，头痛发热，见诸火象，脉洪大无伦，按之有力，较之此案证同脉异，更宜细参。

李时珍自记年二十时，因感冒，咳嗽既久，且犯戒，遂病骨蒸发热，肤如火燎，每日吐痰碗许，暑月烦渴，寝食几废，六脉微洪，遍服柴胡、麦冬、荆沥诸药，月余益剧。其尊君偶思李东垣治肺热如火燎，烦躁引饮而昼盛者，气分热也。宜一味黄芩汤，以泻肺经气分之火。乃按方用片芩一两，水煎顿服，次日身热尽退，而痰嗽皆愈。药中肯綮，如鼓应桴如此。

震按：此案与立斋治法，有天渊之别，故病者如人面之不同，千态万状，无有定形，治病者能如以镜照面，使随其形而呈于镜，则妍媸自别，不至误认矣。

高果哉治陈几亭，病身热，自卯辰以后，上半身热；申酉时，中半身热；亥子时，下半身热。热至足底更甚，周而复始，一日一夜，循环无间，服药久而不效，展转沉重。高诊之，脉微无力，右尺脉伏而不起。因思尺脉沉伏者，肾虚也。日夜之热，上下循环者，肾火之浮游也。至子时而足底大热，则肾火之归就于下也。若当归下之时，而能摄住其性，不使上走，则热自无矣。须效烧丹法治之。夫丹家用二个阳城罐，一盛水银丹药，填塞其中，一则空而无物，以两罐对合两口，扎住，盐泥封固，然后煅炼，其上之空罐，当烧红时，必用湿纸搭于罐底，频以冷水润之。盖下罐丹药，为火久逼，则渐渐望空罐中来矣，如升药之望上而飞也。但水银甚活，虽上入空罐，又能复入旧罐，必得凉冷之处，方能摄住其质，故用湿纸搭于罐底，丹必稳贴矣。今仿此法以制方，用童便炙龟板一两，熟地、枸杞各七钱，麦冬五钱，萸肉四钱，此五味皆补肾滋阴之药，犹水银与丹药也；附子二钱，以从治而导火归元，犹炼丹之火也；又用黄柏七钱以降其火，犹罐底之湿纸与水也。黄昏煎好，子时方服，从前服药，皆积于胸中而难下，服此药，觉胸中易下，三剂而热除病愈。

震按：此案认为肾虚火不归原，大剂补肾，寒因热用，与证极合，与脉似乎未合，然其讲理取医，真堪贻后训则。

孙东宿治徐三泉令郎，每下午发热，直至天明，夜热更甚，右胁胀痛，咳嗽吊疼，以疟治罔效，延及二十余日，热不退，后医谓为虚热，投以参、术，痛益增。孙诊之，左弦大，右滑大搏指。乃曰：《内经》云：左右者，阴阳之道路。据脉，肝胆之火为痰所凝，必勉强作文，过思不决，木火之性，不得通达，郁而致疼。夜甚者，肝邪实也。初治只当通调肝气，一剂可瘳。误以为疟，燥动其火，补以参、术，闭塞其气，致汗不出而舌胎如沉香色，热之极矣。乃以小陷胸汤，用大瓜蒌一两，黄连三钱，半夏二钱，加前胡、青皮各一钱，煎服，夜以当归龙荟丸微下之，遂痛止热退，两帖全安。

潘见所一小价，年十六七，发热于午后，医者以为阴虚，用滋阴降火药三十余剂，热益加，且腹中渐胀，面色青白。仍以六味地黄汤加知、柏、麦冬、五味之类，又三十剂而腹大如斗，坚如石，饮食大减，发黄成穗，额亮口渴，两腿大肉消尽，眼大面小，肌肤枯燥如松树皮，奄奄一骷髅耳。孙东宿至，观其目之神，尚五分存。乃曰：证非死候，为用药者误耳。譬之树木，若根本坏而枝叶枯焦，非力可生。今焦枯，乃斧斤伤其枝叶而根本仍在也。设灌溉有方，犹可冀生。以神授丹，日用一丸，煮猪肉四两饲之。十日腹软其半，热亦消其半，神色渐好。潘问此何证？孙曰此疳积证也，误认为肾虚而用滋阴之药，是以滞益滞，腹焉得不大不坚？况此热乃湿热，由脾虚所致，补阴之剂皆湿类，热得湿而益甚矣。盖脾属土，喜燥恶湿，今以大芦荟丸、肥儿丸，调理一月，即可全瘳。

震按：发热有两大局，一系外因，《内经》所谓热病者，皆伤寒之类也。一系内因，《内经》所谓阴虚则发热也。然伤寒之类，已有风、暑、湿、湿热、风湿、温病、热病、风温、瘅疟、脚气十余种分别。若内因，自阴虚之外，如劳倦内伤、阴盛格阳、气虚、血虚、火郁、阳郁、停食、伤酒、伏痰、积饮、瘀血、疮疡，头绪不更多乎。得其因，又当分其经，而十二经之外，又有奇经，如阳维为病发寒热，此非可以疟治者，故临证贵乎细辨也。即如孙东宿二案，一系肝经郁火，一系疳积似痨，非具明眼，岂能奏功?

血证

东垣治一贫者，脾胃虚弱，气促，精神短少，衄血吐血。以麦门冬二分，人参、归身各三分，黄芪、白芍、甘草各一钱，五味五枚，作一服，水煎，稍热服，愈。继而至冬，天寒居密室，卧大热炕，而吐血数次，再求治。此久虚弱，外有寒形，而有火热在内，上气不足，阳气外虚。当补表之阳气，泻里之虚热。夫冬寒衣薄，是重虚其阳；表有大寒，壅遏里热，火邪不得舒伸，故血出于口。忆仲景《伤寒论》云：太阳伤寒，当以麻黄汤发汗而不与之，遂成衄，却与麻黄汤，立愈。此法相同，遂用之。以麻黄桂枝汤，人参益上焦元气而实其表、麦门冬保肺气，各三分；桂枝以补表虚、当归身和血养血，各五分；麻黄去根节，去外寒、甘草补脾胃之虚、黄芪实表益卫、白芍药各一钱；五味三枚安其肺气，卧时热服，一服而愈。

震按：此案认病制方，其义最精。药之分两甚轻者，因受病在卫在肺，皆系亲上部位。《经》云：补上治上制以缓，缓则气味薄也。然系久虚之体，热为寒束，故用法若此。体不虚而热为寒束者，又当以麻杏甘膏汤加血药以治之。

丹溪治一壮年，患嗽而咯血，发热肌瘦，医用补药数年而病甚，脉涩。此因好色而多怒，精神耗少，又补塞药多，荣卫不行，瘀血内积，肺气壅遏，不能下降。治肺壅，非吐不可。精血耗，非补不可。唯倒仓法二者兼备，但使吐多于泻耳。兼灸肺俞二穴，在三椎骨下横过各一寸半，灸五次而愈。

震按：肺俞灸法，今人颇用之，然效甚鲜，倒仓法无敢用者。德清邑宰查公，讳克萨，吐血成痨，曾用之，亦无效。丹溪此案，以补药数年，瘀血内积，尚非死证，故以二法奏功。

滑伯仁治一人，盛暑出门，途中吐血数口，亟还则吐甚，胸拒痛，体热头眩，病且殆，或以为劳心焦思所致，与茯苓补心汤。仁至，诊其脉洪而滑。曰：是大醉饱，胃血壅遏，为暑迫血上行。先与犀角地黄汤，继以桃仁承气汤去瘀血宿积，后治暑即安。

震按：此条为孙东宿二案之祖，可以并看。

陈斗严治薛上舍，高沙人，素无恙，骤吐血半缶。陈诊之曰：脉弦急，此薄厥也。病得之大怒，气逆，阴阳奔并。饮六郁汤而愈。

震按：上条逐瘀清暑，此条开郁，皆治暴病吐血法。《类案》原本载吴茭山治吐血不止，即以吐出之血炒黑与服，亦是第一回暴起吐血法。

薛立斋治一童子，年十四，发热吐血。薛谓宜补中益气以滋化源。不信，用寒凉降火，愈甚。始谓薛曰：童子未室，何肾虚之有？参芪补气，奚为用之？薛曰：丹溪云：肾主闭藏，肝主疏泄，二脏俱有相火；而其系上属于心，心为君火，为物所感则易动，心动则相火翕然而随，虽不交会，其精暗耗矣。又《精血篇》云：男子精未满而御女以通其精，则五脏有不满之处，异日有难状之疾。遂用补中益气及地黄丸而瘥。

汪石山治一人，形实而黑，病咳，痰少声嘶，间或咯血。诊之，右脉大无伦，时复促而中止，左比右略小而软，亦时中止。曰：此脾、肺、肾三经之病也。盖秋阳燥烈，热则伤肺，加之以劳倦伤脾，脾为肺母，母病而子失其所养；女色伤肾，肾为肺子，子伤必盗母气以自奉，而肺愈虚矣。法当从清暑益气汤例而增减之。以人参二钱或三钱，白术、白芍、麦门冬、茯苓各一钱，生地、当归身各八分，黄柏、知母、陈皮、神曲各七分，甘草五分，煎服，月余而安。

震按：上条童年发热吐血，此条咳嗽声嘶咯血，皆用参、术合补阴药而愈。观二公之议论，可悟失血之源头。今人一味滋阴清火，宜乎不效。

一人形瘦而苍，年逾二十，忽病咳嗽咯血，兼吐黑痰，医用参、术之剂，病愈甚。汪诊之，两手寸关浮软，两尺独洪而滑。此肾虚火旺而然也。遂以四物汤加黄柏、知母、白术、陈皮、麦冬之类，治之月余，尺脉稍平，肾热亦减。依前方再加人参一钱，兼服枳术丸加人参、山栀以助其脾，六味地黄丸加黄柏以滋其肾，半年而愈。

震按：四物加知、柏合两尺之洪滑，白术、麦冬合寸关之浮软，妙极。至于前用参、术而病甚，后以尺脉稍平仍加人参，苟非石山之高明，岂敢复蹈前辙！其收功于枳术丸加人参、山栀，及地黄丸加黄柏，尤见工巧。

一人年逾四十，面色苍白，平素内外过劳，或为食伤，则咯硬痰而带血丝，因服寒凉清肺药、消痰药至五六十帖，声渐不清而至于哑，夜卧不寐，醒来口苦舌干而常白胎，或时喉中觉痛，或胸膈痛，或嗳气夜食难消，或手靠物久则麻，常畏寒，不怕热，前有癞疝，后有内痔，遇劳则发。初诊左脉沉弱而缓，右脉浮软无力。续后三五日一诊，心肺二脉浮虚，按不应指，或时脾脉轻按阁指，重按不足，又时或快或缓，或浮或沉，或大或小，变动无常。夫脉不常，血气虚也。譬之虚伪之人，朝更夕改，全无定准。以脉参证，其虚无疑，虚属气虚为重也。盖劳则气耗而肺伤，肺伤则声哑；又劳则伤脾，脾伤则食易积；前疝后痔，遇劳而发者，皆因劳耗其气，气虚下陷，不能升降故也。且脾喜温恶寒，而肺亦恶寒。故曰：形寒饮冷则伤肺，以已伤之脾肺，复伤于药之寒凉，则声安得不哑，舌安得不胎。胎者，仲景谓胃中有寒，丹田有热也。夜不寐者，由子盗母气，心虚而神不安也。痰中血丝者，由脾伤不能裹血也。胸痛嗳气者，气虚不能健运，故郁于中而嗳气，或滞于上则胸痛也。遂用参、芪各四钱，麦冬、归身、贝母各一钱，远志、酸枣仁、牡丹皮、茯神各八分，石菖蒲、甘草各五分，其他山楂、麦芽、杜仲，随病出入，煎服年余而复。益以宁志丸药，前病渐愈矣。且此病属于燥热，故白术尚不敢用，况他燥剂乎！

一人年五十，形色苍白，性急，语不合，则叫号气喘呕吐。一日左乳下忽一点痛，后有过劳恼怒，腹中觉有秽气，冲上即嗽，极吐，亦或干咳无痰，甚则呕血，时发时疟。或以疟治，或从痰治，皆不效。汪诊之，脉皆浮细，略弦而快。曰：此土虚木旺也。性急多怒，肝火时动，故左乳下痛者，肝气郁也。秽气冲者，肝火凌脾而逆上也。呕血者，肝被火扰不能藏其血也。咳嗽者，金失所养，又受火克而然也。呕吐者，脾虚不能运化，食郁为痰也。寒热者，水火交战也。兹宜泄肝木之实，补脾土之虚，清肺金之燥，庶几可安。以青皮、山栀各七分，白芍、黄芪、麦冬各一钱，归身、阿胶各七分，甘草、五味各五分，白术一钱五分，人参三钱，煎服月余，诸证悉平。

震按：上条声哑喉痛，口苦舌胎，而用参、芪各四钱，此条左乳下痛，秽气冲上即嗽，而用人参三钱，芪、术次之，非石山岂能辨此！且上条脉软无力，变动不常，尚可认为气虚；此条脉浮细弦数，不以滋肾清肝，治更难及。

村庄一妇，年五十余，久嗽咯脓血，日轻夜重。汪诊之，脉皆细濡而滑。曰：此肺痿也。平日所服人参清肺饮、知母茯苓汤等剂，皆犯人参、半夏，一助肺中伏火，一燥肺之津液，故病益加。乃以天、麦门冬，阿胶、贝母为君；知母、生地、紫菀、山栀为臣；桑白皮、马兜铃为佐；款冬花、归身、甜葶苈、桔梗、甘草为使，五剂而安。

震按：石山治血证，多用参、术，而此条及下条前半段治法，如出两人，可见其原非执守一法，但下条用滋阴凉药，竟得脉缓不数，殆有天幸焉。近来此种病极多，此种药效者殊少。

一人形色苍白，年三十余，咳嗽咯血声哑，夜热自汗。汪诊之，脉濡细而近快。曰：此得之色欲也。遂以四物加麦冬、紫菀、阿胶、黄柏、知母，三十余帖，诸证悉减。又觉胸腹痞满，恶心畏食，或时粪溏，诊之脉皆缓弱，无复快矣。曰：今阴虚之病已退。再用甘温养其脾胃，则病根去矣。遂以四君子汤加神曲、陈皮、麦冬，服十余帖而安。

江篁南治其弟患嗽血，初一二剂用知、贝、二冬、归、芎清肺之剂，夜加胁疼，继用人参一钱五分，胁疼减。后加参至二钱，左脉近大而快，右略敛，少带弦而快，每嗽则有血，大便溏，一日三更衣。以人参三钱，白术、紫菀各一钱五分，茯苓、白芍各一钱，甘草九分，牡丹皮八分，加茅根利小溲，脉弦快稍减。加黄芪二钱，百部六分，是日嗽止，血渐少，既而血亦止。然便溏，乃倍参、芪、术、山药、陈皮、甘草、苡仁、白芍等药，兼与健脾丸而愈。

震按：此案纯仿石山治法。

孙东宿治臧六老，上吐血，下泻血，胸膈背心皆胀，原从怒触，又犬肉所伤，故发热而渴。医者用滋阴降火药，胸背愈胀，血来更多。孙诊之两关俱洪滑有力，曰：此肝脾二经有余证也，作阴虚治，左矣。阴虚者脉数无力，今之脉既不同，午后潮热，夜半而退，与今之昼夜常热者，亦不同也。《经》云：怒伤肝，甚则呕血并下泄，胸背胀痛，瘀血使然，脾为犬肉所伤，故不能统血，误用地黄、知、柏等剂，是以脾益伤，而上焦瘀血愈滞也。即与山楂、香附、枳实调气消导为君，丹参、丹皮、桃仁、滑石、茅根化瘀血为臣，黄连、芦根解犬肉之热为佐，四帖胸背宽，吐血止，惟腹中不舒。仍以前药同保和丸与之，大下臭黑粪而全安。

族侄明之，作文过劳，痰火上逆，大吐痰沫，因而呕血，一涌数碗，昏晕汗出，奄奄而卧，略不敢动，稍动即呕吐而血随出，色鲜红，饮食汤水皆不敢入，入即吐而眩晕，血即随之。医者皆曰：血如涌泉，体热脉大，眩晕而药食难入，似无佳兆。孙诊之曰：无妨，凡看证要圆活，勿拘泥。《经》云：心主血，肝藏血。又云：怒则气上。又云：脉虚身热，得之伤暑。今左脉弦大，右脉虚大，是不独作文劳心动火，且亦被怒伤肝，抑又为暑所逼，以致木火上升，眩晕作吐。《经》云：诸风掉眩，皆属于肝；诸呕吐逆，皆属于火。又诸动属火，内为木火上冲，外为暑气所迫，故吐而汗多，血随吐出也。先以白丸子三钱解其暑气，清其痰饮，抑其冲逆，则吐可止，吐止气平，血自归经。服后果嗒然而睡，醒则吐止食进，眩晕寻已。继用滑石、香薷各三钱，黄连、扁豆各一钱五分，竹茹一钱，甘草五分，四帖全安。

震按：上条胸背皆胀，服阴药胀更甚，合以两关脉之洪滑有力，尚易辨其非阴虚。况恼怒食犬，亦可问而知之。此条因作文过劳，呕血数碗，昏晕汗出，稍动即吐，而血随至，势殊危矣。况右脉虚大，不认为虚而认为暑，竟合左脉之弦大，大剂清暑清汗，真妙手也。

李士材曰：尚宝卿须日华，林下多郁，且有暴怒，吐血甚多，倦怠异常。余以六君子纳参一两，干姜一钱，木香八分，四日而血止。后因怒，血复大作。余曰：先与平肝，继当大补。然夏得秋脉，所谓早见非时之脉，当其时不能再见矣。果如期而殁。

震按：吐血甚多，其因由于郁且怒，则肝脾受伤久矣。重用人参，佐辛热以从治，可谓技进乎道者也。若解郁平肝，血岂能止？然血止后因怒复大作，更何法可治，其死无疑矣。

大宗伯董元宰有少妾，吐血蒸嗽，先用清火，继用补中，俱不见效。士材诊之曰：两尺沉实，少腹按之必痛。询之果然。此怒后蓄血，经年弗去，乃为蒸热。热甚而吐血，阴伤之甚也。以四物汤加郁金、桃仁、穿山甲、大黄少许，下黑血升余。少腹痛仍在，更以前药加大黄三钱煎服，又下血黑块如桃胶蚬肉者三四升，腹痛乃止。虚倦异常，与独参汤饮之，三日而热减六七，服十全大补汤百余日而康。

震按：两尺沉实，决其少腹有瘀，因瘀而蒸热，因蒸热而吐血，盖从脉象认得病根，故大下而病根去。去后峻补，不用养阴，更妙。

景岳治倪孝廉，素以攻苦，思虑伤脾，时有呕吐之证，过劳即发，用理阴煎、温胃饮之属，随饮即愈。一日于暑末时，因连日交际，致劳心脾，遂上为吐血，下为泄血，俱大如手片，或紫或红，甚多可畏。医云：此因劳而火起心脾，兼之暑令，二火相济，所以致此，与犀角、地黄、童便、知母之属，药及两剂，其吐愈甚，脉益紧数，困惫垂危。迨景岳往视，形势俱剧。乃以人参、熟地、干姜、甘草四味，大剂与之，初服毫不为动，次服觉呕恶少止，而脉中微有生意。乃复加附子、炮姜各二钱，人参、熟地各一两，白术四钱，炙甘草一钱，茯苓二钱。黄昏与服，竟得大睡，直至四鼓，复进之，而呕止血亦止。又服此方数日，而健如故。盖此人以劳倦伤脾，脾胃阳虚，气有不摄，所以动血。时当二火，而证非二火，再用寒凉，脾必败而死矣。

震按：此与生生子族侄之病病因同，现证及时令又同，而一用寒凉，一用温补，水火之别，皆得收功，自非神手不能。但孙脉左弦大右虚大，与紧脉不同，孙案未曾以药尝试，张案用寒凉而病益甚，亦有不同也。临证者在乎细心体察也。

喻嘉言治一人，素有失血病，晨起陡暴一口，倾血一盆，喉间气壅，神思飘荡，壮热如蒸，颈筋粗贲，诊其脉尺中甚乱。曰：此昨晚大犯房劳也。因出验血，色如太阳之红。再之寝所，谓曰：少阴之脉系舌本，少阴者肾也。今肾家之血，汹涌而出，舌本已硬，无法可救。不得已用丸药一服，镇安元气，若得气转丹田，尚可缓图。内浓煎人参汤，下黑锡丹三十粒，喉间汩汩有声，渐入少腹，顷之舌柔能言，但声不出。急用润下之剂以继前药，遂与阿胶一两溶化，分三次热服，半日服尽，身热渐退，颈筋渐消。进粥与补肾药，多加秋石，服之遂愈。

震按：参汤下黑锡丹以治吐血，可补古法所未备，然继以阿胶而大效，再继以秋石补肾药而痊愈，恐未必。

又治顾枚先，年二十余岁，体肥嗜酒，孟夏患失血证，每晚去血一二盏，延至季夏，去血无算，然色不憔悴，身不消瘦，脉不洪盛，亦无寒热，但苦上气喘促，夜多咳嗽，喉间窒塞，胸前紧逼，背后刺胀，躁急多怒。医以人参、阿胶，治失血成法，用之月余，逾增其势；更医用滋阴膏子润上，牛膝、黄柏导下，总不见效。及服酒研三七，则血止咳定。但未久，血复至，咳复增。喻曰：是病为饮醇伤胃，胃家多气多血，故内虽渐亏，而外犹未觉。揆其致此之繇，又必以醉饱入房而得之。盖人身气动则血动，而媾精时之气，有乾坤鼓铸之象，其血大动。精者，血之所化也。灌输原不止胃之一经，独此一经所动之血，为醉饱所阻，不能与他经缉续于不息之途，是以开此脱血一实，今者竟成熟路矣。夫胃之脉从头走足，本下行也；以呕血之故，逆而上行，则呼吸必致喘急。胃之气，传入大小肠膀胱等处，亦本下行也；以屡呕之故，上逆而不下达，则胸腹必致痛闷。胃气上奔，呕逆横决，则胸中之气必乱，所以紧逼痛楚，甚至攻入于背，以背为胸之府也。其心烦多怒者，以胃之上为膈，《内经》所谓血迸于膈之上，气迸于膈之下，气血倒而使然。且胃之大络，贯膈络肺，其膈间紧逼肺间，气胀痰胶，何莫非胃病之所传哉！当此长夏土旺，母邪尽传于子，至三秋燥金司令，咳嗽喘满之患必增，肺痈胃痈之变必来矣。今岁少阴司天，运气热也。炎夏酷暑，时令热也，而与胃中积热，合煽其虐，不治其热，血必不止。惟遵《内经》热淫血溢，治以咸寒之旨，用元明粉化水煮黄柏，秋石化水煮知母，少加甘草以调其苦，四剂而血止。惜病家不终其用，八月中，果生肺痈而死。

震按：此案议病制方，夐绝人寰，岂西昌真有隔垣之见如长桑元化哉！亦惟熟于《内经》，而善于运用，则引集经义，证合病机，头头是道，无勉强附会之陋矣。士材先生云：熟读而精灵自启，思深而神鬼可通，诚哉！是言也。

周慎斋治陈姓人，年三十五岁，性嗜酒色，忽患吐血，一日三五次，不思饮食，每日食粥一碗，反饮滚酒数杯，次日清晨再食粥，前粥尽行吐出，吐后反腹胀，时时作痛作酸，昼夜不眠，饮滚酒数杯略可，来日亦如此，近七月矣。医人并无言及是积血者，俱言不可治。周诊之，六脉短数。曰：吐后宜宽反胀，饮滚酒略可，此积血之证也。盖酒是邪阳，色亦邪阳，邪阳胜则正阳衰，又兼怒气伤肝，肝不纳血，思虑伤脾，脾不统血，中气大虚，血不归络，积血中焦无疑。宜吐宜利，但脾胃大虚，不使阳气升发，阴寒何由而消？先用六君子汤，白术以苍术制之，加丁香温胃，草蔻治中脘痛，三十余帖。再用良姜一两，百年陈壁土四两同煎，待土化切片，陈皮去白，草蔻、人参、白术、茯苓、甘草、胡椒、丁香各五钱，细辛四钱，共末，空心，清盐汤或酒送下二钱。此药专在扶阳，积血因阴寒凝结，阳旺而阴自化。服药后，血从下行者吉。乃血从上吐，约六七碗，胸中闷乱，手足逆冷，不省人事。急煎人参五钱，炮姜八分，遂静定。后胸中闷乱，脐下火起而昏，用茯苓补心汤，一剂而安。后用六味加人参、炮姜而痊。

震按：此案认病有卓见，用药有妙解，与诸吐血治法绝不相关。因在血止后，得吐反胀，当治其胀耳。案中邪阳胜则正阳衰，至言也。凡人逞欲借酒为助，自觉阳强可喜，不知仍靠命门真阳作主，迨欲既遂，而邪阳息，真阳始宁，欲火频起频息，真阳必渐用渐衰，或欲起而勿遂其欲，似与真阳无损，然如灯火本明，而于灯下另添一火以逼之，此火渐旺，则灯火渐灭，理更可悟。故凡中年之后多病之人，必以闭关为福，尤以泊然不起欲念为大福也。

石顽治牙行陶震涵子，伤劳咳嗽，失血势如泉涌，服生地汁、墨汁不止，门人周子，用热童便二升而止。石顽诊其脉弦大而虚，自汗喘乏，至夜则烦扰不宁，与当归补血汤，四帖而热除，时觉左胁刺痛，按之辘辘有声。此少年喜酒负气，尝与人斗狠所致。与泽术麋衔汤加生藕汁调服，大便即下累累紫黑血块，数日乃尽。后与四乌鲗骨一藘茹为末，分四服，入黄牝鸡腹中煮啖，留药蜜丸，尽剂而血不复来矣。

震按：自汗喘乏，脉弦大而虚，不混投地黄汤、生脉散，高矣。用补血汤者，以其夜间烦扰不宁耳。至因胁痛想及斗狠，则此人形色必壮实，故消瘀不补益，最为得法。

高士宗曰：友孙子度侄女，适张氏，病半产，咳嗽吐血，脉数而涩，色白，胃满脾泄。医用理气降火止血药，益甚。予投理中汤加木香、当归，倍用参、术而血止。继用归脾汤，及加减八味饮子，诸证渐愈。时鼓峰适从湖上来，视之曰：大虚证得平至此，非参、术之力不能。今尚有微嗽，夜热时作，急宜温补以防将来。因定朝进加减八味丸，晡进加减归脾汤。未几，遇粗工，诧曰：血病从火发，岂可用热药？遂更进清肺凉血之剂，病者觉胃脘愈烦惋，饮食不进，而迫于外论，强服之。逾月病大发，血至如涌，或紫或黑，或鲜红。病者怨恨，复来招。予往视之，曰：败矣。脏腑为寒凉所逼，荣卫既伤，水火俱竭，脉有出而无入，病有进而无退，事不可为也。未几果殁。《仁斋直指》云：荣气虚散，血乃错行，所谓阳虚阴必走也。《曹氏必用方》云：若服生地、藕汁、竹茹等药，去生便远。故古人误解滋阴二字，便能杀人，况粗工并不识此，随手撮药，漫以清火为辞，不知此何火也，而可清乎？所用药味，视之若甚平稳，讵知其入人肠胃，利如刀锯，如此可畏哉！夫血脱益气，犹是粗浅之理，此尚不知，而欲明夫气从何生，血从何化，不亦难乎！操刀使割，百无一生，有仁人之心者，愿于此姑少留意也欤。

震按：吐血一证，近日最多，有有因而患之者，亦有无因而患之者。外因六淫之邪，动血犹轻；内因酒色忧愤，动血为重，及不内外因作劳举重，忍饥疾行，皆使失血，然尚可求其因而治之。若与诸项并不相犯，无端而吐血，此则最重。《内经》谓地居太虚之中，大气举之也。大气偶泄，即有地震山崩之患，而水不安澜，或溢或竭，人身亦然。大气厚，足以包固，纵犯三因，亦成他病，不至吐血；大气衰，不能担护，如堤薄则水易漏，堤坍则水必决也。世人只守血热妄行一说，误矣。请观此案，可以猛省！但参、芪、术，亦有效有不效。盖大气无形，与营气、卫气、宗气、中气又不同，非草木血肉之补所能补。曾见大啖肉饭，俄顷血一冒而死者。又见日日服参，而血仍频发以死者。此皆恶疾，惟善养性修身，庶可挽回。《内经》云：恬淡虚无，真气从之；精神内守，病安从来。此无形之大药也。予幼年凿窍太早，犯褚氏之戒，十四五岁，即患梦遗咯血，二十四岁更剧，咳痰必带血，一月梦遗十余次，遂咳嗽夜热，喉痒火升，颧红背痛，自分死矣。尔时上有垂白之高堂，下无襁褓之童稚，于是忧病畏死，苦不可言，欲却其畏死之念而末由也。父母见予形瘠，命媳分房别寝，并得复阅贤愚因缘，视身命如敝屣，而畏死之念涣然冰释，淫欲之梦绝不复作矣。从此泰然自得，自无恼怒，自不躁急，惟戒烟酒，畏色如蝎，二年而诸病瘳，三年而儿女育，敢不举以告世。惟愿患斯疾者，请尝试之。

震又按：缪仲淳治吐血三诀，举世奉为明训，实未细绎其义。首条云：宜行血，不宜止血，固是。然行血之药，惟有大黄，所谓血以下行为顺也。又须看其血证之新久，与失血之多少而去取之。盖宜下于妄行之初，不宜下于脱血之后也。今本文不注明行血者何药，但云行血则血循经络，致近日有多服山羊血而死者，安知不误于此句？至如血来汹涌，必须止之，古方花蕊石散、十灰散，及童便、墨汁等，皆欲其止也。止之后，或消或补，尚可缓商。任其吐而不思所以止之，何从求活？特是止血之法，贵于虚实寒热辨得明，斯于补泻温清拿得稳耳。本文云：止之则血凝，血凝则发热恶食而病日痼。抑思今之吐血者，每多发热恶食，何尝由于血凝耶？果系血凝，则仲景大黄䗪虫丸尚可救之。只虑血去无算，阴虚则病，阴竭则死，无可奈何也。次条宜补肝不宜伐肝，注谓养肝则肝气平，而血有所归；伐之则肝虚不能藏血，血愈不止。此说诚妙，然亦要看脉象若何？肝阴固宜养，肝阳亦宜制。设遇木火两亢，血随气逆者，则抑青丸、龙胆泻肝汤，醋制大黄、桃仁、枳壳、青铅、铁锈水等，何尝禁用？盖得其道，则伐之即所以补之；不得其道，而徒奉熟地、当归、萸肉、枸杞等为补肝之药，则谬矣。末条宜降气。夫气有虚实，亦分寒热。血证之气，虚者多，实者少，热者多，寒者少。惟恃强善怒之人，肝气实而吐血，往往有之。抑肝、清肝，宜降气又宜降火矣。他如肺气虚而不降，则生脉散、观音应梦散；中气虚而不降，则四君子、参橘煎；肾阳虚不能纳气而不降，则八味丸、黑锡丹；肾阴虚不能纳气而不降，则大补阴丸、三才封髓丹，必求其所以不降之故而治之，斯为降，乌可恃韭汁、苏子、番降香，为下气药耶！至不宜降火之句，医中狡狯者，借为口实，辄称吐血服生地、麦冬，必成痨病，随将假阿胶售人以代二物，不知世之一见血证，概用生地、麦冬，诚应诃责；若将二物屏弃，岂非因噎废食？况予生平所见，血溢上窍之人，合乎丹溪所谓阳盛阴虚有升无降者，十居八九；合乎仁斋所谓阳虚阴必走，及《曹氏必用方》之甘草干姜汤，赵氏《绛雪丹书》之桂附者，百中一二而已。惟虚而有火者，清补并用；虚而无火者，气血兼补；或宜降火，或不宜降火，总无一定之法也。若谓服苦寒药必死，则仲景金匮之泻心汤，不几为罪之魁哉。

衄血

滑伯仁治一妇，体肥而气盛，自以无子，尝多服暖宫药，积久火盛，迫血上行为衄，衄必数升余，面赤，脉躁疾，神恍恍如痴，医者犹以上盛下虚，丹剂镇坠之。伯仁曰：《经》云上者下之，今血气俱盛，溢而上行，法当下导，奈何实实耶？即与桃仁承气汤，三四下积瘀去；继服既济汤，二十剂而愈。

项彦章治一妇，患衄三年许。医以血得热则淖溢，服泻心凉血之剂，益困。衄才数滴，辄昏。六脉微弱，寸为甚。曰：肝藏血而心主之，今寸口脉微，知心虚也。心虚则不能司其血，故逆而妄行，法当养心，仍补脾，实其子，子实则心不虚矣。以琥珀诸补心药，遂安。

许学士云：一人膏粱嗜饮，常病衄。医曰：诸见血者为热，以清凉饮子投之，即止。越数日，其疾复作，医又曰：药不胜病故也。遂投黄连解毒汤，或止或作。易数医，皆用寒苦之剂，俱欲胜其热而已。饮食起居，浸不及初，肌寒而时躁，言语无声，口气臭秽，恶吸冷风，其衄之余波，则未绝也。或曰：诸见血者热，衄热也。热而寒之，理也。今不愈而反害之，何耶？《内经》曰：以平为期。又言下工不可不慎也。彼惟知见血为热，而以苦寒攻之，抑不知苦泻土。土，脾胃也。脾胃人之所以为本者，今火为病而泻其土，火未尝除而土已病矣。土病则胃虚，虚则荣气不能滋荣百脉，元气不循天度，气随阴化而无声肌寒也。噫，粗工嘻嘻，以为可治；热病未已，寒病复起，此之谓也。

汪石山治一人，形魁伟，色黑善饮，年五十余，病衄如注，喘嗽，喘不能伏枕。医以四物汤加麦冬、阿胶、桑白皮、黄柏、知母进之，愈甚。诊之脉大如指。《脉诀》云：鼻衄失血沉细宜，设见浮大即倾危。据此，法不救，所幸者色黑耳。脉大非热，乃肺气虚也。此金极似火之病，若补其肺气之虚，则火自退矣。医用寒凉降火之剂，是不知亢则害，承乃制之旨。遂用人参三钱，黄芪二钱，甘草、白术、茯苓、陈皮、神曲、麦冬、归身甘温之药进之。一帖病减，十帖病愈。

震按：以上四案，首条是实热，次条为心脾两虚，三条病因是热而过用苦寒，四条脉形是热而实由气虚。不同如此，临证者可不细辨乎。

又一人形近肥而脆，年三十余，内有宠妻，三月间，因劳感热，鼻衄久而流涕不休，鼻秽难近，渐至目昏耳重，食少体倦，医用四物凉血，或用参芪补气，罔有效者。诊之脉濡而滑，按皆无力。曰：病不起矣。初因水不制火，肺为火扰，流涕不休。《经》云：肺热甚则出涕是也。金体本燥，津液日泄，则燥者枯矣。久则头面诸阳之液，因以走泄。《经》云：枯涩不能流通，逆于肉里，乃生痈肿是也。月余，面目耳旁，果作痈疮而卒。后见流涕者数人，多不救。

震按：流涕鼻秽，即鼻渊之属，何以断其必死？要之脉濡滑而无力，昔贤谓滑脉类数，仲景所云数脉不时，则生恶疮也。脉无力者，石山必用参、芪，今参、芪罔效，无路可寻矣。况流涕不休，定然枯涩，故以营气不从，逆于肉里，为是病之指归。魏注云：用滋水生肝养肺药诚佳，然以治流涕不休者，恐亦难效。

朱圣卿鼻衄如崩，三日不止，较之向来所发之势，最剧，服犀角、地黄、芩、连、知、柏、石膏、山栀之属，转盛。第四日，邀石顽诊之，脉弦急，如循刀刃。此阴火上乘，载血于上，得寒凉之药，转伤胃中清阳之气，所以脉变弦紧。与生料六味加五味子作汤，另用肉桂末三钱，飞罗面糊，分三丸，用煎药调下。甫入喉，其血顿止。少顷，口鼻去血块数枚而愈。自此数年之患，绝不再发。

[**附**] 一人衄血不已，医皆以为热，沈宗常投以参附而愈。人骇问之，曰：脉小而衰，非补之不可。

震按：此二条相同，但微有不同者，一系温补元气，一系导火归元也。

[附]徐德古治一人，患衄尤急，灸项后发际两筋间宛宛中三壮，立止。盖血自此入脑，注鼻中，常人以绵勒颈后，尚可止衄，此灸宜效。

震按：是乃截其血之来路也，与湿纸搭囟门者同义。若邵村张教官衄，道人教以生藕一枝，捣贴颅囟，再以海巴烧存性，吹鼻二三次。饶州民季七衄，医用萝卜汁和无灰酒饮之立止；复发，用人中白新刮者，置瓦上焙干，温汤调下，又止。是皆偶合一时之病机，并非诸衄之定法。

下血

东垣治一人，宿有阳明血证，因五月大热，吃杏，肠澼下血，唧远散漫如筛，腰沉沉然，腹中不和，血色黑紫，病名湿毒肠癖，阳明少阳经血证也。以芍药一钱五分，升麻、羌活、黄芪各一钱，生熟地黄、独活、牡丹皮、炙甘草、柴胡、防风各五分，归身、葛根各三分，桂少许，作二服。

震按：腰沉沉然，腹中不和，湿也。血色紫黑，湿兼热也。方中用风药以胜湿，不用凉药以清热者，欲其行春生升发之令，使血不下走，无取苦寒之降沉也。加桂少许，如风熏日暖，不特血止，胃气亦旺矣。

罗谦甫治真定总管史侯男，年四十余，肢体本瘦弱，于至元辛巳，因秋收租，佃人致酒味酸，不欲饮，勉饮数杯，少时腹痛，次传泄泻无度，日十余行。越旬，便后见血红紫，肠鸣腹痛。医曰：诸见血者为热。用芍药柏皮丸治之，不愈。仍不欲食，食则呕酸，形体愈瘦，面色青黄不泽，心下痞，恶冷物，口干，时有烦躁，不得安卧。罗诊之，脉弦细而微迟，手足稍冷。《内经》曰：结阴者，便血一升，再结二升，三结三升。又云：邪在五脏，则阴脉不和，而血留之。结阴之病，阴气内结，不得外行，无所禀，渗肠间，故便血也。以苍术、升麻、熟附子各一钱，地榆七分，陈皮、厚朴、白术、干姜、白茯苓、干葛各五分，甘草、益智仁、人参、当归、神曲、炒白芍药各三分，上十六味作一服，加姜、枣煎，温服食前，名曰平胃地榆汤。此药温中散寒，除湿和胃。数服，病减大半。仍灸中脘三七壮，乃胃募穴，引胃上升，滋荣百脉；次灸气海百余壮，生发元气。灸则强食羊肉，又以还少丹服之，则喜饮食，添肌肉。至春再灸三里二七壮，壮脾温胃，生发元气，此穴乃胃之合穴也。改服芳香之剂，良愈。

震按： 此条证因易辨，脉又可凭，无甚疑难，妙在制方，升温通补，分量轻重合宜，的属东垣高弟。

丹溪治一老妇，性沉多怒，大便下血十余年，食减形困，心摇动，或如烟熏，早起面微浮，血或暂止，则神思清，忤意则复作，百法不治，脉左浮大虚甚，久取滞涩而不匀，右沉涩细弱，寸沉欲绝。此气郁生涎，涎郁胸中，心气不升，经脉壅遏不降，心血绝，不能自养故也。非开涎不足以行气，非气升则血不归隧道。以壮脾药为君，二陈汤加红花、升麻、归身、酒黄连、青皮、贝母、泽泻、黄芪、酒芍药，每帖加附子一片，煎服。四帖后血止，去附，加干葛、丹皮、栀子，而烟熏除。乃去所加药，再加砂仁、炒曲、熟地黄、木香，倍参、芪、术，服半月愈。

震按： 此条脉证，似虚似实，非寒非热，较之罗案，难辨多矣。及观其讲病源与用药法，及药之轻重去取，俱有精义，又极平和。十年之病，半月而愈，仙乎仙乎。

虞恒德治一男子，四十余，素饮酒无度，得大便下血证，一日如厕二三次，每次便血一碗，以四物汤加条芩、防风、荆芥、白芷、槐花等药，连日服之不效。后用橡斗烧灰二钱七分，调入前药汁内服之，又灸脊中对脐一穴，血遂止，自是不发。

震按： 橡斗烧灰未为巧，灸脊中对脐一穴殊巧。

一男子，每怒必便血，或吐血，即服犀角地黄汤之类。薛立斋曰：当调理脾胃。彼不信，仍服之，日加倦怠，面色萎黄。又用四物、芩、连、丹皮之类，饮食少思，心烦热渴，吐血如涌，竟至不起。此证久服寒凉损胃，必致误人；其脾虚不能摄血，不用四君、芎、归、补中益气之类，吾未见其生者。

一妇但怒必便血，寒热口苦，或胸胁胀痛，或小腹痞闷。薛曰：此怒动肝火而侮土。用六君子加柴胡、山栀而愈。用补中益气、加味逍遥二药，乃不复作。

震按：此条，是吐血便血正理正法。

李士材治学宪黄贞父，患肠风，久用四物汤芩、连、槐花之属，屡发不止，面色颇黄。诊其脉，惟脾部浮而缓，此土虚而风湿交乘也。遂用苍术三钱，茯苓、人参、黄芪、升麻、柴胡、防风各一钱，四剂而血止。改服十全大补汤，调养而愈。

震按：此条，是从李、罗二案参合为治。

孙东宿治新市陈鹿塘，有肠风脏毒之证，大便燥结，数日不能一行，痛苦殊甚，百医不效，其脉两寸皆数，两关皆弦而无力，两尺洪滑而左尤甚。孙曰：东垣谓大肠喜清而恶热，脾胃喜温而恶寒，以胃属土而大肠属金也。今此乃胃寒肠热之证，当以肠风脏毒之药为君主，外以养血之剂裹之，使不伤胃气。盖药先入胃，而后传入大肠，入胃时裹药未化，及入大肠，则裹药化而君药始见，亦假途灭虢之策也。因以大黄酒浸九蒸九晒二两，木耳二两，槐花三两，郁李仁、皂角子、象牙屑、条芩各一两，血余灰、升麻、荆芥各五钱，为末，炼蜜丸，外以四物汤加蒲黄各一两为衣，空心午后，各以米汤下二钱，果血止而大便不燥，饮食日加矣。

震按：裹药法以治肠风便燥颇相宜。盖裹药晒使坚干，诚可传入大肠，非比走经络及他脏腑，必由脾胃转送也。

又治董宗伯公子龙山夫人，即宪副茅鹿门公女，年三十五，病便血，日二三下，腹不疼，医治三年不效。孙诊之，左脉沉涩，右脉漏出关外，诊不应病。因血既久下，且用补中益气汤加阿胶、地榆、侧柏叶服八剂，血不下者半月，彼自喜病愈矣。偶因劳而血复下，又索煎药。孙曰：夫人之病，必有瘀血积于经隧，前因右脉漏关难凭，故以升提兼补兼涩，以探虚实耳。今得病情，法当下而除其根也。龙山曰：三年间便血，虽一日二三下，而月汛之期不爽，每行且五日，何尚有瘀血停蓄耶？孙曰：此予因其日下月至，而知其必有瘀血停蓄也。《经》

云：不塞不流，不行不止。今之瘀，实由塞之行也，不可再涩。古人治痢，必先下之，亦此意也。即用桃仁承气汤加丹参、五灵脂、荷叶蒂，水煎夜服，五更下黑瘀血半桶，其日血竟不来。乃以理脾药养之，过五日，复用下剂，又下黑瘀如前者半。乃以补中益气汤、参苓白术散，调理痊愈。

震按：便血日二三下，已三年之久，而敢用逐瘀下药，非有确见，不可漫试。

周慎斋治一人，患肠风，血大下不止，头晕倒地，三四年不愈，皆曰不可治。周诊脉，左手沉细，右手豁大。此因内伤寒凉太过，致阳不鼓，故右脉沉细；血不归络，火浮于中，故尺脉豁大。用补中益气汤十帖，再用荆芥四两，川乌一两，醋面糊丸，空心服愈。

震按：此丸名乌荆丸，恰与脏连丸为对待之方，一热一寒，判如裘葛，用得其宜，神应无比。

［**附**］洛阳一女子，年十七，耽饮无度，多食鱼虾，蓄毒在脏，日夜二三十次，大便与脓血杂下，大肠肛门痛不堪任。医以止血痢药，不效；又以肠

风药，则益甚。盖肠风有血无脓也。如此半年，气血渐弱，食渐减，肌肉渐消。稍服热药，则腹愈痛，血愈下；稍服凉药，则泄注气羸，粥食愈减；服温平药，则如不知。将期岁，医告术穷，待毙而已。或教服人参樗皮散，漫试之，一服知，二服减，三服脓血皆定，不十服而愈。乃求其方，云治大肠风虚，饮酒过度，挟热下利脓血，疼痛，多日不瘥。樗根白皮、人参各二两为末，二钱匕，空心温酒调下。不饮酒，以温米饮下。忌油腻、湿面、青菜、果子、甜物、鸡、鱼、蒜等。

震按：此方，治久病则可，治暴病则不可。以补涩之药，恐留痼病邪也。叶案有用余粮、石脂者，亦主固涩下焦。或佐以人参、木瓜、炒乌梅、炒粳米，取甘酸合固涩，使阳明主阖也。或佐以萸肉、五味、黄柏、地榆，各炒成炭，取酸苦合固涩，可息风坚阴也。皆从人参樗皮散化出。

［**附**］嘉兴府尊王竺庐公祖办事勤敏，凡案牍书禀，靡不亲阅手裁，积劳而得便血证。初用天王补心丹及玉女煎、知柏地黄丸等方，屡愈屡发。至丙

申三月渐剧，食减面黄形瘦，精神衰弱。无锡龚商年兄用补中益气汤，以醋炒升麻、归身而血止。半月后，偶食青菜腐汤，血复下。龚谓寒湿伤脾，用苍术理中汤，遂愈。十月中，值府考阅卷过劳，血又大发。龚诊其脉，弦劲带数，腹胀不思食，易怒。进加味逍遥散，不应。改用桃花散、归脾汤，转加口干咳嗽。佐以阿胶、熟地，又溏泻肠鸣不食，困惫难支。值抚宪荐胡灏轩先生来，毅然曰：归脾须合右归，重用人参则效。定方人参五钱，山药三钱，枸杞、菟丝、枣仁各四钱，茯神、白芍、文蛤炒各钱半，炙草、炮姜各七分，地榆炭八分，乌梅、大枣各二枚，一剂而血止。递加芪、术、熟地，再去地榆、文蛤，佐以附子，而谷纳渐增，病遂痊愈。斯真得力于景岳者。

溺血

薛立斋治一妇人，小便血，因怒气寒热，或头痛，或胁胀。用加味逍遥散，诸证稍愈，惟头痛。

此阳气虚，用补中益气加蔓荆子而痊。后郁怒，小腹内痛，次日尿痛热甚，仍用加味逍遥散加龙胆草，并归脾汤，将愈，因饮食所伤，血仍作，彻夜不寐，怔忡不宁。此胆血尚虚，用前汤而愈。

一妇人尿血，久用寒凉止血药，面色萎黄，肢体倦怠，饮食不甘，晡热作渴，三年矣。此前药复伤脾胃，元气下陷而不能摄血也。盖病久郁结伤脾，用补中益气以补元气，用归脾汤以解脾郁，使血归经，更用加味逍遥以调养肝血，不月，诸证渐愈，三月而痊。

震按：《内经》谓胞移热于膀胱则溺血，故溺血证属热者多。实热则脉洪数有力，宜导赤散加栀、芩、淡竹叶、鲜小蓟，调滑石末，冲生藕汁；虚热则脉洪数无力，宜生地、归、芍、栀、芩、牛膝、麦冬、黄连等，调发灰，或茅根汁。若夏月有感暑热者，六一散加黄连、生地；若少年有血虚挟瘀者，阿胶、三七二味多服；若阻塞不通，并可加冬葵子、生蒲黄以化之；若多怒人有肝家郁火者，龙胆泻肝汤，甚则当归龙荟丸。惟久而不止则为虚，归脾、补中益气酌用。或老年及久病人，始虽热证，久变虚寒，并可用八味地黄丸、四味鹿茸丸等方。然用至此种药小愈仍复发者，多不救。予选二案，又恐人止狃于属热治法，故取立斋以疗庸浅之通病。

汗

东垣治一人，二月天气阴雨寒湿，又因饮食失节，劳役所伤，病解之后，汗出不止，沾濡数日，恶寒，重添厚衣，心胸间时烦热，头目昏愦，上壅，食少减。此胃中阴火炽盛，与天雨之湿气相合，湿热太甚，则汗出不休，兼见风化也。以助东方甲乙之风药以去其湿，甘寒以泻其热。生芩、酒芩、人参、炙草、羌、独、藁、防、细辛、川芎、蔓荆子各三分，黄芪、生甘草、升、柴各五分，薄荷一分，煎服即愈。

震按：汗出不止，尚用诸般风药，非东垣不能，故录之以见病情之变化无穷，不专以敛涩为止汗定法也。

慎斋治一人，自汗，足冷不能行动，尺脉沉大，此脾气下陷也。故肺失养而汗出，足乃脾肾经行之地，脾阳不舒，肾气亦郁，所以冷也。以启脾养肺为本，温肾为标。用参、芪、山药补脾阴固表扶肺，稍加桂温之而愈。

震按：自汗而足冷不能行动，显系下焦虚寒矣。尺脉当沉细，何反沉大？粗工舍脉凭证，必将温补肝肾而用熟地、枸杞、苁蓉、鹿茸、桂、附等药。缪工凭脉论证，或认下焦湿热而用二妙散、防己、黄芪等方，俱与脾气下陷隔一层也。慎斋善用温补，此案只稍加肉桂，亦以尺脉之沉大也。

张景岳曰：余尝治一衰翁，年逾七旬，陡患伤寒，初起即用温补调理，至十日之外，正气将复，忽尔作战，自旦至晨，不能得汗，寒栗危甚，告急于余。余用六味回阳饮，入人参一两，姜、附各三钱，使之煎服。下咽少顷，即大汗如浴，时将及午，而浸汗不收，身冷如脱，鼻息几无，复以告余。余令以前药复煎与之。告者曰：先服此药，已大汗不堪；今又服此，尚堪再汗乎？余笑谓曰：此中有神，非尔所知也。急令再进。遂汗收神复，不旬日而起矣。呜呼！发汗用此，而收汗复用此，无怪乎人之疑之也。而不知汗之出，与汗之收，皆元气为之枢机耳。人能如阖辟之权，其放与收，有所以主之者，则无惑矣。

震按：景岳之言，的系医宗三味。诚能悟此，则线索在手，操纵咸宜矣。但所选三案，皆取高超者以示模范，非全法也。如阳虚自汗，用参附、芪附、黄芪建中；阴虚盗汗，用当归六黄汤、地黄汤，加白芍、牡蛎、浮小麦、糯稻根须；表虚，用玉屏风散；心虚，用归脾汤；肝火，用左金、白芍、龙牡；胃火，用凉膈散、白虎汤；风胜，用桂枝汤；湿胜，用羌活胜湿汤；痰用导痰、温胆；暑用清暑益气，以及麻黄根、败蒲扇、封脐药、外扑法。法宜遍求，他如头汗、阴汗、心窝汗、饮食汗，方各另采，总宜多阅诸书，固难备述是编。

卷　五

七情

喜

戴人曰：昔庄先生治一人，以喜乐之极而病者，庄切其脉，为之失声。佯曰：吾取药去。数日更不来，病者悲泣，辞其亲友曰：吾不久矣。庄知其将愈，慰之。诘其故，庄引《素问》曰：惧胜喜。可谓得元关者也。然华元化以怒郡守而几见杀，文挚以怒齐王而竟杀之。欲活他人，反戕厥躬。悲夫！

戴人路经古亳，逢一妇，病喜笑不止，已半年，众医治之术穷。戴人以沧盐成块者二两余，火烧通赤，放冷研细，以河水一大碗，同煎三五沸，稍温，与饮之。以钗探咽中，吐去热痰五升，次服火剂。火主苦，解毒汤是也。不数日而笑定矣。《内经》

曰：神有余则笑不休。所谓神者，心火是也。火得风而成焰，即笑之象也。

怒

项关令之妻，病怒，不欲食，常好叫呼怒骂，欲杀左右，恶言不辍。众医处药，半载无功。戴人视之曰。此难以药治。乃使二娼，各涂丹粉，作伶人状，其妇大笑。次日又令作角抵，又大笑。复于其旁，常以两个能食之妇，夸其食美，此妇亦索其食一尝之。不数日，怒减食增而瘥。

丹溪治一妇人，年十九岁，气实，多怒不发，忽一日大发叫而欲厥。盖痰闭于上，火起于下，上冲故也。与香附末五钱，甘草三钱，川芎七钱，童便、姜汁煎，又与青黛、人中白、香附末为丸，稍愈，后大吐乃安。复以导痰汤加姜炒黄连、香附、生姜，下当归龙荟丸。

忧

丹溪治陈状元弟，因忧病咳唾血，面黧色，药之十日不效，谓其兄曰：此病得之失志伤肾，必用喜解，乃可愈。即求一足衣食之地处之，于是大喜，即时色退，不药而愈。由是而言，治病必求其本，虽药中其病，苟不察其得病之因，亦不能愈也。

徐书记有室女，病似劳。医僧法靖诊曰：二寸脉微伏，是忧思致病，请示病因。徐曰：女子梦吞蛇，渐成此病。靖谓有蛇在腹，用药专下小蛇，其疾遂愈。靖密言非蛇病也，因梦蛇过忧成疾，当治意而不治病耳。

思

一富家妇，伤思虑过甚，二年不寐，无药可疗。其夫求戴人诊之，曰：两手脉俱缓，此脾受之也。脾主思故也。乃与其夫以怒激之，多取其财，饮酒数日，不处一方而去，其妇大怒，汗出，是夜困眠，如此八九日不寤，自是食进，脉得其平。

一女新嫁后，其夫经商二年不归，因不食，困卧如痴，无他病，多向里床坐。丹溪诊之，肝脉弦出寸口。曰：此思男子不得，气结于脾，药难独治，得喜可解；不然，令其怒。脾主思，过思则脾气结而不食，怒属肝木，木能克土，怒则气升发而冲，开脾气矣。其父掌其面，呵责之，号泣大怒，至三时许，令慰解之，与药一服，即索粥食矣。朱曰：思气虽解，必得喜，庶不再结。乃诈以夫有书，旦夕且归，后三月，夫果归而愈。

丹溪曰：一蜀僧出家时，其母在堂，及游浙右经七年，忽一日，念母之心甚切，欲归无腰缠，徒尔朝夕西望而泣，以是得病，黄瘦倦怠。时僧年二十五岁，太无罗先生见之，令其隔壁泊宿，每日以牛肉猪肚甘肥等，煮糜烂与之。凡经半月余，且时以慰谕之言劳之，又许钞十锭作路费，曰不望报，但欲救汝之命耳。察其形稍苏，脉稍充，与桃仁承气，一日三帖下之，皆是血块痰积，方止。次日只与熟菜稀粥将息。又半月，其僧遂如故。又半月有余，与钞十锭，遂行。

［**附**］有士人观书忘食，一日有紫衣人立前曰：公不可久思，思则我死矣。问其何人？曰：我，谷神也。于是绝思而食如故。

悲

一妇无故悲泣不止，或谓之有祟，祈禳请祷不应。许学士曰：《金匮》云：妇人脏躁，喜悲伤欲哭，象如神灵所作，数欠伸者，甘麦大枣汤主之。用其方十四帖而愈。盖悲属肺，《经》云在脏为肺，在志为悲；又曰精气并于肺则悲是也。此方补脾而能治肺病者，虚则补母之义也。

息城司侯，闻父死于贼，乃大悲，哭罢，便觉心痛，日增不已，月余成块，状若覆杯，大痛不任，药皆无功，乃求于戴人。戴人至，适巫者在其旁，乃学巫者，杂以狂言，以谑病者，至是大笑不忍，回面向壁。一二日，心下结硬皆散。所谓喜胜悲，《内经》自有此法也。

《资生经》曰：王执中母久病，忽泣涕不可禁，知是心病也。灸百会而愈。后遇忧愁凄怆者，灸此穴，无不愈。

恐

高逢辰表侄，尝游惠山，暮归，遇一巨神卧寺门，恐惧奔避，自是便溺日五六十次。周恭曰：惊则心无所倚，恐则伤肾，是为水火不交，二脏俱病，故其所合之腑受盛失职，州都不禁矣。

震按：此证当死，或用参、芪温补之药以图侥幸。

惊

卫德新之妻，旅中宿于楼上，夜值盗劫烧舍，惊坠床下，自后每闻有响，则惊倒不知人。家人辈蹑足而行，莫敢冒触以声，岁余不痊。医作心病治之，人参珍珠及定志丸，皆无效。戴人见而断之曰：惊者为阳，从外入也。恐者为阴，从内出也。惊者，为自不知故也。恐者，自知也。足少阳胆经属木，胆者，敢也，惊怕则胆伤矣。乃命二侍女执其两手于高椅之上，当面前下，置一小几。戴人曰：

娘子当视此。一木猛击之，其妇大惊。戴人曰：我以木击几，何必惊乎？伺少定击之，惊少缓。又斯须，连击三五次。又以杖击门，又暗使人击背后之窗。徐徐惊定而笑。曰：是何治法？戴人曰：《内经》云：惊者平之，平者常也。平常见之，必无惊。是夜使人击其门窗，自夕达曙，寝息如故。夫惊者，神上越也。从下击几，使之下视，所以收神也。从此遂愈。

王中阳治江东富商，自奉颇厚，忽患心惊，如畏人捕之，闻脂粉气即遗泄，昼夜坐卧，常欲人拥护方安，甫交睫，即阳动精滑，遍身红晕紫斑，两腿连足浸淫湿烂，脓下不绝，饮食倍常，酬应不倦，累医不效。王诊得六脉俱长，三部九候往来有力，两手寸尺特盛。猝难断证，因问之，商告曰：某但觉虚弱无力，多惊悸，及苦于下元不固，两腿风疮，侍奉皆赖妇人，而又多欲不能自禁，奈何治之？王曰：时医必作三种治，一者治惊悸，二者治虚脱，三者治风疮。以余观之，只服滚痰丸，然后调理。满座愕然。王曰：此系太过之脉，总是湿痰为病，与火炎水涸，神怯精伤者，本异标同也。逐去痰毒，不必缕治。服丸三日，脉稍平。曰：君连年医药不效，反增剧者，不识虚实，认假为真故也。再令服三次。越五日，脉已和，不言惊悸之苦，但求遗泄之药。王用豁痰汤加茯苓煎服，月余诸证悉减。乃用泥金膏，以新汲水调敷两腿，干则再上，周时洗去，则热气已衰，皮肉宽皱。然后用杖毒活血方，调敷痊愈。

震按：阅洞虚子原案，曰此系太过之脉，心肾不交。又曰水火亢行，心不摄血，运于下不能上升，凝于肌肤，日久湿烂，与火炎水滥，神不宁阳频泄者，本同标异也。其词涩而义晦，不如曰湿热生痰，上壅下注，反觉径捷，故僭改之。再查豁痰汤，亦逸人自定，乃以小柴胡汤去姜、枣，加紫苏、薄荷、羌活、陈皮、厚朴、枳壳、南星，云治一切痰疾，与滚痰丸相副，或以前胡易柴胡。其泥金膏，则用阴地上蚯蚓粪三分，熟皮朴硝二分，同研细，水调敷。杖毒活血方，则用蛇床子、光草乌、火煅炉甘石、枯矾、槟榔、花粉、绿豆粉、凌霄花、赤石脂、白石脂、大蓟根叶、小蓟根叶为末，另煎大黄汁调敷，云治杖疮奇妙。

［附］一富室子弟，因忧畏官事，忽患恶闻响声，鞋履作声，亦即惊怖，有事则彼此耳语而已，饮食自若，举动无差。王令服滚痰丸二次，即能起坐应酬。再以豁痰汤、分心气饮，相间服之而愈。分心气饮者，乃二陈汤加紫苏、羌活、桑白皮、肉桂、青皮、腹皮、木通、赤芍也。

又一人因相识官员为事，猝为当道，直入其室搜索，男人即惊死，其妻须臾苏省，失志颠倒，弃衣摸空。王亦令服滚痰丸二次，下咽即睡，次夜又一服，仍用豁痰汤加枳实，服数日即安。

张路玉治河南督学汪缄庵媳，产后病虚无气，洒洒然如惊，常时咳青黑结痰，欲咳则心中憺憺大动，咳则浑身麻木，心神不知所之，偶闻一声响，则头面哄热，微汗，神魂如飞越状。专事妇科者，屡用补养心血之剂，罔效，虚羸转剧。邀张诊之，脉浮，微弦而芤，独左寸厥厥动摇。此必胎前先伤风热，坐草时迸力过甚，痰血随气上逆，冲过膈膜而流入心包也。朝用异功散加童便煅淬蛤粉，以清理痰气，大剂独参汤下来复丹，以搜涤瘀积。盖痰在膈膜之上，非焰硝无以透之；血在膈膜之上，非五灵无以浚之。然非借人参相反之性，不能激之使出也。服数日，神识渐宁，形神渐旺，改用归脾汤加龙齿、沉香，调理而康。

吴昭如室，年壮体丰，有素而呕血，腹胀，脾约便难之恙，两遭回禄，忧恚频仍，近于失血之后，忽然神气愦乱，口噤目瞠。石顽诊之，气口数盛而促，人迎弦大而芤，形神不能自主，似有撮空之状。一医以为证犯条款，不出五日当毙。张谓不然，若是撮空，必然手势散漫，今拈着衣被，尽力扯摘，定为挟惊挟怒无疑。爪者筋之余，非惊怒而何？况脉来见促，当是痰气中结，殊非代脉之比。询其病因，惊怒俱有。遂用钩藤钩一两，煎成，入竹沥半盏，姜汁五匙，连夜服药，即得安寐。次日六脉稍平，但促未退，仍用前方减半，调牛黄末一分，其夕大解三度，共去结粪五六十枚，腹胀顿减，脉静人安，稀糜渐进。数日之间，平复如常。

震按：七情致病，病本难治，戴人、丹溪治法神矣。洞虚子专主痰火，亦难奉为要诀；石顽二案，论病最精，用药更巧。

郁

姑苏朱子明妇，病长号数十声，暂止，复如前，人以为疠所凭，莫能疗。戴原礼曰：此郁病也。痰闭于上，火郁于下，故长号则气少舒，《经》云火郁则发之是已。遂用重剂涌之，吐痰如胶者无算，乃愈。

易思兰治一妇，浑身倦怠，呵欠口干，经月不食，强之，不过数粒而已。有以血虚治之者，有以气弱治之者，有知为火而不知火之源者，用药杂乱，愈治愈病。至冬微瘥，次年夏间，诸病复作，肌消骨露，三焦脉洪大侵上，脾肺二脉微沉，余部皆平和。此肺火病也。以栀子仁姜汁浸一宿，炒黑研细，用人参、麦冬、乌梅煎汤调下，进二服，即知饥喜食，旬日肢体充实如常。后因久病不孕，众皆以为血虚而用参芪之品，半月胸膈饱胀，饮食顿减，至三月余而经始通，下黑秽不堪，或行或止，不得通利，其苦万状。复以四乌汤，换生地，加陈皮、苏梗、黄芩、山栀、青皮、枳壳十数剂，一月内即有孕。

震按：首条之病郁易辨，涌法诚胜于服药，次条之病情难辨，其方恐未能速效，至于经闭已通，病亦轻矣，用药固宜平稳。

周慎斋治一人，六脉涩滞，胁痛吐臭痰，恶心食不下。盖胁者，少阳之分也。清气不升，浊气郁于少阳之络，故痛。浊气上逆，故吐臭痰而恶心。浊气，故臭也。食不下者，少阳清阳之气不升，则肝不能散精也。用柴胡、白蔻各二分，黑山栀、甘草各五分，白芍、丹皮各一钱，白茯苓、广皮各一钱五分，归身八分，麦冬二钱，十帖痊愈。

震按：胁痛吐臭痰，昧者必妄认肺痈、肺痿等病，得此论可与石山治臭痰一案并垂不朽。

纪华山雅自负而数奇，更无子，时悒悒不快，渐至痞胀，四年肌肉尽削，自分死矣。姑苏张涟水诊而戏之曰：公那须药，一第便当霍然。以当归六钱，韭菜子一两，香附童便炒八钱，下之。纪有难色，不得已，减其半。张曰：作二剂耶？一服，夜梦遗，举家恸哭。张拍案曰：吾正欲其通耳。仍以前半剂进，胸膈间若勇士猛力一推，解黑粪无算，寻啜粥二碗。再明日，巾栉起见客矣。逾年生一子。

震按： 痞胀四年，肌肉尽削，一梦遗而半剂之药如神，虽仲淳所述，吾不敢信。

诈病

张景岳曰：予向同数友，游寓榆关客邸，内一友素耽风月，忽于仲冬一日，夜叩予户，张皇求救，云所狎之妓，忽得急证，势在垂危，倘遭其厄，祸不可解。予往视之，见其口吐白沫，僵仆于地，以手摸之，则口鼻四肢俱冷，气息如绝。陡见其状，殊为惊骇，因拽手诊之，则气口和平，脉不应证。予意其脉和如此，而何以证危如是？沉思久之，岂即仲景所云诈病耶？复诊其脉，安然如故。遂大声于病妓之旁曰：此病危矣，须用极大艾丸，连灸眉心人中小腹数处，方可活，惜花容损坏耳。余寓有艾，宜速取来灸之。然火灸尚迟，姑先与一药，使其能咽之后，倘有声息，则生意已复，即不灸亦可；若口不能咽，或咽后不苏，当速灸可也。病妓闻予之言，窃已惊怖，惟恐大艾着身，药到即咽，咽后少顷，即哼声出而徐动徐起矣。次日问之，乃知为吃醋而发也。

震按：此条乃人病脉不病，尚易揣度。次条所载金吾公二妾相竞，一系燕姬，其母助恶叫喊撒泼，遂致气厥若死，自暮及旦不苏，景岳初诊之，见其肉厚色黑，面青目瞑，手撒息微，脉又伏，渺若脱，意其真危也。欲施温补，恐大怒之后，逆气未散；欲用开导，恐脉之似绝，虚不能胜。请再诊之，则前此撒手，今忽十指交叉于腹，因而动疑。及著手再诊，似有相嫌不容之意。卒然猛扯之，力强且劲。益疑将死之人，岂犹有力如是！乃思其脉若此者，或因肉厚气滞，北人禀赋使然；或因两腋夹紧，奸人狰诈所致。遂用前法，以恐胜之，药甫到咽即活，此比前案更难辨识也。

痰

丹溪治一室女，素强健，六月发烦闷，困惫不食，时欲入井，脉沉细数弱，口渐渴。医作暑病治不效，又加呕而瘦，手心热，喜在暗处，脉渐伏而妄语。朱制《局方》妙香丸，如芡实大，井水下一丸，半日大便，药已出矣，病不减。遂以麝香水洗药，以针穿三孔，凉水吞，半日下稠痰数升，得睡渐愈。因记《金匮》云：昔肥而今瘦者痰也。

震按： 此证必须妙香丸，若温胆、导痰等方无益也。但以芡实大之丸药而囫囵吞下，一奇；再以便出之药，而水洗针穿，又复吞之，更奇。

立斋治一儒者，背肿一块，按之则软，肉色如故，饮食如常，劳则吐痰体倦。此脾虚而痰滞。用补中益气加茯苓、半夏，少加羌活，外用阴阳散，以姜汁调搽而消。后因劳，头晕作呕，仍以前药去羌活，加蔓荆子而愈。

震按：此即世人所谓湿痰流注也。劳则吐痰体倦，脾虚易明矣。

阁老梁厚斋，气短有痰，小便赤涩，足跟作痛，尺脉浮大，按之则涩。此肾虚而痰饮也。用四物送六味丸，不月而康。仲景云：气虚有饮，用肾气丸补而逐之。诚开后学之蒙瞶，济无穷之夭枉。肾气丸，即六味丸。

震按：四物汤送六味丸，专补肾阴也。若仲景所谓肾气丸，必以六味加桂附为是，况气短足跟痛尺脉涩，仅用六味，恐不效。此案与治孟都宪案同法，梁则小便赤涩，孟则遗尿；梁则尺浮大而按之涩，孟则尺浮大按之如无；孟加眩晕，尤易辨也。

李士材曰：翰林李集虚，劳而无度，醉而使内，汗出多痰，服宽膈化痰之药，转觉滞闷。诊其脉沉而涩，两尺尤甚。余谓其婿曰：痰得涩脉，一时难愈，况尺中涩甚，精伤之象也。在法不治，勉用补中益气加半夏、茯苓，二剂有小效，众皆喜。余曰：涩象不减，脉法无根，死期近矣。果十余日而殁。

震按：此与梁厚斋案同一涩脉而死生不同者，

彼惟尺脉浮大，按之则涩。此是六部沉涩，两尺尤甚，轻重自别也。况又云脉法无根，想是沉而细涩，按之欲绝耳。不然，哮嗽门中顾明华案，亦系涩脉，何以先补养而继吐下，仍能愈之耶。

李士材治秦景明，素有痰饮，每岁必四五发，发即呕吐不能食。此病久结成窠囊，非大涌之，弗愈也。须先进补中益气；十日后，以瓜蒂散频投，涌如赤豆沙者数升，已而复得水晶色者升许。如是者七补之，七涌之，百日而窠囊始尽。专服六君子、八味丸，经年不辍。

震按：长于治痰者，前有张戴人，后有王隐君，然可施于人强证实，若虚者非所宜也。此案七补七涌，足以匡救两家之法。夫人身本无所谓痰，痰因病而生耳。惟治其所以生痰之病，则痰自除。至方书所载有风痰、寒痰、火痰、湿痰、燥痰、清痰、老痰、味痰、酒痰、郁痰、顽痰、惊痰、虚痰种种名色，而变现诸证，千态万状，又似种种杂病，此又不得以种种杂病法治，但治其痰则病自去。盖标而本之，本而标之，总在医家之变通也。

痞满

滑伯仁治一人，苦胸中痞满，愦愦若怔忡状，头目昏痛，欲吐不吐，忽忽善忘，时一臂偏痹。脉之，关以上溜而滑，按之沉而有力。曰：积饮滞痰，横于胸膈，盖得之厚味醇酒，肥腻炙爆，蓄热而生湿，湿聚而痰涎宿饮皆上甚也。王冰云：上甚不已，吐而夺之。但冬月降沉之令，未可行此法，乃候至春日晴朗，以药探吐之。大吐异色痰如胶饴者三四升，一二日更吐之，三四次则胸中洞爽矣。

震按： 此病认为痰饮，皆人所能，惟冬月降沉之令，未可涌吐，乃先圣成法，守得极是。

孙东宿治陈光禄松奕翁，常五更胸膈胀疼，寒热温凉，遍尝不效。诊之右寸软弱，左平，两尺亦弱。孙曰：此肺肾二经之不足也。补而敛之，可无恙矣。以人参、补骨脂、山茱萸各三两，鹿角胶、鹿角霜五两，杜仲、巴戟、茯苓、车前各一两五钱，山药二两，鹿角胶酒化为丸，空心淡盐汤送下，又以御米壳三两，去筋膜，蜜水炒，诃子面煨去核一两，陈皮一两五钱，蜜丸，五更枕上白汤送下一钱，服一月，病不再发。

震按：人参鹿胶之丸，人犹能用，粟壳诃子之方，梦想不到矣。与陈武塘噙化丸，可比熊掌猩唇，各一异味。

李古愚每食后即大便，腹皮稍胀急，胸膈饱闷，医与参、术，则痞闷愈甚，小水清而长。孙脉之，左寸涩，右寸滑，按之如黄豆大，且鼓指，关尺之脉皆弦小，左尺脉迢迢有神气。据脉，乃积痰郁滞于肺莫能出，以致大肠之气不固也。法当效丹溪治乃叔用吐，吐去上焦痰积，而大便自实矣。先用苦梗、莱菔子各三钱，白蔻仁、橘红、山栀仁各一钱，川芎五分，生姜三片，葱三根，煎服探吐。不能尽出，又以莱菔子一合擂浆水，加蜂蜜，与半碗饮之，始吐胶痰二碗。平日每小水则大便并行，吐后小水始能独利，连行三四次而胸腹宽舒。初亦以吐为惧，至是豁然称快，大便亦不频下矣。再以二陈汤加白术、旋覆花、麦芽，调理而全安。

震按：右寸滑而有力，故知肺有积痰；左尺迢迢有神，故可吐而不伤。

景岳治一少年素日饮酒，亦多失饥伤饱。一日偶因饭后胁肋大痛，自服行气化滞等药，复用吐法，尽出饮食。吐后逆气上升，胁痛虽止，而上壅胸膈，胀痛更甚，且加呕吐。再用行滞破气等药，呕痛渐止，而左乳胸肋之下结聚一块，胀实拒按，脐腹膈闭，不能下达，每于戌亥子丑之时，则胀不可当。因其呕吐既止，已可用下。凡大黄、芒硝、棱、莪、巴豆等药，及菔子、朴硝、大蒜、橘叶捣罨等法，毫不能效，而愈攻愈胀。因疑为脾气受伤，用补尤觉不便，汤水不入者凡二十余日，无计可施，窘剧待毙。只得用手揉按其处，彼云肋下一点，按着则痛连胸腹，及细为揣摸，则正在章门穴也。章门为脾之募，为脏之会，且乳下肋间，正属虚里大络，乃胃气所出之道路，而气实通于章门。因悟其日轻夜重，本非有形之积，而按此连彼，则病在气分无疑也，必须经火则气散。乃以艾灸章门十四壮，兼制神香散，使日服三四次。胀果渐平，食亦渐进，始得保全。

震按： 灸法可佐吐下补三法所不及，然亦有效有不效。此能效者，想其尚属少年耳。

陈武塘曰：余长子揆，向患遗精，于天启丁卯冬，遗证大作，肾窍漏气，出如烟雾，时作时止，眠食渐减，形瘁骨痿，大便艰涩，其色颇黑。用猪胆汁入大黄、皂角末导之，初用甚快利，并上部诸火亦觉清息。延至戊辰六月，则愈导愈秘。因思胆汁、大黄苦寒，皂角刮削脂膏，故求润而弥燥。乃以猪胆去汁，入蜜同温水满之以为导，导久而便始不艰。然至戊辰八月后，不能起床。又至己巳五月，肌肉愈瘦，眠食愈减，胸膈如有物踞之，腹则空虚，上则痞闷。每食少许，辄停留不下，隔六七时犹嗳，呼吸之气，亦碍而不畅。以为因虚致滞，则服人参必增懑；以为稠痰蓄血，用疏快之剂又全无功。身常畏寒，夏令犹掩重帏，惟身不热，口不渴，声音虽轻而不变，面色白而不赤不黑。每日仅用粥饵二盏，或终日不食。旁人疑在旦暮，却又绵延两载。时名医高果哉、孙见心辰夕诊治无功，又延姑苏柯生。柯，大言人也。乍闻其论，不胜喜，及治罕效。乃追忆从前，大肠气数不禁，遂觉胸膈痞闷，继因过防衄证，日饮童便及滋清药太多，大便渐顺，然大便后即觉腹中虚怯，而胸膈分毫不宽。若大便所下甚多，则胸膈痞闷愈甚。于是疏上补下，茫无措手。远延镇江张承溪至，张诊二次，而曰男子久病，以太溪冲阳脉决其死生，今六部无险，太溪冲阳有根，必不死之脉也。其证名为下脱。凡阳气上绝，阴气不得上交于阳，则为下脱，阴窍漏气是也。阴气下绝，阳气不得下交于阴，则为上脱，耳中出气是也。方家以失血之证，为错经妄行，而不知气证亦有错经妄行者。盖肾纳气，过泻成虚，则肾气不能自纳，遂错行而妄漏。《经》云：醉饱入房，五脏反覆。五脏部位，宁有反覆之理，正谓其气错乱也。今未能提其气，复使归经，所以时漏不止，漏则气虚。气虚于下，则痰结于上，故饮食难化，而成郁结痞闷之证。今用药宜疏导郁滞，不宜误用滋阴；宜有提有降合成疏通，不宜专用顺气。若认此为阴亏之证，遂谓虚劳不受补者不治，则大误也。阴虚生内热，岂有阴分大虚，卧床一年有半，而不发骨蒸潮热者乎？滋阴之药，不惟无功，且于开胸膈进饮食有大碍。今但使膈间日宽一日，谷气日增一日，则阴不补而自补矣，气色可指日而待。煎方用苏子、山楂各二钱，橘红、半夏曲各一钱五分，茯苓、乌药、香附、五谷虫各一钱，升麻八分，柴胡四分，临服入韭汁二匙。此方疏郁为主，而升降互用，其旨颇精。服二十剂，虽不大效，然视向之服一药，增一病，则霄壤矣。秋初张别去，余因其疏郁大旨，为之推广通变。自定噙化丸，用人参六钱，醋制香附、橘红各四钱，贝母、桔梗各三钱，松罗茶二钱，白硼砂、西牛黄、干蟾炙存性各一钱，薄荷叶三分，以乌梅肉二钱蒸烂，同竹沥、梨膏为丸，每丸一钱。余因胸中结块，原起于午食后即卧，用噙化丸，使睡中常有药气疏通肺胃之间，彼将欲结，药往疏之；新结不增，旧结渐解；卧时成病，亦治以卧时；且病在膈上，不用汤之荡涤，丸之沉下；而用噙化，徐徐沁入，日计不足，月计有余也。服六七十丸后，膈间渐宽。尔时医家疑气坠之证，恐深秋逾剧，以秋金主降也。余谓肺主气，气得其令，则降者自降，升者自升，各得本职，非谓有降而无升也。能使清升浊降，则气坠之病，正宜愈于深秋。至八月，病人偶伤麦粉，下以沉香丸，忽去胶痰数升，胸膈顿爽。殆药力渐到，元气渐回，邪无所容，而乘势自下也。然气弱形羸，长卧不起如故。冬底，医家又防春来木旺，脾病转剧。余曰无忧，凡脾受肝克，则畏木气来侵。今乃脾困，而非脾弱，冬气闭塞，脾困所畏，幸喜及春，方借木气以疏通之。已而食果稍增，肌亦渐泽。五脏之情，变化如此，第执生克之常，几何而不误人！庚午夏四月，张公复至，曰：胶痰去，病本拔矣。骨痿不能自行立者，湿气留伏脾经故也。投以白术煎，用白术一斤，苍术四两，作膏服之，未终剂立起。此病奇而久，约费千日之医治，竟得全生，故备志之。

震按：陈公以缙绅先生而讲医理，却极精深；所论噙化丸，治法微妙，切合病机，虽老医见不到此。至于张承溪之用术煎，不认骨痿为肾虚而为脾湿，见亦高人数倍矣。

吞酸吐酸

丹溪治一人，因心痛，久服热药多，兼患吞酸。以二陈汤加芩、连、白术、桃仁、郁李仁、泽泻，服之累涌出酸苦黑水如烂木耳者。服久，心痛既愈，酸仍频作，有酸块自胸膈间筑上咽喉甚恶。以黄连浓煎冷，候酸块欲升，即与数滴饮之，半日许，下数次而愈，乃罢药，淡粥调之一月。时已交春节旬余，中脘处微胀急，面带青，气微喘。时天尚寒，盖脾土久病衰弱，遇木气行令，脾受肝凌也。急以索矩六和汤与之，四日而安。

立斋治一儒者，面色萎黄，胸膈不利，吞酸嗳腐，频服理气化痰之药，大便不实，食少体倦。此脾胃虚寒也。用六君加炮姜、木香，渐愈，兼用四神丸而元气复。

震按：二条治热治寒，各极其妙。朱案不用左金之反佐，识见最高；薛案之四神，不若去五味、肉果，换以参、术、姜、附为更妥也。薛又有一案，现证皆同，更加足指肿痛，指缝出水，其人先服二陈、二妙、黄连、枳实，薛用补中益气加茯苓、半夏而愈，真丝丝入扣之方矣。盖脾虚挟寒，脾虚挟湿，同中有异耳。周慎斋治吞酸，专用吴茱萸，历叙其效，则又单管得寒湿二字。

嘈杂

孙东宿治叶润斋，年近四十，心膈嘈杂，好啖肉，尤好鸡，一日不能缺，缺即身浮力倦，神魂无措，必急得肉，见则大嚼，及入腹，腹又大痛，痛极则吐酸水稠涎然后定，稍定又思肉啖也，人疑为祟。孙诊之，六脉大小不等，观其色唇红脸黄，问之则曰痛虽苦尚能熬，若嘈杂则遍身淫淫苏苏，左右无可奈何，手足无所把捉，有近于死，急需肉以救命。孙曰：据色脉，乃虫证，非祟也。先予雄黄丸一服，不瘳。改以腻粉五分，使君子末一钱，用鸡子打饼，五更空心饲之，辰刻下长蛲十条，内有二大者，长尺余，下午又下小虫百余。自此不喜肉，而嘈杂良愈。

震按：嘈杂证，丹溪谓是痰因火动，乃噎膈之渐，故多用黄连、山栀、苍术、半夏、白芍之类。然亦有思虑伤血者，有肾阴虚而胃火旺者，又宜用生地、阿胶、柏子仁、麦冬、石斛、芦根之类。若此案乃虫蚀脂膏，嘈杂门中所未载，故特选之。昔年曾见叶天翁治一妇人胸痞心嘈，用盐水煮石决明三钱，经霜桑叶二钱，丹皮一钱，黑栀一钱，三角黑胡麻二钱，细生地三钱，四帖而愈，此又肝火郁于胃之嘈杂也。

呕吐

虞天民治一妇，年三十，产后因食伤，致胃虚不纳谷，四十余日矣。闻谷气则恶心而呕，闻药气亦呕。虞用顺流水二盏煎沸，泡伏龙肝，研细搅浑放澄清，取一盏，入参、苓、白术各一钱，甘草二分，陈皮、藿香、砂仁各五分，炒神曲一钱，陈米一合，加姜、枣，同煎至七分，稍冷服，此药遂纳而不吐，别以陈米煎汤，时时咽之，日进前药二三服，渐能纳粥而安。后以此法治人，悉验。

薛立斋见一人呕吐痰涎，发热作渴，胸膈痞满。或用清气化痰降火，前证益甚，痰涎自出。薛曰：呕吐痰涎，胃气虚寒也。发热作渴，胃不生津也。胸膈痞满，脾气虚弱也。须用参、芪、归、术之类，温补脾胃，生发阳气，诸病自退。不信，仍服前药，虚证悉至。复请治，薛曰：饮食不入，呃逆不绝，泄泻，腹痛，手足逆冷，是谓五虚。烦热作渴，虚阳发于外也。脉洪大，脉欲绝也。死期迫矣。或曰：若然，殒于日乎，殒于夜乎？薛曰：脉洪大，当殒于昼。果然。

震按：此条与张克明咳嗽吐痰证治相同，彼以温补而愈，此以清削而死。薛公之善用温补，与戴人之善用涌泄，皆举一可以例百也。

王中阳治一宦家妇人，忽患心腹冷痛，遂呕吐，去尽宿汁不已，而又吐清涎，如鸡子清之状，一呕一二升许，少顷再呕，百药不纳，咽唾亦不能顺下，已经三日。但聪明不昧，吩咐家事以待就木。王诊其脉，六部弦细而长。令服滚痰丸三十丸，并不转逆，须臾坐寐，移时索粥食之。次日再进三十丸，兼服《局方》茯苓半夏汤，再服钱氏白术散，饮食如旧。

李士材治兵尊高元圃，久患呕吐。李诊之曰：气口大而软，此谷气少而药气多也。且多犯辛剂，可以治表实，不可以治中虚；可以理气壅，不可以理气弱。用熟半夏五钱，人参三钱，陈仓米一两，白蜜五匙，甘澜水煎服，十剂全安。

又治屯院孙潇湘，夏月食瓜果过多，得食辄呕，二十日弗止，困顿床褥，手足如冰，举家惊惶。李曰：两尺按之有神，胃气缕缕不绝，只因中气本弱，复为寒凉所伤耳。遂用红豆丸，连进三服，至明日，便能食粥。兼与理中汤加丁香、沉香，旬日之间，饮食如常矣。

孙东宿治邵姓者，年五十，呕吐物如烂猪肺状，胸背胀。前医以翻胃治，不效，反加潮热烦躁，饮食不入，因谓肺坏，辞不治。孙诊之，两寸滑数，左关尺涩。乃曰：若果肺坏，声音当哑。今声亮而独胸背作胀，由于酒后忿怒，瘀血痰饮，积于胸膈为病耳。以滑石、茜草、桃仁、小蓟、归尾、香附、贝母、山栀仁、枳壳、甘草，十帖而全安。

震按:《千金方》载粥食汤药皆吐不停者，灸手间使穴三十壮；若四肢厥，脉沉绝不至者，灸之便通。查手间使穴，乃手厥阴穴，在掌后三寸。此如今人遇呕而不能纳药者，以手紧捻病人两手脉息，即可咽下，其法暗合。又宋人小说载，史载之治朱思古，闻荤腥即呕，惟以汤沃淡饭些少，时时食之，医莫能治。史曰：此证《内经》有之，名曰食挂。凡人之肺，六叶舒张，盖覆于脾，子母气和则进食，一或有戾，则肺不能舒。脾为之蔽，故不嗜食。遂用清气润肺药，服三日，病者鼻闻肉味觉香，取啖之甚美。此系邪说，江篁南谓非记者假托，即史公之妄言欺世。诚然。

景岳治胡宅小儿，年甫三岁，偶因饮食不调，延幼科诊治，所用之药，无非清火化滞等剂，因而更损胃气，反致呕吐溏泄，复加清利，遂致吐蛔，初止数条，渐至数十条，细如灯草，甚至成团搅结而出，早晚不绝，所下者亦如之，羸困至极。求治于张，先与温胃饮二三剂，其虫朝夕不止，其多如故。初不识其何所从来，而神化之速，一至如此。乃翁切恳先逐此虫，张弗听。且曰：公之所畏者，虫也；予之所畏者，胃气也。凡逐虫之药，无有不伤胃气者。若胃气再伤，非惟不能逐虫，而命必随之矣。仍用前药，倍加人参佐附子，二三剂而呕吐渐稀，泻亦随止。泻止后，乃以理阴煎、温胃饮，出入间用。十余日而虫渐少，一月余而饮食进，肌肉生，复元如故矣。盖此儿因凉药伤脾，脾胃虚寒，阴湿内淫，以致生虫。但使脾胃日强，则拔去化虫之源，病方痊愈也。

［**附**］吴参军煮鲜蘑菇，多食之，大吐大泻，医谓速宜解毒，用黄连、桔梗、黑豆、甘草、枳实之属，连进而病益甚，胸腹大胀，口干气喘，水饮皆不能受，危窘已甚。景岳视之曰：毒有不同，岂必黄连、甘、桔乃可解耶？蘑菇一物，必产于沉坑枯井，或沉寒极阴之处，其得阴气最盛，故肥白最嫩也。公中此阴寒之毒，而复解以黄连之寒，病不更增耶？遂用人参、白术、炙草、干姜、附子、茯苓

等，一剂而呕少止，再剂而胀少杀。随大加熟地，以兼救其泻亡之阴，前后凡二十余剂，复元如故。

又《窦氏全书》载一人春月将熟猪羊肉露放月台之上，明日治以燕客，凡二十余人，皆吐呕不安，惟二三人不吐呕，盖食肉少而饮酒多也。一老医云：此夜露之毒也。露惟秋夜之气清，故不毒，若春夏俱有毒，以甘草煎汤饮之，即愈。

震按：此说亦不可不知，然露后不再蒸煮所致。若加烹饪，露之毒岂能存乎！

噎膈

丹溪治一少年，食后必吐出数口，却不尽出，膈上时作声，面色如平人。病不在脾胃，而在膈间。其得病之由，乃因大怒未止，辄食面，故有此证。想其怒甚，则死血菀于上，积在膈间，碍气升降，津液因聚，为痰为饮，与血相搏而动，故作声也。用二陈加韭汁、萝卜子，二日以瓜蒂散吐之，再一日又吐之。痰中见血一盏，次日复吐之，见血一盅而愈。

又一人不能顿食，喜频食，一日忽咽膈壅塞，大便燥结，脉涩，似真脏脉，喜其形瘦而色紫黑，病见乎冬，却有生意。以四物加白术、陈皮浓煎，入桃仁十二粒研，再沸饮之，更多食诸般血以助药力，四十余帖而便润，七十帖而食进，百帖而安。

震按：丹溪治噎膈反胃数条，皆以瘀血治而效。如一人因跌仆后，中脘即痛而起；一人食入必屈曲下膈，梗涩微痛，由腊月常饮点剁酒而起，其脉皆涩，皆以韭汁冷饮得愈。然系噎膈之渐，未成真病也。又如一人，勤劳而有艾妻，且喜酒，病反胃半年，脉涩不匀，重取大而无力，用新温牛乳细饮之，日夜八九盏，以滋精血，佐甘蔗汁以解酒毒而安。一人多服金石房中药，病噎膈，得吐则快，脉涩，重取弦大，用竹沥御米煮为粥，频频少与之，遂不吐，继以米粥入竹沥，又继以四物加陈皮，月余而安。此皆病重药轻，不知何以奏捷如此？及考汪石山治噎膈案，一日面青性急，肝木盛也。脉缓而弱，脾土虚也。用异功加神曲，少佐黄连，一日脉皆浮洪弦虚，得之酒与劳，年逾六十，大虚证也。用人参三钱，白术、归身、麦冬各一钱，陈皮七分，香附六分，黄芩五分，白芍八分，干姜四分，黄连三分，煎服五帖，而脉敛膈宽，饮食能进。方为堂堂之阵，正正之旗，后当仰则于此。

汪石山见一人，形瘦而苍，年逾五十，诊其脉皆弦涩而缓，尺脉浮而无根。曰：尺脉当沉反浮，病主肾水亏乏；其余脉皆弦涩而缓者，弦脉属木，涩为血少，缓脾脉也。以脉论之，乃肝木凌脾而血液枯槁，当成噎膈证也。问之，胸膈微有碍。曰：不久膈病成矣，病成非药可济。后果病膈而卒。

震按：石山论脉，最为精细，若今人诊得弦涩而缓，必谓缓为有胃气，则生也。至如尺脉之浮而无根，或匆匆不及致群矣。

虞天民治一人，年五十余，夏秋间得噎证，胃脘痛，食不下，或食下良久复出，大便燥结，人黑瘦甚，右手关前弦滑而洪，关后略沉小，左三部俱沉弦，尺带芤。此中气不足，木来侮土；上焦湿热，郁结成痰；下焦血少，故大便结燥；阴火上冲吸门，故食不下。用四物以生血，四君以补气，二陈以祛痰，三合成剂，加姜炒黄连、枳实、瓜蒌仁，少加砂仁，又间服润肠丸，或服丹溪坠痰丸，半年服煎药百余帖而痊愈。

震按：此与石山用人参三钱之案，大同小异。

王中阳治一村夫，因食新笋羹，咽纳间，忽一噎，延及一年，百药不效。王以荜茇、麦芽、青皮、人参、苦梗、柴胡、白蔻、木香、良姜、半夏曲为末，每一钱，水煎热服。次日病家来报曰：病人近日，自己津唾亦咽不下，昨药幸纳之，胸中沸然作声，觉有生意。王遂令其以米作粉，煮粥入药，再煎匀啜之，一吸而尽，连服数日，得回生，因名其方曰还魂散。

震按：风、劳、鼓、膈四大恶病，而噎膈尤恶，十有九死。此云村夫食笋成噎，想不过阻其气道耳，亦必无一年之久，若一年则胃气垂绝矣。些微之人参，岂敌青皮、麦芽、木香、桔梗、柴胡、姜、茇等之辛燥攻散耶？至如华元化以蒜酢吐蟠胸之蛇，绛州僧以蓝靛化破喉之鱼，南唐烈祖食饴而噎，吴廷绍之用楮实,《外台》王焘幼年反胃，卫士之用驴溺，凡属医书，无不详载，然求其验者殊少。要知返魂散及此种单方，非以治七情酒色之噎膈也。若忧郁愤懑，或纵酒肆欲而成者，惟人参为主，合对证之药投之，十中犹救一二，余皆宛转就死，无法可施也。孙兆用附子一个，刳中，纳丁香四十九粒，浸以生姜自然汁，煮干末服，想治阴寒之膈；嵩崖用黄连浓煎，递入金银、田螺，萝菔、韭、梨、柏叶四汁，再加竹沥、童便、人、羊、牛三乳熬膏，想治热燥之膈，方可并驱，效难操券也。张鸡峰谓须内观静养，丹溪王案，详载坐功运气二说，有至理存焉，犹恐迫不及待耳。

李士材治邑宰张孟端夫人，忧怒之余，得食辄噎，膈中隐隐痛。李曰：脉紧且滑，痰在上脘，用二陈加姜汁、竹沥。曰：半夏燥乎？李曰：湿痰满中，非此不治。遂用四剂，病尚不减。改大半夏汤，服四帖，胸痛乃止。又四帖而噎亦减，服二十剂而安。

又治江右太学方春和，年近五旬，多欲善怒，患噎三月，日进粉饮一盅，腐浆半盅，且吐其半，六脉细软。此虚寒之候也。用理中汤加人乳、姜汁、白蜜、半夏，一剂便减，十剂而日进糜粥，更以十全大补加竹沥、姜汁四十帖，诸证皆愈。

嘉定钱远之，二十五岁，以鼓盆之戚，悲哀过度，不能食饮，又十余日，粥亦不能食，随食随吐，二便闭涩。自谓必死，求诊于李。李曰：脉按有力，非死证也。以酒蒸大黄加桃仁、当归、砂仁、陈皮，蜜丸与服，凡五服而下燥屎干血甚多，病若失矣。数日之间，能食倍常。

震按：此非噎膈，不过忧忿而气闭血瘀，暂时关格耳。其所以易愈者，病暴起而脉有力也。若前二案，未必见效。

易思兰治一人，胸膈胃脘饱闷，腹仍饥而不能食，腰腿酸疼，坐立战摇，日夜卧榻，大便燥结。每日虽进清粥一二盅，食下即呕吐酸水，醋心，众作膈治不效。易诊左右寸关俱沉大有力，两尺浮中沉三候俱紧，按之无力。乃曰：此气膈病也。两寸居上，其脉当浮，今却沉大。左寸沉者，神之郁也。

右寸沉者，气之郁也。大者火也，气有余即是火，火郁在上，故胸膈饱闷。凡汤水入咽，逆而不下，停于胃口，为火熏蒸，而成酸水矣。两尺俱紧者，此又寒邪从虚而入，主腰腿酸疼，坐立战摇而不能起矣。法当开导其上，滋补其下。乃以越鞠丸加苏梗、桔梗、木香、沙参、贝母作汤服，以畅卫舒中，火郁发之之义也。另用八味丸以补下焦，又塞因塞用之法也。服数日，上则嗳气，下转失气，可以纳谷而自立矣。

周慎斋治一人，年五十五，胸前微痛，无休息时，六脉俱无胃气，惟胃脉略缓。盖胸中受气于丹田，时时心下微痛，乃丹田阳气不到胸中，膈气无疑。脾脉微缓，调理脾胃，犹可迁延。保元汤加山药、沉香。

又治一女，喉间常起噎哽，饮食难消，舌上干燥，胸前痛如有所伤，两腿无力，面上肉紧，六年矣。方用六味汤加白芷、细辛各八分。

一人饮食能进，遇子时则作吐作泻，慎斋谓其人必苦忧思，思则脾气郁结，不能散精于肺，下输膀胱，故津液直入大肠而泻也。吐者，脾不健运，不能传化幽门，宿食积于胃中，子时阳生，冲动陈垢，故吐也。宜扶脾为主。用人参、白茯苓、山药各一钱，炙草五分，附子、制乌药三分，姜一片，煎服愈。

震按：慎斋三案，非真膈证，然治法新奇，可与喻西昌分道扬镳。西昌载膈证三案，亦非真膈证。如李思萱室以参汤调赤石脂末，是胎前呕哕洞泻也。黄咫旭室以六君加旋覆煎汤调石脂末，是胎前大呕痰沫，二便不通也。倪庆云先服理中六剂，次用旋覆煎汤调赭石末，是呕吐黑臭水及噫气不绝也。此皆暴病形似关格，与由噎而膈，以渐加重者悬殊，故不录。

张路玉治朱彦真酒膈不食，惟日饮热酒一二觥，少顷即作酸呕出，膈间大痛，治久不效。良由平昔好饮热酒，死血留胃口之候。授以人参散，参一两煎成，加麝香五厘，冰片三厘，三剂便能进食。盖麝片善散胃口之痰与瘀血耳。十剂后，改服柏子仁汤而愈。

沈锡蕃平昔大便燥结，近患噎膈月余，虽素禀丰腴，日来面色皎白，大非昔比。时方谷雨，正此证危殆之际，始求治于石顽。诊得六脉沉涩，按久则衰，幸举指即应。为疏六君子汤下一味狗宝作散调服，甫十剂而呕止食进，再二十剂而谷肉渐安，起居如故。惟大便尚觉艰难，乃以六味丸去泽泻，加归、芍、首乌作汤，服至月余，便溺自如。秋深更服八味丸，三月而康。大抵噎膈之人，体肥痰逆者可治，枯癯津衰者多不可治。同时有同道王公峻患此，禀气病气，与沈相类，误信方士，专力委之，而致不起。顾人月亦患此证，自谓胀急，不当用参，日服仙人对坐草而毙。郭孝闻八月间噎食艰进，六脉弦劲搏指，延至来春三月，告殂。然瘦人间有可疗者，昔秦伯源噎膈，形神枯槁，神志郁抑，且不能胜汤药之费，予门人邹恒友令其用啄木鸟入麝熬膏，时嗅其气以通其结，内服逍遥散加香、砂以散其郁，不数剂所患顿除；厥后海货行陈君用噎膈，亦用此法而愈，两君至今色力尚强。又一农人噎膈不食，时呕清涎如赤豆沙水，此属血瘀于内可知矣。

庸师不审，误用消克破气药，而致绝粒不食。其邻叟怜之，述伊病苦，求救于予。遥拟一方，用桂苓饮加当归、桃仁、丹皮、牛膝，以熬枯黑糖和䗪虫浆调服，下溏黑如污泥者甚多。当知农人戮力受伤，血郁于内而致呕逆，但当攻其积血，呕逆自已。孰谓治病不求其本，而可轻议其药哉！

震按：石顽治病，喜用古方，而杂以新药，能生后学之智慧。如此数条，虽皆前贤成法，无甚精义，然录之亦可以充广识见。至如《临证指南》有生姜泻心汤，附子泻心汤进退，黄连汤，《外台》茯苓饮加黄连、干姜，理中汤加丁香、吴茱，及妙香丸与鲜地、麦冬、柏仁、杏仁、苏子、松子、芝麻诸汁，亦是前贤成法，总可以治假膈证，不可以治真膈证。试观仲景《金匮》只有反胃，汤药不载，噎膈情形，虽医中之圣，亦无法以治之也。

噎

吕元膺治一僧病，诊其脉，独右关浮滑，余部无恙。曰：右关属脾络胃，挟舌本，盖风中廉泉，得之醉卧当风而成喑。问之而信。乃取荆沥化至宝丹饮之，翌日遂解语。

震按：右关浮滑，岂无风与痰为呕吐烦懑等证，而独决其醉卧当风以成喑耶？此必于望闻问之间参合得之，然亦巧矣。

丹溪治一中年男子，伤寒身热，医与伤寒药五七日，变神昏而喑，遂作本体虚有痰治之。人参五钱，黄芪、白术、当归、陈皮各一钱，煎汤，入竹沥、姜汁饮之。十二日其舌始能语一字，又服之半月舌渐能转运言语，热除而痊。盖足少阴脉挟舌本，脾足太阴之脉连舌本，手少阴别脉系舌本，故此三脉虚，则痰涎乘虚闭塞其脉道，而舌不能转运言语也。若此三脉无血，则舌无血营养亦喑。经曰：刺足少阴脉，重虚出血，为舌难以言。又言刺舌下中脉太过，血出不止为喑，治当以前方加补血药也。

一男子五十余岁，嗜酒，吐血后，不食，舌不能言，但渴饮水，脉略数。与归身、芎、地各一两，参、术二两，陈皮一两五钱，甘草二钱，入竹沥、童便、姜汁少许，二十余帖能言。若此三脉，风热中之，则其脉弛纵，故舌亦弛纵，不能转运而喑；风寒客之则其脉缩急，故舌卷而喑，在中风半身不收求之也。

震按：此三条皆治舌喑，非喉喑也。首条化痰通窍，是实证。次条伤寒五七日神昏而喑，岂无实热证，用大黄、黄连、石膏者耶，而猥云作体虚有痰治也。魏注云：恐热传少阴心经，此案不可为训。极是。但细读之，案中不载舌干胎黑、便秘、烦躁等证，则所谓神昏者，身热人静而嘿嘿耳，且必有欲言不能言之状也，其脉亦必濡滑无力也；参、芪、术服之数日病无进退，即可知其对证。观于十二日舌始语得一字，又半月而舌能言，热乃退，全绘一虚证情形矣。凡遇伤寒舌喑者，宜以此条寻绎之，勿竟以陶氏热传手少阴心经句笼统为治。第三条吐血后不食，舌不能言，是虚证无疑矣。渴饮水，脉带数，不与滋阴而与参、术，翁之见识高哉。

孙兆治曹都使，新造一宅落成，迁入经半月，饮酒大醉，卧起失音，喑不能言。召孙视之。曰：

因新宅故得此疾耳，半月当愈。先服补心气薯蓣丸，继用细辛、川芎，十日其疾渐减，二十日痊愈。曹既安，见上，问谁医，曰孙兆。上乃召问曰：曹何疾也。对曰：凡新宅，壁皆湿，地亦阴多，人乍来，阴气未散，曹心气素虚，饮酒至醉，毛窍皆开，阴湿之气从而乘心经，故不能语。臣先用薯蓣丸，使心气壮；然后以川芎、细辛去湿气，所以能语也。

［**附**］一人惊气入心络，喑不能言。以密陀僧研细一匙许，茶调服，遂愈。有人因伐木山中，为狼所逐而得是疾，或授以此方，亦愈。盖心开窍于舌，故湿气入心，惊气入心，皆使舌喑也。

丹溪治一人遗精，误服参芪及升浮剂，遂气壅于上焦而喑，声不出，乃用童便浸香附为末，调服，疏通上焦以治喑；又用蛤粉、青黛为君，黄柏、知母、香附佐之为丸，填补下焦以治遗，十余日良愈。

江云：本草言尿主久嗽失音，故治喑多用尿白，能降火故也。

一男子年近五十，久病痰嗽，忽一日感风寒，食酒肉，遂厥气走喉，病暴喑。与灸足阳明别之丰隆二穴，各三壮；足少阴照海穴，各一壮，其声立出。信哉，圣经之言也。仍以黄芩降火为君，杏仁、陈皮、桔梗泻厥气为臣，诃子泻逆，甘草和元气为佐，服之良愈。

一乡人力田辛苦，复饥甚，饮食骤饱，倦卧半晌，醒后忽喑哑不言，如是者二十余日矣。高鼓峰诊之，曰：劳倦伤脾，饥饱伤胃，阳明之气遏而不升，津液不行，贲门拥涩，故语言不能出耳。以补中益气汤十大剂与之，偶午睡觉，通身汗下，言语如常。

王惟一数年前虽有血证，而年壮力强，四月间，忽患咳嗽，服发散药后，痰中见血数口，继服滋阴药过多，遂声飒而哑，时觉胸中气塞，迁延月余。邀张路玉诊之，脉虽沉涩，而按之益力，举之应指，且体丰色泽，绝非阴虚之候。张曰：台翁之声哑，是金实不鸣，非金破不鸣之比。因疏导痰汤，加人中黄、泽泻，专一涤痰为务。四剂后，痰中见紫黑血数块，其声渐出而飒未除。更以秋石兼人中黄、枣肉丸服，经月而声音清朗。始终未尝用清理肺气，调养营血药也。

震按：四条皆是喉喑，而治法各异，其异处仍合于古训，切于病情，故能取效。若今人之用叫子、芦衣等物，虽若新奇而与病无涉，效何由得。

咳嗽

张戴人治濦阳刘氏男子，年二十余，病劳嗽咯血，吐唾黏臭不可闻。秋冬少缓，春夏则甚。寒热往来，日晡发作，状如痎疟，寝汗如水。累服麻黄根、败蒲扇止汗，汗自若也。又服宁神散、宁肺散止嗽，嗽自若也。戴人先以独圣散涌其痰，痰如鸡黄，汗随涌出，昏愦三日不醒，时时饮以凉水，精神稍开，饮食加进。乃与桂苓甘露饮、人参半夏丸，服之不辍，数日乃愈。

又治东门高三郎，咳嗽年半，耳鸣三月矣。嗽脓血，面多黑皯，身热，喉中不能发声。戴人曰：嗽之源，心火之胜也。秋伤于湿，冬生咳嗽，冬水既旺，水湿相接，隔绝于心火，火不下降，反而炎上，肺金被烁，发而为嗽，金煅既久，声不能发。

医者补肺肾，皆非也。令备西瓜、冰雪等物，乃用涌泄之法，继以去湿之药，病日已矣。

丹溪治一男子，三十五岁，因连夜劳倦不得睡，感嗽疾，痰如黄白脓，嗽声不出。时初春大寒，医与小青龙汤四帖，觉咽喉有血腥气上逆，遂吐血线自口中左边出一条，顷遂止，如此每一昼夜十余次。诊其脉弦大散弱，左大为甚，人倦而苦于嗽。丹溪云：此劳倦感寒，因服燥热之剂以动其血。不急治，恐成肺痿。遂与参、芪、术、归、芍、陈皮、炙甘草、生甘草、不去节麻黄，煎成，入藕汁，服两日而病减嗽止。却于前药去麻黄，又与四帖，而血证除。脉之散大未收敛，人亦倦甚，食少。遂于前药去藕汁，加黄芩、砂仁、半夏，至半月而安。

丹溪治一人，年五十余，患咳嗽，恶风寒，胸痞满，口稍干，心微痛，脉浮紧而数，左大于右，盖表盛里虚。问其素嗜酒肉，有积，后因接内，涉寒冒雨忍饥，继以饱食酒肉而病。先用人参四钱，麻黄连根节一钱五分，与二三帖，嗽止寒除。改用厚朴、枳实、青陈皮、瓜蒌、半夏为丸，参汤送下，痞除。

震按：咳嗽痰血声不出，今人不过养阴清肺而已，有敢用吐下药者哉？又敢用参、芪、归、术、麻黄者哉？至如暴嗽恶风寒，其脉证皆属表邪，而其因则系里虚，今人不过轻剂散之和之而已，敢以人参、麻黄并用哉？然非麻黄、人参并用，势必淹缠日久，合于伤风不醒积成痨之说矣。可见善医者法门广大无边，不善医者小心与大胆均误也。

汪石山治一妇，年三十，质弱，产后咳嗽痰臭，或作肺痈治，愈剧，两脚渐肿至膝，大便溏泄，小腹胀痛，午后发热，面红气促，不能向右卧。汪诊脉虚小而数，曰：凡咳嗽左右向不得眠者，上气促下泄泻者，发热不为泻减者，皆逆候也。按此病原于脾，经曰：脾主诸臭，入肺为腥臭，入心为焦臭，入肝为腐臭，自入为秽臭。盖脾不能运行其湿，湿郁为热，酿成痰之臭也。经曰：左右者，阴阳之道路。脾虚则肺失所养，气劣行迟，壅遏道路，故咳嗽气促，不能右卧也。脾虚必夺母气以自养，故心虚发热而见于午也。脾主湿，湿胜则内渗于肠胃为溏泄，外渗于肌肉为浮肿。今用参、术、甘草补脾为君，茯苓渗湿为臣，麦冬保肺气、枣仁安心神为佐，陈皮、前胡消痰下气为使，东壁土受阳气最多，用之为引，盖土能解诸臭，亦能补土，取钱氏黄土汤之义也。服一帖，前病略减。病者喜，汪曰未也，过时失治，午后发热，真阳脱矣；泄而脚肿，脾气绝矣。必数服后无反复，方是佳兆。

震按:《难经》本文，心主臭，入肝为臊臭，入肾为腐臭，入脾为香臭，盖腐即秽也。汪公以臊臭作腐臭，香臭作秽臭，换易字面，牵合己说，殊属未妥。何不于酿成痰臭之下，继之曰脾虚则土陷水中，反现所胜之脏之臭而秽也。第其立方，专主于补，不用清热药以解臭，而佐东壁土以解臭，洵是高手。

又按: 脾臭主香者，如无病人见饮食，自有馨香气味，即脾脏本体之臭为用也。若病人见饮食，不以为香，反以为恶，是脾失其职，体变而用亦变也。此义汪公未曾详说。

一人年十九，面白质弱，因劳思梦遗，遂吐血碗余。自是微咳倦弱，后忽身发大热，出疹。疹愈，阴囊痒甚，搓擦水流。敷以壁土，囊肿如盏大。遂去土，以五倍子涂少蜜，炙燥为末敷之，遂愈。复感风寒，其嗽尤甚，继以左右胁痛。石山诊其脉虚而数，外证畏风寒，呕恶，倦动，粪溏气促。曰：此金极似火也。夫心属火而藏神，肾属水而藏志，二经俱属少阴，而上下相通。今劳思则神不宁而梦，志不宁而遗，遗则水不升而火独亢也。肝属木，主藏血，其象震，震为雷，心火既亢，同类相应，引动龙雷之火，载血而溢出于上窍矣。肝脉环绕阴器，亦因火扰而痛痒肿胀也。火胜金，故肺经虚而干咳；皮毛为肺之合，更因火郁而发疹；大肠为肺之府，故亦传导失宜而粪溏；金虚不能平木，木火愈旺而凌脾，脾虚则呕恶食减。经曰：壮火食气。脾肺之气为壮火所食，故倦于动作，而易感风寒也。经言：两胁者，阴阳往来之道路也，为火阻碍，则气不利而痛矣。然火有虚有实，有似火而实非火。故《经》言：有者求之，无者求之，虚者责之，实者责之。此治火大法，前证之火，皆虚火也，非水湿所能折，惟甘温之剂，可以袪除。且经言形寒饮冷则伤肺，又谓脾胃喜温而恶寒，当用甘温健其脾，则肺经不虚，而咳嗽气促自愈；肝木有制，而咳嗽吐血自除，虚妄之火亦自息矣。以参、芪各四钱，神曲、山楂各七分，白术、麦冬、贝母各一钱，甘草五分，炒干姜四分，服十余帖，脉数减，嗽渐平。

震按：此证似宜养阴，其复感风寒，似宜清理，即见识高者，亦必先以轻剂解表，后用养阴健脾。乃汪公竟进参、芪各四钱，佐干姜少许，岂今人所能及哉？脉数减，嗽渐平，信非熟地、阿胶所能胜任。

薛立斋治儒者张克明咳嗽，用二陈、芩、连、枳壳，胸满气喘，清晨吐痰；加苏子、杏仁，口出痰涎，口干作渴。薛曰：侵晨吐痰，脾虚不能消化饮食也。胸满气喘，脾虚不能生肺金也。涎沫自出，脾虚不能收摄也。口干作渴，脾虚不能生津液也。遂用六君、炮姜、肉果补脾，更用八味丸以补土母而愈。

震按：此条不载脉象，以意度之，脉必虚数，观前医之用芩、连，脉数可知矣。若脉虚软不数，谁不能用六君、八味哉！汪、薛二公高处在此，然又不可奉为秘诀。请阅后述诸案，便知法非一例。

［附］韩飞霞旅寓北方，夏秋久雨，天行咳嗽头痛，用天水散，以葱姜汤调服，应手取效，日发数十斤。此盖甲己土运，湿令痰壅肺气上窍，但泻膀胱下窍而已，不在咳嗽例也。

李士材治太学史明龚，经年咳嗽，历医无效，自谓必成虚痨。李曰：不然，脉不数不虚，惟右寸浮大而滑，是风痰未解，必多服酸收，故久而弥盛。用麻黄、杏仁、半夏、前胡、桔梗、甘草、橘红、苏子，五剂知，十剂已。

张远公三年久嗽，服药无功，委命待尽，偶遇士材而乞诊。李曰：饥时胸中痛否，远公曰：大痛。视其上唇白点如粞者十余处，此虫啮其肺。用百部膏一味，加乌梅、槟榔与服，不十日而痛若失，咳顿止矣。令其家人从净桶中觅之，有寸白虫四十余条，自此不复发。

孙东宿治许卓峰，多酒多怒人也。上吐血，下溲血，咳嗽声哑，医皆以为瘵，辞不治。孙诊其脉，左关弦大，右寸下半指，累累如薏苡子状。乃曰：此有余证也，作瘵治者非。盖其人好酒，酒属湿热，助火生痰，火性炎上，迫肺不降，积而生痰，壅于肺窍，以致失音。此痰壅之哑，非肺痿之哑也。其性又多怒，怒气伤肝，故血妄行而不归经，以致吐血尿血。法宜清热开郁化痰，导血归原，若二地、二冬辈滋阴之药，反助其塞而益其热，声音何由而开？况血随气行，气不清，血又何得归原哉？乃用滑石、青蒿解酒热为君，贝母、郁金、山栀仁、香附开郁为臣，杏仁、桔梗、丹皮、丹参、小蓟、甘草化痰清血为佐使。服十帖，血果止。又以贝母一两，童便浸一日，为末，柿霜等分，时时抄舌上化下，五日而声音爽矣。

张路玉治包山金孟珍，正月间，忽咳吐清痰，咽痛，五六日后，大便下瘀晦血甚多，延至十余日。张诊其脉，六部皆沉弦而细，此水冷金寒之候也。遂与麻黄附子细辛汤，其血顿止。又与麻黄附子甘草汤，咽痛亦可，而觉心下动悸不宁。询其受病之源，乃醉卧渴引冷饮所致，改用小青龙去麻黄加附子，悸即止，咳亦大减，但时吐清痰一二口。乃以桂、酒制白芍，入真武汤中与之，咳吐俱止，尚觉背微恶寒倦怠。更与附子汤二剂而安。

震按：咽痛下血，不以风火治，而以辛温燥热药始终获效者，由其善于识脉也。

又治礼科姜如农长媳，喘咳无痰，灼热自汗，而怀妊七月，先曾服和解清肺药二十余剂，其咳转剧，胎渐不安。邀张诊之，六脉皆濡大无力，右手寸关独盛而涩。曰：此热伤肺气也，反与和解药，逼令汗出，致肺气益燥而咳逆愈甚。不得已，复用苦寒折之，则火转郁伏而不散也。遂用大剂葳蕤，及川芎、杏仁、白薇、甘草，取葳蕤汤之半，更以当归、桔梗、五味、黄芪，益气生津，固肌敛肺。二剂汗止咳减，胎亦向安。更加生诃子皮，四剂而痊。

又治吴佩玉次女，伤风咳嗽，先前自用疏风润肺止嗽之药不应，转加呕渴咽痛。石顽诊之，六脉浮滑应指。因与半夏散三啜而病如失。或问咳嗽咽痛而渴，举世咸禁燥剂，今用半夏辄效，何也？曰：用药之权衡，非一言而喻也。凡治病必求其本，此风邪挟饮上攻之暴嗽，故用半夏、桂枝，开通经络，迅扫痰涎；兼甘草之和脾胃而致津液，风痰散，营卫通，则咽痛燥渴自已。设泥其燥渴而用清润，滋其痰湿，经络愈壅，津液愈结，燥渴咽痛，愈无宁宇矣。不独此也，近世治风寒咳嗽，虽用表药，必兼桑皮、黄芩、花粉，甚则知、柏之类。少年得之，必种吐血虚损之根；中年以后得之，多成痰火喘嗽之患。然此辈之妙用，在于预为地步，诊时泛谓阴虚，防变不足之证，初时元气未衰，服之邪热暂伏，似觉稍可，久之真气渐伤，转服转甚，安虑其不成虚损耶！及见吐血，则不问何经腑脏，属火属伤，血之散结，色之晦鲜，瘀之有无，概以犀角地黄寒凉止截之剂投之，致血蓄成根，向后或二月一月一发，虽日服前药不应矣。凡此之类，未遑枚举。尝见一人患项肿发热，延伤寒家视之，则曰大头伤寒，以表药发之，并头亦胀，确然大头无疑矣。病家以其治之益甚，又延杂证家视之，则曰湿热痰火，以里药攻之，则头与项前左半皆消，但项后右侧偏肿，则又确乎非大头而为杂证矣。病家又以肿在偏旁，疑为痈毒。更延痈疽家视之，则曰对口偏疽，以托里敷外药治之，则气血益滞，热不得泄，郁遏竟成溃疡矣。本一病也，治之迥异，证亦屡迁，可见其病随药变之不诬耳。第末俗所趋，非此不足以入时。何怪乎圣人性命之学，沦胥不返，遂至若是耶！

震按：张公此论，曲尽时医丑态，然谓表药必兼桑皮、芩、粉，血证必用犀角、地黄，恐不至众人皆醉如此。至于病随药变，实有其事，所以旧有不服药为中医之说。若欲见病知源，投药辄效，随其寒热虚实，应以温凉补泻，不执一法，不胶一例，变化生心，进退合辙者，其惟丹溪先生乎！丹溪则药随病变，病随药愈，宁有病随药变，药为病困之理哉！《临证指南·咳嗽门》方法大备，温凉补泻皆全，而轻松灵巧处，与丹溪未易轩轾也。

喘

朱丹溪治一人，病喘不得卧，肺脉沉而涩。此外有风凉湿气，遏其内热不得舒。以黄芩、陈皮、木通各一钱五分，苏叶、麻黄、桂枝各一钱，生姜、黄连各五分，甘草二分，煎服数帖而愈。

又治吴辉妻孕时足肿，七月初旬，产后二日，因洗浴即气喘，但坐不得卧者五月矣。恶寒，得暖稍宽，两关脉动，尺寸皆虚无，百药不效。朱以丹皮、桃仁、桂枝、茯苓、干姜、五味、枳实、厚朴、桑皮、紫苏、栝楼实煎服，一服即宽，三服得卧，病如失。盖作污血感寒治之也。

震按：首案宜用定喘汤，此方尚未妥贴，以黄连与沉涩脉不合也。次案用药似杂，而与病情恰对，毫无可议。丹溪尚有一案，身痛与气喘并作，已收在痛风门，可以同阅。

汪石山治一人，体肥色白，年近六十，痰喘声如曳锯，夜不能卧。汪诊之，脉浮洪，六七至中或有一结。曰：喘病脉洪，可治也。脉结者，痰碍经隧耳。宜用生脉汤加竹沥。服之至十余帖，稍定。患者嫌迟，更医用三拗汤、五拗汤，势渐危。于是复以前方，服至三四十帖，病果如失。

又治一妇人，年五十余，素有嗽病，忽一日大喘，痰出如泉，身汗如油，脉浮而洪，似命绝之状。令速用生脉散一帖，喘定汗止，三帖后，痰亦渐少。再于前方加栝楼实、白术、黄芩、当归、芍药，服二十帖而安。

又一人年逾六十，病气喘。汪诊之，脉皆萦萦如蛛丝。曰：病不出是夜矣。果如期而逝。

震按：石山三案，以脉洪为可治，脉微细为不治，所当着眼。

又一人形长，色苍瘦，年四十，每秋凉病痰嗽气喘不能卧，春暖即安，病此多年。医用紫苏、薄荷、荆芥等以发表，用桑皮、石膏、半夏等以疏内，虽暂轻可，不久复作。汪诊之，脉颇洪滑，此内有郁热也。秋凉则皮肤致密，内热不能发泄，故病作矣。内热者，病本也。今不治其本，徒用发散以虚其外，则愈不能当风寒。疏内以耗其津，则愈增郁热之势。遂进三补丸加大黄、贝母、瓜蒌，丸服，仍令每年立秋，先服滚痰丸四十粒，病渐安。

又一妇，年五十，形色脆弱，每遇秋冬，痰嗽气喘，自汗体倦，或恶心作呕。汪诊之，脉皆浮缓而濡。曰：表虚不御风寒，激内之郁热而然。遂用参、芪各三钱，麦冬、白术各一钱，黄芩、归身、陈皮各七分，甘草、五味各五分，煎服十余帖而安。次年秋间，滞下，腹痛后重，脉皆濡细稍滑。汪曰：此内之郁热欲下也。体虽素弱，《经》云有故无殒，遂以小承气利两三次，腹痛稍除，后重未退。再以补中益气加枳壳、黄芩、芍药煎服，仍用醋浇热砖，布裹坐之而愈。

震按：秋凉喘嗽之证，近日甚多，若外寒束其内热，不过此证中之一种耳。然已虚实不同如此，故必辨之以脉，乃无差误。

李士材治宋敬夫令嫒，中气素虚，食少神倦，至春初，忽然喘急，闷绝不知人，手足俱冷。咸谓立毙矣。李曰：气虚极而金不清肃，不能下行，非大剂温补，决无生理。遂以人参一两，干姜三钱，熟附子三钱，白术五钱，一服即苏。后服人参七斤余，姜、附各二斤，遂痊愈不复发。

又治孙芳其令嫒，久嗽而喘，凡顺气化痰，清金降火之剂，几于遍尝，绝不取效。一日喘甚烦躁，李视其目则胀出，鼻则鼓扇，脉则浮而且大，肺胀无疑矣。遂以越婢加半夏汤投之，一剂而减，再剂而愈。李曰：今虽愈，未可恃也。当以参术补元，助养金气，使清肃令行。竟因循月许，终不调补，再发而不可救矣。

文学顾明华，十年哮嗽，百药无功，诊其两寸数而涩。李曰：涩者，痰火风寒，久久盘踞，根深蒂固矣，须补养月余，行吐下之法。半年之间，凡吐下十次，服补剂百余，遂愈。更以补中益气为丸，加鸡子、秋石，服年许，永不复发。

震按：士材三案，一用大剂温补，一用疏解化痰，一用吐下间以补养。三法如鼎足，治病无偏敧。

孙东宿治少司空凌绎泉，年已古稀，原有痰火之疾，正月初，因劳感冒，内热咳嗽，痰中大半是血，鼻流清水，舌胎焦黄芒刺，语言强硬不清，大小便不利，喘急不能睡，亦不能仰，以高桌安枕，日惟额伏枕上而已，医治半月不瘳。孙诊之，两手脉浮而洪，两关滑大有力。知其内有积热痰火，为风邪所闭，复为怒气所加，故血上逆。议者以高年见红，脉大发热为惧。孙曰：此有余证，诸公认为阴虚而用滋阴降火，故不瘳；法当先驱中焦痰火积热，后以地黄补血等剂收功可也。乃以瓜蒌、石膏各三钱，半夏曲、橘红、桑皮、前胡、杏仁、酒芩、苏子水煎，冲莱菔汁一小盏，一剂而血止。次日诊之，脉仍浮而洪大，尚恶寒。此因先时不解表，竟用滋阴，又加童便降下太速，以致风寒郁而不散，故热愈甚也。改以定喘汤，一剂而喘减，二剂而热退不恶寒。再诊之，两手浮象已无，惟两关脉鼓指。此中焦痰积胶固，不可不因其时而疏导之。以清中丸同当归龙荟丸共二钱进之，其夜下稠黏秽积甚多。予忆丹溪有云：凡哮喘火盛者，白虎汤加黄连、枳实有功，正此证对腔法也。与十剂，外以清中丸同双玉丸夜服，调理而安。

震按：此人以富贵之体，古稀之年，不能卧又半月之久，亦殊危矣。乃竟用消痰发表，清火行滞，重剂收功，可见病无一定之局，只恐弃活着而走死着，又防活着认得不清，必以半攻半补、不攻不补，为持重之法，仍是死着也。后案喻公之蛤蚧二十枚，人参十两，可谓棋逢敌手。

喻嘉言治施眉苍肺痿喘嗽，吐清痰，肢体痿软不能举动，脉来虚数，以蛤蚧二十枚酒浸酥炙，人参、黑参各十两，蜜丸，时时噙化，不终剂而痊。

孙起伯肺胀，服耗气药过多，张路玉诊之，脉浮大而重按豁然，饮食不入，幸得溺清便坚，与《局方》七气，每剂用人参三钱，肉桂、半夏曲、炙甘草各一钱，生姜四片，四剂霍然。盖肺胀实证居多，此脉虚大，不当以寻常论也。

又治一尼肺胀，喘鸣肩息，服下气止嗽药不应，渐至胸腹胀满，脉得气口弦细而涩。此必劳力气上，误饮冷水伤肺，肺气不能收敛所致也。遂与越脾汤减麻黄，加细辛、葶苈，大泻肺气而安。

震按：此方加减最巧。上案用七气汤成方亦巧，观其论脉溯因，而细心体贴之，乃知其巧。予邑有友范君，哮喘已久，向用金匮肾气丸，时效时不效。吴门缪松心先生诊之曰：伏饮内踞有年，明是阳衰浊泛，但绵延日久，五旬外，痰中杂以血点，阴分亦渐损伤，偏刚偏柔，用药两难措置，仿金水六君煎意，用熟地炭四钱，当归炭一钱，茯苓三钱，炙草四分，川贝一钱半，青盐、陈皮一钱，淡菜漂三钱，杏仁三钱去皮尖盐水炒。半月后复诊，晨用金匮肾气丸以治本，晚服苓桂术甘加味以治标，生於术米泔浸切片晒三两，粗桂木晒八钱，炒半夏二两，云苓三两，炙草六钱，杏仁霜一两六钱，鹿脊骨三两，用麻黄四钱煎汤，炙北三钱晒，水泛丸。此证向来背脊畏寒，甚则哮发，服此方而畏寒除。隔三年，忽起淋浊，茎中痛胀。缪曰：此新病，以泻丙出壬为正治，但素有痰饮，滋腻之品，伤阳助湿，究非所宜，当变法治，庶与本证无碍。羊脊骨五钱，小木通一钱，盐水炒黄柏三分，生甘草梢五分，赤白茯苓各半三钱，水飞辰砂五分，调入服，三剂淋浊即愈，半年后改定丸方。曰：饮踞中焦，历年已久，前主温煦太阳寒水之脏，与病机极合，用药可无事更张。第溺管有精淋，由来已非旦夕，虽云肾气不坚所致，其降多而升少，亦非所宜，今造一方以兼顾之。嫩毛鹿角二两镑，羊脊骨三两炙黄打碎，生菟丝子三两晒，北细辛三钱晒，生黄芪皮一两五钱晒，蜜水炙麻黄三钱，桂枝粗木七钱晒，生於术米泔水浸晒干三两，茯苓三两晒，炙黑甘草五钱炒黄，半夏一两五钱，杏霜一两五钱，橘红一两晒，为末，用苡仁煮浆糊丸。后隔数年，已六旬余，换丸方用熟地四两水煮，归身一两五钱，制半夏炒黄一两半，云苓三两，橘红晒一两，炙黑甘草五钱，生台术三两米泔水浸生用，嫩毛鹿角一两五钱，蛤蚧两对去头足炙，熟附子七钱，淮牛膝一两四钱，生左牡蛎二两研细水飞，羊脊骨三两炙黄打碎，杏仁三两去皮尖油，北细辛三钱晒，泽泻一两五钱炒，为末，苡仁煮浆捣丸。以上诸方，摄纳肾阳，温通督脉，疏刷肺气，开豁浊痰，标本悉能照顾，巧更极矣。宜乎服之而宿疾全瘳也。

喘胀

罗谦甫治不潾吉歹元帅夫人，年逾五旬，身体肥盛，值八月中淋雨不止，因饮酒及潼乳过度，遂病腹胀喘满，声闻于外，不得安卧，大小便涩滞，气口脉大，两倍于人迎，关脉沉缓而有力。因思淋雨之湿，饮食之热，湿热大盛，上攻于肺，所谓盛则为喘也。邪气盛则实，实者宜下之，为制平气散。《内经》曰：肺苦气上逆，急食苦以泻之。白牵牛苦寒，泻气分湿热上攻喘满，故用二两，半生半熟以为君；陈皮苦温，体轻浮理肺气，用五钱，青皮苦辛平，散肺中滞气，用三钱，以为臣；槟榔辛温，性沉重，下痰降气，亦用三钱，大黄苦寒，荡涤满实，用七钱，以为使。末服三钱，生姜汤调下。两服而喘愈。止有胸膈不利，烦热口干，时时咳嗽，以泻白散加知母、黄芩、桔梗、青皮痊愈。

程明佑治张丙中满气喘，众医投分心气饮、舟车丸，喘益甚；一医作气虚治，以参、芪补之，喘急濒死。程诊其脉沉而滑，曰：此痰病也。痰滞经络，脏腑痞塞，致生腹胀。投滚痰丸，初服，腹雷鸣；再服，下如鸡卵者五六枚；三服，喘定气平。继以参苓平胃散出入，三十日而安。

一富翁素强健，忽病喘满，不咳不吐痰，日久腿脚阴囊尽水肿，倚卧肩息，困极。王中阳曰：非水证也，但胸膈有败痰，宜服滚痰丸。彼不信，针刺放水，备尝诸苦。年余，忽吐臭痰，复诣王。王与龙脑膏一料，服未尽而愈。

震按：胀而兼喘，病热急矣，必非轻剂所能治。此三条是实证治法，若虚寒证，当重用桂、附，如天真丸、黑锡丹、金液丹之类，皆可类推。不得以五子、五皮、沉香、椒目等，为稳当法也。

沈宗常治卢陵人，胀而喘，三日食不下咽矣。视脉无他，问何食饮？对以近食羊脂。沈曰：得之矣，脂冷则凝，温熨之所及也。温之，得利而愈。

震按：是案较沈诚庄治肃藩嗜乳酪致病，用浓茶频饮得愈，彼如昭文之鼓琴，此如师旷之杖策矣。

肿胀

庄季裕云：予自许昌遭金兵之难，忧劳艰危，冲冒寒暑，遂感痎疟。八月起病，至次年春末，尚苦跗肿腹胀，气促不能食而大便利，身重足痿，杖而后起。得陈子翁专为灸膏肓俞，七日内灸三百壮，即胸中气平，肿胀俱损，利止而食进。后又加百壮，诸证尽痊，以至康宁。时亲旧见此殊功，灸者数人，宿疴皆除。孙真人谓若能用心方便，求得其穴而灸之，无疾不愈，信不虚也。

震按：古人治病多用针灸，今则针灸有专家。凡诊脉处方者，反以卑术视之，不知处方易而针灸难。盖切脉与取穴同一难，而取穴之难，尤难于切脉也。孙真人之言，诚为格言。

宋有里医，为李生治水肿，以药饮之不效，以受其延待之勤，一日忽为灸水分穴与气海穴，翌早，观其面如削矣。因思《明堂》云：若是水病灸大良。以此穴能分水，不使妄行故耳。

震按：水分穴，可灸不可针。考《资生经》曰：水肿惟得针水沟。若针余穴，水尽即死，此《明堂铜人》所戒也。庸医多为人针水分，杀人多矣。又《千金方》曰：凡水病，忌腹上出水，出水者一月死。而今有专门治肿胀者，用铜管子从脐下刺入，出水如射，顷刻盈缶，腹胀即消；以此水露一夜，明晨视之，浮面者是清水，中央者是淡血，沉底者是脂膏。盖病者清浊不分，气血皆变为水，决而出之，去水即去其气血也。虽一时暂快，或半月，或一月，肿胀仍作，再针之亦死，不针之亦死矣。孙真人之言，预知有此诡术耳。

张子和云：余昔过夏邑西，有妇人腹胀如鼓，饮食乍进乍退，寒热更作，而时呕吐，且三载矣。师觋符咒，无所不至，惟俟一死。会十月农隙，田夫聚猎，一犬役死，砾于大树下，遗腥在根上，病妇偶至树根，顿觉昏愦，眩瞀不知人，枕于根侧，口中虫出，其状如蛇，口眼皆具，以舌舐其遗腥。其人惊见，以两袖裹其手，按虫头极力出之，且二尺许，重几斤，剖而示人，其妇遂愈。此正与华元化治法同，盖偶得吐法耳。

震按：此妄言也。蛇长二尺，重几斤，何以不啮破肠胃耶！子和不过引为偶得吐法耳，然荒唐无证。所谓吐下之神功，大率类此。又阅孙一奎与吴生问答一条，载生之堂嫂，病鼓三载，腹大如箕，时或胀痛，四肢瘦削，三吴名医历治不瘳。吴俗死者，多用火葬，烧至腹，忽响声如炮，虫从腹中爆出，高二三丈，烧所之天为昏，俄而坠地。细视之，皆蛔也，不下千万，大者长尺余，虫腹中复生小虫，甚多不可数。而一奎又于万历癸巳至淮阴，有王乡官者，子年十六，新娶后，腹胀大，按之有块，形如削瓜，四肢瘦削，发热昼夜不退，已半年矣。医惟以退热消胀之剂投之，其胀愈甚，其热愈炽，喉中两耳俱疮。诊之，脉滑数，其唇则红，其腹则疼，又多嗜肥甘。因思诸凡腹痛者，唇色必淡，不嗜饮食，今其若此，得非虫乎？遂投以阿魏积块丸，服之果下虫数十，大者二，一红一黑，长尺余，虫身经线自首贯尾，虫腹中复有虫，大者数条，小者亦三四条。虫下则热渐减，胀渐消，三下而愈，始信吴生之言为不虚。

震观此二则，较子和之说，稍觉近理。然蛔虫不下千万数，亦属荒唐，第其辨证则佳矣。较之《客座新闻》载江阴训导治生员腹胀，曰脉洪而大，湿热生虫之象，况饮食如常，非鼓胀也；以石榴椿树两项东行根皮，加槟榔各五钱煎服，泻下一长虫而愈者相似。

《儒门事亲》又载蹴鞠张承应，年几五十，腹如孕妇，面黄食减，欲作水气，或令服黄芪建中汤及温补之剂，小溲涸闭，从戴人疗焉。戴人曰：建中汤攻表之药也，古方用之攻里，已误也；今更以此取积，两重误也。先以涌剂吐之，置火于其旁，大汗之；次与猪肾散四钱，以舟车丸引之。下六缶，殊不困，续下两次，约三十余行，腹平软，健啖如昔。常仲明曰：向闻人言泻五六缶，人岂能任？及问张承应，渠云果然，乃知养生与攻痌本自不同，今人以补剂疗病，宜乎不效。

［**附**］周恭《医说续编》云：子和之书，非子和之笔也，特麻徵君文之耳。丹溪曰：脾虚不能行浊气，气聚则为水，水溃妄行，当补脾气，自能健运，得以升降运其极机，则水自行，此千古圣人之至言也。奈何云补剂疗病，宜乎不效。夫人之所赖以生者元气为之耳，苟不顾元气，专行峻利之药，能免虚虚之祸耶。

震按：此段驳得极是，即就本条，谓建中为攻表之药，古人误用以攻里，已属可笑，方义未明，浪指为攻，可见子和治病，止有攻之一字，不必以麻徵君代为之讳也。

丹溪曰：杨兄年近五十，性嗜酒，病疟半年，患胀病，自察必死，来求治。诊其脉弦而涩，重则大，疟未愈，手足瘦而腹大如蜘蛛状。予教以参、术为君，归、芍、川芎为臣，黄连、陈皮、茯苓、厚朴为佐，生甘草些少，作浓汤饮之，一日服三次。彼亦严守禁忌，一月后，疟因汗而愈。又半年，小便长而胀愈，中间虽稍有加减，大意只是补气行湿而已。

又治一女子，禀厚，患胸腹胀满，自用下药，利十数行，胀满如故，脉皆大，按则散而无力。朱曰：此表证，反攻里，当死，赖质厚，时又在室，可救也，但寿损矣。以四物加参、术、陈皮、炙甘草，煎服。至半月尚未退，自用萝卜种煎浴一度，又虚其表。遂以前方去芍药、地黄，加黄芪，倍白术，大剂浓煎饮之，又以参为丸吞之。十日后，乃得如初病时，然食难化而自利。以参、术为君，肉果、诃子为臣，稍加陈皮、山楂为佐使，粥丸吞之，四五十帖而安。

又治陈时叔，年四十余，性嗜酒，大便时见血，于春间患胀，色黑而腹大，其形如鬼，诊其脉数而涩，重似弱，属阴虚，朱以四物汤加芩、连、木通、白术、陈皮、厚朴、生甘草作汤与之，近一年而安。

震按：丹溪三条，一用参术加血药寒药，一用参术加血药温药，一用血药加寒药，用术去参，切贴脉证以治，井井有条，可为后世师法。但前后两条一嗜酒病疟，一嗜酒便血，营阴先亏，自当参用四物。若女子脉大而散，何以不用附子，而犹用四物耶？总之，丹溪善用补药，慎用热药，其慎处亦极是。如述其友俞仁叔，年近五十，得腹胀，自制禹余粮丸服之。丹溪诊其脉，弦涩而数。曰：此丸新制，煅炼之火邪尚存，温热之药味太多，宜自加减，不可执方。病者曰：此方不可加减。服之一月，口鼻中出黑血，骨立而死。此先几之见，亦难及矣。即此三证，皆以持久得愈，非老手断不能。

项彦章治一女，腹痛，胀如鼓，四体骨立，其六脉弦滑而数。项曰：弦为气结，滑为血聚，此气薄血室，实邪也。其父曰：服芎归辈血药多矣。曰：失于顺气也。夫气，道也；血，水也。气一息不运，则血一息不行，故治血必先顺气，俾经隧得通而后血可行。乃投苏合香丸，三日而腰作痛。曰：血欲行矣。以硝黄逐之，下瘀数十块而愈。又二女病同，一脉虚，一脉纯弦，皆辞不治，果死。

震按：气为血之先，血随气行，故攻瘀先以顺气，极是。然投苏合香丸，三日而腰痛，恐未必也。其得力处，仍赖硝黄耳。

虞恒德治一族兄，素能饮酒，年五十，病通身水肿，腹胀尤甚，小便涩而不利，大便滑泄。虞曰：或戒酒色盐酱，尚可保全；不然，去生渐远。兄曰：自今日戒起。虞以丹溪法，用参、术为君，加利水道制肝木清肺金等药，十帖而小水长，大便实，肿退而安。又半月，友人劝之饮，遂痛饮沉醉，次日疾复如前。虞曰：不可为矣。一月而逝。

震按：此条以饮酒而病复发，又一条以开盐而病复发，皆至于死。故今专门治肿胀者，开列戒单，不可犯丝毫盐酱。考其义以盐能助肾水之邪，豆与麦面助湿发热也。然胃气旺者固能戒，若胃气弱者食难进而渐减，亦当顾虑。张路玉用伏龙肝泡水澄之，入青盐以代食盐，用淮麦为面，同赤豆作面而成酱，其法甚巧，似可通融。

薛立斋治一男，素不善调摄，唾痰口干，饮食不美。服化痰行气之剂，胸满腹胀，痰涎愈甚；服导痰理脾之剂，肚腹膨胀，二便不利；服分气利水之剂，腹大胁痛，不能睡卧；服破血消导之剂，两足皆肿，脉浮大不及于寸口。朝用金匮肾气丸，夕用补中益气汤，煎送前丸，月余，诸证渐退，饮食渐进；再服月余，自能转侧；又两月而能步履。却服大补汤、还少丹，又半载而康。后稍失调理，其腹仍胀，服前药即愈。

震按：立斋此法，为胀满虚证的对之方，与下条石山所用香连丸，虽出两路，各能奏功。

汪石山治一妇，年逾四十，瘦长善饮。诊之脉皆洪滑，曰可治。《脉诀》云：腹胀浮大，是出厄也。此湿热太重，宜远酒色，可保终吉。遂以香连丸，令日吞三次，每服七八十丸，月余良愈。

又治一人，年三十余，病水肿，面光如胞，腹大如箕，脚肿如槌，饮食减少。汪诊之，脉浮缓而濡，两尺尤弱。曰：此得之酒色，宜补肾水。家人骇曰：水势如此，视者不曰通利，则曰渗泄，先生乃欲补之，水不益深耶？汪曰：《经》云水极似土，正此病也。水极者，本病也；似土者，虚象也。今用通利渗泄，则下多亡阴，肾水益耗，是愈伤其本病，而增湿土之势矣。岂知亢则害，承乃制之旨乎？遂令空腹服地黄丸，再以四物汤加黄柏、木通、厚朴、陈皮、参、术，煎服十余帖，肿遂减半，三十帖而愈。

震按：汪公论病甚佳，用药非是。就此脉证，宜六君子汤送济生肾气丸，何反用地黄丸、四物汤阴湿柔黏之药，岂以脉之缓濡为湿热，故更佐以黄柏耶？三十帖愈，未敢深信。

一妇形弱瘦小，脉细濡近快；一妇身中材颇肥，脉缓弱无力。俱病鼓胀，大如箕，垂如囊，立则遮拦两腿，有碍步履。石山视之，曰：腹皮宽，縋已定，非药可敛也。惟宜安心寡欲，以保命耳。后皆因产而卒。或曰：病鼓胀有孕，何也？汪曰：气病而血未病也，产则血亦病，阴阳两虚，安得不亡！又一妇鼓胀如前，越十余年无恙者，由寡居无所损也。

震按： 此案可以警世！女子如此，则男子有胀病而不绝欲者，岂不速其死耶。

赵氏或问曰：松江一男子，年三十余，胸腹胀大，发烦躁渴，面赤不得卧而足冷，余以其人素饮酒，必酒后入内，夺于所用，精气溢下，邪气因从之上逆，逆则阴气在上而为䐜胀，其上焦之阳因下逆之邪所迫壅塞于上故发烦躁，此因邪从下上而盛于上者也。于是用吴茱萸、附子、人参辈以退阴逆，冰冷饮之以解上焦之浮热，入咽觉胸中顿爽，少时腹中气转如牛吼，泄气五七次，明日其证愈矣。

震按：《准绳》及《治法汇》皆引此条，以其议论高爽，能发《内经》之精微也。惜不言脉，愚意其脉必细而紧，或沉而涩也；若滑大数实，则此方不可用矣。

喻嘉言治刘泰来，年三十二岁，面白体丰，夏月常用冷水灌汗，坐卧巷曲当风，新秋病疟截早，变成胀满，二便俱闭，气喘不食，能坐不能卧，能俯不能仰，势甚危急，医以二便不通，服下药不应，商用大黄二两作一剂。喻曰：伤寒病因发热，致津液枯槁，肠胃干结，乃用下药以开其结；然有不转失气者，不可攻之戒，正恐误治太阴经之腹胀也。此病因腹中之气散乱不收，故津水随气横决四溢而作胀，全是太阴不能统摄，一散一结，相去天渊，再用大黄猛剂，大散其气，若不胀死，定须腹破矣。病者曰：大黄服过二剂，尚未见行，奈何？喻曰：腹中真气渐散，今晚子丑二时，阴阳交剥之界，必大汗晕眩，难为力矣！急投理中汤，用人参至三钱，次日略加黄连，其胀大减。犹以不大便为忧，喻曰：腹中原是大黄推荡之泄粪，其所以不出者，以膀胱胀大，将大肠撑紧，任凭极力努挣，无隙可出耳。吾当以药通膀胱之气，不治大便而大便自至也。用五苓散，药才入喉，小便先出，大便随之，顷刻泄下半桶。

震按：读此案，不禁拍案叫绝，只恨不载脉象若何，难以摩仿，且案末不载胀愈，并有慨叹语气，想未必收功也。但议论高爽，不减赵氏，并录于此，以作胀病之大训天球。

赵氏又曰：嘉定沈氏子，年十八，患胸腹身面俱胀，医治半月不效。余诊其脉，六部皆不出也。于是用紫苏、桔梗之类，煎服一盏，胸有微汗；再服，则身尽汗，六部和平之脉皆出；一二日，其证悉平。

傅滋治一人，能大餐，但食肉必泄，忽头肿，目不可开，膈如筑，足麻至膝，恶风，阴器挺长，脉左沉，重取不应，右短小，却和滑。令单煮白术汤空心服探吐之，后以白术二钱，麻黄、川芎各五分，防风三分，作汤下保和丸五十丸，吐中得汗，上截居多，肿退眼开，气顺食进。以前方去麻黄、防风，加白术三钱，木通、甘草各五分，下保和丸五十丸，五日而安。

江篁南次子，素食少，五月间，因多食杨梅，至六月，遍身面目浮肿，腹亦膨胀。用苍白二术土炒为君；木通、赤苓、泽泻为臣；半夏、陈皮、大腹皮、桑白皮、桔梗为佐；苏梗、厚朴、草果、姜皮为使。一日两服。另用紫苏、忍冬藤、萝卜种煎汤，一日浴一次。至四日，肿胀消十之八。乃用参苓白术散，以紫苏煎汤调，日服二次。小水黄，又加木通煎汤煎药。六帖后，去紫苏，加木瓜、滑石，最后加连翘、栀子，八帖痊愈。

震按：此三条，皆和平浅近，法却是医门之布帛菽粟，断不可缺。傅、江二案用药加减，及补泻进退，又有细针密线道理。

［**附**］明成化间，钦天监台官张景芳得腹胀病，危剧，遇一庞眉叟授以方，用杏仁、陈皮、海螵蛸等分为末，佐以谷树叶、槐树叶、桃枝各七件，午时汲水煎三四沸，至星上时，再煎一沸，患者就浴，令壮人以手汤中按摩脐之上下百数，少时转失气，病即退矣。

震按：此方不及江氏，当合参之为更妙。他如田螺、大蒜、车前草捣饼贴脐，及蜘蛛随药中煎熟服之，溺长胀退等说，俱不见效，故不录。

李士材治钱赏之遍体肿急，脐突背平，法在不治，举家坚请用药。以金匮肾气丸料大剂煎服，兼进理中汤，五日不效。乃以人参一两，生附三钱，牛膝、茯苓各五钱，小便忽通，进食。计服人参四斤，附子、桂、姜各斤余而安。

太学何宗鲁，夏月好饮水，一日学院发放，自早起候至未申，为炎威所逼，饮水计十余碗，归寓便胀闷不能食，越旬日，胀如抱瓮，气高而喘。士材曰：皮薄而光，水停不化也。且六脉坚实，其病暴成，法当利之。遂以舟车丸，每服三钱，香薷汤送，再剂而二便涌决如泉，复进一钱五分，腹减如故。用六君子十帖，即愈。

震按：此二案，峻补急攻，如狮子搏象，全副神力，学者要看其病因，观其论脉，即知前贤非蠢心大胆也。

又治光禄卿吴伯玉夫人，患腹满而痛，喘急异常，大便不通，饮食不进，医用理气利水药，二十日不效。李诊之，脉大而数，右尺为甚，令人按腹，手不可近。乃曰：此大肠痈也，脉数为脓已成。用黄芪、角刺、白芷、银花、甘草节之类，加葵根一两，煎一碗，顿服之。未申痛甚，至夜半而脓血大下，昏晕不支。即与独参汤稍安，更与十全大补，一月而愈。

震按：此案亦胀满证中必不可少之案。

孙一奎治马二尹，年五十五，过食鳗肉卷饼，心腹胀痛。市医遽用硝黄下之，大便不行，胀痛愈增；继至者，以木香槟榔丸、大小承气汤，连服十日，胀痛益甚，粒米不进，大便并不行，小水亦仅点滴；后医以硝黄不效，杂进备急丸、白饼子、十枣汤、黑白丑之属，服数日，不惟大便不行，并小便点滴亦无矣，胀不可言。众医大叫称怪，一人为灸中脘三十壮，毫不为动，因断三日后当死。孙至，观其色苍黑，神藏不露，声音亮，惟腹大如覆箕，不能反侧，诊其脉，两手皆滑大，两尺尤有力。询其病源，阅其前方，骇然以为未闻未见也。因思一治法，先进香砂六君子汤，参术各用二钱。众医皆惊，谓中满胀痛，二便俱闭，如何用补，况苍黑之人，尤忌参术乎？孙曰：此非鼓胀证，乃内伤证也。当始伤时，犹在上鬲，法当用吐，《经》所谓在上者因而越之也。不用吐而用下药以伤其脾，脾伤则失运动之职，是以愈下愈伤，愈伤愈胀，脾气全然不动，药亦全然不行矣！故用六君子以醒其脾，香砂以助其运动，再用吐法，吐出前药，始有生机。此方非治病，乃治药也。且予非虑大便不行，独虑行之不止耳。医曰：求其行而不得，何以不止为虑？孙曰：君试思常人能服硝、黄几何，巴豆、牵牛几何，今幸其未行，药性未动，尚可为计；一行而诸药性动，譬瓶水底漏，其中能蓄点滴哉，危矣！医又问多服下药而大便不行，何也？孙曰：此易知之，始为食伤，继为药伤，所伤在上中二焦，下元未损，故两尺脉尚有神气。《难经》曰：人之有尺，如树之有根也。《内经》曰：肾者胃之关。盖肾主大便，观其色苍黑，神藏气固，皆由根本未动，赖此犹可为耳。服药后，腹中大痛，一奎谓其药力已动，改用人参芦、防风芦、升麻、桔梗各三钱，煎服少顷，用鹅翎探吐之。前服药物，一涌而出十数碗。病者喜曰：目前有光矣。此巳时也。孙曰：酉时大便必行，可备人参数斤以备不虞。至午，进至宝丹一帖，以温中气。未申间，腹中汩汩有声，浊气下滚，顷刻腹宽数寸；至晚，大便行一次，小水略通。孙即用人参、白术各五钱，炮姜三钱，茯苓二钱，陈皮一钱，木香、甘草各五分，令急煎服。四鼓又大便一次，小水继至，胀痛渐减，次日大便泻十余次。因以是方，煎丸并进，计泻七十二日，服人参二斤余而收功。

［**附**］喻嘉言治袁仲卿之子，仆水，救出，大热呻吟。儿科以惊风丸散与服，二日遂昏迷不醒，胸高三寸，颈软息微。喻诊之曰：脉无根，仅如蛛丝，不可为矣。以汤二茶匙，滴入口中，微有吞意。因思病虽因惊而得，其实跌仆水中，感冷湿之气而发热。胃中食物不化，当比夹食伤寒例治。乃以金石寒冷药镇坠其邪，深入脏腑，神识因而不清；其食停胃中者，得寒凉而不运，所进之药，皆在胃口之上，不能透入，转积转多，以致胸高而突。宜以理中药运转前药，或有生机。即煎理中汤一盏，灌入喉中，大爆一口，果然从前二日所受之药，一齐俱出，胸突顿平，颈亦稍硬，但脉仍不出，人亦不醒。

喻曰：此为食尚未动，关窍堵塞之故。再灌前药些少，热亦渐退。乃用元明粉一味化水，连灌三次，下黑粪甚多，继以生津药调理而愈。

震按： 以药换药，与孙公先后一辙，故并载于此以便览。

查少川向有哮喘，每发时，以麻黄、石膏、杏仁、枳壳、细茶大剂煎服，立刻见效，屡发屡服；而嗜酒纵欲，不避风寒，渐至腹大如覆箕，两腿光肿如柱，内外廉疥疮中，清水涓涓不绝，腥气逼人，不能伏枕而卧者五月，医者骇辞不治。孙东宿至，见其坐高椅之上，气喘身热，又畏寒甚，周围环火五盆，首戴绒帽，笼以貂套，套外复束一帕，鼻用绒套笼之，诊其脉浮大无力，睇其色，白中隐青。因问恶寒身热，从何时起？答以十日。孙曰：予得之矣，此病是气虚中满，法当温补下元。人徒知利小水，不知小水不利者，由下焦之气不充，不能渗从膀胱故道而行；若利之急，则泛滥而横流肌肤，下于阴囊，甚则胀裂崩塌而出矣。必待下焦元气壮盛，斯能升降变化，水自行而胀自消耳。至如近来之恶寒身热，由寒邪在表而然，合先散之。胸膈焦辣者，乃阴盛格阳，虚阳之火，被寒气驱逼上行，非真热也。亦待下元一温，热自下行。用苏叶、细辛、羌活、防风、苍术、陈皮、白豆蔻、人参、炙草、生姜，一帖而得微汗。遂撤火盆，去首帕，独鼻寒如初。乃用防风、黄芪二两煎汤熏之，一日三熏，鼻套亦除。但呕恶不止，用人参温胆汤加丁香，一帖而止。又谓鲤鱼能利水，一日尽二斤，半夜胀极，复告急于孙。孙曰：病势如是，敢纵恣若此乎？等闲之剂，曷能消释？沉思久之，以平胃散一两，入橄榄肉一两，煎服，两剂而定。独腹胀小水不利，不能伏枕为苦。乃以附子理中汤，加砂仁、补骨脂、赤豆、桂心，连进四帖，小水略长。继以尊重丸，每服五丸，日三服，五日后，小水通利，可贴席而睡矣。

震按：此证甚险恶，用药亦平庸，而投剂辄效，恐未必然。惟防、芪熏法及平胃散加橄榄二法，颇巧，理中、尊重二方补泻互用，亦巧。

周慎斋治一人，腹胀时吐，小便利则大便闭，大便通则小便闭。周曰：此证中气实，故胀；浊阴不降而逆于上，故吐；清阳下陷，填塞下焦，故二便不能齐通。用炮姜三钱，温中而健运，升麻一钱五分，升阳于下，吴茱萸一钱，降浊于上，八帖愈。

又治一女，胀而脉觉，用黄柏、青盐、升麻而愈。门人问其故，慎斋曰：此因命门火郁，使肾之真阳不升，心之真阴不降，故用黄柏以解命门壮火，使水中得升其真阳；用青盐以润心，使无邪火之炽而得下其真水。水火既济，而复以升麻提其清气，清气一升，浊气自降，而脾肺无内郁之弊，胀证愈矣。盖其本在肾而标在心，故三药奏效捷也。

震按：慎斋立论最高，定方最奇，然以此三味治胀，殊未敢信。易思兰治齿胀亦用此方，则于理为近。

张路玉治王庸若，呕逆水肿，溲便涓滴不通，或用五苓、八正，不应，六脉沉细如丝。因与金液丹十五丸，溺如泉涌而势顿平，后以《济生》肾气培养而安。

李时珍治一士妻，自腰以下胕肿，面目俱肿，喘急欲死，不能伏枕，大便溏泄，小便短少，脉沉而大。沉主水，大主虚，乃病后冒风所致，是名风水。用《千金》神秘汤加麻黄，一服，喘定十之五。再以胃苓汤吞《深师》薷术丸，二日小便长，肿消十之七，调理数日全安。

震按：金液丹、神秘汤人所罕用，而善用之则各奏奇功。因思古方，具在简册，特患寻不着对头帽子耳。又按：神秘汤，乃生脉散合二陈汤，去麦冬、茯苓，加紫苏、桑白皮、桔梗、槟榔，以生姜三片为引，施于此证恰好，加麻黄更好，并非八寸三分通行之帽也。

随身听中医传世经典系列

总主编◎裴颢

古今医案按（下）

清·俞震◎撰

中国健康传媒集团
中国医药科技出版社

图书在版编目（CIP）数据

古今医案按 /（清）俞震撰 . -- 北京：中国医药科技出版社，2024.12
（随身听中医传世经典系列）
ISBN 978-7-5214-2943-5

Ⅰ . ①古…　Ⅱ . ①俞…　Ⅲ . ①医案－汇编－中国－古代
Ⅳ . ① R249.1

中国版本图书馆 CIP 数据核字（2022）第 023318 号

策划编辑　白　极　　**美术编辑**　陈君杞
责任编辑　郭雨霞　　**版式设计**　也　在

出版　**中国健康传媒集团**｜中国医药科技出版社
地址　北京市海淀区文慧园北路甲 22 号
邮编　100082
电话　发行：010-62227427　邮购：010-62236938
网址　www.cmstp.com
规格　880×1230mm 1/64
印张　12 5/8
字数　384 千字
版次　2024 年 12 月第 1 版
印次　2024 年 12 月第 1 次印刷
印刷　北京金康利印刷有限公司
经销　全国各地新华书店
书号　ISBN 978-7-5214-2943-5
定价　59.00 元

目录

上册

卷一

卷二

卷 三

卷 四

卷 五

下 册

卷 六

卷 七

卷八

卷 九

卷 十

幼科 ……………………………… 732

卷 六

不寐

汪石山治一女，年十五，病心悸，常若有人捕之，欲避而无所，其母抱之于怀，数婢护之于外，犹恐恐然不能安寐。医者以为病心，用安神丸、镇心丸、四物汤，不效。汪诊之，脉皆细弱而缓。曰：此胆病也。用温胆汤，服之而安。

［**附**］许学士治四明董生，卧则魂飞扬，身虽在床而神魂离体，惊悸多魇，通宵不寐。群皆以为心病，医之无效。许曰：以脉言之，肝经受邪，游魂为变，非心也。以肝有邪，魂不得归于肝，是以卧则飞扬若离体也。肝主怒，必小怒则剧。用真珠母为君，龙齿佐之，因有龙齿安魂，虎睛定魄之说。

震按：此二条俱凭兼见之证辨为肝胆之病。若汪案之脉细弱而缓，何以不认作阳气两虚？许案不载脉象，亦难核辨。然肝胆之不寐易治，而心之不寐难瘥。盖心藏神，肾藏精与志。寐虽由心，心赖肾之上交。精以合神，阴能包阳。水火既济，自然熟寐。《内经》谓阳气满则阳跷盛，不得入于阴，阴虚故目不瞑。又云：阴跷阳跷，阴阳相交；阳入阴，阴出阳，交于目锐眦。阳气盛则瞋目，阴气盛则瞑目。此是不寐要旨，非肝胆病之不寐也。如人并无外邪侵扰，亦无心事牵挂，而常彻夜不寐者，其神与精必两伤，大病将至，殊非永年之兆，虽投补心补肾之药，取效甚难。即《内经》秫米半夏汤，亦有效有不效，或初效继不效。而病者辗转床褥，必求其寐，愈不肯寐，更生烦恼，去寐益远。慈山先生《老老恒言》云：寐有操纵二法，操者如贯想头顶，默数鼻息，返观丹田之类，使心有所著，乃不纷驰，庶可获寐；纵者任其心游思于杳渺无朕之区，亦可渐入朦胧之境。此诚慧心妙悟，可补轩岐所不逮。

怔忡

滑伯仁治一人，病怔忡善忘，口淡舌燥，多汗，四肢疲软，发热，小便白而浊。众医以内伤不足，拟进茸、附等药，未决。脉之虚大而数，曰：是由思虑过度，厥阴之火为害耳。夫君火以明，相火以位，相火代君火行事者也。相火一扰，能为百病。百端之起，皆由心生。越人云：忧愁思虑则伤心。其人平生志大心高，所谋不遂，抑郁积久，致内伤也。服补中益气汤、朱砂安神丸，空心进小坎离丸。月余而安。

一人因事恐怖，心常惕惕，如畏人捕之状，诊其脉，豁豁然虚大而浮，体热多汗。曰：凡病得之从高坠下，惊仆击搏，恶血留滞，皆从中风论，终归厥阴，此海藏之说也。盖厥阴多血，其化风木故也。有形当从血论，无形当从风论。今疾是走无形也，从风家治之，兼化痰散结，佐以铁粉朱砂丸，愈。

吴茭山治一妇气盛血少，火旺痰多，因事忤意，得怔忡之患，心惕惕然而惊，时发时止，清晨至晚，如此无度。每服镇心金石之药，愈不安。吴诊其脉左弦而大，知血少火旺，右浮滑不匀，气盛痰多也。遂以温胆汤入海粉、苏子，数服而安。次以安神丸，常服痊愈。

高果哉治钱塞庵相国怔忡不寐，诊得心脉独虚，肝脉独旺。因述上年驿路还乡，寇盗充斥，风声鹤唳，日夜惊惧而致。高用生地、麦冬、枣仁、元参各五钱，人参三钱，龙眼肉十五枚，服数剂。又用夏枯草、羚羊角、远志、茯神、甘草、人参，大效。仍以天王补心丹，常服痊愈。

震按：怔忡本非重病，而居官者多患之，因劳心太过，或兼惊忧所致。治法不外养血安神，补元镇怯，然亦难效。莫若抛弃一切，淡然漠然，病自肯去。老子曰：内观其心，心无其心。广成子曰：毋劳尔形，毋摇尔精，毋使尔思虑营营。岂惟却病，并可长生。

痫

丹溪治一妇人，有孕六阅月，发痫，手足扬掷，面紫黑，合眼流涎昏愦。每苏，医与镇灵丹五十帖，时作时止，至产后方自愈。其夫疑丹毒发求治，脉举弦按涩，至骨则沉滞数。朱意其痫必于五月复作，应前旧时，至则果作，皆巳脾午心时。乃制防风通圣散减甘草，加桃仁、红花，或服或吐，四五剂渐轻，发疥而愈。

一妇人积怒嗜酒，病痫，目上视，扬手掷足，筋牵喉响流涎，定则昏昧，腹胀疼冲心，头至胸大汗，病与痫间作，昼夜不息。此肝有怒邪，因血少而气独行，脾受刑，肺胃间久有酒痰，为肝气所侮，郁而为痛。酒性喜动，出入升降，入内则痛，出外则痫。乘其入内之时，用竹沥、姜汁、参、术膏等药甚多。痫痛间作无度，乘痛时，灸大敦、行间、中脘，间以陈皮、芍药、甘草、川芎汤，调膏与竹沥，服之无数，又灸大冲、然谷、巨阙及大指半甲肉。且言鬼怪，怒骂巫者。朱曰：邪乘虚而入，理或有之。与前药，佐以荆沥除痰，又用秦承祖灸鬼法哀告我自去。余证调理而安。

一少年夏间，因羞怒发昏，手搐如狂，时作时止，发则面紫黑，睾丸能动，左右相过。医与金箔镇心丸、抱龙丸、妙香散、定志丸，不效。脉微弦，六至，轻重有。朱曰：此内素有湿热，因激起厥阴相火，又时令相火，不宜服麝香之药。况肝病先当救脾土，诸药多燥血坏脾者。遂以黄连为君，人参为臣，酒浸芍药和白陈皮为佐，生甘草为使，生姜一片，煎服八帖而安。

一女八岁病痫，遇阴雨及惊则作，羊鸣吐涎。知其胎受惊也，但病深不愈，乃以烧丹丸，继以四物汤入黄连、生甘草，随时令加减，且令淡味以助药力。半年而愈。

汪石山治一人，年三十余，久病痫证，多发于晨盥时，或见如黄狗走前，则昏瞀仆地，手足瘛疭，不省人事，良久乃苏。或作痰火治，而用芩、连、二陈汤；或作风痰治，而用全蝎、僵蚕、寿星丸；

或作痰迷心窍，而用金箔镇心丸，皆不中病。汪诊之，脉皆缓弱颇弦。曰：此木火乘土之病也。夫早辰阳分，而狗阳物，黄土色，胃属阳土，虚为木火所乘矣。经曰：诸脉皆属于目，故目击异物而病作矣，理宜实胃泻肝而火自息。越人云：泄其肝者缓其中。遂以参、芪、归、术、陈皮、神曲、茯苓、黄芩、麦冬、荆芥穗，煎服十余帖，病减。再服月余而安。

震按：痫证案虽少而法颇备，能细阅之，已可长进学问。《临证指南》痫案仅四条，皆用豁痰清火，苦泄肝胆，辛通心络，以治实证则可；若予生平所见，多系虚证，河车六味丸、人参定志丸、天王补心丹、龟鹿二仙胶，服者疾发之期远，势亦渐轻，因不敢浪用克伐药。盖痫与癫狂，虚实不同。癫狂实者八九，痫证虚者八九也。又常见息痫之人，少年多夭折。中年得此病者，亦无高寿。其为虚也可知矣。

癫狂

一男子落马发狂，起则目瞪狂言不识亲疏，弃衣而走，骂言涌出，气力加倍，三五人不能执缚。烧符作醮无益，牛黄、冰、麝不灵，乃求治于戴人。戴人以车轴埋之地中，约高二尺许，上安中等车轮，其辋上凿一穴，如作盆之状，缚狂病人于其上，使之伏卧，以软裀衬之。又令一人于下，坐机一枚，以棒搅之，转千百遭。病人吐出青黄涎沫一二斗许，绕车轮数匝。其病人曰：我不能任，可解我下。从其言而解之。索凉水，与之冰水。饮数升，狂不作矣。

滑伯仁治一僧，病发狂谵语，视人皆为鬼，诊其脉累累如薏苡子，且喘且搏。曰：此得之阳明胃实。《素问》云：阳明主肉，其经血气并盛，甚则弃衣升高，逾垣妄詈。遂以三化汤三四下，复进以火剂乃愈。

沧洲治一人，因恐惧遂惊气入心，终日逐逐奔走，不避水火，与人语则自贤自贵，或泣或笑。切其脉，上部皆弦滑，左部劲于右，盖溢膻中，灌心包，因惊而风经五脏耳。即投以涌剂，涌痰涎一颒器。徐以惊气丸，服之尽一剂，病瘳。

［附］沧州又治一人，寓僧舍病狂，其脉三部皆弦直上下行，而左寸口尤浮滑。曰：此风痰留心包证也。以药涌吐痰沫四五升，即熟睡竟日，及寤则病尽去。以安神之剂调之，痊愈。

吴茭山治一女子，瘦弱性急，因思过度，得颠疾，或哭或笑，或裸体而走，或闭户而多言，诸疗罔效。吴诊其脉浮而涩，思虑过伤，神不守舍也。用紫河车二具，漂洗如法，煮烂如猪肚，切片，任意啖之，二次即愈。后服定志丸一料，日煎补心汤一服。调理百日后，乃毕婚，次年生子，身肥壮。

［附］嘉善朱怀音兄患癫狂，用消痰清火药而愈。越三年复发，消痰清火不应，用天王补心丹而愈。越二年又发，进以前二法，皆不应，用归脾汤而愈。越一年又发，发时口中哼哼叫号，手足牵掣搐掉，如线提傀儡，卧则跳起如鱼跃，或角弓反张，

其喊声闻于屋外，而心却明白，但以颤掉之故，口欲语时，已将唇舌嚼坏。如此光景，半刻即止，止则神识昏懂，语言谬妄，又半刻而发如前矣。一吴姓名医，用人参、鹿茸、肉桂、熟地、龙齿、青铅、远、茯等药，服之甚相安，然匝月不见效，乃就正于叶天翁。叶笑曰：渠用贵重之药，必自信为名医，但多费病家之财，与病毫无干涉，即庸医也。吾以轻淡药，二十剂当减半，四十剂当全瘳耳。因叩其掣掉作则心明，掣掉止则神昏之故，曰：操持太过，谋虑不决，肝阴胆汁两耗，阳跷阴跷脉空风动，非虚寒也。用白芍、萸肉各一钱五分，白石英、淮小麦、南枣肉各三钱，炙草五分。病人见其方，殊不信，旁人亦以药太轻淡，并两帖为一帖，服十帖，病减半，二十帖病全瘳矣。

倪维德治一妇，狂歌痛哭，裸裎妄骂，问之则瞪视默默，脉沉坚而结。曰：得之忧愤沉郁，痰与血交积胸中。涌之，皆积痰裹血，后与大剂清其上膈，数日如故。

又一妇哭笑不常，人以为鬼所凭。倪诊其脉俱沉，胃脘必有所积，有所积必作疼，遂以二陈汤导之，吐痰升许而愈，所谓积痰类祟也。

震按：以上数条，不过吐下清三法，惟吴与叶二案为异。又阅《本事方》云：军中有一人犯法，褫衣将受刀，得释，神失如痴，与惊气丸一粒，服讫而寝，及觉病已失矣。江东张提辖妻，因避寇失心，已数年，授以方随愈。黄山沃巡检妻，狂厥逾年，久医不愈，亦授此方，去附子，加铁粉，不终剂而愈。铁粉非但化痰镇守，至于摧抑肝邪特异若多恚怒，肝邪太盛，铁粉能制之。《素问》言阳厥狂怒，治以铁落，金制木之意也。此谕亦在吐下清三法之外者，附载于此。

王中阳治一妇，疑其夫有外好，因病失心狂惑，昼夜言语相续不绝，举家围绕，捉拿不定。王投滚痰丸八十丸，即睡不语，次夜再进一服，前后两次逐下恶物，患人觉知羞赧，遂饮食起坐如常。五七日能针指，终是意不快。王虑其复作，阴令一人，于其前对旁人曰：可怜某妇人，中暑暴死。患者忻然，问汝何以知之，说者曰：我适见其夫备后事也。

患者有喜色，由是遂瘥。王再询其家人曰：患者月水通否？其姑曰：近来月余不进饮食，瘦损羸劣，想不月也。王曰：如血稍鲜时，即来取药。既而报曰：血间鲜红矣。即令服婚合门中滋血汤止之，再服增损四物汤，半月全安，更不举发。

震按：此所谓心病还将心药医也。昔有患贫而病者，医令人诡以财帛与之，遂愈，皆一时权宜之法。然一旦真情忽露，其病必发，不若以正理开导之，使豁然省悟，乃无反覆。一人患心疾，见物如狮子，伊川先生教以手直前捕之，见其无物，久久自愈。岂非真能破伪，伪难饰真邪。此圣门正心之学，然使昏愦，此法难用，医者能求其因而解之，即轩岐传心之学矣。

汪石山治一人，年逾三十，形肥色白，酒中为人所折辱，遂病心恙，或持刀，或逾垣，披头大叫。诊其脉濡缓而虚，按之不足。此阳明虚也，宜变例以实之，庶几可免。先有医者，已用二陈汤加紫苏、枳壳等药，进二三帖矣，闻汪言，即厉声曰：吾治将瘥，谁敢夺吾功乎！汪告归，医投牛黄清心丸如弹丸者三枚，初服颇快，再服燥甚，三服狂病倍发，抚膺号曰：吾热奈何？急呼水救命，家人守医戒，禁不与。趋楼见神前供水一盆，一呷而尽，犹未快也，复趋厨下，得水一桶，满意饮之，狂势减半，其不死幸耳。复请汪治之，以参、芪、甘草甘温之药为君，麦冬、片黄芩甘寒之剂为臣，青皮疏肝为佐，竹沥清痰为使，芍药、茯苓随其兼证而加减之，酸枣仁、山栀子因其时令而出入。服之月余，病遂轻。然或目系渐急，即瞀昧不知人，良久复苏。汪曰：无妨，此气血未复，神志昏乱而然。令其确守前方，夜服安神丸，朝服虎潜丸，年余，熟寝一月而安。

震按：此人酒中受折辱，必然肝火郁勃，狂至持刀上屋，大渴恣饮，则痰火实证无疑。大胆者将用戴人之吐下，小心者亦必以黄连、石膏、羚羊、胆星、菖蒲、竺黄等药正治之，其人狂必愈甚。狂愈甚则元气脱，奄然以死，未死仍狂，死乃狂止，而医犹未悟也。幸遇石山之能识脉，用参、芪月余始愈。医可轻言哉，变例以实之句，云非常法也，亦当着眼。

鬼疰

罗谦甫治入国信副使许可道，到雄州诣罗诊候。罗诊之，脉乍大乍小，乍长乍短，此乃气血不匀，邪气伤正。本官云：在路到邯郸驿中，夜梦一妇人，著青衣，不见面目，用手向胁下打了一拳，遂一点痛，往来不止，兼之寒热不能食，乃鬼击也。罗曰：可服八毒赤丸。本官言尝读《明医录》中，见李子豫八毒赤丸，为杀鬼杖子，遂与药三粒，临卧服。明旦下清水二斗，立效。

又治陈庆玉子，因昼卧于水仙庙中，梦得一饼食之，心怀忧虑，心腹痞满，饮食减少，约一载余，渐瘦弱，腹胀如蛊，屡易医药及巫祷，皆不效，不得安卧。罗诊之，问其病始末。因思之，此疾既非外感风寒，又非内伤生冷，将何据而治。因思李子豫八毒赤丸，颇觉相当，遂与五七丸服之。下青黄之涎斗余，渐渐气调，而以别药理之，数月良愈。

此药有神验，合时必斋戒沐浴，净室澄心修合。方以雄黄、矾石、朱砂、炮附子、藜芦、牡丹皮、巴豆各一两，蜈蚣一条，八味为末，蜜丸如小豆大。每服五七丸，冷水送下无时。

韶州南七十里，古田有富家妇陈氏，抱异疾。常日无他苦，每遇微风吹拂，则股间一点奇痒，爬搔不定手，已而举体皆然，逮于发厥。凡三日醒，及坐，有声如咳，其身乍前乍后，若摇兀之状，率以百数，甫少定。又经日，始困卧不知人，累夕愈。至不敢出户，更十医不效。刘大用视之，曰：吾得其证矣。先用药一服，取数珠一串来。病家莫省其用，乃得妇人摇兀时，记其疏数之节，已觉微减。然后云是鬼疰，因入神庙，为邪所凭，致精气荡越。法当用死人枕煎汤饮之。既饮，大泻数行，宿屙脱然。大用云：枕用毕，当送还原处。如迟留，使人癫狂，盖但借其气耳。

又一人被鬼击，身有青痕作痛，以金银花水煎服，愈。

震按：僧慎柔治痨疰，多用金银花藤，盖本于此。然如传尸痨实有鬼物凭依者，用之方验，若精血耗损之虚痨有何关涉？至于死人枕治鬼疰、传尸痨，果有奇效，亦必须医者真能识其证，确系鬼疰与传尸痨，方可用之，否则，贼及枯骨，不有人祸，必有夭殃也。试问吾侪能如徐嗣伯乎？

[**附**]《齐书》曰：徐嗣伯，常有妪患滞冷，积年不瘥，嗣伯诊之，曰：尸疰也。当得死人枕煮服之，乃愈。于是往古冢中取枕，枕已一边腐阙。用长流水煎服，果愈。秣陵人张景，年十五，腹胀面黄，群医莫能治，问嗣伯，告之此为石蛔，亟难疗，当得死人枕煮服之。遂取枕，以汤投之，得大利，并蛔虫头坚如石者五升，病瘥。后沈僧翼患眼痛，又见多鬼物，以问嗣伯。嗣伯曰：邪气入肝，可觅死人枕煮服之，服竟可埋于故处，如其言又愈。王宴问之曰：三病不同，而用死人枕俱瘥，何也？曰：尸疰者，鬼气伏而未起，故令人沉滞。得死人枕，促之魂气飞越，不得复附体，故尸疰可瘥。石蛔者，久蛔也，医疗既癖，蛔虫转坚，世间药不能遣，所以须鬼物驱之，然后可散，故令用此也。夫邪气入

肝，故使眼痛，而见魍魉，应须邪物以钩之，故用此气，因枕去故复埋于塚间也。

李士材治文学朱文哉，遍体如虫螫，口舌糜烂，朝起必见二鬼，自谓不祥将死。李诊其寸脉乍大乍小，意其为鬼祟，细察两关弦滑且大，遂断为痰饮之疴。投滚痰丸三钱，虽微有所下，而病患如旧。更以小胃丹二钱与之，复下痰积及水十余碗，遍体之痛减半，至明早，鬼亦不见矣。更以人参三钱，白术二钱煎汤，服小胃丹三钱，大泻十余行，约有二十碗，病若失矣。乃以六君子为丸，服四斤而瘥。

震按：此所谓痰多怪证，亦不为奇，奇者以大剂参术煎汤送小胃丹，开后学攻补兼施之法。

邪祟

丹溪治一少年，暑月，因大劳而渴，恣饮梅浆，又连大惊，妄言妄见，病似邪鬼，脉虚弦而带沉数。数为有热，虚弦是惊，又梅浆停郁中脘，宜补虚清热，导去淡滞乃可。遂与参、术、陈皮、茯苓、芩、连，并入竹沥、姜汁，旬日未效，乃虚未回，痰未导也。以前药入荆沥，又旬日而安。

又治浦江郑姓者，年二十余，秋间大发热，口渴，妄言妄见，病似邪鬼。七八日后，请朱治之。脉之，两手洪数而实。视其形肥，面赤带白，却喜露筋。脉本不实，凉药所致，此因劳倦成病，与温补药自安。曰：柴胡七八帖矣。以黄芪附子汤冷与之，饮三帖后，困倦鼾睡，微汗而解，脉亦稍软。继以黄芪白术汤，至十日，脉渐收敛而小，又与半月而安。

虞恒德治一妇，年近三十，有姿色，得一证，如醉如痴，颊赤面青，略有潮热，饮食不美，其脉乍疏乍数而虚，每夜见白衣少年与睡。一医与八物汤，服数十帖不效。虞见其家有白狗，卧枕户阈。虞曰：必此所为，命杀狗取其心血及胆汁，丸安神定志之药，以八物汤送下，丸药用远志、石菖蒲、川归、黄连、茯神、朱砂、侧柏叶、草龙胆等药。

震按：此三条甚奇，却难效法。首条若在今日，惟有清热导痰耳，敢用人参耶？丹溪则以脉之虚弦，因之大劳，认得清，故虽旬日未效，仍守前药，设有游移，则前功尽弃，病不痊而谤随之矣。次条脉证，俱似实热，乃云脉本不实，凉药所致，苟非具大本领者，谁敢道此！然用芪、附、术，而不用人参，想其审证处，必另有会心也。第三条诚系邪魅，然以白衣疑及白狗，近于诡幻，倘仍不效，能无雉罹于罗之叹？汇而录之，以备考订。

张路玉治文学黄稚洁，谵妄颠仆，数月以来，或六七日一发，或二三日一发，或一日二三发，发则大吐涎水血沫，或一日半日而苏，或二三时而苏。医祷不灵，近于邪祟，术士皆言宿孽所致，昼夜恒见亡婢仆妇二鬼缠绵，或时昏愦不省，或时妄言妄见。精气不时下脱，不能收摄。服二冬、二地、连、柏、金樱、石莲之属无算，反加作泻不食。后延张诊之，脉来寸盛尺微，前大后小，按之忽无，举之忽有。知为神气浮散之候，因与六君子加龙齿、菖蒲、远志，送养正丹，间续而进。前后共三七服，是后谵妄颠仆，绝不复发，邪祟亦不复见。惟梦泄为平时痼疾，不能霍然。更与平补镇心丹，两月而安。其尊人及昆弟亲戚，咸谓金石之药，能镇鬼神，曷知从前谵妄，皆神气浮散之故，得养正镇摄之功，当无神魂飞越之患矣。因识此以破杯影弓蛇之惑。

震按：鬼祟岂能病人，不过病似鬼祟耳。或痰或虚，从其脉象以施治法，诸案皆先贤之助也。

遗精

丹溪壮年有梦遗证，用凤髓丹、河间秘真丸，唯有小效，遗终不除。改用远志、菖蒲、桑螵蛸、益智仁、韭子、枣仁、牡蛎、龙骨、锁阳等为丸，服之寻愈。

一人年六十五，精滑常流，丹溪以黄柏、知母、蛤粉、牡蛎、山药饭丸，盐汤下。

一人每至夜，脊心热而梦遗，丹溪用珍珠粉丸、猪苓丸。遗止，终服紫雪，脊热毕除。

一人虚损，盗汗遗精白浊，丹溪用四物加参、芪、术、牡蛎、五味、杜仲，煎服而愈。

丹溪治郑叔鲁，年二十余，夜读书常至四鼓。

忽得疾，卧时但阴器著物，便梦遗，不著则否，饮食日减，倦怠少气。盖以用心太过，二火俱起，夜弗就枕，则血不归肝而肾水渐亏，火乘阴虚，入客下焦，鼓其精房，则精不得聚藏而欲走，因玉茎著物，犹厥气客之，故作接内之梦也。于是上补心安神，中调脾胃升其阳，下用益精生阴固阳之剂，不三月而疾如失。

一人梦遗白浊，少腹有气耕冲，每日腰热，卯作酉凉。若腰热作则手足冷，前阴无气来耕；腰热退，则前阴气耕，手足温。又旦多下气，暮多噫，一旬二旬必遗。朱诊之，脉旦弦搏而大，午尤洪大，知其有郁滞也。先用滚痰丸大下之，次用加减八物汤，下滋肾丸百粒。若稍与蛤、牡等涩药，则遗与浊滋甚，或一夜二遗。遂改用导赤散大剂，而遗浊皆止。

又二中年男子，皆梦遗，医与涩药反甚，连遗数夜。丹溪先与神芎丸大下之，继制猪苓丸，服之皆痊。

镇海万户萧伯善，以便浊而精不禁，百药罔效。丹溪用倒仓法而愈，于此见梦遗属郁滞者多矣。

一老人年六十岁，患疟而嗽，多服四兽饮，积成湿热，乘于下焦，已岌岌乎殆矣。丹溪诊之，尺数而有力，与补中益气加凉剂。三日，与黄柏丸。次早尺数顿减，询其有夜梦否？曰：有之，幸不泄耳。是盖年老精衰，固无以泄。从前大热结于精房，今得泄火益阴之药，其火散走于阴窍，疾可瘳矣。再服两日而又梦，疟嗽痊愈。

震按：梦遗原是恶病，此条及《广笔记》载张涟水治纪华山案，却以梦遗愈病。盖此条乃热结下焦，纪生乃郁结中焦，其肾系久不通于心，忽然得通，则伏邪随之而泄，瘀垢随之而下。故本病随愈，亦由两人向来葆养，精元未竭耳。若纵欲者，及素有梦泄者，不能望此侥幸也。

汪石山治一人，年四十余，泄精久之，神不守舍，梦乱心跳。用清心莲子饮罔效，取《袖珍方》治小便出髓条服之，又服小菟丝子丸，又服四物加黄柏，俱罔效。汪诊之，一日间其脉或浮濡而快，或沉弱而缓。曰：脉之不常，虚之故也。其证初因肾水有亏，以致心火亢极乘金，木寡于畏而侮其脾。此心脾肾三经之病，理宜补脾为主，兼之滋胃养心，病可疗也。方用人参为君，白术、茯苓、麦冬、枣仁、栀子、生甘草为佐，莲肉、山楂、黄柏、陈皮为使，其他牡蛎、龙骨、白芍、川芎、熟地之类，随其变证而出入之。且曰：必待人参加至五钱病脱。其人未信，服二十余日，人参每服三钱，溲精减半矣。又月余，加人参至五钱，寻愈。

盛启东治郁文质遗精，形体羸弱，兼痰嗽交作，日夕不能休，群医治之转剧。盛视之曰：此阳脱也，急治则生，缓则死，非大料重剂则不能疗。于是以附子、天雄合参苓白术，昼夜服之，自秋徂冬，约服附子百余枚，厥疾乃瘳。

震按：阅叶案治项姓者梦遗，色黄食少，腹胀便溏，用生菟丝、覆盆、蛇床、五味、韭子、益智、补骨脂、龙骨，以建莲粉丸，较之此案，温热稍轻，而灵巧更胜矣。一友仿之治一梦遗久者，色悴食减，常加伤风咳嗽，服诸补肾涩精药无效，乃用巴戟、苁蓉、骨脂、鹿茸、阳起石、桂、附等而愈，是又善学盛御医者。叶天翁又治一人遗滑，月五六作，兼有腹痛，触冷即痛，痛极昏晕。初以荆公妙香散，不应。乃用鹿茸二钱，人参一钱，雄羊肾十枚去膜研，茯神、龙骨各一钱五分，金樱膏三钱，十剂而愈。

江篁南治一壮年，患遗精，医用滋阴降火罔效。更医，用龙、牡等止涩药，其精愈泄。又服芩、连、知、柏等药甚多，兼服小便，亦罔效。又或作痰火治，作湿热治，盖年余矣。江诊之，左脉浮濡无力，右寸浮散近快，两尺尤弱，不任寻按，其人头晕，腰痛骨酸，畏风，小便黄，腹中时鸣。乃以熟地、远志、人参、归身、桑螵蛸、石莲、茯神、石菖蒲、甘草，十余帖后，精固。惟筋骨犹酸，小便犹黄，腹或至晚犹鸣。前方再加黄柏，兼用补阴丸，加人参、鹿茸、菟丝、桑螵蛸、茯神之类丸服，两月而愈。

李士材治武科张宁之，禀质素强，纵饮无度，忽小便毕，有白精数点，自以为有余之疾，不肯医治，经三月以来，虽不小便，时有精出，觉头目眩晕，因服固精涩脱之剂，治疗两月，略不见功。李诊之，六脉滑大。此由酒味湿热，不干精藏。遂以白术、茯苓、橘红、甘草、干葛、白蔻，加黄柏少许，两剂即效，不十日而康复如常人。

周慎斋治一人，知饱不知饥，胸膈饱闷，脾虚也。常起火，喉痛，口唇生疮，牙根作胀，齿缝出血，火在上，上盛也。骨酸痛，不能久立，鸡鸣精自遗，下虚也。上盛下虚，所谓阳精下降其人夭，名曰下消。善治不若善养，用补中益气汤以散上焦之火，六味汤以实下焦之肾，所以敛火归本也。

震按：向来医书咸云：有梦而遗者，责之心火；无梦而遗者，责之肾虚。二语诚为括要，以予验之，有梦无梦，皆虚也。不虚则肾坚精固，交媾犹能久战，岂有一梦即遗之理。故治此证者，惟湿热郁滞二项，勿以虚治，而二项又各分二种：曲糵之湿热，宜端本丸；膏粱之湿热，宜猪肚丸；积痰之郁滞，宜滚痰丸、神芎丸；伏火之郁滞，宜滋肾丸、猪苓丸。除此二项，必须人参，如荆公妙香散以治心虚，桑螵蛸散以治肾虚，三才封髓丹以治阴虚，固精丸以治阳虚，或分用，或合用，再参之以熟地、萸肉、湘莲、芡实、五味、牡蛎、线胶、金樱膏，而已无余蕴矣。然亦有效有不效，则因虚者之有小虚有大虚，而虚者之心或有嗜欲或无嗜欲也。人若于欲事看得雪淡，更极畏怕，则熟寐时亦能醒觉。先贤云：醉犹温克方称学，梦亦斋庄始见功，此为上乘；其次则用刘海蟾吸撮提三字，做运想功夫，先以一擦一兜，左右换手。九九之数，真阳不走之诀。继以一吸便提气，气归脐，一提便咽。水火相见之诀，久久行之，功成可以不泄。尚有欲念，再于上床临睡时，以两手大肉擦热，反向背后擦肾腧穴三十六次，肾腧热则相火不作，夜无淫梦。斯皆应验之金丹，殊胜㕮咀之草药，故不惮饶舌以告同人。

便浊

丹溪曰：一妇年近六十，形肥味厚，中焦不清，积为浊气，流入膀胱，下注而成白浊。浊气即是湿痰，用二陈汤加升、柴、苍白术，四帖，浊减半，觉胸满，因升、柴升动胃气，痰阻而满闷耳。用二陈加炒曲、白术、香附以泄其满，素无痰者，升动亦不闷也；继以青黛、樗皮、蛤粉、黄柏、干姜、滑石为末，神曲为丸，服之全安。

丹溪又治一人，便浊半年，或时梦遗形瘦，作心虚治，以珍珠粉丸合定志丸，服之愈。

［附］南安太守张汝弼，曾患渴疾白浊，久服补肾药不效，遇一道人，俾服酒蒸黄连丸。以川连一斤，煮酒浸一宿，甑上累蒸至黑，晒干为末，蜜丸桐子大。日午临卧，酒吞三十丸。遂全瘳。

潘见所弱冠患白浊，医治三年不愈，其脉两寸短弱，两关滑，两尺洪滑。孙东宿曰：君疾易愈，第待来春之仲，一剂可瘳，而今时不可。因问何以必待来年，孙曰：《经》云升降浮沉必顺之。又云：天时不可伐。君脉为湿痰下流证也。洪大而见于尺部，是阳乘于阴，法当从阴引阳。但今冬令，为闭藏之候，冬之闭藏，实为来春发生根本。天人一理，若不顾天时，而强用升提之法，是伐天和而泄元气。根本既亏，来春何以发生。闻言不信，别寻医药，仍无效。至春分，东宿以白螺蛳壳火煅存性四两，牡蛎二两，半夏、葛根、柴胡、苦参、川柏各一两，曲糊丸，早晚服，名曰端本丸。不终剂而痊愈。

震按：医书向有精浊、溺浊之分，以予验之，浊必由精，溺则有淋无浊也。凡患浊者，窍端时有秽物黏渗不绝，甚则结盖，溺时必先滴出数点而后小便随之，小便却清。惟火盛则色黄，亦不混浊。古书乃云漩面如油，光彩不定，漩脚下澄，凝如膏糊，此是膏淋与下消证，非白浊也。白浊之因，有欲心萌而不遂者，有渔猎勉强之男色者，有醉酒及用春方以行房，忍精不泄者，皆使相火郁遏，败精瘀腐而成。故白浊多有延成下疳重候，岂溺病乎。《内经》谓水液混浊，皆属于热。热甚则为赤浊，或白浊久而血不及化为精，亦变赤浊，此则危矣。治法不外养阴清热，佐以坚肾利水。盖癸窍宜闭，壬窍宜通也。初起者，当兼疏泄败精之品，如滑石、冬葵子、牛膝、萆薢之类。日久者，当兼补元实下之品，如人参、熟地、湘莲、芡实之类，亦无甚艰难。兹选四案，湿痰湿热居其二，盖恐人只守定治肾一法耳。夫湿痰湿热，似非精病，不知湿热内侵肾脏，则精不清而为浊。生生子案，及世人用腐浆冲滑石，或白果浆者，去其湿热，精自固也。湿痰下注肾脏，则精不宁而为浊。丹溪首案，及李士材治武科张姓案，消其湿痰，精自驻也。若系溺病，何以不用淋证门石苇散、八正散等方耶。即日久而元气下陷，有用补中益气汤者，亦以元气得补，才能升举其精，不使渗漏耳。惟夏月冒暑便浊，用辰砂六一散。及筋疝之白物如精，随溲而下，用龙胆泻肝汤。二条方是溺病，然与赤白浊情形原有别也。

五淋

吴茭山治一妇，患淋数而疼痛，身烦躁。医以热淋治之，用八正散、莲子饮，服之愈剧。吴诊脉沉数无力，知气与火转郁于小肠故也。遂与木通、麦槁节、车前子、淡竹叶、麦冬、灯心、甘草梢、腹皮之类，服之而安。盖小肠乃多气少血之经，今病脉系气郁，反用大黄、栀、芩味厚苦寒之药，寒极伤气，病转加矣。不知血中有热者，乃有形之热，为实热也；气中有热，乃无形之热，为虚热也。凡气中有热者，当行清凉薄剂，无不获效。更分气血多少之经，辨温凉厚薄之味，审察病机，斯无失也。

中书右丞合刺合孙，病小便数而少，日夜约二十余行，脐腹胀满，腰脚沉重，不得安卧。至元癸未季春，罗谦甫奉旨诊之，脉沉缓，时时带数。常记小便不利者有三，不可一例而论。若津液偏渗于肠胃，大便泄泻而小便涩少，一也，宜分利而已；若热抟下焦津液，则热涩而不行，二也，必渗泄则愈；若脾胃气涩，不能通利水道，下输膀胱而化者，三也，可顺气令施化而出也。今右丞平素膏粱湿热内蓄，不得施化，膀胱窍涩，是以起数而见少也。当须缓之泄之，必以甘淡为主。遂用茯苓为君；滑石甘寒，滑以利窍，猪苓、琥珀之淡以渗泄而利水道，三味为臣；脾恶湿，湿气内蓄，则脾气不治，益脾胜湿，必用甘为助，故以甘草、白术为佐；咸入肾，咸味下泄为阴，泽泻之咸以泻伏水，肾恶燥，急食辛以润之，津液不行，以辛散之，桂枝味辛，散湿润燥，此为因用，故以二物为使。煎用长流甘澜水，使下助其肾气。大作汤剂，令直达于下而急速也。两服减半，旬日良愈。

震按：前两案论治淋道理，最为明白晓畅。后两案乃淋证别因，虽由问而知之，而唐公之灵悟，更不可及。

罗又治刘太保淋疾。刘问曰：近夏月来，同行人多有淋证，气运使然，抑水土耶？罗曰：此间别无所患，独公有之，殆非气运水土使然。继问公近来多食何物，曰：宣使赐木瓜百余对，遂多蜜煎之，每客至，以此待食，日三五次。曰：淋由此也。《内经》曰：酸多食之，令人癃，夺饮则已。曰：醋味致淋，其理安在？曰：小便主气，《经》云酸入于胃，其气涩以收，上之两焦，弗能出入也，不出则留胃中，胃中和温，则下注膀胱之胞，胞薄以懦，得酸则缩蜷，约而不通，水道不行，故癃而涩，乃作淋也。果如言而愈。

唐与正治吴巡检，病不得前溲，卧则微通，立则不能涓滴。医遍用通小肠药，不效。唐因问吴：常日服何药？曰：常服黑锡丹。问：何人结砂？曰：自为之。唐洒然悟曰：是必结砂时铅不死，硫黄飞去，铅砂入膀胱，卧则偏重，犹可溲，立则正塞水道，以故不能通。令取金液丹三百粒，分为十服，煎瞿麦汤下之。膀胱得硫黄，积铅成灰，从水道下，犹累累如细砂，病愈。

丹溪治一老人，因疝疼二十年，多服苍术、乌、附等药，疝稍愈。又患淋十余年，其间服硝、黄诸淋药，不效。忽项右边发一大疽，连及缺盆，不能食，淋痛愈甚，叫号困惫，时当六月，脉短涩，左微似弦，皆前乌、附积毒所致，凝积滞血蓄满膀胱。脉涩为败血，短为血耗，忍痛伤血，叫号伤气，知其溺后有如败脓者，询之果然。遂先治淋，令多取土牛膝根茎叶浓煎汤，并四物汤大剂与之。三日痛与败脓渐减，五七日渐止，疮势亦定。盖四物能生血也，但食少，疮未收敛。用四物加参、芪、白术熬膏，以陈皮、半夏、砂仁、木香煎取清汁，调膏与之。逐渐能食，一月疮安。

震按：土牛膝汁，治血淋最效，以其能疏通滞血也。脉涩者，更宜之。丹溪合四物同用，因脉兼短耳，即不短，亦宜之。涩为血瘀，亦主血虚也。

[**附**] 周慎斋治一人年老，因入房忍而不泄，小便不利，诸药不效。此肾虚而气滞血凝也，用土牛膝捣汁，酒服二碗，小便出物长三寸、长六寸者二虫而愈。

丹溪又治一男子，患淋久，囊大如球，茎如槌，因服利药多，痛甚，脉微弱如线。以参、芪、归、术加肉桂、元胡各一钱，木通、山栀、赤芍、赤茯苓、甘草梢等药，一服痛稍减，二服不溲利，四服愈。

薛立斋治大尹刘天锡，内有湿热，大便滑利，小便涩滞，服淡渗之剂，愈加滴沥，小腹腿膝皆肿，两眼胀痛。此肾经虚热在下焦，淡渗导损阳气，阴无以化。遂用地黄、滋肾二丸，小便如故。更以补中益气，加麦冬、五味，兼服而康。

震按：服利药既多，脉微弱如线，法必宜补矣。犹兼延胡、赤芍、木通、赤苓、山栀等利血利水药者，以其证仍痛甚也。可见淋证宜利者多，惟薛案所叙病因病情，必该用所用三方。其合滋肾丸者，以小便仍涩滞也。若果阳虚脉微，又当用金匮肾气丸，与知、柏不宜。至如叶氏治淋，有虎杖、麝香、大黄、牵牛、两头尖、威喜丸、连、柏、胆、荟、参、茸、八味等方，较薛氏法多而且备矣。

孙东宿治丁耀川令堂，年四十四，常患胃脘痛，孀居茹素十五年，七月中，触于怒，吐血碗许，不数日平矣。九月又怒，吐血如前，加腹痛。至次年二月，忽里急后重，肛门大疼，两胯亦痛，小便短涩，出惟点滴，痛不可言。腰与小腹之热，如滚汤泡，日惟仰卧不能侧，一侧则左胯并腿痛甚。小便疼，则肛门之痛减；肛门疼，则小便之痛减。遇惊恐，则下愈坠而疼。经不行者两月，往常经来时，腰腹必痛，下紫黑血块甚多，今又白带如注。口渴，通宵不寐，不思饮食，多怒，面与手足虚浮，喉中梗梗有痰，肌肉半消。孙诊之，脉仅四至，两寸软弱，右关滑，左关弦，两尺涩。据脉，上焦气血不足，中焦有痰，下焦气凝血滞，郁而为火。盖下焦之疾，肝肾所摄。腰胯乃肝之所经，而二便乃肾之所主也。据证面与手足虚浮，则脾气极弱；饮食不思，则胃气不充；不寐由过于忧愁思虑而心血不足，总为七情所伤故耳。《内经》云：二阳之病发心脾，女子不月，此病近之，且值火令当权之候，诚可虑也，所幸者脉尚不数，声音清亮耳。因先为开郁清热，条达肝气，保过夏令后，再为骤补阴血。必戒绝怒气，使血得循经，方可获生也。初投当归龙荟丸，以撤下部之热。继以四物汤、胆草、知、柏、柴胡、泽兰煎吞滋肾丸。连服四日，腰与小腹之热始退。后以香薷、石苇、胆草、桃仁、滑石、杜牛膝、甘草梢、柴胡煎吞滋肾丸，大小便痛全减。

东宿曰：族侄孙伍仲，三十岁，善饮好内，小便血淋疼痛，予以滑石、甘草梢、海金沙、琥珀、山栀、青蒿，以茅草根煎膏为丸，每晨灯心汤送三钱而愈。后五年，因子迟，服补下元药过多，血淋又发，小便中痛极，立则不能解，必蹲下如妇女状，始能解出，皆大血块，每行一二碗许，诸通利清热药，遍尝不应，脉俱洪数。予以五灵脂、蒲黄、甘草梢各二钱，小蓟、龙牙草各三钱，二帖而痛减半，血仍旧。改用瞿麦、山栀、甘草梢各二钱，茅根、杜牛膝、车前草叶各三钱，生地、柴胡、川柏、木通各一钱，四帖痛全减，血全止，惟小便了而不了，六脉亦和缓不似前矣。后以四君子加葛根、青蒿、白芍、升麻、知、柏，调理万全。

震按：上条不用补，次条不用养阴，认证最清，设效立斋、景岳，狃于归脾汤、补中益气、六味、生脉者，必为二证之戈矛矣。

又治李寅斋，患血淋几二年不愈。每发十余日，小水艰涩难出，窍痛不可言。将发，必先面热牙疼，后则血淋。前数日饮汤水，欲温和，再二日欲热，又二日，非冷如冰者不可。烦渴之甚，每连饮井水二三碗。其未发时，大便燥结，四五日一行，发则泻而不实。脉左寸短弱，关弦大，右寸下半指与关皆滑大，两尺俱洪大。据此中焦有痰，肝经有瘀血也。向服滋阴降火，及淡渗利窍之剂，皆无效。且年六十有三，病已久，血去多，何可不兼补治。当去瘀生新，提清降浊。用四物汤加杜牛膝补新血，滑石、桃仁消其瘀血，枳实、贝母以化痰，山栀仁以降火，柴胡升提清气，二十帖而诸证渐减。再以滑石、知母、黄柏各一两，琥珀、小茴、肉桂各一钱五分，元明粉三钱，海金沙、没药各五钱，茅根汁熬膏为丸。每服一钱，空心及晚，茅根汤送下而愈。

又治祝芝岗秀才，每喜酒后御女，行三峰采战对景忘情之法，致成血淋，自仲夏至岁杪未愈。便下或红或紫，中有块如筋膜状，或如苏木汁色，间有小黑子。三五日一发，或劳心，或劳力，或久立坐亦发，百治不效。东宿观其色白而清，肌肉削甚。诊其脉左寸沉弱，关尺弦细，右寸略滑。据此，必肺经有浊痰，肝经有瘀血。总由酒后竭力纵欲，淫火交煽，精离故道，不识澄心调气，摄精归源之法，以致凝滞经络，流于溺道，故新血行至，被阻塞而成淋浊也。三五日一至者，盈科则溢耳。先与丹参、茅根浓煎服，小便以瓦器盛之，少顷即成金色黄沙。乃用肾气丸加琥珀、海金沙、黄柏，以杜牛膝连叶捣汁熬膏为丸调理，外以川芎三钱，当归七钱，杜牛膝草根煎服。临发时，用滑石、甘草梢、桃仁、海金沙、麝香为末，以韭菜汁、藕汁调服。去其凝精败血则新血始得归原，而病根可除矣。三月痊愈。

震按：前案云：何不可兼补治？而所谓补者，不过四物汤耳，其余则皆消瘀及清利药也。次方知、柏各一两，小茴、肉桂各钱半，即滋肾丸意，而重用滑石、元明粉、没药、海金沙为佐，茅根汁为丸，仍是清利兼消瘀。以六旬之老，二年之久，治法如此，信乎血淋之宜通不宜补矣。后案用肾气丸加黄柏、琥珀、海金沙，以杜牛膝汁熬膏为丸，是于温补下元药中，佐清利湿热疏通瘀窍之法，较前案稍异。而煎方之芎、归、杜牛膝，末药之滑石、金沙、桃仁、麝香、韭汁、藕汁，仍是行瘀通窍，并无参、芪、熟地等药，大旨约略可见。

李士材治邑宰严知非，患淋经年，痛如刀锥，凡清火疏利之剂，计三百帖，病势日甚，至岁暮。李诊之曰：两尺数而无力，是虚火也。从来医者皆泥痛无补法，愈疏通则愈虚，愈虚则虚火愈炽，遂以八味丸料加车前、沉香、人参。服八剂，痛减一二，而频数犹故。原医者进云：淋证作痛，定是实火，若多温补，恐数日后，必将闷绝不可救矣。知非疑惧，复来商之。李曰：若不宜温补，则服药后病势必增，今既减矣，复何疑乎？朝服补中益气汤，晚服八味丸，逾月而病去其九，更倍用参、芪，十四日而霍然。

张路玉治太史沈韩倬，患膏淋，小便频数，昼夜百余次，昼则滴沥不通，时如欲解，痛似火烧，夜虽频进而所解倍常，溲中如脂如涕者甚多，先曾服清热利水药，半月余，其势转剧，面色痿黄，饮食艰进。张诊之，脉得弦细而数，两尺按之益坚，而右关涩大少力。此肾水素亏，加以劳心思虑，肝木乘脾所致。法当先实中土，使能堤水，则阴火不致下溜，清阳得以上升，气化通而疼涩瘳矣；若用清热利水，则气愈陷而精愈脱，溺愈不通耳。乃定补中益气汤，用人参三钱，服二剂。痛虽少减，而病者求其速效，改进四苓散加知母、门冬、沙参、花粉。甫一服，彻夜痛苦倍甚。于是专服补中益气兼六味丸，用紫河车熬膏代蜜调理，服参尽斤余而安。

震按： 淋证，如孙东宿之治法，经也；此二案之治法，权也。经权合宜，皆审脉以为辨。庄子曰：

匠石觉而诊其梦，梦何以诊，诊之为言审也。向来但云诊脉，未达诊字之义，不知善诊，即是善审，审得明白，病自显然。推之望闻问切，素称四诊，可见四件都要细审也。

小便不通

李东垣治长安王善夫，病小便不通，渐成中满腹大，坚硬如石，腿脚亦胀裂出水，双睛凸出，昼夜不得眠，饮食不下，痛苦不可名状，服甘淡渗泄之药皆不效。李曰：病深矣，非精思不能处。因记《素问》有云：无阳则阴无以生，无阴则阳无以化。又云：膀胱者，州都之官，津液藏焉，气化则能出矣。此病小便癃闭，是无阴而阳气不化也。凡利小便之药，皆淡味渗泄为阳，止是气药，阳中之阴，非北方寒水，阴中之阴所化者也。此乃奉养太过，膏粱积热，损北方之阴，肾水不足。膀胱，肾之室，久而干涸，小便不化，火又逆上而为呕哕，非膈上所生也。独为关，非格病也。洁古云：热在下焦，填塞不便，是关格之法。今病者内关外格之病悉具，死在旦夕，但治下焦可愈。随处以禀北方寒水所化大苦寒之味者，黄柏、知母、桂为引用，丸如桐子大，沸汤下二百丸。少时来报，服药须臾，前阴如刀刺火烧之痛，溺如瀑泉涌出，卧具皆湿，床下成流，顾盼之间，肿胀消散。李惊喜曰：大哉圣人之言，岂不可遍览而执一者乎？其证小便闭塞而不渴，时见躁者是也。凡诸病居下焦，皆不渴也。二者之病，一居上焦，在气分而必渴；一居下焦，在血分而不渴，血中有湿，故不渴也。二者之殊，至易别耳。

震按：前贤之不可及者，以其善悟经旨而创立治法耳。若今人不过寻章摘句，即旧时成法，尚未通晓，岂能另标新义，恰合病情乎。

朱丹溪治一人，小便不通，医用利药益甚，脉右寸颇弦滑。此积痰在肺，肺为上焦，膀胱为下焦，上焦闭则下焦塞，如滴水之器，必上窍通而后下窍之水出焉。以药大吐之，病如失。

李士材治郡守王镜如，痰火喘嗽正甚时，忽然小便不通，自服车前、木通、茯苓、泽泻等药，小腹胀闷，点滴不通。李曰：右寸数大，是金燥不能生水之故，惟用紫菀五钱，麦冬三钱，北五味十粒，人参二钱，一剂而小便涌出如泉。若淡渗之药愈多，反致燥急之苦，不可不察也。

江右袁启莘，平素劳心，处事沉滞，时当二气，小便不通。用六一散，不效；再用苓、泻、木通、车前等，又不效。李诊两寸洪数，知为心火刑金，故气化不及州都也。用黄连、茯神、牛膝、人参、麦冬、五味，一剂而愈。

士材曰：先兄念山，谪官浙江按察，郁怒之余，又当盛夏，小便不通，气高而喘，服胃苓汤四帖，不效。余曰：六脉见结，此气滞也。但用枳壳八钱，生姜五片，急火煎服。一剂稍通，四剂霍然矣。

孝廉俞彦直，修府志劳神，忽然如丧神守，小便不通。士材曰：寸微而尺鼓，是水涸而神伤也。用地黄、知母各二钱，人参、丹参各三钱，茯苓一钱五分，黄柏一钱，二剂稍减，十剂而安。

王金壇曰：一妇人年五十，初患小便涩，医以八正散等剂，展转小便不通，身如芒刺加于体。予以所感霖淫雨湿，邪尚在表，因用苍术为君，附子佐之，发其表，一服得汗，小便即时便通。

又治马参政父，年八旬，初患小便短涩，因服药分利太过，遂致闭塞，涓滴不出。予以饮食太过，伤其胃气，陷于下焦，用补中益气汤，一服小便通。因先多用利药，损其肾气，遂致通后遗尿一夜不止，急补其肾然后已。凡医之治是证者，未有不用泄利之剂，安能顾其肾气之虚哉。

[**附**]《本事方》云：顷在毗陵，一贵官妻，小便不通，脐腹胀痛不可忍。众医皆作淋治，如八正散之类，皆治不通，病益甚。许曰：此血瘕也，非瞑眩药不可去。乃用桃仁煎，初服至日午，大痛不可忍，卧少顷，下血块如拳者数枚，小便如黑豆汁一二升，痛止得愈。此药猛峻，气虚血弱者，宜斟酌之。

震按：仲景云：小便利者为有血，小便不利者为无血，乃辨伤寒蓄血之规矩也。此却因蓄血而小便闭，岂非规矩又贵变通乎。

孙东宿治一富家妇，当仲秋，大小便秘者三日，医以巴豆丸二服，大便泻而小便愈秘，胀闷，脐突二寸余，前阴胀裂，不能坐卧，啼泣欲尽，此转脬病也。柏树东行根皮一寸，滑石三钱，延胡、桃仁、当归、瞿麦各一钱，水煎，入韭菜汁半杯。服后食顷而小便稍行，玉户痛甚，小便非极力努之则不出。改用升麻、桔梗、枳壳、延胡，煎成，调元明粉二钱，乃提清降浊之意，大小便俱行而愈。

僧慎柔治一妇，年五十，小便时，常有雪白寒冰一块，塞其阴户，欲小便，须以手抠出方溺，否则难。慎柔曰：此胃家寒湿，因脾胃虚寒，凝结而下坠，至阴户口而不即出者。脾胃之气，尚未虚脱，但陷下耳。用六君加姜、桂，二十剂痊愈。

震按：小便不通，乃至危至急之候。此集所选仅十一条，似乎简略，然诸法毕备，并不重复。学者苟能触类引伸，定有无穷变化。

小便不禁

丹溪治一妇，患心中如火一烧，便入小肠，急去小便，大便随时亦出，如此三年。求治，脉滑数。此相火送入小肠经，以四物加炒连、柏、小茴、木通，四帖而安。

李士材治方伯张七泽夫人饮食不进，小便不禁。李曰：六脉沉迟，水泉不藏，是无火也。投以八味丸料，兼进六君子加益智、肉桂，三剂减，数剂而安。

文学俞元倩忧忿经旬，忽然小便不禁。医皆以补脬固肾之剂投之，凡一月而转甚。李曰：六脉举之则软，按之则坚，此肾肝之阴有伏热也。用丹皮、茯苓各二钱，苦参八分，甘草梢六分，黄连一钱，煎成，调黄鸡肠与服，六剂而安。适有医云：既愈当大补之。数日后，仍复不禁，再来求治。曰：肝家素有郁热，得温补而转炽。遂以龙胆泻肝汤加黄鸡肠服之，四剂即止，更以四君子加黄连、山栀，一月而痊。

震按： 丹溪案是相火送入小肠，此案是肝肾阴中伏热，病情微有不同，须看其用药亦微有不同处。

张路玉治吴兴闵少江，年高体丰，不远房室，得一病，已十三年，过劳心嗔恚，或饮食失宜，则小便频数，滴沥涩痛不已，至夜略得交睫，溺即遗出，觉则阻滞如前。凡服人参、鹿茸、河车无算，然皆平稳无碍，触犯丹皮、白术，即胀痛不禁。张曰：此病名胞痹，因膏粱积热于上，作强伤精于下，湿热乘虚结聚于膀胱之内胞也。用肾沥汤，颇有效。但原其不得安寝，寝则遗溺，知肝虚火扰，而致梦魂不宁，疏泄失职。可以服牡丹疏肝之药则胀者，不胜其气之窜以击动阴火也；服白术补脾之药亦胀者，不胜其味之浊以壅滞湿热也；服参、茸、河车温补之药无碍者，虚能受热，但补而不切于治也。更拟加减桑螵蛸散，用羊肾汤泛丸服，更戒以绝欲，乃安。

震按： 寤则淋涩，寐则溺遗，原与不禁有别，故以胞痹证治。其论药病不合处，理精义确。后来叶氏处方，最讲此旨。再观下二案，病情同而治法不同，用药俱有妙解，能细参之，庶不犯枳、朴、归、苓，到手便撮之消。

黄元吉年六十余，因丧明蓄妾，而患小便淋涩。春间因颠仆，昏愦遗尿，此后遂不时遗溺，或发或止，至一阳后大剧，昼日溺涩不通，非坐于热汤则涓滴不出，交睫便遗之不禁。张诊其脉，或时虚大，或时细数，而左关尺必显弦象，此肾气大亏而为下脱之兆也。乃与地黄饮子数服，溺涩稍可，遗亦少间。后与八味丸除丹皮、泽泻，加鹿茸、五味、巴戟、远志，调理而痊。

陕客亢仁轩，年壮色苍，体丰善啖，患胞痹十余年，其脉软大而涩涩不调，不时蹲踞于地，以手揉其茎囊，则溲从谷道点滴而渗，必以热汤沃之，始得少通，寐则有时而遗，其最者中有结块如橘核之状，外裹红丝，内包黄水，杂于脂腻之中。此因恣饮不禁，酒湿乘虚袭入髓窍，故有是患。因令坚戒烟草、火酒、湿面、椒蒜、糟醋、鸡豕、炙爆等味。与半夏、茯苓、猪苓、泽泻、萆薢、犀角、竹茹作汤，四剂，势减二三。次与肾沥汤加萆薢，数服，水道遂通，溲亦不痛。但觉食不甘美，后以补中益气加车前、木通调之而安。石顽曰：又有胞痹二证，一因挟妓致病，用肾沥汤，加减八味丸收功；一因阴虚多火，用肾沥汤、生脉散，合六味丸收功。若萆薢分清，渗水伤精之味，咸为切禁。此人则肥盛多湿，故先与清胃豁痰之药，然后理肾调脾，治各有宜耳。

孙东宿治南都大司马袁洪溪，冲暑理事，致发热燥渴，因食冰浸瓜梨新藕，遂成泄泻，小水短少，医以胃苓汤加滑石、木通、车前子利之而泻止，大便又因之结燥，艰涩不堪，乃用润肠丸，复泻不止，又进以前通利之剂，泻虽止而小水不能流通直遂，脐下胀急，立起解之，则点滴不出，卧则流之不竭，以频取溺器，致通宵不寐，治半月余而精神削，寝食废。诸医俱不识，将认为癃，则立解时点滴不出；认为闭，卧则涓涓而流；谓气虚下陷，心血不足，而补中益气与安神丸服皆无效。孙诊其脉两寸短弱，关缓大，两尺洪大。语之曰：此余暑未解，而司马素善饮，湿热流于下部也。今已下午，恐脉未准，俟明早细察定方。司马曰：望子久矣，姑求一剂，以邀夜间一睡。孙不得已，以益元散三钱，煎香薷汤进之，略无进退。次早复诊，六脉如昨。思之而恍然悟曰：此证尿窍不对也。司马曰：名出何书？孙曰：《内经》云：膀胱者，脬之室也。脬中湿热下坠，故立解而窍不对，小水因不得出，卧则脬不下坠而尿渗出膀胱，亦以窍不对，虽涓涓而流，终不能通达直遂，故了而不了也。治惟提补上中二焦元气，兼清下焦湿热，斯得矣。又有一法，今气虚下陷已久，一两剂未能取效，安得睡耶！但此不寐，非心血不足，因著心防闲小便而不敢寐也。暂将布袋衬于席上，任其流出而不必防闲，免取便器，自然熟睡矣。方用补中益气汤加黄柏、知母，如法果愈。

震按：起立则溺闭，眠卧则不禁，与张氏案又有别。尿窍不对之说，从唐与正治吴巡检案悟来。

小便涩数

薛立斋治商主客，素膏粱，小便赤数，口干作渴，吐痰稠黏，右寸关数而有力。此脾肺积热移于膀胱。用黄芩清肺饮调理脾肺，再用滋肾丸、六味丸以滋肾水，寻愈。

司徒边华泉小便频数，涩滞短赤，口干吐痰。此肾经虚而热燥，阴无以化。用六味滋肾二丸而愈。

大司徒许函谷因劳发热，小便自遗，或时不利。此因肝火阴挺，不能约制。午前用补中益气加山药、黄柏、知母，午后服地黄丸，月余痊愈。

司马李悟山小便如淋，茎中作痛，口干吐痰。此因思色精降而内败。用补中益气、六味地黄，寻愈。

一儒者发热，饮水不绝，每如厕，小便涩痛，大便牵痛。此精极复耗所致，用都气丸及补中益气。幸其自守谨笃，寻愈。后兼肢体畏寒，喜热饮食，用八味丸。

县令顾荣甫尾闾痒而小便赤涩，左尺脉洪数，属肾经虚热。法当滋补，渠不然其言，服黄柏、知母等药年许，高骨肿痛，小便淋沥，肺肾二脉洪数无伦。薛曰：子母俱败，鲜克济矣，果寻卒。

震按：小便数，有热有虚。数而少，为实热，宜渗之。频数不可略忍，又复短少，日数十次，或有余沥，为肾大虚之候。数而多，色黄者，为阴虚，宜滋阴。数而多，色白体羸者，为阳虚。升者少而降者多，宜补火。立斋诸案，具备诸法。

二便不通

王中阳治一人，弱冠未婚，病遗沥日久。每作虚寒脱泄治之，愈甚。王诊其六部弦数，不记至数，人已骨立，不能自支，乃曰苦哉。此三焦不利，膀胱蓄热，五淋病也。患者曰：膏血砂垢，每溺则痛不可言。遂用《局方》五淋散加山栀、赤芍、木通、瞿麦、鲜车前、滑石作大剂，入灯心二十茎煎服，五七日痊愈。无奈频发。一日忽来告急云：九日便溲俱不通，秘闷将死。王即令用细灰，于患人连脐带丹田作一泥塘，径如碗大，下令用一指厚灰，四围高起，以新汲水调朴硝一两许令化，渐渐倾入灰塘中，勿令漫溢横流。须臾，大小便迸然而出，溺中血条如指。若非热解气快，其如龟窍之小，何由连出三四日恶物，复得回生。再令服黄连解毒丸，三载约四斤，乃不复发。

丹溪治一妇，痹疼后，大小便不通。此痰隔中焦，气聚下焦。二陈加木通煎服，再一服探吐之。

李时珍曰：外甥柳乔，素多酒色，病下极胀痛，二便不通，不能坐卧，立哭呻吟者七昼夜，医用通利药不效，遣人叩予。予思此乃湿热之邪在精道，壅胀隧路，病在二阴之间，故前阻小便，后阻大便，病不在大肠膀胱也。乃用楝实、茴香、穿山甲诸药，入牵牛加倍，煎服，一服减，三服平。牵牛达右肾命门，走精隧，人所不知。

震按：二便不通，脉实者，八正散倍大黄，或倒换散亦妙。若形弱及老人，或病后产后有此，悉从虚秘治，润燥养阴为主，下用导引法。若体健神旺，二便秘涩者，必脾胃气滞不转输，加以痰饮食积，阻碍浊道，脉沉实者，升、柴、二陈、二术汤。今所选王案，取其外治之法，及服黄连解毒丸三载，为大奇；而李时珍之用甲片、牵牛，走精隧以通淤塞为更奇，直可与东垣滋肾丸并垂天壤。

大便秘结

虞恒德治一妇，年五十余，身材瘦小，得大便燥结不通，饮食少进，小腹作痛。虞诊之，六脉皆沉伏而结涩。作血虚治，用四物汤加桃仁、麻仁、煨大黄等药，数服不通，反加满闷。与东垣枳实导滞丸及备急丸等药，下咽片时即吐出，盖胃气虚而不能久留性速之药耳。遂以备急丸，外用黄蜡包之，又以细针穿一窍，令服三丸。盖以腊匮者制其不犯胃气，故得出幽门，达大小肠也。明日下燥屎一升许。继以四物汤加减，煎吞润肠丸，如此调理月余，得大便如常，饮食进而安。

一男子因出痘，大便秘结不通。儿医云：便实为佳兆。自病至痘疮愈后，不如厕者凡二十五日，肛门连大肠痛甚，叫号声彻四邻，用皂角末及蜜煎导法，内服大小承气汤，及枳实导滞丸、备急丸，皆不效，计无所出。虞曰：此痘疮余毒郁热，结滞于大小肠之间而然。以香油一大盏令饮，自朝至暮亦不效。乃令婢者口含香油，以小竹筒一个套入肛门，以油吹入。过半时许，病者自云：其油入肠内，如蚯蚓渐渐上行，再过片时许，下黑粪一二升，困睡而安。

薛立斋治一妇，年七十三，痰喘内热，大便不通，两月不寐，脉洪大，重按微细。此属肝肺肾亏损，朝用六味丸，夕用逍遥散，各三十余剂，计所进饮食百余碗。腹始痞闷，乃以猪胆汁导而通之，用十全大补调理而安。若间前药，饮食不进，诸证复作。

汪石山治一妇，因改醮，乘轿劳倦，加以忧惧，成婚之际，遂病小腹胀痛，大小便秘结不通。医以硝、黄三下之，随通随闭，病增胸膈胃脘胀痛，自汗食少。汪诊之，脉皆濡细近快，心脉颇大，右脉觉弱。汪曰：此劳倦忧惧伤脾也。盖脾失健运之职，故气滞不行，以致秘结。今用硝、黄，但利血而不能利气。遂用人参二钱，归身一钱五分，陈皮、枳壳、黄芩各七分，煎服而愈。

李时珍曰：一宗室夫人，年几六十，平生苦肠结病，旬日一行，甚于生产，服养血润燥药，则腻膈不快，服硝黄通利药，则若罔知，如此三十余年矣。予诊其人，体肥膏粱而多忧郁，日吐酸涎碗许乃宽，又多火病。此三焦之气壅滞，有升无降，津液皆化为痰饮，不能下滋肠腑，非血燥比也。润剂留滞，硝黄徒入血分，不能通气，俱为痰阻，故无效也。乃用牵牛末，以皂荚膏丸与服，即便通利。自是但觉肠结，一服即瘥，亦不妨食，且复精爽。盖牵牛走气分，通三焦，气顺则痰逐饮消，上下通快矣。

高果哉治温相国体仁，初谢政，归乌程，患大便燥结不通，胸膈塞闷而不食，肾脉沉小而无神。以枳壳五钱，苁蓉二两，洗净，水煎服即效。后又秘结，以当归、生首乌，大剂煎服，遂痊愈。

李士材治少宰蒋恬庵，服五加皮酒，遂患大便秘结，腹中胀闷，服大黄一钱，通后复结。李曰：肾气衰少，津液不充，误行疏利，是助其燥矣。以六味汤加人乳一盅，白蜜五钱，三剂后即通，十日而康复矣。

文学顾以贞素有风疾，大便秘结，经年不愈。士材曰：此名风秘，治风先治血，乃大法也。用十全大补汤，加秦艽、麻仁、杏仁、防风、煨皂角仁，半月而效，三月以后永不患矣。

张景岳治朱翰林太夫人，年近七旬，于五月时，偶因一跌，即致寒热，医为之滋阴清火，用生地、芍药、丹皮、黄芩、知母之属，其势日甚。张诊之，见其六脉无力，虽头面上身有热，而口则不渴，且足冷至股。乃曰：此阴虚受邪，非跌之为病，实阴证也。遂以理阴煎加人参、柴胡，二剂而热退，日进粥食二三碗。而大便以半月不通，腹且渐胀。群议燥结为火，复欲用清凉等剂。张谓如此之脉，如此之年，如此之足冷，若再一清火，其原必败，不可为矣。经曰：肾恶燥，急食辛以润之。正此谓也。

仍以前药，更加姜、附，倍用人参、当归，数剂而便即通，胀即退，日渐复原矣。

震按：花溪峻药急攻，妙在腊包穿窍；而香油解毒，妙在上饮下吹；薛案汪案之用补，轻重不同；高公李公之用润，淡浓微别；李时珍之牵牛、皂荚，疏通迥异硝、黄；张景岳之姜、附、参、归，辛热远殊寒滑。精华既录，浅陋可删。

交肠

石顽曰：交肠证虽见于方书，而世罕见。绿石山詹石匠之妇，产后五六日，恶露不行，腹胀喘满，大便从前阴而出。省其故，缘平昔酷嗜烟酒，所产之儿，身软无骨，因而惊骇，遂患此证。余以芎归汤加莪术、肉桂、炒黑山楂，一服恶露通，而二便如常。又陆圣祥之女，方四岁，新秋患血痢，而稀粪出于前阴，作冷热不调食积治，与五苓散，服香连丸，二剂而愈。又钱吉甫女，年十三，体肥痰盛，因邻居被盗，发热头痛，呕逆面青，六脉弦促，而便溺易位。此因惊气乱，痰袭窍端所致也。与四七汤下礞石滚痰丸，开通痰气而安。

喻嘉言曰：姜宜人得奇证，二便俱从前阴而出，拟之交肠，有似是实非者。交肠乃暴病，骤然而气乱于中；此证乃久病，以渐而血枯于内，迥然不同也。原夫疾之所始，以忧思伤脾，脾不统血，下行如崩漏，在癸汛久绝之年，实名脱营。脱营宜大补急固，乃以崩漏法凉血清火为治，则脱出转多，胞门子户之血，日渐消亡，转将大肠之血运转而渗入胞囊，久之大肠之血亦尽，而大肠之气附血而行者，孤而无主，涣散错乱，幽门不能泌别，进入渗血之径，酿为谷道，岂可用交肠所列之方，以五苓再辟其水道乎？是必大肠之旧路复通，乃可拨乱返正。今病中多哭泣，所谓脏躁者多泣，大肠已废而不用也。来春枣叶生时，大肠绝而死矣。果验。

震按：初习医时，里有金姓裁缝，年二十余岁，雨途道滑，臀仆坐地，亦无痛苦，次日腹中欲去大便而转失气，从阳具出，自觉大便不往后去，转向前走，阳具中痛苦不堪，其粪逼细如稻柴心而出。

震师金上陶先生，用补中益气汤，一服即愈。四五日，病复再发，用此汤不效矣。小便行时，并不带粪，粪来亦不夹杂小便，尿孔渐为干粪撑大，痛苦莫可名言，大肠竟废而不用。是时吴郡名医王叶薛诸公皆在，遍求之，皆不能疗。吾师断其次年三月死，当届期，人已羸瘠不堪，然犹能饮食，二便之迭从阳具出者，反习以为常，痛苦亦减，似可未死。忽一日，小便顿闭，大便仍来，闭三日，而小便从鼻孔涌出，其色黑，立死，似与喻案病机仿佛。予近日治一舟人蛔虫从阳具出，蛔活，有一折叠而出者，痛不可言，三日出蛔五条，从此阴吹甚喧，投以补中益气汤，得愈。

百合病

石顽治内翰孟端士尊堂，因久不见其子，兼闻有病，遂虚火上升，自汗不止，心神恍惚，欲食不能食，欲卧不能卧，口苦小便难，溺则洒淅头晕，已及一岁。历更诸医，每用一药，辄增一病，用白术则窒塞胀满，用橘皮则喘息怔忡，用远志则烦扰哄热，用木香则腹热咽干，用黄芪则迷闷不食，用枳壳则喘咳气乏，用门冬则小便不禁，用肉桂则颅胀咳逆，用补骨脂则后重燥急，用知、柏则小腹枯瘪，用芩、栀则脐下引急，用香薷则耳鸣目眩，时时欲人扶掖而走，用大黄则脐下筑筑，少腹愈觉收引。遂致畏药如蝎，惟日用人参钱许，入粥饮和服，聊借支撑。交春虚火倍剧，火气一升，则周身大汗，神气骎骎欲脱。惟倦极少寐，则汗不出而神思稍宁，觉后少顷，火气复升，汗亦随至，较之盗汗迥殊。直至仲春，邀石顽诊之，其脉微数，而左尺与左寸倍于他部，气口按之似有似无，诊后款述从前所患，并用药转剧之由，曾遍省吴下诸名医，无一能识其为何病者。石顽曰：此本平时思虑伤脾，脾阴受困，而厥阳之火，尽归于心，扰其百脉致病，病名百合。此证惟仲景《金匮要略》言之甚详，本文原云诸药不能治，所以每服一药辄增一病，惟百合地黄汤为之专药。奈病久中气亏乏逮尽，复经药误而成坏病。姑先用生脉散加百合、茯神、龙齿以安其神，稍兼萸、连以折其势。数剂稍安，即令勿药以养胃气，但令日用鲜百合煮汤服之，交秋天气下降，火气渐伏，可保无虞。迨后仲秋，端士请假归省，欣然勿药而康。后因劳心思虑，其火复有升动之意，或令服左金丸而安。嗣后稍觉火炎，即服前丸。第苦燥之性，苦先入心，兼之辛臊入肝，久服不无反从火化之虞，平治权衡之要，可不预为顾虑乎。

震按：百合病载于《金匮》，原云百脉一宗，悉致其病，钱塘李珉臣归重心肺二经，以心主血脉，肺朝百脉也。此言与百合地黄汤恰合，今观孟夫人案，实由思子郁结，病在心肝，大半似百合病形，石顽遂附会之耳。然不用《金匮》成方，可云老手，若日饮百合汤，何关得失耶。

人渐缩小、人暴长大

吕缙叔以制诰知颍州，忽得疾，身躯日渐缩小，临终仅如婴儿。古无此疾，终无人识。

正德初，楚人姓潘行三者，身甚肥壮，卒之日，缩如婴儿，人皆莫知其由。后询之，平生服硫，以致如此，始信吕缙叔之事不妄。

皇甫及者，生如常儿，其父为太原少尹，甚钟爱之。至太和十三年，年十四矣。忽暴长大，逾时而身越七尺，带兼数围，长啜大嚼，三倍于昔。明年秋，无疾而逝。

震按：《列子》载僬侥国人长一尺五寸；《论衡》载汉光武时，颍川张仲师长一尺二寸；《博物志》载齐桓公时，李子昂长三寸三分，游于海鹄嗉中，此短小之至者也。《河图玉版》载龙伯国人长三十丈；《谷梁传》载叔孙得臣杀长狄侨如，身横九亩，断其首而载之，眉见于轼；《语林》载齐武帝时，孟业为幽州牧，肥重千斤，此长大之至者也。然奇形异状，亦天地所生成耳。《山海经》载者更多，总皆穷荒绝域，莫可查究。若中国之人，或渐缩小，或暴长大，岂非怪哉？是即其人死亡之兆也。至于元察部将魏淑渐渐缩小，竟作婴孩，其母妻襁抱之，又渐渐长大，复还原体，其主帅仍官之，此则怪中之怪，无关于病，故不收录。

诸虫

汪石山治一妇，每临经时，腰腹胀痛，玉户淫淫虫出，如鼠粘子状，绿色者数十枚，后经水随至。其夫问故，汪曰：厥阴风木生虫，妇人血海属于厥阴，此必风木自甚，兼脾胃湿热而然也。正如春夏之交，木盛湿热之时而生诸虫是也。宜清厥阴湿热，即令以酒煮黄连为君，白术、香附为臣，研末粥丸，空腹吞之。月余经至，无虫，且妊矣。

[附] 休宁西山金举人，病小腹痛甚，百药不效。一医为灸关元十余壮，次日茎中淫淫而痒，视之有虫出，以手扯去之，虫长五六寸，连日出虫七条，痛不复作。初甚惊恐，旋即绝迹。此因其人善饮御内，膀胱不无湿热，遇有留血瘀浊，则附形蒸化为虫矣。虫为艾火所攻，势不能容，故从溺孔出也。以是知痨虫、寸白虫，皆由内之湿热蒸郁而生，非是外至者也。又吴茭山治一产后，恶露不通，小腹结块疼痛，寒热如疟。用琥珀膏贴之，块软而虫

从阴户出，亦云尿胞湿热生虫。

张景岳曰：一人患心腹大痛，或止或作，痛不可忍。凡用去积行气等药，百方不效。但于痛极时，须用拳捶之，痛得少止，莫测其故。忽一胡僧见之，曰：余能治也。令病者先食香饵，继进一丸，打下一硬嘴异虫，遂愈。此因虫啮肠脏，所以痛极，捶之则五内震动，虫亦畏而敛伏，不捶则虫得自由，所以复作，此亦验虫奇法。

震按：古人论虫病，皆以为湿热所生，然景岳治胡宅小儿呕泻吐蛔案，蛔至千百条，日用参、附而蛔尚日生，究竟以温补收功，则湿热二字，不足尽之也。至于逐虫之药，如蔡康积患寸白虫，医者令其空腹饥甚之时，炙猪肉一脔，置口中咀嚼而勿咽，以引虫头向上，觉胸中如万箭攻攒，即饮以药，方入虫口，其药乃研槟榔细末，取石榴东行根煎汤调服耳。袪虫大法，不过如是。然云此虫惟月三日以前虫头向上，而许叔微又云：肺虫惟初四初六日上行，则所谓上浣虫头向上，中浣虫头向横，下浣虫头向下之说，又不可执也。至如喉中之应声虫畏蓝汁，腹中之应声虫畏雷丸，书曾备载，世皆未见。况灸疮内鲜血飞如蝴蝶，皮肤下虫走声如儿啼，临卧浑身虱出，头皮时有蛆行，可比《齐谐》之志怪，谁逢夏氏之奇方。

一人在姻家过饮醉甚，送宿花轩，夜半酒渴，欲水不得，遂口吸石槽中水碗许，天明视之，槽中俱是小红虫，心陡然而惊，郁郁不散，心中如有蛆物，胃脘便觉闭塞，日想月疑，渐成痿膈，遍医不愈。吴球往视之，知其病生于疑也。用结线红色者，分开剪断如蛆状。用巴豆二粒，同饭捣烂，入红线丸十数丸，令病人暗室内服之。又于宿盆内放水，须臾欲泻，令病人坐盆，泻出前物，荡漾如蛆。然后开窗令亲视之，其病从此解，调理半月而愈。

震按：吴公之法巧矣。然再佐以杀虫药同丸，亦无不可。

汪石山治一人，形长而瘦，色白而脆，年三十余，得奇疾，遍身淫淫循行如虫，或从左脚腿起，渐次而上至头，复下于右脚，自觉虫行有声之状。召医诊视，多不识为何病。汪诊其脉，浮小而濡，按之不足。兼察形视色，知其为虚证矣。《伤寒论》曰：身如虫行，汗多亡阳也。遂仿此例，而用补中益气汤，多加参、芪，以酒炒黄柏五分佐之，服至三十帖，遂愈。

［**附**］一人遍身皮底，浑浑如波浪声，痒不可忍，抓之血出不止，名气奔。用人参、苦杖、青盐、细辛各一两，水煎服之愈。

中毒

一人服水银僵死，微有喘息，肢体如冰。闻葛可久能治奇疾，求之。可久视之，曰：得白金二百两，可治。病家谢以贫不能重酬，可久笑曰：欲得白金煮汤，热浴其体耳。因向富家借得之，且嘱之曰：浴时如手足动，当来告我。有顷，手足引动，往告之。复谓曰：眼动及能起坐，悉来告我。一如其言，乃取川椒二斤，置溲桶中，坐病人于椒上，久之病脱去，其水银已入椒矣。盖金汤能动水银而不滞，川椒能来水银而聚之。《酉阳杂俎》云：椒可以来水银，葛公之学博矣。

［**附**］《甲志》云：绍兴中，英州僧希赐，见有客船自番禺来，舟中士人携一仆，脚弱不能行，舟师悯之，曰：吾有一药，治此病如神，饵之而瘥者，不可胜计。乃入山求草，时已薄暮，且微醉，得草即渍酒。授病者，令天未明服之。如其言，药入口，即呻吟云：肠胃如刀割截痛，迟明而死。士人已咎舟师，舟师恚曰：何有此，即取昨夕所余药，自渍酒服之，不逾时亦死。盖此山多断肠草，人误食之辄死，舟师所取药，为根蔓所缠，醉不暇择，径投酒中以此致祸，因知草药不可妄用也。

又歙客经潜山，见蛇腹胀甚，啮一草，以腹磨，顷之胀消，蛇去。客念此草，必消胀毒，取置箧中，夜宿旅邸，邻房有过客，为腹胀所苦，客取药就釜煎一杯饮之，顷间，其人血肉俱化为水，独遗骸骨，急挈装而逃。至明，主人不测何为，及洁釜炊饭，则釜遍体成金，乃密瘗其骸。既久，客至，语其事。

震按：《金匮要略》二十四卷、二十五卷载诸中毒，治法甚详，如水银入人耳及六畜等皆死，以金银着耳边，水银即吐。葛公之法，原有所本，而更参他书以广其法，故不可及。《金匮》又云：煮荠苨、甘草汁饮，通除诸毒药。若舟师、歙客之药，其毒太急，圣人亦不能预防也。

骨哽

窦梦麟曰：隆庆三年正月，盐商胡小溪家人媳妇，年二十三岁，怀娠九月矣。一日食鱼，鱼哽喉间，至半日，呕吐，继之以血碗许，鱼骨尚在喉中，忽吐出一条，约有二尺余，形如小肠，阔五分，内有所食鱼菜粉皮饭未化，家人为推入口中，尚余五寸，其夫复纳入之遂昏倦，自此呕吐不止，汤亦不能进。延予治之，即将炭火一盆放病榻前，以好醋一碗沃之，使醋气盈满其室，以清其神，用牛黄清心丸一服，觉腹有微痛，再用四物汤加人参、阿胶、红花、丹皮，五六帖，病痊愈。盖此妇所吐之肠，有类于肠耳。若肠出而断，顷刻立毙，岂有得生之理。此吐出者，肺之系也。因呕吐太甚，被气冲逆，而断其连肺之一头，随吐而出，今既纳入，复吐不已，气不平耳。故用醋汤以醒其神，牛黄丸以清其心，煎剂以补其气血，自然安妥。医者意也，全在活法，书此以为世劝。

震按：此案治法颇佳，但云吐出者为肺系则谬。夫谷肉果菜由食管入胃，岂由肺系入肺。即如刀伤者，断食管可治，断气管必死。今云断其连肺之一头，是人安得活。观其叙证，曰家人推纳入口，则原未断也。然究系何物，或者即食管耶？又不详明骨哽何以脱去，疏漏殊多矣。只缘《类案》骨哽门无有义理可取者，所载橄榄细嚼，及核磨汁，与贯众煎汁，或白饧糖吞咽之，治鱼骨哽，俱叙其方之所自来耳。南硼砂含咽，治火肉骨哽亦然。然以斯种入集，又不胜收矣。故鱼骨哽者，有楮叶捣汁频咽，水老鸦翅羽烧灰水服，及其干屎研末水服，并以水和涂喉外，水獭爪爬喉咙下，皆妙法也。而皂角末吹鼻中，得嚏即出为尤妙。昔贤云：凡诸骨并竹木刺，哽塞咽喉不出者，不可频以干物压下；若刺骨坚利者，愈压则愈深入矣。惟以鹅翎微蘸桐油，入喉探吐，则刺必随吐顺拔而出，为势最顺。或以韭菜之类勿切，煮半熟略嚼咽下，少顷探吐，势必牵挂而出。斯真大有义理，宝公所治之证，其哽骨谅亦随呕吐去。只存呕吐所伤之病，应如是治。

误吞金铁

刘遵道，草窗先生族弟也。有渔人误吞钓钩，遵道令熔蜡为丸，从其线贯下，钩锐入蜡，即拽而出。咸平中，魏公在潭州，有子弟戏吞钓钩，至喉中，急引之，钩着肉，不能出，魏公大怖，时有莫都料，性甚巧，以一蚕茧剪如钱大，用手揉四面令软，以油润之，仍中通一窍，先穿上钩线，次穿大念佛数珠三五枚，令儿正坐开口，渐添引数珠，俟之到喉，觉至系钩处，乃以力向下一推，其钩已下而脱，即向上急出之，见茧钱向下裹定钩线须而出，并无所损。

张姓女子八岁，将母金错子一只剔齿，含口中，不觉咽下，胸膈痛不可忍，忧惶无措。一银匠以羊胫炭三钱，米饮调下，明日即从大便出。

王氏子甫周岁，其母以一铁钉与之玩弄，不觉纳之口中，吞入喉间。其父号呼求救，景岳往视之，但见其母倒提儿足以冀其出，口鼻皆血，危剧之甚。因晓之曰：若有倒悬可以出钉而能无伤命者哉？因速令抱正，遂闻啼声，此盖钉已下咽，不在喉矣。其父曰：娇嫩之脏，安能堪此。哀求甚切，张实计无所出，姑取《本草一玩》觊启其机。见所载曰：铁畏朴硝。遂得一计，乃用活磁石一钱、朴硝二钱，并研为末，以熬熟猪油加蜜和调，与之吞尽。是夜三鼓，忽解下一物，大如芋子，莹如莼菜，润滑无棱，药护其外。拨而视之，则钉在其中矣。系京中钉鞋所用蘑菇钉也。盖硝非磁石不能使药附钉，磁石非硝不能逐钉速出，非油则无以润，非蜜则未必吞，合是四者，则着者着，逐者逐，润者润，同功合力，裹护而出矣。

江应宿治一人犯事，自吞黄金二钱，心中愦愦，无可奈何。少顷，其事得释，欲求生。邀江治之，四肢厥冷，六脉沉伏。计无所出，因思银工熔金必用硼砂，硼能制金，急市四钱为末，粥丸，分二次服下。少顷，煎承气汤利下，硼裹金从大便出而安。

江又载凡人溺死者，及服金屑未死者，以鸭血灌之，可活。

误吞水蛭蜈蚣

吴少师忽得疾，数月间，肌肉消瘦，每饮食下咽，少时腹如万虫攒攻，且痒且痛，皆以为劳瘵也。张锐为切脉，戒曰：明日早，且忍饥，勿啖一物。吴如其言，时方剧暑，令取行路黄土一盂，以温酒二升，投土搅匀在内，使吞之。少顷，再以土酒送宣药百粒。随即肠胃掣痛，洞泻秽恶斗许，有马蝗千余，宛转盘结，俱已困死。吴亦惫甚，卧久方餐粥，三日而平。始言去年夏夜出师，中途燥渴，命候兵持盂挹涧水，甫入口，似有物，未暇吐之，则竟入喉矣，自此遂得病。锐曰：虫入肠胃里，势渐滋生，常日遇食时，则聚丹田间，吮咂精血，饱则散而四处。苟惟知杀之而不能扫尽，无益也。故请枵腹以诱之，此虫喜酒，又久不得土味，乘饥毕集，乃可以一药洗空之耳。

震按：水蛭生于淤泥，故以其所嗜者诱使，聚而攻下之，巧矣。然有人饮刈蓝作靛之水而蛭亦泻出，更觉简便。及读《灵兰要览》，附载一条云：余于幼时，见水蛭，恶而溺之数四，化为水。又一日见之，滴以蜜一匙，即缩不动，久之亦化为水，嗣后虽经阴雨而不复活。二物之制蛭如此，而昔人有吞蛭者，医者治之，乃极劳扰，惜乎其不知此也。观金坛之说，笑鸡峰之张皇矣。震以为抵当丸用蜜丸，或仲景又先见及此耶。

金庄一农夫，夏天昼寐于地，蜈蚣入其口，既寤，喉中介介如梗状，咯不能出，咽不能下，痛痒不定，甚为苦楚。一医以鸡卵数枚劈破，入酒调匀，顿服，仍以大黄为末，和香油饮之，顷刻泻出，蜈蚣尚活。盖蜈蚣被鸡卵拘挛其足，不能舒动，以利药下之，故从大便而出，鸡性好食蜈蚣，亦取相制之意耳。

村店妇用火筒吹火，不知筒内藏有蜈蚣，惊窜入喉，竟下胸臆。妇人求救无措，适有过客，教宰小猪一个，取血令妇人顿饮之。须臾，以生油一口灌妇人，遂恶心，其蜈蚣滚在血中吐出，继与雄黄细研，水调服，愈。

一人忽患脑痛，或止或作，数发而不得其由，一日将午饷，就案而睡，适有鸡肉一盘在旁，梦中忽喷嚏，觉有物出鼻中。视之，乃蚰蜒在鸡肉上，自此脑痛不复作。蚰蜒状类蜈蚣而细，好入人耳，往往食人脑髓，髓尽人毙，北方多有之。

［**附**］一人蚰蜒入耳，痒痛并作，至不可忍，用生油灌之而愈。

卷 七

头痛

罗谦甫治柏参谋，六十一岁，初患头昏闷微痛，医作伤寒治，汗后其痛弥笃，再汗之，不堪其痛矣。易医用药，大都相近，甚至痛不能卧，且恶风寒，不喜饮食。罗诊之，六脉弦细而微，气短促，懒言语。《内经》云：春气者，病在头。今年高气弱，清气不能上升头面，故昏闷耳。且此证本无表邪，汗之过多，则清阳之气愈亏，不能上荣，亦不得外固，所以头痛楚而恶风寒，气短弱而憎饮食。以黄芪一钱五分，人参一钱，炙甘草七分，白术、陈皮、归、芍各五分，升、柴各三分，细辛、川芎、蔓荆子各二分，名之曰顺气和中汤，食后进之，一饮而病减，再饮而病却。

戴人治一妇，头偏痛五七年，大便燥结，双目赤肿，眩晕。凡疗头风之药，靡所不试，且头受针灸无数。戴人诊之，急数而有力，风热之甚也。此头角痛是三焦相火之经，乃阳明燥金胜也。燥金胜乘肝则肝气郁，肝气郁则气血壅，气血壅则上下不通，故燥结于中，寻至失明。以大承气汤倍加芒硝，下泄二十余行，次服七宣丸、神功丸以润之，目豁首轻，燥泽结释而愈。

薛立斋治刘尚宝，怒则太阳作痛，用小柴胡加茯苓、山栀以清肝火，更用六味以生肾水，遂不复作。

李士材治少宰蒋恬庵，头痛如破，昏重不宁，风药血药痰药，久治无功。李曰：尺微寸滑，肾虚水泛为痰也。地黄四钱，山药、丹皮、泽泻各一钱，茯苓三钱，沉香八分，日服四帖，两日辄减六七。更以七味丸，人参汤送，五日其痛若失。

孙东宿治蔡乐门令眷，头痛如破，发根稍动，则痛延满头，晕倒不省人事，逾半时乃苏，遍身亦作疼，胸膈饱闷，饮汤水停膈间不下，先一日吐清水数次，蛔虫三条，原为怒起，今或恶风，或恶热，口或渴或不渴，大便秘，脉则六部皆滑大有力。孙曰：此痰厥头痛证也。先以藿香正气散止其吐，继以牛黄丸、黑虎丹清其人事。头仍疼甚，又以天麻、藁本各三钱，半夏二钱，麻黄、薄荷、白芷、陈皮、生姜、葱白煎服，得少汗而头痛少止。至晚再服之，五更痛止大半，而人事未全清。孙谓此中焦痰盛，非下不可。乃用半夏五钱，巴霜一分，面糊丸，每服三十丸，生姜汤送下。午后大便行三次，皆稠黏痰积也。由此饮食少进，余证差可。惟遍身仍略疼，改用二陈汤加前胡、藁本、薄荷、黄芩、石膏、枳壳、石菖蒲，调理而安。

僧慎柔治一贵介，年三旬，先因齿痛，用石膏三钱煎服，顷即满头皆肿痛，牙龈上腭，肿势尤甚。天明稍退，盖得阳气故也。诊之右关细涩，左关洪，左尺亦涩。慎柔谓须纳气下达，方得脉和，定方名羌活散火汤，羌活酒炒五分，防风三分，酒连一分，酒芩二分，白茯苓一钱，人参二钱，甘草五分，半夏一钱，破故纸一钱，枸杞子一钱。二剂，其细涩脉即粗大，是阳气下行矣。头痛稍止，可见前头痛是下焦无阳，阴火上冲。服至八剂，头痛全止，齿根肿犹未退，脉则益和。曰：将愈矣。此阳气已至恙所。果四五日后，出脓少许而瘳。

震按：罗案是气虚头痛，张案是积热头痛，薛案是肝火头痛，李案是肾虚头痛，孙案是痰厥头痛，僧案是阳升不降头痛。六种之外，又有因风痛者，抽掣恶风，鼻塞眼胀；因寒痛者，恶寒战栗，面惨肢冷；因湿痛者，头痛且重，天阴转甚，或四肢疼肿，面目浮肿，此皆外因也。内因则气虚之外，血虚更多；积痰之外，积食亦有。丹溪云：肥人头痛，多是湿痰；瘦人头痛，多是血虚有火。斯诚要言，然因虽数端，靡不兼风，无风人只作眩不作痛也。故古方中川芎茶调散、大追风散，颇亦取效。痛久则成头风，其方更繁，不能缕述。真头痛乃死证，外灸百会穴，内进参附汤、黑锡丹，或冀挽回，实未试验。寻常头痛亦有死者，高阳生云：头痛短涩应须死，生平曾见之矣。头与腹俱痛有五证，臭毒、伤酒、伤湿、不伏水土、疮毒入腹也。有头痛止则腹痛，腹痛止则头痛，此属脾阴虚，胃火随气上下，芎、归、芍药、木香、香附、黄连、葱白。又有头痛诸药不效，其痛更甚者，或因督脉为病，宜用茸朱丹，次则香茸八味丸。复有雷头风，另是一项，乃内郁痰火，外束风热。大头风即大头瘟，或痛或不痛，或溃或自消，死生反掌。至如眉棱骨痛，系足少阳风热与痰，最能伤目，至两耳出脓则危矣。宜以浓茶一碗探吐之，次用清上药，如选奇汤、清空膏之类。妇人注目针绣，往往眉骨酸痛，必须益阴养血。

[附] 子和治一僧头热而痛，且畏明，以布围其顶上，置冰于其中，日数易之，此三阳蓄热故也。复灼炭火于暖室，出汗涌吐，三法并行，至七日而瘥。

一人稚年气弱，于气海三里穴时灸之。及长，成热厥头痛，虽严冬喜朔风吹之，其患辄止；少处暖及近烟火，其痛即作，此灸之故也。东垣治以清上泻火汤，寻愈。

一室女近窗做女工，忽患头疼甚，诸药不效。一医徐察之，窗外畜鹅，知为鹅虱飞入耳内咬而痛也。以稻秆煎浓汁灌之，虱死而出，遂不痛。

一人患头风，自颐下左右，有如两蚯蚓徐行入耳，复从耳左右分上顶，左过右，右过左，顶上起疙瘩二块，如猪腰然，前后脑如鼓声冬冬然，冷痛甚，须重绵帕裹包，疼甚四肢俱不为用。医效罔奏。后得一方，用四物各一钱，皂角刺一钱，萆薢四两，猪肉四两，水煎，去药渣，将汁同肉食之，服至二十剂减十之三，四十剂减十之六，百剂乃安。江氏曰：此非头风也。其人曾患霉疮，头块坟起，皆轻粉结毒。故萆薢为君，四物养血，皂刺为引，其毒深，故多服取效也。

震按：萆薢当是土茯苓，《广笔记》治霉疮头痛方更佳。但治病必以脉为凭，丹方有效有不效，且录之不胜录。上四条虽不载脉，然证颇疑难，法殊整暇，定当入选。他如江篁南治从婶，以补中益气加川芎、细辛、蔓荆子；翟文炳治陆母，先与抑青丸，继以补中益气二条，只叙见证，未可摹仿，且陆母证甚繁杂，抑青丸一服而愈，其然岂其然乎。

又《南唐书》载其相冯延巳，苦脑中痛，累日不减。太医令吴廷绍，密诘厨人曰：相公平日嗜何等物？对曰：多食山鸡、鹧鸪。廷绍曰：吾得之矣。投以甘豆汤而愈。盖山鸡、鹧鸪，皆食乌豆、半夏，故以此解其毒。

震按：此与《名医录》所载王夫人面上忽生黑斑点，日久满面皆黑，识者云：病因日食斑鸠，而斑鸠尝食半夏苗，故中其毒。乃用生姜一片捣汁，将滓焙干，却用生姜汁煮糊丸，服一月愈。其搏物同而用药之辛甘温平不同矣。

心脾痛

罗谦甫治江淮漕运使崔君长子，年二十五，体丰肥，奉养膏粱，时有热证，因食凉物，服寒药，至元庚辰秋，久疟不愈。医用砒霜截药，新汲水送下，禁食热物，疟不止，反加吐利，腹痛肠鸣，时复胃脘当心而痛。屡医罔效，延至次年四月，因劳役烦恼，前证大作。罗诊之，脉弦细而微，手足稍冷，面色青黄不泽，情思不乐，恶烦冗，食少，微饱则心下痞闷，呕吐酸水，发作疼痛，冷汗时出，气促，闷乱不安，须人额相抵而坐。《内经》云：上气不足，头为之苦倾；中气不足，溲便为之变，肠为之苦鸣；下气不足，则为痿厥心悗。又曰：寒气客于肠胃之间，则卒然而痛，得炅乃已。炅者，热也。非甘辛大热之剂则不能愈。为制扶阳助胃汤，炮干姜一钱五分，人参、草豆蔻、炙草、官桂、白芍各一钱，陈皮、白术、吴茱、益智各五分，炮熟附子二钱，姜、枣煎。服三帖，大势皆去，痛减过半。至秋先灸中脘三七壮，以助胃气；次灸气海百余壮，生发元气，滋荣百脉；以还少丸服之，则善饮食，添肌肉。明年春，灸三里二七壮，乃胃之合穴也，亦助胃气，又引气下行。春以芳香助脾，育气汤加白檀香。戒以惩忿窒欲，慎言节食，一年而平复。

滑伯仁治一妇人，盛暑洞泄，厥逆恶寒，胃脘当心而痛，自腹引胁，转为滞下，呕哕不食。医以中暑霍乱疗之，益剧。脉三部俱微短沉弱，不应呼吸。曰：此阴寒极矣。不亟温之，则无生理。《内经》虽曰：用热远热。又曰：有假其气，则无禁也。于是以姜、附温药，服之七日，诸证悉去。再以丸药除其滞下而安。

丹溪治一人，以酒饮牛乳，患心疼年久，饮食无碍，虽盛暑饮食身无汗。医多以丁、附治之，羸弱食减，每痛以物拄之，脉迟弱弦而涩，大便或秘结或泄，又苦吞酸。时七月，以二陈汤加芩、连、白术、桃仁、郁李仁、泽泻，每旦服之，屡涌出黑水，若烂木耳者。服之二百余帖，脉涩渐退，至数渐添，纯弦而渐充满。时冬暖，意其欲汗，而血气未充，以参、芪、归、芍、陈皮、半夏、甘草，服之痛缓，每旦夕一二作。乃与麻黄、苍术、芎、归、甘草等药，才下咽，忽晕厥，须臾而苏，大汗，痛止。

一妇春末，心脾疼，自言腹胀满，手足寒过肘膝，须绵裹火烘，胸畏热，喜掀露风凉，脉沉细涩，稍重则绝，轻似弦而短，渴喜热饮，不食。以草豆蔻丸，三倍加黄连、滑石，神曲为丸，白术为君，茯苓为佐，陈皮为使，作汤下百丸，服至二斤而愈。

震按：二条脉象，俱似虚寒，而丹溪以湿热治者，上条屡服热药不效，且年久饮食无碍，大便或秘或泄，知其为停饮也。此条以胸前畏热喜凉，及脉沉细涩为据，所为稍重则绝者，以细涩故也，与阔大而软之为虚寒不同矣，故加黄连、滑石。遍观丹溪案，凡脉弦细涩者，俱不用温药，想其阅历多而认得真也。又一妇心与头互换作痛，用清空膏而愈，亦云瘦弱脉涩，以四物加桃仁、酒芩、陈皮、甘草调理。虞天民治一妇，四月间多食青梅得病，日间胸膈中大痛如刀锥，至晚胸中痛止而膝髌大痛，盖痰饮随气升降故也。医作胃寒治，与姜、桂、丁、沉、荜茇、乌、附之类，病反剧，加口渴，小水淋漓。虞诊其六脉洪数而滑，知为痰病。令熬竹沥，服三日，口不渴，小水亦不淋沥，但胸中与膝互痛如旧。用萝卜子研汁小半碗，吐痰半升。至夜痛尤甚而厥，此引动其猖狂之势也，再用吐法不效。一日清晨，以藜芦末一钱，麝香少许，酸浆水调服，始大吐，其痛如脱，调理而安。

震按：此条与丹溪治许文懿公案仿佛，许因中脘有食积痰饮，续冒寒湿，抑遏经络，气血不行，津液不通，痰饮上升则为痹疼，下降则为胯痛，须涌泄之，乃以甘遂末一钱，入猪腰子内煨食之，连泄七行，次日胯痛止而足能步。复又大作呕吐，不食烦躁，气弱不语，朱谓多年郁结，一旦泄之，徒引动其猖狂之势，随连用吐剂大吐之，更以朴硝、滑石、黄芩、石膏、连翘等一斤，浓煎冷饮，四日尽四斤。后又腹微满，二便闭，脉歇至于寅卯时，朱谓卯酉为手足阳明之应，此胃与大肠积滞未尽，二日内令服紫雪至五两，得稍安。又小溲闭痛，饮以萝卜子汁半盂，得吐立通。又小腹满痛不可扪摸，神思不佳，以大黄、牵牛作丸，连下之，得如烂鱼肠、柏油条者，而神思渐安，脉乃不歇。自病半月，不食不语，惟脉皆平常弦大，次年行倒仓法，痊愈。朱公此案，宛似戴人，较之花溪，更加险峻，故节录附此。又一童子久疟初愈，心脾疼，六脉伏，痛稍减时，气口紧盛，余皆弦实而细，意其宿食，以小胃丹十余粒，服十二次。药尤狠，恐难学。

游以春治一嫠妇，年三十余，忽午后吐酸水碗许，至未时，心前作痛，至申时痛甚，晕去不省人事，至戌方苏。每日如此，屡治不效。游至，用二陈下气之剂，亦不效。熟思之，忽忆《针经》有云：未申时气行膀胱。想有瘀血滞于此经致然。遂用归尾、红花各三钱，干漆五钱煎服，吐止痛定，晕亦不举。次日复进一帖，第三日加大黄、桃仁饮之，小便去凝血三四碗而痊。

震按：先吐酸水然后心前作痛，医者必认胃病，而以痰气兼湿热治，否则兼寒湿治耳。乃从所发之时想到气行于小肠膀胱，果得小便去凝血而愈。《内经》所谓病在上求之下也，岂庸手所能办。

孙东宿治查良川，怒后食鱼，骨哽喉中，即以馒头粽肉等压之，骨虽下，便觉胸膈不快，又服消骨药两日，胸膈胀痛殊甚，饮食悉从背后而下，恶寒发热，六脉弦数。因思骨哽之后，用硬物压之，伤其胃脘，必有瘀血停蓄膈间，将食管逼在背后，故饮食觉从背后下也。今但消去瘀血，庶使食管复元，以五灵脂为君，山楂、延胡、桃仁、枳壳为臣，赤芍、丹皮、香附、山栀仁、柴胡、石菖蒲为佐使，水煎，入韭菜汁一杯饮之，大便泻一次，即胸膈宽快，痛减大半。饮食乃从右边而下，右边喉胸稍痛，吞物甚艰苦，吐出痰皆血腥气。改以山栀、赤芍、归尾、桃仁、刘寄奴、五灵脂、丹皮、穿山甲煎，入韭菜汁服之，两帖全瘳。

震按：同一瘀血致痛，上条难辨，此条易认，因硬物吞压，启其思路耳。然想到食管逼在背后，思路巧极。

歙溪吴入峰之室，胃脘作痛，两胁胀急，痛一阵，则汗出一番，两颧红，唇口亦红，饮食汤水，饮之立吐，不受者三日夜矣。孙东宿诊之，两寸脉洪大，两尺沉微。孙以井水半碗，百滚汤半碗，名曰阴阳汤。用此调元明粉一钱五分，服之不惟不吐，痛减半矣。少顷，大便行三次，因食豆腐及粥太早而痛复作，唇脸皆红。此必有虫，故如是也。与桂枝、白芍、甘草、乌梅、川椒、五灵脂、杏仁，水煎，痛乃定其大半，再与苍术、厚朴、山楂、枳实、茯苓、延胡、香附，一帖全止，但心背皮肤外疼，不能着席而睡，以芎、归、苓、术、橘、半、厚朴、腹皮、香附、甘草，调养痊愈。

震按：阴阳汤调元明粉，亦一医痛急着，续用三方，皆纯正可宗。

给谏章鲁斋，暑月心中大痛，服香薷饮，痛势转增。李士材曰：寸口弦急，痰食交结也。服香砂二陈汤两帖，痛虽略减，困苦烦闷。更以胃苓汤加半夏二钱，大黄三钱，下黑屎数枚，痛减三四。仍以前汤用大黄四钱，下胶痰十数碗，始安。

章生公在南都应试，八月初五，心口痛甚，至不能饮食。李诊之，寸口涩而软，与大剂归脾汤，加人参三钱，官桂一钱。生公曰：痛而骤补，实所不敢，得无与场期碍乎？李曰：第能信而服之，可以无碍，恐反投破气之药，其碍也必矣。遂服之，不逾时而痛减。更进一剂，并饮独参汤，两日而愈，场事获竣。

王金壇曰：予读中秘书时，馆师韩敬堂先生常患膈痛，诊其脉洪大而涩。予用山栀仁、赤曲、通草、麦芽、香附、芎、归煎汤，加姜汁、韭汁、童便、竹沥，饮之而止。一日，劳倦忍饥，痛大发，亟邀予至卧房。问曰：晨起痛甚，不得待公，服家兄药，药下咽，如刀割，痛益甚不可忍，何也？予曰：得非二陈、平胃、乌药、紫苏之属乎？曰：然。曰：是则何怪乎其增病也？夫劳饿而发，饱逸则止，知其虚也。饮以十全大补汤，一剂而痊。

震按：李公二案，一用峻下，一用大补，皆以脉为凭。王公一案，先用行血通气，后用十全大补，先凭于脉，后凭于因，乃知丹溪以《脉因证治》名书，扼其要而病无遁情也。

李时珍治一人，素饮酒，因寒月哭母受冷，遂病寒中，食必佐以姜、蒜。至夏酷暑，又多饮水，兼怀怫郁，因病右腰一点胀痛，牵引右胁，上至胸口，则必欲卧，发则大便里急后重，频欲登圊，小便长而数，或吞酸，或吐水，或作泻，或阳痿，或厥逆，或得酒少止，得热少止；但受寒食寒，或劳役，或入房，或怒，或饥即发，止则诸证泯然，甚则日二三发。服温脾胜湿滋补消导药，皆微止随发。时珍思之，此乃饥饱劳逸，内伤元气，清阳陷遏不能上升所致。遂用升麻葛根汤合四君子加柴胡、苍术、黄芪煎服，仍饮酒一二杯助之，其药入腹则觉清气上行，胸膈爽快，手足和暖，头目精明，诸证如扫。每发一服即止，若减升麻、葛根，或不饮酒，则效便迟。大抵人年五十以后，其气消者多，长者少，降者多，升者少，秋冬之令多，春夏之令少，若禀受弱而有前诸证者，并宜此药活法治之。

震按：此种病近来颇多，每从右胁胀痛至中脘，或吞酸，或吐水，或作泻，肢冷不食。予每以二陈汤加香附、白芍、苍术、良姜、草蔻、胡芦巴等，服之颇效。但易于发，发久则渐重，欲其不发，殊苦无策。观此病饮酒少止，得热少止，似有间可寻矣。乃不用温药，而以升、柴、葛、二术、参、芪升阳益胃，实得力于东垣。惜不载脉象为恨，然云每发一服即止，则亦不能不发也。

一妇人胃脘痛，勺水不入，寒热往来。或从火治，用芩、连、栀、柏；或从寒治，用姜、桂、茱萸。展转月余，形体羸瘦，六脉弦数，几于毙矣。高鼓峰曰：此肝痛也，非胃脘也。其病起于郁结生火，阴血受伤，肝肾枯干，燥迫成痛，医复投以苦寒辛热之剂，胃脘重伤，其能瘳乎？急以滋肾生肝饮与之，一昼夜，尽三大剂。五鼓熟寐，次日痛定觉饿矣。再用加味归脾汤加麦冬、五味，十余剂而愈。

震按：江应宿治一男子，心脾痛，六脉弦数。曰：此火郁耳。投姜汁炒黄连、山栀泻火为君，川芎、香附开郁，陈皮、枳壳顺气为臣，反佐以炮姜，从治一服而愈。再与平胃散加姜炒黄连、山栀，神曲糊丸服，永不发。与此案脉同治异，可合参之。尝阅《临证指南》治脘痛，大半是肝邪犯胃，或挟痰，或挟瘀，或兼寒，或兼热，再辨胃之虚实，肝之寒热，而错综参伍以为治。即紫金丹、瓜蒌薤半桂枝汤，泻心和枳实、姜汁，异功加归、芍，总皆古法，不立新方。其用石决明、桑寄生、阿胶、生地、杞、苓、石斛等，以养胃汁，即鼓峰滋肾生肝法也。其用苏木、人参、桃仁、归尾、郁金、栀仁、琥珀、茺蔚，以红枣肉丸，即孙东宿治查良川法也。惟缓逐其瘀，用蜣螂、䗪虫、灵脂各一两，桃仁二两，桂枝尖生用五钱，蜀漆炒黑三钱，老韭白根捣汁丸，以虫豸入血搜逐，及诸配合之药为最巧。又阳微浊凝，用炒川椒一钱，泡干姜钱半，炮黑乌、附各三钱，大剂辛热驱寒，不加监制之药为最猛，惟此二方有大力量，然《指南》全部，亦仅数年之医案，岂足概先生之一生。自刊行以来，沾溉后学，被其惠者良多。而枵腹之辈，又借此书易于剿袭，每遇一证，即抄其辞句之精华，及药方之纤巧而平稳者，录以应酬，竟可悬壶。无论大部医书，畏如望洋，即小部医书，亦束之高阁，惟奉《指南》，乐其简便，而不知学之日益浅陋也。嗟乎，岂《指南》误人乎，抑人误《指南》乎。

［**附**］薛生白先生治嘉善一人胃脘痛，胸膈痞塞，向作痰治气治，均不效。有前辈与控涎丹，服数日，大泻不止，上稍舒而体倦甚。遂进六君子汤，数帖后，精神复而痛胀如前矣。薛用千金子煎汤，磨沉香、木香、檀香、降香、丁香，服一月而痊愈。服时亦作泻，薛云无妨，故守其法而收功。

杭州议叙部郎叶体醇少年时，脘痛不能食，身极羸瘦。上海杜良一先生，用《纲目》厚朴煎丸，每晨以人参二钱煎送丸药三钱，服一月而痛除根，食大进，身遂肥胖。

厚朴煎丸 厚朴去皮锉用，生姜二斤连皮切片，以水五升同煮干，去姜焙朴，以干姜四两，甘草二两，再同厚朴，以水五升煮干，去草，焙姜朴为末，用枣肉、生姜同煮熟，去姜，捣枣和丸梧子大，每服五十丸。

腹痛

丹溪治一人，六月投渊取鱼，至秋深雨凉，半夜小腹痛甚，大汗，脉沉弦细实，重取如循刀责责然。与大承气汤加桂二服，微利痛止，仍连日于申酉时复痛，坚硬不可近。每与前药，得微利，痛暂止，于前药加桃仁泥，下紫黑血升余，痛亦止，脉虽稍减，而责责然犹在。又以前药加川附子，下大便五行，有紫黑血如破絮者二升有余。又伤食，于酉时复痛在脐腹间，脉和，与小建中汤，一服而愈。

震按：小腹痛甚，大汗，脉如循刀责责，昧者必认为真脏脉矣。否则认其病因是寒，惟用桂、附耳。丹溪连以温药下之，殊不可及。最难者痛止复作，不改前方，陡加桃仁。迨瘀下痛止，仍不改前方，又加附子。至愈后伤食复痛，忽变前方而用建中。总由指下认得真，故攻补毫无疑惑也。下条虞案受寒为重，又误于寒下，故先投温补及艾灸，而后进温下之药，与前案稍别，然皆确切不移，彼此难换。若认脉不清，必至两误。

虞天民治一人，壮年寒月，入水网鱼，饥食冷粥，腹大痛，二昼夜不止。医用大黄丸、大承气，下粪水而痛愈甚。诊其六脉沉伏而实，面青黑色。虞曰：此大寒证，及下焦有燥矢作痛。先与丁附治中汤一帖，又灸气海穴二十一壮，痛减半。继以巴豆、沉香、木香作丸如绿豆大，生姜汁送下五粒，下五七次而愈。

又一妇年五十余，小腹有块，作痛二月余。一医作死血治，与四物加桃仁等药，不效；又以五灵脂、延胡索、乳香、没药、三棱、莪术等丸服，又不效。其六脉沉伏，两尺脉绝无。虞曰：乃结粪在下焦作痛耳，非死血也。用金城稻藁，烧灰淋浓汁一盏服之。过一时许，与枳实导滞丸一百粒催之，下黑粪如梅核者碗许，痛遂止。后以生血润肠之药十数帖，调理平安。

震按：尺脉沉实，则为下焦结粪，今两尺绝无而断结粪，又见取脉之巧，非出一途。若死血则脉必涩，前已历载多案矣。

汪石山治一人，年五十余，瘦黑理疏，忽腹痛，午后愈甚。医治以快气之药，痛益加。乃曰：午后血行于阴分，加痛者，血滞于阴也。四物加乳、没服之，亦不减。汪诊之，脉浮细而结，或五七至一止，或十四五至一止。经论止脉渐退者生，渐进者死；今止脉频则反轻，疏则反重，与《脉经》实相矛盾。汪熟思少顷，曰：得之矣。止脉疏而痛甚者，以热动而脉速；频而反轻者，以热退而脉迟故耳。病属阴虚火动无疑，且察其病起于劳欲，劳则伤心而火动，欲则伤肾而水亏。以参、芍补脾为君，熟地、归身滋肾为臣，黄柏、知母、麦冬清心为佐，山楂、陈皮行滞为使，人乳、童便出入加减，惟人参加至四五钱，遇痛进之则愈。或问诸痛，与瘦黑人，及阴虚火动，参、芪在所当禁，今用之顾效，何取？汪曰：诸痛禁用参、芪者，以暴病形实者言耳，若年高气血衰弱，不用补法，气何由行，痛何由止？经曰壮者气行则愈是也。

震按：汪公之察病情，讲病因，精细无比，故参、芪、归、地、麦冬、知、柏、乳、溺并非腹痛门所列之方，而竟能奏效。愚者遇某病，即于某病门捡方以治，一望迷津，何尝得济？况诸书所载方法，此有彼无，彼详此略，将恃何种为宝筏耶。

一妇人年近五十，病腹痛，初从右手指冷起，渐上至头，头如冷水浇灌而腹大痛，则遍身大热，热退则痛止。或过食，或不食，皆痛。每常或一年一发，近来二三日一发，远不过六七日。医用四物加柴胡、香附，不应；更医用四君、木香、槟榔，亦不应；又用二陈加紫苏、豆蔻，又用七气汤等剂，皆不应。汪诊脉皆微弱，似有似无，或一二至一止，或三五至一止。乃阳气大虚也。独参五钱，陈皮七分，煎服十数帖而愈。夫四肢者诸阳之末，头者诸阳之会。《经》曰：阳虚则恶寒。又曰：一胜则一负，阳虚阴往乘之则恶寒，阴虚阳往乘之则发热。今指稍逆冷，上至于头，则阴胜阳负可知矣。阳负则不能健运而痛大作，痛作而复热者，物极则反也。及其阴阳气衰，两不相争，则热歇痛亦息矣。仲景曰：血虚气弱，以人参补之，故用独参汤而数年之痛顿愈。

震按：此条脉象，较上条为易认，然用参不用附，岂以其大冷后发大热，宜补不宜温耶。学者亦当体会之。

一人面色苍白，年四十六，素好酒色犬肉。三月间，因酒兼有房事，遂病腹左痛甚，后延腹右，续延小腹，以及满腹皆痛，日夜叫号，足不能伸，卧不能仰，汗出食阻。自用备急丸，利二三行而随止，痛仍不减。汪诊其脉皆细快，右脉颇大于左，独脾脉弦而且滑。扶起诊之，右脉亦皆细数。恐伤酒肉，用二陈加芩、楂、曲蘖进之，不效；再用小承气汤，仍不利；蜜煎导之，仍不利。乃以大承气汤，利二三行，痛减未除。令其住药，只煎山楂汤饮之。次日烦躁呕恶，渴饮凉水，则觉恶止爽快。诘朝诊脉，皆隐而不见，四肢逆冷，烦躁不宁，时复汗出。举家惊愕，疑是房后阴证，拟进附子理中汤。汪曰：此治内寒逆冷也。《活人书》云：四逆无脉，当察证之寒热。今观所患，多属于热，况昨日脉皆细数，面色近赤，又兼酒后而病，六脉虽绝，盖由壮火食气也。四肢者，诸阳之末，气被壮火所食，不能营于四肢，故脉绝而逆冷也。此类伤暑之证，正合仲景所谓热厥者多，寒厥者少，急用大承气汤下之之例。向虽下以大承气，其热尚未尽，难以四逆汤证与比。今用附子热药，宁不助火添病耶！如不得已，可用通脉四逆汤，尚庶几焉。以其内有童便猪胆汁监制附毒，不得以肆其虐也。连进二服，脉仍不应，逆冷不回，渴饮烦躁，小便不通，粪溏反频，腹或时痛。更进人参白虎汤二帖，躁渴如旧。更用参、术各三钱，茯苓、麦冬、车前各一钱，五味、当归各五分，煎一帖，脉渐见如蛛丝。汪曰：有生意矣。仲景论脉绝，服药微续者生，脉暴出者死是也。左手足亦略近和，不致冰人，右足手逆冷如旧，但口尚渴，便尚溏，一日夜约十余度，小便不通。汪曰：渴而小便不利者，当利其小便，遂以天水散冷水调服，三四剂不应。再以四苓散加车前、山栀，煎服二帖，小便颇通。但去大便而小便亦去，不得独利。汪曰：小便未利，烦渴未除，尽由内热耗其津液也。大便尚溏者，亦由内热损其阳气，阳气不固而然也。遂用参、术各三钱，茯苓一钱五分，白芍、车前、门冬各一钱，山栀七分，五味五分，连进数服，至第九日，逆冷回，脉复见，诸证稍减，渐向安。

震按：此证反覆甚多，所用之方，又皆重剂，然寒热互用，而卒能以补收功者，因其身不热，神不昏，与伤寒温疫有别，故可从容挽救也。大抵腹痛由于停食，而房后元气必虚，连下之则虚极，故逆冷脉绝，通脉四逆汤非误，白虎汤殊误，赖有人参，设不用人参，此证早难活也。

王中阳治一燕人，久患冷气满腹，上攻下注，大痛不堪，痛阵拥上，即吐冷涎而止，一日一作，饮食不进，遂成骨立，屡用温补不效。王诊之，六脉弦长劲急，两畔别有细脉，沸然而作，状如烂绵。曰：此必胸膈有臭痰在内。病者曰：然，众医皆作冷气，因补治下元，日久无效，自觉胸中痞闷，今闻此说，令我大快。遂投滚痰丸，临睡服之。夜半，吐黑绿冷涎败水无数。再服七十丸，其病如脱，以六君子调理而愈。

震按：王隐君治病，不曰痰，即曰火，可作戴人之法嗣。但腹痛因痰诚有之，此种脉象，更要留心。

薛立斋治太守朱阳山，因怒，腹痛作泻，或两胁作胀，或胸乳作痛，或寒热往来，或小便不利，饮食不入，呕吐痰涎，神思不清。此肝木乘脾土。用小柴胡加山栀、炮姜、茯苓、陈皮，合左金。一剂即愈。

震按：立斋治腹痛，凡兼胸胁作胀，呕吐不食，或吞酸嗳腐，或手足厥冷，皆谓肝木乘脾。多用补中益气及六君子，间有吞左金丸者，或香砂六君子加木香、炮姜、吴茱。其载脉皆曰弦紧，弦长，或弦洪，弦数，何均用参、术，不可易辙耶？

孙东宿治吴勉斋，年近五十，有腹痛疾，或作或止，性极急，多躁多怒。今痛在当脐，不间昼夜，市里医者为下之，已五日，大便虽泻，痛则尤甚，饮食不进，手足清冷，形神俱倦，脉仅四至，重按则伏而有力。此由攻克太过，寒凉伤脾，脾虚则中气不运，积反凝滞，以故大便虽泻，而积不行，痛终不减也。治当建立中气为主，中气一回，痛当立止。先与王海藏五神丸二钱，滚水送下，以止其痛。此丸补接元气，安和五脏，升降阴阳，极有神应，故名五神。再用小建中汤，调肝养脾。盖脐下乃肝经部位，惟此汤乃对证剂也。但以桂心换桂枝，加香附。服后痛止。次日进粥太频，且食鸭汁，撼动余积，腹又作痛，且加胀满，面有浮气，里急后重。与四平丸而渐定，外以二陈加香附、砂仁、苍术、山楂，腹中始觉宽快。三日无恙，又纵恣口腹，大啖过饱，腹中大痛，欲吐之则食已下膈，欲泻之则食未入肠，自喊叫云：可取木香槟榔丸、大承气汤，急与我下之，虽死无撼。孙曰：据痛虽甚，腹则不坚，顾今日适届冬节，《礼》曰：先王于至日闭关，安静以养微阳。安敢以大寒峻剂而汩天和乎？设不得已，只须柏树东行根上白皮，长流水煎饮之。果泻三五行，痛减大半，再与小建中汤和之，痛又旋减。惟脐下尚不脱然，常常以热手重熨之，大便欲行，及至厕则又不解。知其血少而气不调。用熟地三钱，白芍一钱，杏仁二钱，乌药一钱，木香五分，煎服。下黑粪甚多，十年腹痛沉疴，从此再不复萌。

东宿曰：一染匠妇，腹痛两月矣。或以为寒为热，为气为虚，为食积为虫，愈医愈痛。一医与大膏药一个，满腹贴之，痛益剧，乃揭去膏药，即粘牢不可起，火熨油调，百计不能脱分寸，如生在肉上相类，无可奈何，买舟就诊，及抵岸而尽力搀扶，不能动一步。予往视之，见其面色苍黑，手上皮肤燥若老松树皮，六脉皆洪数。叩其不能举步之由，妇曰：非力弱不能行，乃左脚不可动，动即痛应于心，是以一步不能举也。予思色脉皆非死候，胡治而益剧，此必肠痈。左脚莫能举，是其征也。与营卫返魂汤，加金银花为君，酒水各半煎。一帖痛稍减，二帖下黑臭脓半桶，腹上膏药自脱，由热去而膏脱也。痛遂全减，调理而安。

震按：前案用药巧，此案审病巧，俱可启迪后学。

缪仲淳曰：包海亭夫人，患腹痛，连少腹上支心，日夜靡间，百药不效。予诊其脉，两寸关俱伏，独两尺实大，按之愈甚。询知其起自暴怒，风木郁于地中，投以川芎（上）、柴胡（中）、升麻（下）。下咽，嗳气数十声，痛立已。已而作喘，予知升之太骤也。以四磨饮与之，遂平。

震按：风木郁于地中，宜用逍遥散，去白术，加香附、郁金，为正治，或参入川楝、半夏、橘红、牡蛎等药。兹因两尺实大，按之愈甚，故用三样升提药，然已升之太骤而作喘，四磨饮降得恰好。

喻嘉言治叶茂卿男，出痘未大成浆，其壳甚薄，两月后，尚有着肉不脱者，一夕腹痛，大叫而绝。喻取梨汁入温汤灌之，少苏，顷复痛绝，灌之又苏。遂以黄芩二两煎汤，和梨汁与服，痛止，令制膏子药频服。不听，其后忽腹大无伦，一夕痛叫，小肠突出脐外五寸，交纽各二寸半，如竹节壶顶状，阳物绞折，长八九寸，明亮如灯笼，奇怪可畏。喻以黄芩、阿胶二味，日进十余剂。三日后，始得小水。五日后，水道通利，脐收阳缩而愈。门人因询其义，答曰：夫人一身之气，全关于肺，肺清则气行，肺浊则气壅。肺主皮毛，痘不成浆，肺热而津不行也。壳着于肉，名曰甲错。甲错者多生肺痈。痈者，壅也，岂非肺气壅而然欤？腹痛叫绝者，壅之甚也。壅甚则并水道亦闭，是以其气横行于脐中，而小肠且为突出。至于外肾弛长，尤其剩事矣。吾以黄芩、阿胶清肺之热，润肺之燥，治其源也。气行而壅自通，源清斯流清矣。缘病已极中之极，惟单味多用，可以下行取效。故药止二味，而奏功甚捷耳。试观禽畜之类有肺者有水，无肺者无尿，故水道不利而成肿满，以清肺为急，即此义通之。后人以五苓、五皮、八正等方治水者，总之未悟此旨。至于车水放塘，种种劫夺膀胱之剂，则杀人之事矣。尚可用欤？

周慎斋曰：一人年二十余，房事不节，因食酒店饮食，遂火挟脐起，上入胸膈，腹内痛，外皮抽进，如有物闭住胸中。用消导者有之，用温补者有之，服药愈多而病愈凶，自分以为必死。予诊之，思相火自下冲上，直至于头面。今火起于脐，至胸而止，乃因色欲过度，真阳不足，丹田有寒也。作痛者脾虚有寒，土无火生也。用乌药二钱以制附子一枚，每用附子三分，水煎服。盖附子扶阳，乌药破滞，只此一味煎汤极清，清则下行甚速，故五日见效，服附子百枚而痛自愈。

震按：喻公以黄芩、阿胶，日进十余剂，周公以乌药制附子，每次用三分，皆五日见效，可称绝对。然服附子至百枚，以每次用三分计之，功程毋乃太远乎。

腰痛

东垣治一人，露宿寒湿之地，腰痛不能转侧，胁搐急，作痛月余。腰痛论云皆足太阳、足少阴血络有凝血作痛，间有一二证属少阳胆经。外络脉病，皆去血络之凝，乃愈。《经》云：冬三月禁针，只宜服药通其经络，破血络中败血。以汉防己、防风各三分，炒曲、独活各五分，川芎、柴胡、肉桂、当归、炙草、苍术各一钱，羌活一钱五分，桃仁五粒，酒煎服愈。

震按： 此条虽云去血络中瘀血，其实温寒胜湿之药为多，治其得病之因也。

丹溪治徐质夫，年六十余，因坠马，腰疼不可转侧，六脉散大，重取则弦小而长，稍坚。朱以为恶血虽有，未可驱逐，且以补接为先。遂令煎苏木、人参、黄芪、芎、归、陈皮、甘草，服至半月后，散大渐敛，食亦进。遂与熟大黄汤调下自然铜等药，一月而安。

震按： 跌伤有瘀，似宜先逐瘀而后补。丹溪则以年之老，脉之散大，反先补而后逐瘀，是其学问之高也。昧者必以为补住恶血，惧不敢补，则尽力逐之，瘀终不去而变端起矣。损伤且然，况内病乎？观此案及治叶先生痢疾案，而知补住邪气，补住恶血之为谬谈也。大抵元气果虚，则补药惟元气受之，而或邪或瘀，不相干涉。若元气不虚，则补药为邪助长，为瘀增痛，诚非所宜，要在能辨其虚与不虚耳。

刘立之治一妇人，患腰痛已历年，诸药不效。刘诊之曰：病虽危殆，然一夕可安，主人讶焉，乃请其药。答曰：不须药，但用铅粉二三十两，壮士五人，大铃五七枚足矣。于是主家悉备，刘命撤去床帐幔，移置屋中，以米饮和铅粉置病妇腰周回，令其舒卧。壮士一人，摇铃绕床急走，使其声不绝，人倦即易之。至夜半后，其妇稍能自起立，既而腰痛顿释。举家拜云：师，神医也，愿闻其意。刘云：此病因服水银所致，水银客腰窨间，不能出，故疼不已。今用铅粉，粉乃水银所化，为金之母，取金音以母呼子，母子合德，出投粉中，则病愈矣。

震按：此法异想天开，较之葛可久浴以银汤，坐以川椒者，各臻神化，并绝跻攀。

李士材曰：徽州太学方鲁儒，精神困倦，腰膝异痛不可忍。皆曰肾主腰膝而用桂、附，绵延两月，愈觉四肢痿软，腰膝寒冷，遂恣服热药，了无疑惧。比予视之，脉伏于下，极重按之，振指有力。因思阳证似阴，乃火热过极，反兼胜己之化。小便当赤，必畏沸汤，询之果然。乃以黄柏三钱，龙胆草二钱，芩、连、栀子各一钱五分，加生姜七片为向导，乘热顿饮。移时便觉腰间畅快，三剂而痛若失矣。用人参固本丸，日服二两，一月而痊安。

震按：此与景岳治董翁腰痛相同，但张案则脉洪滑而小水不通，故用大分清饮倍加黄柏、胆草，小水通而腰痛顿止。

祝茹穹治张修甫，腰痛重坠，如负千金，惟行房时不见重，服补肾等丸总不效。祝曰：腰者肾之府，肾气虚，斯病腰。然何以行房时不见重，必瘀血滞之也。故行房时肾摇而血行，行即不瘀，遂不见其重也。以黄柏、知母、乌药、青皮、桃仁、红花、苏木、穿山甲、木通各一钱，甘草五分，姜、枣煎，二剂而愈。

震按：瘀血腰痛，古人原有治法，而想到行房时肾摇血即不瘀，岂非明哲乎？然行瘀多用肉桂，此反用知、柏者，岂于脉中见相火之强耶。

孙东宿曰：吴东星冒暑应试，落第而怏怏，因成疟。自中秋延至十月，疟虽止而腰痛甚，且白浊咳嗽，肌肉大削。药剂乱投，如大羌活汤、地黄汤，及连、柏、桂、附、参、茸等皆用过，痛剧欲死，叫撼四邻。予脉之，左弦细，右滑大，俱六至。口渴眼赤。予知其昔患杨梅疮，余毒尚伏经络，适因疟后，气血不足，旧毒感动，故痛而暴也。以归、芍、甘草、牛膝、苡仁、木通、白藓皮、钩藤，用土茯苓四两，煎汤代水煎药，数服而痛止嗽缓。乃以酒后犯房，次日腰如束缚，足面亦疼，左眼赤，小水短，足底有火，从两胯直冲其上，痛不可言。予于方去木通、白藓、土茯苓，加石斛、红花、生地、黄柏，调理三日，证无进退。时值祁寒，因大便燥结，误听人用元明粉，一日夜服至两许，便仍不行，而腰痛愈猛，两足挛缩，气息奄奄，面色青惨，自觉危急。诊之，六脉俱伏，痛使然也。予曰：君证虽热，便虽燥，但病不在肠胃，而在经络筋骨间，徒泻肠胃何益？且闭藏之月，误泻则阳气亏乏，来春无发生根本矣。今四肢拘缩，腰胯痛极者，由天寒而经络凝涩也。寒主收敛，法当温散寒邪之标，使痛定，然后复治其本。乃用桂心、杜仲、炙甘草、苍术、破故纸、五加皮，连与二剂，痛定而四肢柔和，饮食始进。予曰：标病已去，顾今严寒，不可治本，须俟春和，为君拔去病根。渠不信，任他医用滋阴降火，久而无效。至次年三月，予乃以煨肾散进，大泻五六度，四肢冰冷，举家大恐。予曰：病从此去矣。改进理脾药数帖，神气始转，腰胯柔和，可下床举步矣。盖此系杨梅疮余毒伏于经络，岂补剂所能去哉！予故先为疏通湿热，方用补剂收功也。后仍以威灵仙末子二钱，入猪腰子内煨熟食之，又泻一二度，病根尽拔。改用熟地、归、芎、苡仁、牛膝、黄柏、丹参、龟板，调理全安。

震按：此案病情反复，孙公能随其病机曲折以赴之，就所录者已有七次，治法惟始终汇载，方知其中间有效有不效，而终底于效，乃可垂为模范。苟逸其半而存其半，则不知来路之渊源，未明结局之成败，何以评骘其是非乎？因不禁慨然于《临证指南》矣。

喻嘉言治张令施之弟，伤寒坏证，两腰偻废，卧床彻夜痛叫，百治不效。喻诊其脉亦平顺，痛则比前大减。乃曰：病非死证，但恐成废人矣。此证之可以转移处，全在痛如刀刺，尚有邪正互争之象。若全然不痛，则邪正混为一家，相安于无事矣。今痛觉大减，实有可忧。因谛思病情，必由热邪深入两腰，血脉久闭，不能复出，止有攻散一法。而邪入既久，正气全虚，攻之必不应。乃以桃仁承气汤，多加肉桂、附子，二大剂与服，服后即能强起，再为丸服，至旬余全安。此仿仲景治结胸证附子泻心汤法，结胸者在上之证，气多，故附子与大黄同用以泻心；腰偻者在下之症，血多，故合桃仁肉桂以散腰间之血结也。后用此法治江生，二剂而愈。

震按：此人无火象见，故可多加桂、附。若不受热药则奈何？试为西昌广其义，如大黄䗪虫丸、复元活血汤；或可为桂、附分途之法乎；再如黎峒丸、山羊血、石羊胆；与针砭法，皆可一致思也。

背痛

汪石山治一人，年逾三十，季夏日午行房，多汗，晚浴又近女色，因患白浊。医用胃苓汤，加右眼作痛；用四物汤入三黄服之，睡醒口愈加苦，又加左膝肿痛。仲冬不药，浊止，渐次延至背痛，不能转侧，日轻夜重，嚏则如绳索撮腰胁，痛楚不堪，呵气亦应背痛，时或梦遗。次年正月，汪诊之，脉皆缓弱无力，脾虚可知；左脉滑者，血热也。遂以参、芪各二钱，苓、术、归身、麦冬各一钱，牛膝、神曲、陈皮、黄柏各七分，甘草、五味各八分，煎服三十余帖。仍以龟板、参、芪、黄柏各二两，熟地、萸肉、枸杞、杜仲、归、茯、牛膝各一两丸服，寻愈。

卢不远治浦江张二如，病脊膂痛，难于起拜，形伛偻，楚甚。卢诊之，谓曰：此房后风入髓中，骨气不精，故屈伸不利。用龟鹿四仙胶服三月以填骨髓，佐透冰丹二十粒以祛肾风，遂痊愈。

祝茹穹治一人，患心重如千斤下坠，背弯不能直，每发时疼痛难忍，眼珠直出，舌俱咬啐，无药可疗。祝曰：此必打铜锡生理，终日用力，伤于饥饱，间以欲事，或因偷情为人所惊，精不得泄，用槌则弯背，惊则心血走，不泄则肾气逆，以气裹血，渗留胞络，遂成兹证。究之，果打铜匠也。乃以麻黄、羌活各一钱，茯神、香附、归尾、赤芍各八分，甘草四分，两剂发汗而心轻。再以熟大黄三钱，赤芍、槟榔、枳实、黄柏、黄芩各一钱，两剂便通而背直。服八味地黄丸一料，而用力生理如常时矣。

震按：汪案养阴益气，卢案补精搜风，祝案汗下以通经，温纳以固肾，俱真实学问，非肤浅伎俩。尚有未备者。背属太阳，若暴痛则审其脉浮紧为伤寒，脉沉缓为寒湿，麻黄汤、羌活胜湿汤，可酌用也。脊系督脉，若久痛，则审其热而痛为阴虚，冷而痛为阳虚，麋茸六味、鹿茸八味，可分用也。若肩背痛则兼肺经，腰背痛则兼肾经，又当各求其因而治之，更有胸与背互换作痛，项与背牵连作痛，背痛彻心，心痛彻背，散在诸书，均宜博览。

［附］许叔微家一妇人，梦二苍头，一在前一在后，手中持一物，前者云：到也未？后者云：到也。击一下，爆然一声，遂觉背心一点痛不可忍，昏闷移时。叔微所合神精丹，有此证，即取三粒令饵之。过数刻，痛止神醒。其方出《千金》中。殆晋景公梦二竖之比也。

震按：《本事方》云：今欲再合神精丹一料，惜曾青、磁石难得真者。夫宋时已难得，所以此方无人道及。

胁痛

张戴人治一人病危笃，自述曰：我别无病，三年前，隆暑时出村野，有以煮酒馈予者，冷饮数升，便觉左胁下闷，渐作痛，结硬如石，至今不散。针灸摩药，殊无寸效。张诊之，两手俱沉实而有力。先以独圣散吐之，一涌二三升，气味如酒，其痛即止。后服和脾安胃之剂而愈。

震按：胁下结硬如石，的系积块。若宗养正积自除之说，而用参、术，何异助纣为虐！幸遇戴人，以涌法起其沉疴，亦赖脉之沉实有力耳。因知善于切脉则如礼乐与干戈，俱能戡乱致治也。

虞天民治一人，年四十余，因骑马跌仆，次年左胁胀痛。医与小柴胡汤加青皮、龙胆草等药，不效。诊其脉，左手寸尺皆弦数而涩，关脉芤而急数，右三部惟数而虚。虞曰：明是死血证。用抵当丸一剂，下黑血二升许，后以四物汤加减，调理而安。

震按：橘泉翁治一老八十余，左胁大痛，肿起如覆杯，手不可近，谓有瘀血在脾中。而立斋治一人右胁胀痛，喜用手按，谓是肝木克脾土，而脾土不能生肺金，若内有瘀血，虽单衣亦不敢着肉，此可以树辨证之洪范矣。又李士材治李明奇，素雄壮，忽左胁痛，手不可近，用左金丸、泻肝汤，至月余，痛处渐大，右胁亦痛，不能行动，神气如痴，惚惚若有所失，面色黄，两关脉促，谓其蓄血已深，非快剂不下，用桃仁承气汤，一服不动，再加干漆、生大黄五钱，下血块十余枚，遂痛止神清。惟见困倦，先与独参汤，再用八珍汤调理，三月而康。此与橘泉之用承气加归、芍、柴胡、黄柏、黄连者，微有不同，但连、柏苦寒，何以瘀血亦下也？

薛立斋治一妇人，饮食后因怒患疟，呕吐，用藿香正气散，二剂而愈。后复怒，吐痰甚多，狂言热炽，胸胁胀痛，手按少止，脉洪大无伦，按之微细，此属肝脾二经血虚。以加味逍遥散加熟地、川芎，二剂脉证顿退，再用十全大补而安。此证若用疏通之剂，是犯虚虚之戒矣。

震按：薛翁自己之注释，及后金坛之垂戒，学者所当切记。

石山治一人，客维扬，病胁痛。医以为虚，用人参、羊肉补之，其痛愈甚。一医投龙荟丸，痛减。汪诊脉弦濡而弱，曰：脾胃为痛所伤，尚未复。遂以橘皮枳术丸加黄连、当归，服之而安。越五年，腹胁复痛，彼思颇类前病，欲服龙荟丸未决。汪诊之，脉皆濡弱而缓。曰：前病属实，今病属虚，非前药可治也。以人参为君，芎、归、芍药为臣，香附、陈皮为佐，甘草、山栀为使，煎服十余帖，痛止食进。

震按：此人之脉，先后皆濡弱。惟弦与缓不同，而先用清，后用补者，岂以弦为肝火，缓属脾虚耶？然弦而濡弱，亦宜补不宜清矣。观立斋治马庠生之母，左胛连胁作痛，其脉右关弦长，按之软弱，左关弦洪，按之涩滞。薛曰：郁怒伤肝脾，六君加芎、归而愈，则弦脉又不得尽责之肝火也。

王金坛曰：云中秦文山，掌教平湖，每患胁痛，遇劳忍饿则发，以书介家兄来求方。予以参、芪、术、地黄、芎、归、萸肉、枣仁、牛膝、木瓜、石斛、苡仁、柏子仁、桃仁之属，令常服之。后来谢云：自服药后，积久之疾，一朝而愈，不复发矣。闻魏昆溟吏部，亦以劳饿得胁痛，无大病也。而医者投以枳壳、青皮破气之药，痛愈甚，不数日而殒，予故著之以为世戒。

一人六月途行，受热，过劳，性又躁暴，忽左胁痛，皮肤上一片红如碗大，发水泡疮三五点，脉七至而弦，夜重于昼。医作肝经郁火治之，以黄连、青皮、香附、川芎、柴胡之类，进一服，其夜痛极，且憎热。次早视之，皮肤上红大如盘，水泡疮又加至三十余粒。医教以水调白矾末敷，仍于前药加青黛、龙胆草进之。夜痛益甚，胁中如钩摘之状，次早视之，红及半身矣，水泡又增至百数。乃求王古潭，为订一方，以大瓜蒌一枚，重一二两者，连皮捣烂，加粉草二钱，红花五分。进药少顷，即得睡，比觉已不痛矣。盖痛势已急，而时医执寻常泻肝正治之剂，又多苦寒，愈添其燥，故病转增剧。水泡疮发于外者，肝郁既久，不得发越，乃侮所不胜，故皮腠为之溃也。瓜蒌味甘寒，《经》云泄其肝者缓其中，且其为物，柔而滑润，于郁不逆，甘缓润下，又如油之洗物，未尝不洁，此其所以奏效之捷也欤。

震按：金坛之妙解，从儒理中流露出来，俗人初见此方，毫不解其何意也。但此方适合此证耳，后之学者，勿遽执为锦囊秘策。

孙东宿治李悦斋夫人，胸胁大腹作痛，谵语如狂，寅卯辰三时少轻，午后及夜，痛剧咬人，昼夜不睡，饮食不进者十八日。究其故，原有痰火与头疼牙疼之疾，又因经行三日后，头疼发寒热，医以疟治，因大恶热，三四人交扇之，而两手浸冷水中，口噙水而不咽，鼻有微衄，又常自悲自哭，目以多哭而肿，小水直下不固，喉梗梗吞药不下，脉则左弦数，右关洪滑。孙曰：此热入血室证也。误服刚燥之剂而动痰火，以致标本交作。诸人犹谓热入血室，惟夜间谵语如见鬼，何至胸胁疼剧咬人耶？孙曰：仲景云：经水适来适止得疾，皆作热入血室治。痛极咬人者，乃胃虚虫行求食而不得，故喉中梗梗然也。即以小柴胡加桃仁、丹皮，而谵语减，次日以安蛔汤与服，而疼止食进。

震按：痛极咬人，合以喉中梗梗，认为蛔饥求食，亦属偶然应验。若欲据以辨证，恐不足凭。

膝痛

徐可豫治吴兴沈中刚内子，膝肿痛，右先剧，以热熨右则攻左，熨左攻右，俱熨则雷鸣上胸。已而背悉若受万棰者，独元首弗及，发则面黛色，脉罔辨，昏作旦辍，日尫弱甚。医望色辄却，谓勿救。

徐视脉竟，曰：是湿淫所中，继复惊伤胆，疾虽剧，可治。即令以帛缠胸。少间，探咽喉间，涌青白涎沫几斗许，涌定。徐曰：今兹疾发，至腹则弗上面，面弗青矣。至昏膝痛，仍加熨，鸣果弗及胸，止三鼓已定，皆如徐言。越三昏，不复作，遂痊。

震按：湿则生痰，惊则痰阻，古有惊痰沃胆之说，所以面青也。痰随气动，所以升降作痛也。一吐而愈，是得戴人心法者。

鹤膝风

州守张天泽，左膝肿痛，胸膈痞满，饮食少思，时作呕，头眩痰壅，日晡殊倦，用葱熨法，及六君加炮姜，诸证顿退，饮食稍进。用补中益气加蔓荆子，头目清爽，肢体康健。间与大防风汤十余剂，补中益气三十余剂，而消。

一妇人发热口干，月经不调，半载后，肢体倦怠，二膝肿痛，作足三阴血虚火燥治之，用六味地黄丸两月余，形体渐健，饮食渐进，膝肿渐消，半载而痊。

震按：此是立斋医案，虽仅二条，而治法大备。盖鹤膝风乃足三阴经亏损，寒湿乘虚而入，故所用四方，是要药。若欲作脓，或溃后，又宜十全大补汤。若兼头晕吐痰，小便频数，须佐以八味丸，皆要法也。惟初起时，以葱熨，或雷火针使其内消为妙。又预防法，用艾绒缝入护膝，将大红绸作里面，着肉缚之，昼夜不脱，可免此病。

脚气

东垣治一朝贵，年近四十，身体充肥，脚气始发，头面浑身支节微肿，皆赤色，足胫赤肿，痛不可忍，手近皮肤，其痛转甚，起而复卧，卧而复起，日夕苦楚。春间李为治之，其人以北土高寒，故多饮酒，积久伤脾，不能运化，饮食下流之所致。投以当归拈痛汤一两二钱，其痛减半，再服，肿悉除，只有右手指末微赤肿。以三棱针刺指爪甲端，多出黑血，赤肿全去。数日后，因食湿面，肢体觉痛，再以枳实五分，大黄酒煨三钱，当归一钱，羌活一钱五分，名曰枳实大黄汤，利两行而痛止。夫脚气水湿之为也，面滋其湿，血壅而不行，故肢节烦痛。《经》云风能胜湿。羌活辛温，透关节去湿，故以为主。血留而不行则痛，当归之辛温，散壅止痛；枳实之苦寒，治痞消食，故以为臣。大黄苦寒，以导面之湿热，并治诸老血留结，取其峻快，故以为使也。

张戴人治毗陵马姓，患肾脏风，忽一足发肿如瓠，自腰以下，钜细通为一律，痛不可忍，欲转侧，两人扶之方可动，或欲以铍刀决之。张曰：此肾脏风攻注脚膝也。乃以甘遂一两，木鳖子二个，一雄一雌为末，猪猪腰子二个，批开，药末一钱糁匀，湿纸裹数重，慢火煨熟。五更初细嚼，米饮下，积水多则利多，少则利少也。宜软饮将息。若病患一脚，切看左右，如左脚，用左边腰子，右脚，用右边腰子。药末只一钱，辰巳间，下脓水如水晶者数升，即时痛止。再以赤乌散涂贴其膝，方愈。

项彦章治史佥宪足病，发则两足如柱，溃黄水，逾月乃已，已辄发，六脉沉缓。沉为里有湿，缓为厥为风。此风湿毒，俗名湿脚气是也。以神芎丸、舟车神佑丸，大下浊水而愈。

震按：此二条，即北方治法也。

赵良仁云：予至吴中，有徐孟达患两足酸重，不任行动，发则肿痛。一日于不发时诊脉，三部皆大，搏手如葱管无力。身半以上则肥盛，盖其膏粱妾御，嗜欲无穷，精血不足，湿热太盛。因用益精血于其下，清湿热于其上。二方与之，或言脚气无补法，故不肯服。三月后痛作，一医用南方法，治不效，一医用北法泻之，即死于溺器上。吁，业岐黄者，虚实之辨，盖可以忽乎哉。

丹溪治一妇足肿，用生地、黄柏、苍术、南星、红花、牛膝、龙胆草、川芎，治之而愈。

立斋治一妇人，脚患筋挛骨痛，诸药不应，脉紧，用大防风汤，二剂顿退，又二剂而安。

江应宿曰：予友人佘近峰贾秣陵，年五十余，患脚痛，卧不能起，年余，胫与腿肉俱消。邑医徐古塘，昔患痹疾治愈，求其成方，初用当归拈痛汤，二服效。次用十全大补汤，加枸杞子、防己、牛膝、萆薢。朝用六味地黄丸，加虎胫骨、牛膝、川萆薢、鹿角胶，服三年，双铄如初。徐云：久久服之，自获大益。幸勿责效于旦夕，信然。

震按：脚气之病，近来罕见，或有足胫赤肿，痛不可忍者，即俗所谓流火也。或有手足互换而痛，肢节微肿，或热或赤色者，即书所谓行痹也。治法不外去湿清热凉血，亦有用术、附、桂枝者，要在辨其虚实，及湿热寒湿之分耳。戴人项公之治法，殊可不必。若东垣案，全似周痹治法，拈痛汤分消其湿热也；枳实大黄汤，驱逐其湿热也。若朱案亦痹证治法，薛案江案用补，稍觉不同。外有柳柳州所纂干脚气，左胁有块，大如石，痞绝且死，以杉木节、橘叶、槟榔、童便煎，利之而愈。蔡元长忽如有虫自足心行至腰间，即晕绝，灸风市穴而愈。及杨梅仁治童贯，捶田螺敷两股治董守约，今仅存其说，未有合其证而可以试用者，故不详录。

孙东宿曰：一贫士两足不酸不痛，每行动，绝不听其所用，或扭于左而又坠于右，或扭于右而又坠于左，之字而行，不能一步正走。此亦目之希觏，书所未载。予臆度之，由筋软不能束骨所致，故行动则偏斜扭坠也。夫筋者，肝之所主，肝属木，木纵不收，宜益金以制之。用人参、黄芪、白芍以补肺金，苡仁、虎骨、龟板、杜仲以壮筋骨，加铁华粉以专制肝木，炼蜜丸，早晚服之，竟愈。

震按：此非脚气，而附于此者，从其类以便览也。

［附］张季明曰：一士人得脚弱病，百药不效，予令其用杉木为桶，濯足，又令排樟脑于两股间，以脚绷系定，月余而安健如初。

江篁南治一少年，夏月因以冷水浸两足跟，又坐湿地，患足跟肿痛，不能移步，致卧数月，乃教以干土坯一块，挖一凹如足跟大，炭火烧红，去火，用醋一碗沃之，任其渗干，即以足跟临土坯，初略悬高熏之，渐渐近之，其下体骨节，皆酸快不可言，且有微汗，连换土砖，熏三四日而愈。

予西席钟沧柱先生，少年得脚弱病，酸楚无力，兼小便艰难，欲便必久立始通，服大补肝肾药不应。

乃求治于何嗣宗先生，用六味地黄丸加黄牛腿骨髓一具而愈。因悟前之治病者，道在迩而求诸远也。何系江南大名家，当时佳案必多，惜余生也晚，不获亲炙其风徽，无从抄录。

脚上诸证

薛立斋治阁老靳介庵，脚指缝作痒出水，肿焮脚面，敷止痒之药不应，服除湿之药益甚。薛诊之曰：阴虚湿热下注也。用六味地黄、补中益气而愈。

一儒者脚心发热作痒，搔掏，滚水浸，溃而出水，肌体骨立，作渴吐痰。用益气汤、六味丸年余，元气复而诸证愈。

一儒者脚踝肿硬色白，两月余矣。用大防风汤，及十全大补兼服而消。后场屋不利，饮食劳倦，证复作，盗汗内热，饮食不化，便滑肌瘦，复加头晕，或头痛痰涌。此肾不纳气。用八味丸、益气汤，百余剂而安。

孙东宿曰：一人生杨梅疮后，偶遭一跌，环跳脱出，不能复入窠臼，疼痛殊甚，两足因长短不齐。予思不能复入窠臼者，以瘀血流入窠臼，占满故窍，致骨不得复入也。今但消去瘀血，必以行气活血之剂为主，以下行向导之剂佐之，庶可复原。用陈年窖中砖瓦洗净煅过四两，生地、杜牛膝、骨碎补、丹参、赤芍各一两五钱，自然铜三两，蒲黄、车前子、苏木各一两，鹿角二两，元明粉五钱，各为末，以茅草根一斤，红花四两煎膏，拌晒前药，再以蜜丸服之，得效。

震按：薛氏立方平正，孙公用药灵巧，均堪师法，但砖瓦宜用尿坑中者，不宜粪窖中者。

施笠泽治少司成张侗初，患足胫痛三年矣。诊之，脉沉细而涩，曰：此下焦元气不足，不能荣养筋骨，当用滋补舒筋之剂。服后微效，因劳旋作。再诊之，脉兼浮数，元气愈耗矣。为制人参膏及河车天乙丸，间服，元气渐壮，独两胫作楚不能忍。因制万灵膏去樟脑，加韶粉、苏合、麝香，以软帛紧系两胫，仍令饮甘草汤，不顷刻而痛若失。此膏良验，方载《本草纲目》。后用黄芪建中汤加参、归，调理全安。

震按：此条与前案，俱以方之不同而选之。

面病

罗谦甫治杨郎中之内，年五十余，体肥盛，春患头目昏闷，面赤热，多服清上药，不效。罗诊其脉洪大而有力。《内经》云：面热者，足阳明病。《脉经》云：阳明经气盛有余，则身以前皆热。况其人素膏粱，积热于胃。阳明多血多气，本实则风热上行。诸阳皆会于头，故面热之病生矣。先以调胃承气汤七钱，黄连二钱，犀角一钱，疏利三两行，撤其本热；次以升麻加黄连汤，去经络中风热上行，则标本之病俱退矣。方以升麻、葛根各一钱，白芷七分，甘草、炙白芍各五分，连、芩酒制各四分，川芎、生犀末各三分，荆芥穗、薄荷叶各二分，水半盏，先浸川芎、荆芥穗、薄荷，另以水二盏半煎至一盏半，入先浸三味同煎，至一盏，食后温服，日三服，忌湿面五辛之物。

真定府维摩院僧，年六十余，体瘠弱，初冬，头面不耐寒，气弱不敢当风行，诸法不效。罗诊其脉，弦细而微，且年高常食素茶果，此阳明之经本虚。《脉经》云：气不足，则身以前皆寒栗。又加诵经文损气，由此胃气虚，经络之气亦虚，不能上达头面，故大恶风寒。先以附子理中丸数服，温其中气，次以升麻汤加附子行其经络，方以升麻、葛根各一钱，白芷、黄芪各七分，炙甘草、草豆蔻仁、人参各五分，黑附炮七分，益智三分，连须葱白同煎，数服良愈。或曰：升麻汤加黄连治面热，加附子治面寒，有何依据？答曰：出自仲景。盖诊杨氏脉，阳明标本俱实，宜先攻其里，后泻经络中风热，故升麻汤加黄连，以寒治热也。尼僧阳明标本俱虚寒，宜先实其里，次行经络，故升麻汤加附子，以热治寒也。仲景群方之祖，信哉。

震按：此二条罗公自注甚明，由其熟读《内经》，故能切实发挥，下二条讲面黑之理，亦极有精义。

又治一妇三十余岁，忧思不已，饮食失节，脾胃有伤，面色黧黑不泽，环唇尤甚，心悬如饥，饥不欲食，气短而促。罗曰：人身心肺在上，行营卫而光泽于外，色宜显而不藏；肾肝在下，养筋骨而强壮于内，色当隐而不见；又必赖脾胃在中，传化精微，以灌四旁，冲和而不息，若其气一伤，则四脏失所。今忧思不已，脾胃气结而不行，饮食失节，脾胃气耗而不足，故使阴气上溢于阳中，而黑色见于面。又《经》云：脾气通于口，其华在唇。今水反侮土，故黑色见于唇，此阴阳相反，病之逆也。《上古天真论》云：阳明脉衰于上，面始焦。可知阳明之气不足，乃用冲和顺气汤，以葛根一钱五分，升麻、防风各一钱，白芷、黄芪各八分，人参七分，甘草四分，白芍、苍术各三分，以姜、枣煎，己午前服，取天气上升之时，使人之阴气易达也。数服而愈，此阴出乘阳治法也。

有人因灸三里而满面黑气，医皆以为肾气浮面，危候也。有人云：肾经有湿气上蒸于心，心火得湿成烟气，形于面，面属心，心肾之气常相通，如坎之外体即离，离之外体即坎，心肾未尝相离也。耳属水，其中虚，则有离之象，目属火，其中满，则有坎之象，抑可见矣。以去湿药治之，如五苓散、黄芪、防己之类皆可用。

［附］兴国初有任氏，色甚美，聘进士王公甫，谓甫不遂寸禄，愁郁不乐，面色渐黑，自惭而归母家求治。一道人曰：是可疗也。以女真散酒下二钱，日两服，数日间面变微白，一月如旧。赂得其方，乃黄丹、紫菀，等分为末耳。

震按：此因愁郁而致面黑，此方恐未必效。又有触受秽臭面色忽黑者，宜焚沉、檀，却能著效。

余杭人和倅将赴官，因蒸降真木犀香，自开甑而仆甑面上，为热气所熏，面即浮肿，口眼皆为之闭，更数医不能治。一医云：古无此证，以意疗之。乃取僧寺久用炊布烧灰存性，随敷而消，未半月愈。盖以炊布受汤上气多，反用以出汤毒，犹以盐水取盐味耳，此心法之巧也。

震按：釜盖气水以治烧酒毒，即同此义。

耳

张友夔壮岁，常苦两耳痒，日一作，遇其甚时，殆不可耐，挑剔无所不至，而所患自若也。常以坚竹三寸许截之，拆为五六片，细刮如洗帚状，极力撞入耳中，皮破血出，或多至一蚬壳而后止，明日复然。失血既多，为之困悴。适有河北医士周敏道至，询之，曰：此肾脏风虚，致浮毒上攻，未易以常法治也。宜买透冰丹服之，勿饮酒、啖湿面、蔬菜、鸡、猪之属，能尽一月为佳。夔用其戒，数日痒止，而食忌不能久，既而复作。乃着意痛断累旬，耳不复痒。

震按：此种奇痒，断非寻常之药所能治。若寻常耳痒，或风或火，亦易治也。

立斋治一人，年二十，耳内出水作痛，年余矣。脉洪数，尺脉为甚。属肝肾二经虚热。用加减地黄丸料，一剂而愈。

又一男子每交接，耳中作痛，或作痒，或出水，以银簪挖入，甚喜阴凉。此肾经虚火，用加减八味丸而愈。

又一妇人，因怒发热，每经行，两耳出脓，两太阳作痛，以手按之，痛稍止，怒则胸胁乳房胀痛，或寒热往来，小溲频数，或小腹胀闷，皆属肝火血虚。用加味逍遥散，诸证悉退。以补中益气加五味而痊。

震按：以上三案，或凭脉，或凭证，亦皆易辨，惟用加减八味丸者，谅其尺脉必微弱，或虚大，故加温药以导纳之。若尺脉洪数，似宜用知柏地黄丸。

［**附**］一妇人于壁上取鸡翎卷耳，适蜈蚣生子在翎上，带入耳中，生小蜈蚣，穿脑内，且痛且痒，百药莫效。一医令烧鸡肉，热置一器内，留一小孔盖上，令病者以耳受之，鸡香熏入，蜈蚣悉攒鸡肉上，其病立愈。

石山治一人，年近六十，面色苍白，病左耳聋，三十年矣。近年来，或头左边及耳皆肿，溃脓，脓从耳出甚多，时或又肿复脓。今则右耳亦聋，屡服祛风去热逐痰之药，不效。汪诊左手心脉浮小而快，肝肾沉小而快，右脉皆虚散而数。此恐乘舆远来，脉未定耳，来早脉皆稍敛，不及五至，非比日前之甚数也。夫头之左边及耳前后皆属于少阳也。经曰：少阳多气少血。今用风药痰药，类皆燥剂，少血之经，又以燥剂燥之，则血愈虚少矣。血少则涩滞，涩滞则壅肿。且血逢冷则碍，今复以寒剂凝之，愈助其壅肿。久则郁而为热，腐肉成脓，从耳中出矣。渐至右耳亦聋者，脉络相贯，血气相依，未有血病而气不病也。故始则左病，而终至于右亦病矣。是为病久气血两虚，且年六十，气血日涸，而又出外劳伤气血，又多服燥剂以损其气血，脓又大泄以竭其气血，则虚而又虚可知矣。以理论之，当滋养气血，气血健旺，则运行有常而病自去矣。否则不惟病不除，而脑痈耳疽，抑亦有不免矣。人参二钱，黄芪三钱，归身、白术、生姜各一钱，鼠粘子、连翘、柴胡、陈皮各六分，川芎、片芩、白芍各七分，甘草五分，煎服十数帖而愈。

震按：汪公之议论精微而又显畅，用药亦标本兼赅，真有掉臂游行之乐。即初诊时乘舆远来，脉未定，而不足凭之说，更可为卤莽者鉴戒。

江应宿治上舍孙顺吾，患耳鸣重听，人事烦冗，杂治半年不愈。江视之，脉数滑，以二陈加瞿麦、萹蓄、木通、黄柏。一服知，二服已。

震按：耳鸣同而此案与下案法各不同，若易而用之，彼此无效，故知治病之难，难于识病也。

喻嘉言治大司马王岵翁耳鸣，论曰：肾之窍开于耳，耳之聪司于肾，肾主闭藏，因肝木为子，能疏泄母气而散于外，故凡谋虑郁怒之火一动，耳窍不清，听远稍碍。较之聋病，尚属天渊。聋病者，窍中另有一膜，遮蔽外气，不得内入，故以开窍为主，而方书所用菖蒲、麝香等药，及外填内攻等法，皆为此而设。至于高年之人，肾气既衰，阴气不自收摄，越出上窍，耳中如蛙鼓蚊锣，鼓吹不已，外入之声为其内声所混，听之不清。若得气不逆上，听必自清。当用磁石为主，以其重能达下，性主下吸，又能制肝木之上吸；再以地黄、龟胶等群阴之药辅之，更用五味子、山茱萸之酸以收之，令阴气自守于本宫，不上触于阳窍，则空旷无碍，犹之收视而视愈明，返听而听愈聪之理也。方书治少壮人痰火鸣聋，用滚痰丸多效者，以黄芩、大黄、沉香之苦，最能下气，而礞石之重坠，大约与磁石之用相仿也。

震按：《丹铅续录》载王万里患耳痛，魏文靖公谓易之坎为耳痛，恐则伤肾所致。其论与此颇同，而用青盐、鹿茸、雄、附为剂，则药之阴阳各别，要当以脉辨之。

鼻

江篁南治一壮年，患鼻齇，胸膈不利，医用苦寒驱风败血之剂，服之年余，其人倦怠甚，目不欲开。江诊视，右寸脉浮洪带结，余部皆沉细而软。曰：鼻齇虽是多酒所伤，然苦寒驱风败血之药，岂宜常服？经曰：苦伤气。又曰：苦伤血。况风药多燥，燥胜血。服之积久，安得不倦怠耶？且目得血而能视，目不欲开者，血伤。倦怠者，气伤也。所谓虚其虚，误矣。治宜化滞血，生新血。四物加炒片芩、红花、茯苓、陈皮、甘草、黄芪煎服，兼服固本丸，日就强健，鼻齇亦愈。

震按：前医未必无功，但苦于只守一法而不知变通耳。江公方亦平淡，即能强健，且鼻齇皆愈者，以前药原对病，服之太久，致伤气血，却只是倦怠，目不欲开，无太虚证，故略与更张，稍兼补养，便可霍然。至其化滞血，生新血，四物加片芩、红花，实鼻齇良法。

江应宿治王晓，鼻塞，气不通利，浊涕稠黏，屡药不效，已经三年。宿诊视，两寸浮数。曰：郁火病也。患者曰：昔医皆作脑寒主治，子何悬绝若是耶？经曰：诸气膹郁，皆属于肺。河间云：肺热甚则出涕。故热结郁滞，壅塞而气不通也。投以升阳散火汤十数剂，病如失。

震按：韩懋治鼻息，臭而痛，以白矾末加硇少许，吹之，化水而消。其药太峻，又谓此厚味壅湿热，蒸于肺门，如雨霁之地，突生芝菌。

乃用胜湿汤加泻白散，二剂而愈。其说甚是。至于《类案》所载鼻中毛出长一二尺，渐粗如绳，又鼻流腥臭水，碗盛之有铁色虾鱼走跃，此则莫须有矣。

祝茹穹治游成宇，患一证，遍身畏寒，夏月亦须棉袄，夜即烘火，鼻中全然不闻香臭，鼻孔有一物如豆大，痒极。若以手爪入则又痛极，怀以黄泥入鼻，知为土气，常半月不开口，无医能治。祝曰：证有奇证，医有奇方。令觅一间极小房，四面砌砖，不许漏风，而四面俱锥一孔，地下掘一小坑，仅盘大，可容人面，然后锁闭病人于房内，用艾百斤，渐从四面孔内烧入，自晨至午烧至三四十斤，烟塞满房，不能容鼻，遂伏地而寻空隙，得盘大之小坑，以鼻抵之，须臾觉鼻息通畅，自午至子，遍身热极，将棉袄俱脱，天明开门看时，其鼻中赘疣已落，不畏风寒。服补中益气汤，十剂痊愈。究此病所以，因居楼上，木气太甚，冬月用火太多，无缝可泄，木又生火，积久成痼，热在脏腑，寒在皮肤，用艾以炙皮肤之寒，而通脏腑之窍，木入土而朽，火入土而熄，观其病时惟闻有土气，固已得治法矣。

震按：此法甚奇，然亦甚险，不可学也。夫人生于气，如鱼生于水，若以十笏小房，闭人于内，四面糊之，不通一窍，半日而人死矣，以其与天地之气隔绝也。今虽四面有孔，孔既极小，又以艾烟熏入，掘地之坑仅容人面，恐呼吸皆烟，闷极无逃，岂不危殆。

发脱眉落

丹溪治一女子，十七八岁，发尽脱，饮食起居如常，脉微弦而涩，轻重皆同。此厚味成热，湿痰在膈间，复因多食酸梅，以致湿热之痰，随上升之气至于头，熏蒸发根之血，渐成枯槁，遂一时脱落。治须补血升散，乃用防风通圣散去硝，惟大黄酒炒三次，兼以四物，合作小剂与之。月余，诊其脉，知湿热渐解，乃停药。淡味二年，发长如初。

立斋治一儒者，因饮食劳役及恼怒，发脱落。薛以为劳伤精血，阴火上炎所致，用补中益气加麦冬、五味，及六味地黄丸加五味，眉发顿生如故。

震按：发乃血之余，枯焦者血不足也。若忽然脱落，或头皮痒须眉亦落，乃血热生风，风摇木落之象，酒客膏粱多此。脉数者，用通圣散宣泄风热，次用六味地黄丸。如下条治法，又有劳伤精血，及恼怒阴火上炎而致者，宜用此条治法。

又治一男子年二十，巅毛脱尽，亦先以通圣散宣其风热，次用六味地黄丸。不数日，发生寸许，两月复旧。

江应宿见一男子，眉毛脱落。遇方士教服鹿角胶，每日清晨酒化一二钱。半年眉发长，年余复旧。

震按：发落补肾，宜兼补心。若眉落，宜兼补肝，以眉禀木气而侧生也。但肝为风脏，眉落多是患风之征，防成疠风。至于须落，必系肾虚，以须禀水气而下生也。《魏书》李元护为齐州刺史，姬妾十余，声色自纵，情欲既甚，肢骨消削，须长二尺，一时落尽。又《北史》载王颁痛父僧辨为陈武帝所杀，至隋灭陈后，召父时壮士，潜发其陵，剖棺，见陈武帝须皆不落，其本皆出自骨中，此虽赋形不同，亦可见肾气之独厚，故勇略殊常也。

目

东垣治一人，因多食猪肉煎饼，同蒜醋食之，后复饮酒大醉，卧于暖炕。翌日，二瞳子散，大于黄睛，视物无的实，以小为大，以短为长，卒然见非常之处，行路踏空，百治不效。曰：《经》云五脏六腑之精气，皆上注于目而为之精，精之窠为眼，骨之精为瞳子；又云：筋骨气血之精为脉，并为系，上属于脑；又云：瞳子黑眼法于阴，今瞳子散大者，由食辛热物太甚故也。辛主散，热则助火，上乘于脑中，其精故散，精散则视物亦散大也。夫精明者，所以视万物者也。今视物不真，精且衰矣。盖火之与气，势不两立。经曰：壮火食气，壮火散气。手少阴足厥阴所主，上连目系。邪之中人，各从其类，风与热循此道而来攻，故头目肿闷而瞳子散大，皆由血虚阴弱所致也。当除风热，凉血益血，以收耗散之气，则病愈矣。用滋阴地黄丸。《经》云：热淫所胜，平以咸寒，佐以苦甘，以酸收之。以黄芩、黄连大苦寒，除热邪之盛为君；当归身辛温，生、熟地黄苦甘寒，养血凉血为臣；五味酸寒，体轻浮，上收瞳子之散大，人参、甘草、地骨皮、天门冬、枳壳苦甘寒，泻热补气为佐；柴胡引用为使。忌食辛辣物助火邪，及食寒冷物，损胃气，药不能上行也。

震按：此案讲致病之源流，论用药之道理，最精最当，孟子所谓规矩方圆之至也。

魏夫人目翳暴生，从下而起，其色绿，瞳痛不可忍。东垣曰：翳从下而上，病从阳明来也。绿非五色之正，此肾肺合而为病。乃以墨调腻粉合之，却与翳色相同，肾肺为病明矣。乃泻肾肺之邪，入阳明之药为使。既效矣，他日病复作者三，其所从来之经，与医色各异。因悟曰：诸脉皆属于目，脉病则目从之。此必经络未调，则目病未已也。因视所不调者治之，疾遂不作。

震按：此辨翳色甚巧，后之复发者三。翳色各异，合以诸脉皆属于目之经文，自当恍然。虽不载方药，而云视所不调者治之，亦可以意会矣。

省郎中张子敬，年六十七，病眼目昏暗，唇微黑色，皮肤不泽，六脉弦细而无力。一日出示治眼二方，问可服否？罗谦甫曰：此药皆以黄连大苦之药为君，诸风药为使，夫人年五十，胆汁减而目始不明。《内经》云：土位之主，其泻以苦。诸风药亦皆泻土，年近七十，脾胃虚而皮肉枯，重泻其土，使脾胃之气愈虚，而不能营运荣卫之气，滋养元气。胃气不能上行，膈气吐食，诸病生焉，此药不可服。只宜慎言语，节饮食，惩忿窒欲，此不治之治也。张以为然，明年春，除关西路按察使，三年致仕还，精神清胜，脉亦和平，此不妄服寒药之效也。《内经》曰：诛伐无过，是谓大惑。岂不信哉！

震按：专门眼科，常用黄连。观罗公之论，皆当警省。至于不治之治四句，确为明目秘方，若不依此调理，而仅不服寒药，亦属无益。

丹溪治一老人，目忽盲，他无所苦，以大虚治之。急煎人参膏一斤，服二日，目稍有见。一医与青礞石药。朱曰：今夕死矣。果然。

震按：此案即《内经》所谓气脱者目不明也。

后薛立斋一案，用六味地黄丸加麦冬、五味，即《难经》所谓脱阴者目盲也。下二条，一系受湿，一系瘀血，亦皆用补药为君，总由忽然而盲，不因赤昏肿痛所致，及翳障胬肉所蔽，则因五脏之精华内竭，不复上聚于目，故非补不可也。

一壮年，忽早起视物不见，就睡片时，略见而不明，食减倦甚，脉缓大四至之上，重则散而无力。意其受湿所致，询之，果卧湿地半月。遂以白术为君，黄芪、茯苓、陈皮为臣，附子为使，十余帖愈。

一人形实，好热酒，忽目盲，脉涩。此热酒伤，胃气污浊，血死其中而然也。以苏木作汤，调人参末，服二日，鼻及二掌皆紫黑。朱曰：滞血行矣。以四物加苏木、桃仁、红花、陈皮煎，调人参末服，数日而愈。

吕沧洲治一人，病二目视物皆倒植，屡治不效。曰：视一物为二，视直为曲，古人尝言之矣。视物倒植，诚所未喻也，愿闻其因。彼曰：某尝大醉，尽吐所饮酒，熟睡达曙，遂病。吕切其脉左关浮促，余部皆无恙。即告之曰：当伤酒大吐时，上焦反覆，致倒其胆腑，故视物皆倒植，此不内外因而致内伤者也。法当复吐以正其胆腑。遂授藜芦、瓜蒂为粗末，水煎，俾平旦顿服涌之，涌毕，视物不倒植。

淮安陈吉老，儒医也。有富翁子，忽病视正物皆以为斜，凡几案书册之类，排设整齐，必更移令斜，自以为正，以至书写尺牍皆然。父母忧之，医者不谙其疾，或以吉老告，遂携子求治。既诊脉后，令其父先归，留其子设乐开宴，酬劝至醉乃罢。扶病者坐轿中，使人舁之，高下其手，常令倾倒辗转，久之方令登榻而卧。达旦酒醒，遣之归家，前日斜视之物，皆理正之。父母跃然而喜，往问治之之方。吉老云：醉中尝闪倒肝之一叶搭于肺上，不能下，故视正物为斜，今复饮之醉则肺胀，展转之间，肺亦垂下矣。药安能治之哉？富翁叹服。

震按：吕陈二案，骤闻其说，似无对证，及观其法，著有成验，真可谓隔垣之见矣。量古人决不造谎，以欺天下后世也。鼻端生赘，脑后下针，世间原有此种仙术，第如余之庸暗，终在将信将疑之间耳。再考钱仲阳案，方巧而理显，则平淡中之神奇矣。

钱仲阳治一乳妇，因悸而病，既愈，目张不得瞑。钱曰：煮郁李酒饮之使醉，即愈。所以然者，目系内连肝胆，恐则气结，胆衡不下，郁李能去结，随酒入胆，结去胆下，目能瞑矣。饮之果验。

孙真人奉旨治卫才人眼疼，前众医不能疗，或用寒药，或用补药，加之脏腑不和。孙诊之，肝脉弦滑，非壅热也，乃年壮血盛，肝血并不通。遂问宫人，月经已三月不通矣。用通经药，经行而愈。

震按：肝脉弦滑，能不误认为风痰病眼乎？因肝藏血而知其血盛不通，诚切当矣。然犹问宫人，始得停经三月之信，并不先言据脉当停经也。真人尚如此，奈何讳疾者每不言以责其断病耶！此正犯东坡所谓我欲困医，而我病亦适为医所困耳。

石山治一妇，年逾四十，两眼昏昧，咳嗽头痛，似鸣而痛，若过饥恶心，医以眼科治之，病甚。翁诊脉皆细弱，脾部尤近弦弱。曰：脾虚也。东垣云：五脏六腑，皆禀受于脾，上贯于目，脾虚则五脏之精气皆失所司，不能归明于目矣。邪逢其身之虚，随眼系入于脑，则脑鸣而头痛。心者，君火也，宜静，相火代行其令，劳役运动，则妄行，侮其所胜，故咳嗽也。医不理脾养血，而以苦寒治眼，是谓治标不治本。乃用参、芪各一钱五分，麦冬、贝母各一钱，归身八分，陈皮、川芎、黄芩各七分，甘草、菊花各五分，麦芽四分，煎服二帖，诸证悉除。

薛己治给事张禹功，目赤不明，服祛风散热药，反畏明重听，脉大而虚。此因劳心过度，饮食失节。以补中益气加茯神、枣仁、山药、山茱萸、五味，顿愈。又劳役复甚，用十全大补，兼以前药，渐愈，却用补中益气加前药而痊。东垣云：诸经脉络，皆走于面而行空窍，其清气散于目而为精，走于耳而为听，若心烦事冗，饮食失节，脾胃亏损，心火太甚，百脉沸腾，邪害孔窍而失明矣。况脾为诸阴之首，目为血脉之宗，脾虚则五脏之精气皆失其所。若不理脾胃，不养气血，乃治标而不治本也。

震按：此二案，专治脾虚，并不治目而目亦愈。盖治脾虚即所以治目，由于诊脉得其要领也。惟同用参、芪，汪案则佐以麦冬、贝母、川芎、黄芩、菊花，因有咳嗽头痛，尚带一二分客邪耳；薛案则纯补，兼佐酸收，因曾服祛风散热药，反畏明重听，迨补之得愈，而劳役复甚，其虚为尤甚耳。

一儒者日晡两目紧涩，不能瞻视。此元气下陷，用补中益气倍加参、芪，数剂而愈。

震按：楼全善云：阳虚则眼棱紧急，阴虚则瞳子散大。故目紧涩，宜用参、芪。东垣有说可考，但佐使之药，宜辛味疏散，忌芍药、五味之类酸收耳。

一男子年二十，素嗜酒色，两目赤痛，或作或止，两尺洪大，按之微弱。薛谓少年得此，目当失明。翌早索途而行，不辨天日，众皆惊异。与六味地黄丸加麦冬、五味，一剂顿明。

一人患眼疾，每睡起则眼赤肿，良久却愈，百治莫效。师曰：此血热，非肝病也。卧则血归于肝，热血归肝，故令眼赤肿也。良久却愈者，人卧起血复散于四肢故也。遂用生地黄汁，浸粳米半升，渗干，曝令透骨干，三浸三干，用瓷瓶煎汤一升令沸，下地黄米四五匙，煎成薄粥汤，放温，食半饱后，饮一二盏即睡，如此两日，遂愈。生地黄汁凉血故也。

一妇病热，目视壁上，皆是红莲花满壁，医用滚痰丸下之，愈。

一人眼前常见禽虫飞走，捉之即无，乃肝胆经为疾。用酸枣仁、羌活、元明粉、青葙子各一两，为末，每水煎二钱，和渣服，日三服。

赵卿，良医也，有机警。一少年，眼中常见一小镜子，诸医不效。赵诊之，与少年期，来晨以鱼鲙奉候，少年及期赴之，延于内，且令从容，俟客退方接，俄而设桌，施一瓯芥醋，更无他味，卿亦未出，迨日中久候不至，少年饥甚，且闻醋香，不免轻啜之，逡巡又啜之，觉胸中豁然，眼花不见，因竭瓯啜之，赵卿方出，少年以啜醋惭谢。卿曰：郎君先因吃鲙太多，芥醋不快，又有鱼鳞在胸中，所以眼花，适来所备芥醋，只欲郎君因饥以啜之，果愈此疾。烹鲜之会，乃权诈也。

震按：以上四条，皆异疾奇方，可备参考。但眼科证候甚多，所选诸案，十不得一，须以治目各种书籍，广搜遍阅，方有见解，而手法尤宜从师学习，切戒草率。

一妇人眼中忽有血如射而出，或缘鼻下，但血出多时，即经不行，乃阴虚相火之病。遂用归尾、生地黄、酒芍，加柴胡、黄柏、知母、条芩、侧柏叶、木通、红花、桃仁水煎，食前服，数剂而愈。

震按：眼衄多是肾阴虚，肝火旺，此却是倒经。由于血出多，即经不行，可以问而知之也。

孙东宿治孙如亭令正，年过四十，眼偶赤肿，两太阳疼痛，大便不行者三日。平时泛期，一月仅两日，今行四日未止。眼科余云谷医治逾候，肿赤不消，而右眼内眦突生一白泡，垂与鼻齐，大二寸余。余见而骇走，以为奇疾，莫能措剂。又见其呕吐，眩晕，伏于枕上，略不敢动，稍动则眩愈极，吐愈急，辞不治。孙诊之，两寸关脉俱滑大有力，两尺沉微。孙曰：此中焦有痰，肝胆有火，必为怒气所触而然。《内经》云：诸风掉眩，皆属肝木；诸逆冲上，皆属于火。盖无痰不能运也，眼眦白泡，乃火性急速，怒气加之，气乘于络，上而不行，故直胀出眼外也。古壮士一怒而目眦裂，与白泡胀出眦外理同。肝为血海，故血亦来不止，治当抑其肝木，清镇痰火，则诸症自瘳。先用姜汁益元丸压其痰火，以止呕吐，再以二陈汤加酒连、酒芩、天麻、滑石、吴茱萸、竹茹、枳实。一帖眩吐俱定，头稍能动。改用二陈加芩、连、谷精草、夏枯草、香附、吴茱萸、苡仁，四剂目疾痊愈，血海亦净。

震按：此案现证甚怪，治法甚稳，因知医病，只要明理，毋庸立异也。

周慎斋治一人，丧子，悲哀太过，两目肿痛，用独参汤而愈。盖悲哀则伤肺，金虚则木寡于畏，肝火上逆而目痛，人参补肺，肺王则木沉火降也。

震按：两目肿痛，用独参汤奇矣。及讲明其理，始知是正非奇，然亦须审兼见之证，与脉象若何。盖木寡于畏，肝火上逆，目既肿痛而或赤，脉若弦大而且数，口渴内热，投以此方，不虞其痛之丧明乎。

报国澄和尚，患眼疾二年，服祛风清热药过多，致耳鸣嘈嘈不止，大便常苦燥结，近来左眼上微翳，见灯火则大如斗，视月光则小如萤。询诸方家，俱莫能解，因以质之石顽。石顽曰：此水亏而阴火用事也。试以格物之理参之，如西洋玻璃眼镜，以十二镜编十二支为一套，无论老少，其间必有一者能察秋毫，则知人眼有十二种偏胜，故造眼镜者，亦以十二等铅料配之，取铅以助阴精，料以助阳气也。若铅料之轻重，与眼之偏胜不相当，则得之反加障碍矣。月乃至阴之精，真水内涸，不能泛滥其光，所以视之甚小，设加之以铅重者，则视月必大矣。灯本燃膏之焰，专扰乎阴，不能胜其灼烁，所以见之甚大，设加之以料重者，灯火必愈大矣。合脉参证，知为平昔劳伤心脾，火土二脏过燥，并伤肾水真阴也。遂疏天王补心丹与之，他如中翰徐燕及，见日光则昏迷如蒙，见灯火则精彩倍常，此平昔恒劳心肾，上盛下虚所致。盖上盛则五志聚于心包，暗侮其君，如权党在位，蒙蔽九重，下虚则相火失职，不能司明察之令，得灯烛相助其力，是以精彩胜于常时。此与婴儿胎寒夜啼，见火则止之义不殊，未识专事眼科者，能悉此义否。

震按：此论实有格物妙义，而于施治方法，殊少发挥。后之阅者，似难则效。然余辑是书，只从旧案拔其精粹，非为对证检方分门寻法者设也。理已讲明，方可会悟，所谓中道而立，能者从之。

咽喉

罗谦甫治征南元帅不邻吉歹，年七旬，春间东征，南回至楚邱，因过饮，腹痛肠鸣自利，日夜约五十余行，咽嗌疼痛，耳前后赤肿，舌本强，涎唾稠黏，欲吐不能出，以手曳之方出，言语艰难，反侧闷乱，夜不能卧。罗诊得脉浮数，按之沉细而弦。即谓中丞粘公曰：仲景云：下利清谷，身体疼痛，急当救里；后清便自调，急当救表。救里四逆汤，救表桂枝汤。总帅今胃气不守，下利清谷，腹中疼痛，虽宜急治之，比之嗌咽，犹可少缓。公曰：何谓也？答曰：《内经》云疮发于咽嗌，名曰猛疽。此病治迟则塞咽，咽塞则气不通，气不通则半日死，故宜急治。于是遂砭刺肿上，紫黑血出，顷时肿势大消。遂用桔梗、甘草、连翘、鼠粘子、酒黄芩、升麻、防风等分，每服约五钱，水煎清，令热漱之，冷吐出之。咽下恐伤脾胃，自利转甚。再服涎清肿散，声出。后以神应丸辛热之剂以散中寒，解化宿食而燥脾湿。丸者，取其不即施行，则不犯其上焦，至其病所而后化，乃治主以缓也。不数服，利止痛定。后胸中闭塞，作阵而痛。复思《灵枢》有云，上焦如雾，宣五谷味，熏肤充身泽毛，若雾露之溉，是为气也。今公年高气弱，自利无度，致胃中生发之气，不能滋养于心胃，故闭塞而痛。《经》云：上气不足，推之扬之；脾不足者，以甘补之。用异功散甘辛微温之剂温养脾胃，加升麻、人参，上升以顺正气。不数服而胸快，利痛止。《内经》云：调气之方，必别阴阳；内者内治，外者外治；微者调之，其次平之；胜者夺之，随其攸利，万举万全。又曰：病有远近，治有缓急，毋越其制度。又曰：急则治其标，缓则治其本。此之谓也。

震按：一人之病而有寒热两岐者，当分缓急后先施治，此案即是成例。断勿学混沌汤作一网兜之计也。但凉解药漱而弗咽，恐亦无益。其涎清肿散者，想得力于砭刺耳。然今之喉证，用刀者往往受害，此又气运及风土俱有不同所致。

［附］杨立之自广府通判归楚州，喉间生痈，既肿溃而脓血流注，日夕不止，寝食俱废。医生束手，适杨吉老赴郡，二子邀之至，熟视良久曰：不须看脉，已知之，然此疾甚异，须先啖生姜片一斤，乃可投药，否则无法也。语毕即出，其子有难色，曰：喉中溃脓痛楚，岂能食生姜。立之曰：吉老医术通神，其言不妄，试取一二片啖我，如不能进，屏去无害。遂食之，初时殊为甘香，稍复加至半斤许，痛处已宽，满一斤，始觉味辛辣，脓血顿尽，粥食入口，了无滞碍。明日，招吉老谢而问之，曰：君官南方，多食鹧鸪，此禽好啖半夏，久而毒发，故以姜制之。今病源已清，无服他药。

一人咽喉间生肉，层层相叠，渐渐肿起，有窍出臭气，用臭橘叶煎服而愈。

一人但饮食，若别有一咽喉，斜过膈下，径达左胁，而作痞闷，以手按之，则沥沥有声。以控涎丹十粒服之，少时痞处热作一声，转泻下痰饮二升，再食正下而达胃矣。

江应宿治一人，悬中下而赤，皆以为热，遍施凉药不效。此中气虚，用补中益气而愈。

马铭鞠治倪仲昭，患喉癣，邑中治喉者遍矣。喉渐渐腐去，饮食用粉面之烂者，必仰口而咽。每咽，泣数行下。马曰：此非风火毒也。若少年曾患霉疮乎？曰：未也。父母曾患霉疮乎？曰：然，愈三年而得我。马以为此，必误服升药之故。凡患此疮者，中寒凉轻粉之毒，毒发于身，升药之毒，毒发于愈后所生子女，毒深者且延及于孙若甥，倘不以治结毒之法治之，必死。以甘桔汤为君，少入山豆根、龙胆草、射干，每剂用土茯苓半斤浓煎，送下牛黄二分，半月而痊，竟不用吹药。后询知伊父母，果服升药愈，愈后曾口碎，故遗毒如此之烈也。

景岳治一来宅女人，年近三旬，患虚损，更兼喉癣疼痛，多医罔效。张诊其脉，则数而无力；察其证，则大便溏泄；问其治，则皆退热清火之剂，然愈清火而喉愈痛。因知其本非实火，而且多用寒凉，以致肚腹不实，总亦格阳之类也。遂专用理阴煎及大补元煎之类，出入间用。不半月而喉痛减，不半年而病痊愈。

又治王蓬雀，年出三旬，患喉痹十余日，头面浮大，喉颈粗极，气急声哑，咽肿口疮。痛楚之甚，一婢倚背，坐而不卧者累日矣。及察其脉，则细数微弱之甚。问其言，则声微似不能振者。询其所服之药，则无非芩、连、知、柏之属。此盖以伤阴而起，而复为寒凉所逼，以致寒盛于下，而格阳于上，即水饮之类俱已难入，而尤畏烦热。张曰：危哉，再迟半日，必不救矣。遂与镇阴煎，以冷水顿冷，徐徐使咽之。用毕一煎，过宿而头项肿痛尽消如失。继进五福饮，数剂而起。

震按：古人喉证案无甚佳者，以上数条，亦取其不同者而选之。王蓬雀案治法最佳，然此人能受温补，故一剂即效。亦有投以温补而不效者，即阳证阴脉之死候也。未可谓景岳之法概能活人，余乡有戚许君，初起外感发热，继则左耳门生小疖，溃腐，认为聤耳，敷以药，溃腐不退，通耳肿赤，延及头面皆肿赤，痛极汗大出，身热反得凉，颇能进食，似觉稍安，越三日，忽又发热，左耳前后连头面肿痛更甚，渐神昏谵语。盖因连日出门登厕，复受风邪所致，内外科皆以脉小而数，按之无力，虑其虚陷。余友李昆阳兄至，曰：是为耳游风，非致命之疮，重复冒风，故现险象。外敷以药，内用大剂风药散之，而肿痛与身热俱退。惟神昏谵语不减，两日后，昏谵更甚，汤粥入口即吐，手足厥冷，呃逆不止，势又危极。李以箸抉其口视之，则咽喉腐烂，悬雍赤紫肿大，如茄子下坠，脉仍细数，右手尤软。乃曰：连日不食，胃气大虚，故呕且呃。命以白米三升，大锅煮粥，取锅面团结之粥油与食，遂纳而不吐。复用药搅洗喉间之腐秽，随以石膏四五两，竹叶一大把，煎汤与漱且服，服竟夜，神昏稍醒，呃止厥回。又进大剂芩、莲、白虎、栀、翘等药，数日得愈。此与景岳之案冰炭相反，因思凡为医者，读古人书，断不可执其一说，自以为是也。

唇

高果哉治魏子一，未发时，常患嘴唇干燥。自服麦冬一两，生地四钱，元参二钱，五味一钱，甘草六分，乌梅三个，虽有小效，而病根不去。果哉云：此证宜用神水，其法以铅熔化，散浇于地，成薄片，取起，剪作长条数块，以一头钻眼，悬吊于锅，锅内置烧酒，烧酒之上，仰张一盆，与铅片相近，锅下燃火，使酒沸而气上冲于铅片，铅片上有水滴下盆内，为之神水。取服之，以此水从下而上，能升肾中之水，救上之燥干也。

震按：神水亦古方所载，而得高公之释，其义始明。

口

程仁甫治一妇，年近四十，信来求药，云不时悬腭堕下，劳苦即衄血，或偏身作痛。程虽未诊视，按《经》云：喉舌之疾，皆属痰火。推察其原，又是阴血不足，不能制上焦虚火，而前证作矣。必滋下焦阴血，使水升火降，病当不举。若峻用正治之药，上焦之火未去，而中寒之疾复生，前病何由得愈。八物汤加桔梗、陈皮、贝母、元参，喉痛甚加荆芥、薄荷，丸用加减八味丸加黄柏，久服而安。

一人口内生肉球，有根，线长五寸余，吐球出，方可饮食，以手轻按，痛彻于心。水调生麝香一钱，频服之，三日根化而愈。

舌

薛己治一妇人，善怒，舌本强，手臂麻。薛曰：舌本属土，被木克制故耳。用六君加柴胡、芍药治之。

一男子舌下牵强，手大指次指不仁，或大便秘结，或皮肤赤晕。薛曰：大肠之脉散舌下，此大肠血虚风热，当用逍遥散加槐角、秦艽治之。

一人舌肿胀，舒出口外，以蓖麻油蘸纸捻烟，熏之而愈。

一人伤寒，舌出寸余，连日不收，用梅花片脑糁舌上，应手而收。重者用五钱，方愈。

一妇人产子，舌出不能收。医有周姓者，令以朱砂末敷其舌，仍令作产子状，以二女掖之，乃于壁外潜累盆盎置危处，堕地作声，声闻而舌收矣。

江曰：舌乃心之苗，此必难产而惊，心火不宁，故舌因用力而出也。今以朱砂镇其心火，又使倏闻异声以恐下。经曰：恐则气下，故以恐胜之也。

《本事方》曰：一妇人舌肿满口，不能出声，用蒲黄一味为末糁之，一宿即愈。

《良方》曰：一士人无故舌出血，仍有小穴。一医云：此名舌衄，炒槐花为末掺之而愈。

牙齿

东垣治一妇人，年三十，齿痛甚，口吸凉风则暂止，闭口则复作，乃湿热也。足阳明贯于上齿，手阳明贯于下齿，阳明多血聚，加以膏粱之味助其湿热，故为此病。用黄连、梧桐泪苦寒，薄荷、荆芥穗辛凉，治湿热为主；升麻苦辛，引入阳明为使；牙者骨之余，以羊骺骨灰补之为佐，麝香少许入内为引，作细末擦之，痛减半。又以调胃承气去硝，加黄连以治其本，二三行而止，其病良愈，不复作。

一人因服补胃热药，致上下牙疼痛不可忍，牵引头脑，满面发热大痛。足阳明之别络入脑，喜寒恶热，乃是手阳明经中热盛而作也。其齿喜冷恶热，以清胃散治之而愈。

震按：齿痛不属阳明，即属少阴。此二条与后易案，乃两大局正面文章也。

《卫生十全方》云：一人牙齿日长，渐渐胀开口，难为饮食，盖髓溢所致，只服白术愈。

魏云：可见肾虚者，不宜服术。

易思兰治一人患齿病，每遇房劳，或恼怒，齿即俱长，痛不可忍，热汤凉水，俱不得入，发必三五日，苦状难述。竟绝欲，服补阴丸、清胃饮，俱不效。易诊其脉，上二部俱得本体，惟二尺洪数有力，愈按愈坚。乃曰：沉濡而滑者肾脉，洪数有力者心脉，今于肾部见心脉，是所不胜者侮其所胜，乃妻入乘夫，肾中火邪盛矣。清胃饮惟胃脉洪数者为宜，今胃脉平和，清之何益？肾主骨，齿乃骨余，火盛而齿长，补之何益？况有干姜，更非所宜。乃用黄柏三钱，以滋水泄火；青盐一钱为引；升麻一钱，升出肾中火邪。药入口，且漱且咽，服后即觉丹田热气上升，自咽而出，再进二帖，病即痊愈。

震按：此案医理讲得最精，由于脉象诊得的真，而更运以巧思，斯发无不中矣。清胃散之庸，诚不足责，即泛用滋阴药，亦难应手。只此三味，铨解甚明，信乎缺一味不可，多一味不必也。余乡有患齿痛数年，诸药不效者，叶天士先生用山萸肉、北五味、女贞子、旱莲草各三钱，淮牛膝、青盐各一钱而痊愈，此取酸盐下降，引肾经之火，归宿肾经，可与易公之方，并垂不朽，而其义各别。

卷　八

黄疸

东垣治一人，年六十二，素有脾胃虚损病，目疾时作，身面目睛俱黄，小便或黄或白，大便不调，饮食减少，气短上气，怠惰嗜卧，四肢不收。至六月中，目疾复作，医以泻肝散，下数行，而前疾增剧。李谓大黄、牵牛，虽除湿热而不能走经络，下咽，不入肝经，先入胃中。大黄苦寒，重虚其胃，牵牛其味至辛，能泻气，重虚肺本。嗽大作，盖标实不去，本愈虚甚，加之适当暑雨之际，素有黄证之人，所以增剧也。此当于脾胃肺之本脏，泻外经中之湿热，制清神益气汤主之。茯苓、升麻各二分，泽泻、苍术、防风各三分，生姜四分。此药能走经，除湿热而不守，故不泻本脏，补肺与脾胃本脏中气之虚弱。青皮一分，橘皮、生甘草、白芍药、白术各二分，人参五分。此药皆能守本而不走经。不走经者，不滋经络中邪；守者，能补脏之元气。黄柏一分，麦冬二分，人参二分，五味子三分。此药去时令浮热湿蒸。上都作一服，水二盏，煎至一盏，去渣，稍热空心服。火炽之极，金伏之际，而寒水绝体于此时也。故急救以生脉散，除其湿热以恶其太甚。肺欲收，心苦缓，皆酸以收之。心火盛，则甘以泻之。故人参之甘，佐以五味子之酸。孙思邈云：夏月常服五味子，以补五脏气是也。麦门冬之微苦寒，能滋水之源于金之位，而清肃肺气，又能除火刑金之嗽，而敛其痰邪。复微加黄柏之苦寒，以为守位，滋水之流，以镇坠其浮气，而除两足之痿弱也。

震按：此案讲得冗杂不清，药又太轻，岂能取效？然尚属纯正，道理亦颇有发明处，故选之。

罗谦甫治兀颜正卿，二月间因官事劳役，饮食不节，心火乘脾，脾气虚弱，又以恚怒，气逆伤肝，心下痞满，四肢困倦，身体麻木，次传身目俱黄，微见青色，颜黑，心神烦乱，怔忡不安，兀兀欲吐，口恶生冷，饮食迟化，时下完谷，小便癃闭而赤黑，辰巳间发热，日暮则止，至四月尤盛。罗诊其脉浮而缓。《金匮要略》云：寸口脉浮为风，缓为痹。痹非中风，四肢苦烦，脾色必黄，瘀热以行。趺阳脉紧为伤脾，风寒相搏，食谷则眩，谷气不消，胃中苦浊，浊气下流，小便不通，阴被其寒，热流膀胱，身体尽黄，名曰谷疸。以茵陈叶一钱，茯苓五分，栀子仁、苍术去皮炒、白术各三钱，生黄芩六分，黄连、枳实、猪苓去皮、泽泻、陈皮、汉防己各二分，青皮去白一分，作一服，以长流水三盏，煎至一盏，名曰茯苓栀子茵陈汤。一服减半，二服良愈。《内经》云：热淫于内，治以酸寒，佐以苦甘。又湿化于火，热反胜之，治以苦寒，以苦泄之，以淡渗之。栀子、茵陈苦寒，能泻湿热而退其黄，故以为君。《难经》云：苦主心下满。以黄连、枳实苦寒，泄心下痞满。肺主气，今热伤其气，故身体麻木。以黄芩苦寒，泻火补气，故以为臣。二术苦甘温，青皮苦辛温，能除胃中湿热，泄其壅滞，养其正气。汉防己苦寒，能去十二经留湿。泽泻咸平，茯苓、猪苓甘平，导膀胱中热，利小便而去癃闭也。

至元丙寅六月，时雨霖霪，人多病湿温。真定韩君祥，因劳役过度，渴饮凉茶，及食冷物，遂病头痛，肢节亦疼，身体沉重，胸满不食。自以为外感内伤，用通圣散二服，加身体困甚。医以百解散发其汗，越四日，以小柴胡汤二服，复加烦热躁渴。又六日，以三一承气汤下之，躁渴尤甚。又投白虎加人参、柴胡饮子之类，病愈增。又易医用黄连解毒汤、朱砂膏、至宝丹之类，至十七日后，病势转增，传变身目俱黄，肢体沉重，背恶寒，皮肤冷，心下痞硬，按之则痛，眼涩不欲开，目睛不了了，懒言语，自汗，小便利，大便了而不了。罗诊其脉紧细，按之空虚，两寸脉短不及本位。此证得之因时热而多饮冷，加以寒凉药过度，助水乘心，反来侮土，先囚其母，后薄其子。《经》云：薄所不胜，乘所胜也。时值霖雨，乃寒湿相合，此为阴证发黄明矣。罗以茵陈附子干姜汤主之。《内经》云：寒淫于内，治以甘热，佐以苦辛。湿淫所胜，平以苦热，以淡渗之，以苦燥之。附子、干姜辛甘大热，散其中寒，故以为主；半夏、草豆蔻辛热，白术、陈皮苦甘温，健脾燥湿，故以为臣；生姜辛温以散之，泽泻甘平以渗之，枳实苦微寒，泄其痞满，茵陈苦微寒，其气轻浮，佐以姜、附，能去肤腠间寒湿而退其黄，故为佐使也。煎服一两，前证减半，再服悉去。又与理中汤服之，数日气得平复。或者难曰：发黄皆以为热，今暑隆盛之时，又以热药治之而愈，何也？罗曰：主乎理耳。成无己云：阴症有二，一者始外伤寒邪，阴经受之，或因食冷物，伤太阴经也；一者始得阳证，以寒治之，寒凉过度，变阳为阴也。今君祥因天令暑热，冷物伤脾，过服寒凉，阴气大胜，阳气欲绝，加以阴雨寒湿相合，发而为黄也，仲景所谓当于寒湿中求之。李思顺云：解之而寒凉过剂，泻之而逐寇伤君，正以此耳。圣贤之制，岂敢越哉！或曰：洁古之学，有自来矣。

震按：此二案，前系湿热，后系湿寒，病固易辨，而论治论药，悉本《内经》，由其学有根柢也。

虞天民治一人，年三十余，得谷疸证，求治，以胃苓汤去桂，加茵陈，数十帖，黄退。自以为安，不服药十数日，后至晚，目盲不见物。虞曰：此名雀目，盖湿痰盛而肝火有余也。用獖猪肝煮熟，和夜明砂作丸，服之目明如故。来谢，虞曰：未也，不早服制肝补脾消痰之剂，必成蛊胀。伊不信，半月后，腹渐胀，痞满。复求治，仍以胃苓汤倍二术，加木通、麦冬，煎汤下禐金丸，一月而安。

江篁南治犹子三阳患疸证，皮肤目睛皆黄，小溲赤，左脉弦而数，右三部原不应指，今重按之隐隐然指下。证见午后发热，五更方退。以茵陈五苓散除桂，加当归、栀子、黄柏、柴胡，数服，继用人参养荣汤，乃八物除芎，加芪、陈皮、五味、姜、枣，兼人乳、童溲。热退三日，已而复作，间日发于午后，肌热灼指，脉近弦，乃作疟治之而愈。后数年，复患目睛黄，午饭难克化，则小溲黄。以黄芪建中汤除桂，加白术、陈皮、茯苓、半夏、神曲、麦芽、姜少许而退。

震按：此二案治法，皆平易中正，但前之鼓胀，后之疸症，皆新病，不因久病致变，故与所用诸方恰合。

缪仲淳曰：太学顾仲恭，遭鼓盆之戚，复患病在床，一医诊视，惊讶而出，谓其旦晚就木。因延予诊之，左手三部俱平和，右手尺寸亦无恙，独关部杳然不见，谛视其形色，虽尫羸，而神气安静。予询之，曾大怒乎？曰然。予曰：此怒则气并于肝，而脾土受邪之证也。《经》云：大怒则形气绝，而况一部之脉乎？甚不足怪，第脾家有积滞，目中微带黄色，恐成黄疸。两三日后，果遍体发黄。服茵陈利水平肝顺气药，数剂而痊。

震按：《金匮要略》云：病疸当以十八日为期，治之十日以上瘥，反剧者为难治。就余生平所验，分毫不爽。有先因他病而后发黄者，有先发黄而后现他病者，必于半月一月之内退尽其黄，则他病亦可治；设或他病先瘥而黄不能退，至一年半载仍黄者，必复现他病以致死。大抵酒伤，及有郁结，与胃脘痛，皆发黄之根基，而泄泻肿胀不食，乃发黄之末路。若时行病发黄亦多死，谚所谓瘟黄也。惟元气实者，审其为瘀血，为湿热，逐之，清之，得黄退热亦退，乃可无虞。古人医案，俱未有说及久黄者，可为余言之一证。即如此条，关脉不见，亦云数剂而痊，要知因于大怒，偶然不见耳；若并未动怒，关脉连日不见，目中微带黄色，即为脾绝之征，死无疑矣。

身痒

倪仲贤治吴陵盛架阁内子，左右肩背上下患痒，至两臂头面皆然，屡以艾灼痒处，暂止复作，如是数年。老人切其脉曰：左关浮盛，右口沉实，此酒食滋味所致也。投以清热化食行滞之剂，其痒遂止。

江汝洁治一妇人，患上身至头面俱痒，刺痛起块，众医皆谓大风等证。江诊得左手三部俱细，右手三部皆微实，大都六脉俱数。经曰：微者为虚，弱者为虚，细者气血俱虚。盖心主血，肝藏血，乃血虚无疑；肾藏精属水，其部见微，乃为水不足，水既不足，相火妄行无制，以致此疾。经曰：诸痛疮痒，皆属心火。右手寸脉实，实者阳也。《脉经》曰：诸阳为热，乃热在肺分，火克金故也。且肺主皮毛，皮毛之疾，肺气主之，胸膈及皮毛之疾，为至高之疾也。右关微实，乃火在土分，土得火则燥，肌肉之间，脾气主之，肌肉及皮毛痛痒，皆火热在上明矣。右尺微实，火居火位，两火合明，阳多阴少，治宜补水以制火，养金以伐木。若作风治，未免以火济火，以燥益燥也。乃以生地、白芍各一钱，参、芪各六分，连翘、丹皮各六分，麦冬八分，柏皮、防风、甘草各四分，五味子九粒，黄连四分，水煎温服，渣内加苦参一两，再煎洗，十数剂而安。

立斋治一女子十二岁，善怒，遍身作痒，用柴胡、川芎、山栀、芍药以清肝火，生地、当归、黄芩以凉肝血，白术、茯苓、甘草以健脾土而愈。半载后，遍身起赤痕，或时眩晕。此肝火炽甚，血得热而妄行，是夜果经至。

意庵治一人，因田间收稻，忽然遍身痒入骨髓。用食盐九钱，泡汤三碗，每进一碗，探而吐之。如是者三，而痒释矣。

一小儿遍身作痒，以生姜捣烂，以布包擦之而止。

震按：河间谓痒为美疾，以其搔爬有趣，且与身命无伤也。然亦有屡治不效者，以不得病因，而漫以凉血祛风为治耳。今观倪、江、薛三案见解，用药俱精细周到。可见，昔贤虽遇轻证，亦不肯忽略。

麻木

东垣治一妇麻木，六脉中俱得弦洪缓相合，按之无力。弦在其上，是风热下陷入阴中。阳道不行，其证闭目则浑身麻木，昼减夜甚，觉而目开，则麻木渐退，久乃止，惧而不睡，身体重，时有痰嗽，觉胸中常有痰而不利，时烦躁，气短促而喘，肌肤充盛，饮食二便如常，惟畏麻木不敢合眼为最苦。李曰：麻木为风，皆以为然，然如久坐而起，亦有麻木，喻如绳缚之人，释之则麻作，良久自已，此非风邪，乃气不行也。《经》云：阳病瞋目而动轻，阴病闭目而静重。《灵枢》云：开目则阳道行，阳气遍布周身，闭目则阳道闭而不行，如昼夜之分，以此知其阳衰而阴旺也。时痰嗽者，秋凉在外而湿在上也。身重脉缓者，湿气伏匿于脾也。时烦躁者，经脉中阴火乘其阳分也。法当升阳助气，益血，微泻阴火，去湿，通行经脉，调其阴阳则已，非脏腑之本有邪也。黄芪五分，人参三分，甘草炙四分、生一分，陈皮、归身各二分，佛耳草四分，白芍三分，草豆蔻、苍术各一分半，白术二分，黄柏酒洗，苓、泽、升麻各一分，水煎服。八帖而愈。名曰补气升阳和中汤。

一人年七旬，病体热麻，股膝无力，饮食有汗，妄喜笑，善饥，痰涎不利，舌强难言，声嗄不鸣。李诊脉，左手洪大而有力，是邪热客于经络之中也。二臂外有数瘢，问其故，对以燃香所致。李曰：君病皆由此也。人身经脉，手之三阳，从手表上行于头，加以火邪，阳并于阳，势甚炽焉，故邪热妄行，流散于周身而为热麻，热伤元气则沉重无力，热泄卫气则多汗，心火盛则妄喜笑，脾胃热则消谷善饥，肺金衰则声不鸣。仲景所谓因火为邪，焦骨伤筋，血难复也。《内经》云：热淫所胜，治以苦寒，佐以苦甘，以甘泻之，以酸收之。用黄柏、知母之苦寒为君，以泻火邪，壮筋骨，又肾欲坚，急食苦以坚之；黄芪、生甘草之甘寒，泻热补表，五味子酸，止汗补肺气之不足以为臣；炙草、当归之甘辛，和血润燥，升、柴之苦平，行少阳阳明二经自地升天，以苦发之者也，以为佐。命其方曰清阳补气汤。又缪刺四肢，以泻诸阳之本，使十二经络相接而泄火邪。不旬日而愈。

震按：东垣论病，悉本《内经》，简明确切，能发其所以然之故。用药亦本《内经》，以药性气味，配合脏腑经络，绝无粉饰闲词，而轩岐要旨昭然若揭，诚非挽近可及。第药止一二分至四五分，何太少耶？岂以气味配合得当，机灵而径捷耶？后贤常云：愿学仲景，不学东垣。然东垣以极轻之分两，能愈疑难之久病，亦正易学。

吴茭山治一妇，夏月乘凉，夜多失盖，因得冷风入骨，两足麻木，疼痛不已。服祛风止痛药，不效。与大防风汤数服，其疾渐轻。仍以乌头粥服三晨而愈。

震按：上二案所用诸药，细腻熨贴，此案所用二方，直捷爽快，俱与病情吻合，遂各见其妙。

李士材治文学陆文湖，两足麻木，自服活血之剂，不效；改服攻痰之剂，又不效；经半载后，两手亦麻，左胁下有尺许不知痛痒。李曰：此经所谓着痹也。六脉大而无力，气血皆损，用神效黄芪汤，加茯苓、白术、当归、地黄。十剂后，小有效。更用十全大补五十余剂，始安。

少宰蒋恬庵手足麻痹，目中睹一成两，服补血药不应，改服脾药，精神困倦。李诊得寸口脉大，两尺独涩。此心肾不交，水泛为痰之故也。乃取地黄丸料作煎剂，倍用泽泻、茯苓，入青盐少许。凡六剂，而岐视遂收。乃兼进参、芪安神之剂，一月而康复如常。

震按：上条气血兼补，原系古人成法。此条用地黄汤，因两尺脉涩，故先补肾，继以参、芪，仍是治麻成法。后案张公以参汤下紫雪，则别有洞天矣。由其病根在痰火也，开眼则麻，确是东垣对面文章，讲得最好。

张路玉治洋客巴慈明妇，产后，眩晕心悸，神魂离散，若失脏腑之状，开眼则遍体麻木，如在云雾中，必紧闭其目，似觉稍可，昼日烦躁，夜则安静。专事女科者，用四物等血药，则呕逆不食；更一医用姜、附等热药，则躁扰不宁。其脉虚大而数，按之则散，举之应指。此心火浮散之象，因艰产受惊，痰饮乘虚袭入心包络中，留伏膈上，有入无出，所以绵延不已。盖目开则诸窍皆开，痰火堵塞心窍，所以神识无主；目闭则诸窍皆闭，痰火潜伏不行，故得稍安，与东垣所言合眼则阳气不行之麻木迥殊。况昼甚夜轻，明是上焦阳位之病。与理痰清火之剂，诸证渐宁。然或因惊恐，或因饮食，不时举发。此伏匿膈上之痰，无从搜涤也。乘发时用独参汤下紫雪，开通膈膜，仍与前药调补，半载而康。

震按：麻多在于手足者，以四末道远气馁，则卫行迟而难到也。故麻不兼木，必属气虚，否则风痰。凡脉浮而软，或大而弱者，气虚也；脉浮而滑，按之不衰者，风痰也。若麻木兼作，则有寒湿积痰死血之殊，其脉有沉迟滑实与沉涩而芤之分矣，宜详辨之。

痛风

东垣治一人，冬时忽有风气暴至，六脉弦甚，按之洪大有力。其证手挛急，大便秘涩，面赤热，此风寒始至于身也。四肢者，脾也，以风寒之邪伤之，则搐如挛痹，乃风淫未疾而寒在外也。《内经》曰：寒则筋挛，正谓此也。素饮酒，内有实热乘于肠胃之间，故大便秘涩而面赤热。内则手足阳明受邪，外则足太阴脾经受风寒之邪。用桂枝二钱，甘草一钱，以却其寒邪而缓其急缩；黄柏二钱苦寒，滑以泻实润燥，急救肾水；升麻、葛根各一钱，以升阳气行手阳明之经，不令遏绝。桂枝辛热，入手阳明之经为引用润燥，复以甘草专补脾气，使不受风寒之邪而退贼邪，专益肺经也。佐以人参补气，当归和血润燥。作一帖，水煎服，令暖房中摩搓其手，遂安。

震按：此案寒热补散并用，恰与标本俱合。但东垣立方，分量甚轻，此却重用者，盖以风寒大病，逐邪宜急，不比他证，调理脾胃，只取轻清以升发元气也。

丹溪治一少年，患血痢，用涩药取效，致痛风叫号，此恶血入经络也。血受湿热，久必凝浊，所下未尽，留滞隧道，所以作痛，久则必成枯细。与四物汤加桃仁、红花、牛膝、黄芩、陈皮、生甘草，煎入生姜汁研潜行散，入少酒饮之数十帖，又刺委中，出黑血三合而安。

震按：此是痢后痛风，其法至今传用，但因涩药留滞湿热以成瘀血，故用此方。倘又有别因者，不得以此概论。

一人贫劳，秋深浑身发热，手足皆疼如煆，昼轻夜重，服风药愈痛，气药不效，脉涩而数，右甚于左，饮食如常，形瘦如削。盖大痛而瘦，非病致也。用苍术、酒黄柏各一钱五分，生附一片，生甘草三分，麻黄五分，研桃仁九个，煎入姜汁令辣。热服四帖，去附，加牛膝一钱。八帖后气喘促不得眠，痛略减。意其血虚，因多服麻黄，阳虚被发动而上奔，当补血镇坠，以酸收之。遂以四物汤减川芎，倍芍药，加人参二钱，五味子十二粒，与二帖定。三日后，数脉减大半，涩如旧，仍痛。以四物加牛膝、参、术、桃仁、陈皮、甘草、槟榔，生姜三片，五十帖而安。后因负重复痛，再与前药加黄芪三分，又二十帖愈。

震按：身发热，疼如煅，脉涩而数，右甚于左，应属血虚有热，所谓热痹证也。宜用生地、龟板、天冬、黄柏、丹皮、黑栀、秦艽、防己、牛膝、红花、银花、木通等药可愈，或仲景栀子柏皮汤大剂与之亦佳，若二妙之苍术，已不相宜。附子一片何用，麻黄五分太过。至因多服麻黄，虚阳上升而喘，议与酸收是矣。遽用人参二钱，窃恐痹痛转增。然云喘定数脉大减，异哉！或者脉数无力耶，则前之麻黄已误，后之桃仁、槟榔，义又何居？予素服膺丹溪，此则不敢阿其所好也。再阅下案，讲究病因，传变道理，真不可及矣。

一人患背胛缝一线痛，起上胯骨至胸前侧胁而止，昼夜不住，脉弦而数，重取左豁大于右。意其背胛，小肠经；胸胁，胆经也。必思虑伤心，心脏未病，而小肠腑先病，故痛从背胛起，及虑不能决，乃归之胆，故痛至胸胁。及小肠火乘胆木，子来乘母，是为实邪。询之果因谋事不遂而病。用人参四分，木通二分，煎汤使吞龙胆丸，数服而愈。

一壮年厚味多怒，秋间于髀枢左右发痛一点，延及膝骭，痛处恶寒，昼静夜剧，口或渴，膈或痞，医用补血及风药，至次年春痛甚，食减形瘦，膝肿如碗，脉弦大颇实，寸涩甚，大率皆数，小便数而短。作饮食痰积在太阴阳明治之。以酒炒黄柏一两，生甘草梢、犀角屑、盐炒苍术各三钱，川芎二钱，陈皮、牛膝、木通、芍药各五钱，遇暄热，加黄芩二钱为末。每三钱，与姜汁同研细，煎令带热，食前服之，日夜四次。半月后，脉减病轻，去犀角，加牛膝、龟板、归身尾各五钱，如前服。又半月，肿减食增，不恶寒。惟脚痿软，去苍术、黄芩。夏，加炒柏一两五钱，余依本方，内加牛膝，因中年，加生地黄五钱；冬，加桂枝、茱萸。病遂愈，仍绝酒肉湿面胡椒。

震按：此案现证甚杂，而作饮食痰积在太阴阳明治，诚为扼要之论。然方中无消食消痰药，想以醇酒厚味，酿成湿热耳，故湿热与风寒，乃痹证两大纲。

一人项强，动则微痛，脉弦而数实，右为甚，作痰热客太阳经治之，以二陈汤加酒洗黄芩、羌活、红花而愈。

一村夫背伛偻，足挛，成废疾，脉沉弦而涩，以煨肾散与之，上吐下泻。过一月，又行一次，凡三四帖而愈。

一人湿气，脚挛蜷，伸不直，用当归拈痛汤加杜仲、黄柏、川芎、白术、甘草、枳壳，愈。

震按：此三条，亦皆从湿热治，但因所兼之证而变换其药，仍是殊途同归也。

薛立斋治一妇人，自汗盗汗，发热晡热，体倦少食，月经不调，吐痰甚多，已二年矣。遍身作痛，天阴风雨益甚，用小续命汤而痛止。用补中益气、加味归脾汤三十余剂，诸证悉愈。此皆郁结伤脾，不能输养诸脏所致，故用前二汤专主脾胃。若用寒凉降火，理气化痰，复伤生气，多致不起。

一妇人因怒，月经去多，发热作渴，左目紧小，头项动掉，四肢抽搐，遍身疼痛。此怒动肝火，肝血虚而内生风。用加味逍遥加钩藤，数剂，诸证渐愈。又八珍汤调理而安。

一妇人历节作痛，发热作渴，饮食少思，月经过期，诸药不应，脉洪大，按之微细。用附子八物四剂而痛止，用加味逍遥而元气复，六味丸而月经调。

一妇体胖，素内热，月经失调，患痛风，下身微肿，痛甚，小便频数，身重脉缓。证属风湿，而血虚有热。先用羌活胜湿汤四剂，肿渐愈；用清燥汤数剂，小便渐清；用加味逍遥十余剂，内热渐愈。为饮食停滞，发热仍痛，面目浮肿，用六君子加柴胡、升麻而愈。又因怒气，小腹痞闷，寒热呕吐，此木侮脾土，用前药加山栀、木香而安。惟小腹下坠，似欲去后，此脾气下陷，用补中益气而愈。后因劳役怒气，作呕吐痰，遍身肿痛，月经忽来，寒热，用六君子加柴胡、山栀以扶元气，清肝火，肿痛呕吐悉退；用补中益气以升阳气，健营气，月经寒热渐瘥。

震按：此四案，即于暗中摸索，亦知为薛派治法。然而散风寒，补元气，胜湿清燥，滋肝益肾，平补温补诸法毕具，诚为对证发药之良工也。

汪石山治一妇，年逾五十，左脚膝挛痛，不能履地，夜甚于昼，小腹亦或作痛，诊其脉浮细缓弱，按之无力，尺脉尤甚，病属血衰，遂以四物汤加牛膝、红花、黄柏、乌药，连进十余帖而安。

震按：石山亦长于补，如此案之脉，人尽知其宜补矣。投以此方，恐病深药浅，岂能十余剂而安乎。

韩飞霞治一都司，因哭弟成疾，饮食全绝，筋骨百节皮肤无处不痛，而腰为甚。一云肾虚宜补，或云风寒宜散。韩曰：此亦危证，其脉涩，正东垣所谓非十二经中正疾，乃经络奇邪也，必多忧愁转抑而成。若痰上，殆矣。补则气滞，散则气耗，乃主以清燥汤，连进三瓯，遂因睡至五鼓，无痰，觉少解。脉之，减十之三。遂专用清燥汤加减与之，十剂而愈。

震按：此证甚危，此论甚佳，乃以清燥汤一方收功者，盖五志过极，皆为火郁。此方连、柏以清火，苍、曲以散郁。郁热能蒸湿，二苓、泽泻以渗湿。湿热甚则脾土衰，二术、人参以助脾补元。湿热胜则肺金困，参、芪、麦冬、五味助金以制木，使不生火。又火亢者水必亏，故兼归、地养血，再合升、柴之升清，苓、泻之降浊，恰与经络奇邪吻合。所谓奇邪者，乃奇经之邪，故云非十二经中正疾也。

吴茭山治一男子，瘦弱，因卧卑湿之地，遂头目眩晕，畏见日光，寒热时作，四肢历节疼痛，或作风治，或作虚治，将及半年，俱不效。吴诊脉曰：寸口脉沉而滑，两尺弦，此溢饮湿痰也。当汗吐之，虽虚羸，不当用补药。乃以控涎丹一服，却用曝干棉子一斗燃之，以被围之，勿令气泄，使患人坐，熏良久。倏然吐出黑痰升许，大汗如雨，痛止身轻，病遂愈。

震按：此系痹痛之由于痰饮者，叶氏医案亦曾用之。

李士材治盐贾叶作舟，遍体疼痛，尻髀皆肿，足膝挛急。曰：此寒伤荣血，筋脉为之引急，《内经》所谓痛痹也。用乌药顺气散，七剂而减。更加白术、桂枝，一月而愈。

震按： 此案用温燥发散药，乃风寒湿三气成痹正治法。

孙东宿治行人孙质庵患痛风，手足节骱，肿痛更甚，痛处热，饮食少。诊之脉皆弦细而数，面青肌瘦，大小腿肉皆削。曰：此病得之禀气弱，下虚多内以伤其阴也。在燕地又多寒。《经》云：气主煦之，血主濡之。今阴血虚，则筋失养，故营不荣于中，气为寒束，百骸拘挛，故卫不卫于外，荣卫不行，故肢节肿痛而热，病名周痹是也。治当养血舒筋，流湿润燥。俟痛止后，继以大补阴血之剂，实其下元可也。乃以五加皮、苍术、黄柏、苍耳子、当归、红花、苡仁、羌活、防风、秦艽、紫荆皮，二十剂而筋渐舒，肿渐消，痛减大半。更以生地、龟板、牛膝、当归、苍术、黄柏、晚蚕沙、苍耳子、秦艽、苡仁、海桐皮，三十剂而肿痛全减。行人大喜，孙曰：公下元虚惫，非岁月不能充实，须痛戒酒色，则培补乃效。丸方以仙茅为君，人参、鹿角胶、虎胫骨、枸杞、牛膝为臣，熟地、茯苓、黄柏、苍耳子、晚蚕沙为佐，桂心、秦艽、泽泻为使，蜜丸。服百日，腿肉长完，精神复旧。

震按：此案论治处方，俱极精当，叶案有蓝本于此者。

文学闵唇楼令室，躯肥性躁，患痛风，痛处略肿，呻吟喊叫，手足不能举动。医用归、芎、地黄、人参、牛膝之类，其痛愈加，已逾七月。东宿曰：此乃湿痰凝滞经络作痛，须以燥湿流动之剂疏决一番，但初服不效，须十帖见功耳。因用二陈加乌药叶、苍术、僵蚕、海桐皮、南星，至六七帖，痛如故。乃以芫花醋炒过三分，海金沙一分，为末，白汤送下。至晚，泻一次，下稠痰半盆，足痛减大半，稍能动止。更后，腹中大痛而厥，冷汗淋漓，面青息断，举家以为死矣。执而诊之，手冷如冰，但六脉俱在，惟沉伏耳，知其为痛极使然。用生姜汤灌之而苏，语侍女曰：适来腹中痛甚，耳后火光溅出，肛门如焚，大响一声，不知泻下何物？群看之，乃血鳅一条，长六寸，阔半寸余，鳞目俱在，盆中尚能游动。众皆悚骇，此证本由痰作，治者特为行痰，初不知其有虫如是，第药中有芫花，乃杀虫物，故偶中耳。次日手足皆能动，仍以二陈汤加苡仁、红花、五加皮，四帖脱然。

震按： 此案末药方甚佳，所谓若药不瞑眩，厥疾不瘳也。然其痛并不由于虫，虫下之时，必痰血俱下，故得愈耳。且云血鳅则为湿热蒸其瘀血所成，复何疑耶。

祝茹穹治闽闱典试，半月前忽腿疼，两脚筋缩，脚跟缩黏至腿，寸步不能行，将一月，屡药无效，咸以此为痿痹证。祝曰：非也。察其脉，左寸忽洪忽涩，迟数无定栖。因此人好饮冷酒，酒新则性热燥，冷饮又犯寒湿，寒热相搏，遂有此病。乃以川乌二钱去皮脐，麻黄二钱，二股梢，一股根，苍术一钱，以甘草汁拌炒，白蒺藜一钱，去刺，酒蒸熟，焙干同为末。每服一钱二分，用老酒热冲服，盖被出汗，一服即能行动，三服愈。

震按：此病甚重，所用川乌、麻黄，虽属狠药，然以治痛风，亦甚平常，恐未必速效至此。

［**附**］叶天士先生治嘉善周姓，体厚色苍，患痛风，膝热而足冷，痛处皆肿，夜间痛甚，发之甚时，巅顶如芒刺，根根发孔觉火炎出，遍身躁热不安，小便赤涩，口不干渴，脉沉细带数。用生黄芪五钱，生于术三钱，熟附子七分，独活五分，北细辛三分，汉防己一钱五分，四剂而诸证皆痊。惟肿痛久不愈，阳痿不举，接用知、柏、虎膝、龟板、苁蓉、牛膝，不应。改用乌头、全蝎各一两，穿山甲、川柏各五钱，汉防己一两五钱，麝香三钱，马料豆生用二两，茵陈汤泛丸，每服一钱，开水下而痊愈。

震按：此与《指南》所载治鲍姓周痹，用蜣螂、全蝎、地龙、穿山甲、蜂房、川乌、麝香、乳香，以无灰酒煮黑大豆汁法丸者，各有妙义，非浅见寡闻者所能窥测。后张路玉案用安肾丸，亦有巧思，又与叶案之蠲痛丹、木防己汤诸方，可谓同工异曲。

张路玉治包山劳俊卿，年高挛废，山中诸医，用木瓜、独活、防己、豨莶、威灵仙之类，将半年余，乃致跬步不能动移，或令服八味丸，亦不应。诊其脉尺中微浮而细，时当九夏，自膝至足，皆寒冷如从水中出，知为肾虚，风雨所犯而成是疾。遂授安肾丸，终剂而能步履，连服二料，绝无痿弱之状矣。

痿

东垣治一人，壮年病脚膝痿弱，脐下尻臀皆冷，阴汗臊臭，精滑不固，或以鹿茸丸治，不效。李诊之脉沉数而有力，即以滋肾丸治之，以寒因热用，引入下焦，适其病所，泻命门相火之胜，再服而愈。

震按： 阴汗臊臭，精滑不固，脉沉数有力，显系下焦湿热。东垣自云：泻其相火之胜，所谓肾热则骨痿也。

丹溪治一人，形肥味厚，多忧怒，脉常沉涩，春病痰气，医以为虚寒，用燥热香窜之药，至夏两足弱，气上冲，食减。朱曰：此热郁而脾虚，痿厥之证作矣。形肥而脉沉，未是死证，但药邪太盛，当此火旺之令，实难求生。且与竹沥下白术膏，尽二斤，气降食进。至一月后，仍大汗而死，书此为误药之戒。

震按：气冲即是喘逆，又复食减，病已重矣。况兼两足弱乎，此下虚上盛之候。其谓形肥而脉沉，未是死证，即《平脉篇》肥人责浮之义，盖指脉非应死之脉，实死于药也。

滑伯仁治一妇，始病疟，当夏月，医以脾寒胃弱，久服桂、附等药，后疟虽退，而积火燔炽，致消谷善饥，日数十饭犹不足，终日端坐如常人，第目昏不能视，足弱不能履，腰胯困软，肌肉虚肥。至初冬，伯仁诊之，脉洪大而虚濡。曰：此痿证也，长夏过服热药所致。盖夏令湿当权，刚剂太过，火湿俱甚，肺热叶焦，故两足痿易而不为用也。遂以东垣长夏湿热成痿之法治之，日食益减，目渐能视。至冬末，忽下榻行步如故。

震按：东垣长夏湿热成痿法，即清燥汤也。用于此证最妥，合上案观之，可谓喜用辛燥热药者戒。

石山治一人，因久坐腰痛，渐次痛延右脚，及左脚，又延及左右手，不能行动。或作风治而用药酒，或作血虚而用四物，一咽即痛。盖覆稍热，及用针砭，痛甚。煎服熟地黄，或吞虎潜丸，又加右齿及面痛甚。季秋，汪诊之脉濡缓而弱，左脉比右较小，或涩，尺脉尤弱。曰：此痿证也。彼谓痿证不当痛，汪曰：诸痿皆起于肺热，君善饮，则肺热可知。《经》云治痿独取阳明，阳明者胃也。胃主四肢，岂特脚耶？痿兼湿重者，则筋缓而痿软；兼热多者，则筋急而作痛。因检橘泉传示之，始信痿亦有痛。又《经》云：酒客不喜甘。熟地味甘，而虎潜丸益之以蜜，则甘多助湿而动胃火，故右齿面痛也。遂以人参二钱，黄芪一钱五分，白术、茯苓、生地黄、麦门冬各一钱，归身八分，黄柏、知母各七分，甘草四分，煎服五帖，病除。彼遂弃药，季冬复病，仍服前方而愈。

震按：此案讲病最精，用药则未敢深信，既云热多者筋急而痛，且现在右齿面痛，何以重用参、芪甘温之药，其些微之知柏，宁有益耶？

一人形肥色黑，素畏热而好饮，年三十余，忽病自汗如雨，四肢俱痿，且恶寒，小便短赤，大便或溏或结，饮食亦减。医作风治，用独活寄生汤、小续命汤罔效。仲夏，汪视之脉沉细而数，约有七至。曰：此痿证也。丹溪云：断不可作风治。《经》云：痿有五，皆起于肺热。只此一句，便知其治之法矣。《经》又云：治痿独取阳明。盖阳明，胃与大肠也。胃属土，肺属金，大肠亦属阳金，金赖土生，土亏金失所养，而不能下生水，肾水涸，火盛肺愈被伤。况胃主四肢，肺主皮毛，今病四肢不举者，胃土亏也。自汗如雨者，肺金伤也。故治痿之法，独取阳明，而兼清肺经之热，正合东垣清燥汤。服百帖，果愈。

震按：脉沉细而数，约有七至，郁热深矣。何不直清其热，而仅用清燥汤清补兼施之药耶？盖痿本虚证，加之自汗如雨，饮食减少，则肺胃愈虚，故用此方补土以生金，益水以制火，治其本也。连、柏苦寒，苓、泻淡渗，治其标也。古人治病，审慎周到如此，亦知其必中，故能持久以收功。

立斋治其师佥宪高如斋，自大同回，谓薛曰：余成风病矣。两腿逸则痿软而无力，劳则作痛如针刺，脉洪数而有力。立斋曰：此肝肾阴虚火盛而致，痿软无力，真病之形，作痛如锥，邪火之象也。用壮水益肾之剂而愈。高曰：向寓宦邸，皆以为风，恨无医药，若服风剂，岂不殆哉。

震按： 此脉洪数而有力，故用壮水益肾之药。若脉数而无力，当用地黄汤合生脉散补血汤矣。下案二证，虚象显然，犹用风药，死复何疑？

一男子足痿软，日晡热，薛曰：此足三阴虚，当用六味滋肾二丸补之。一妇人腿足无力，劳则倦怠，薛曰：四肢者土也，此属脾虚，当用补中益气及还少丹主之。俱不从其言，各执搜风天麻二丸并愈风丹而殒。

江应宿北游燕，路过山东，孙上舍长子文学病瘵，延江诊视，曰：无能为矣。《经》云：大肉已脱，九候虽调，犹死，而况于不调乎！时夏之半，六脉弦数，既泄且痢，脾传之肾，谓之贼邪，病已极矣。不出八月，水土俱败，至期而逝，敢辞。孙曰：内人请脉之，形容豫顺，语音清亮，不显言何证。诊毕，孙问何病。江曰：寸关洪数，尺微欲绝，足三阳脉逆而上行，上实下虚，此痿证也，病虽久可治。孙曰：何因而得此？江曰：《经》云，悲哀太过则胞络绝，胞络绝则阳气内动，发则心下崩，数溲血也。大经空虚，发为肌痹，传为脉痿，有所失亡，所求不得，则发肺鸣，鸣则肺热叶焦，发为痿躄，此之谓也。孙曰：果因哭子忧伤，两脚软弱无力，不能起者，七越岁矣。或以风治而投香燥，或认虚寒而与温补，殊无寸效。江曰：湿热成痿，正合东垣清燥汤例，但药力差缓，难图速效，以独味杜仲，空心酒水各半煎服，日进清燥汤，下潜行散。兼旬，出房门，无何，病瘵子死，哀伤复作。

震按：上实下虚之病甚多，何以知为痿证，殆于形容豫顺，语音清亮而不起床，可权衡以决之。

[附] 葛可久治同郡富人女，年可十七八，病四肢痿痹，不能自食，目瞪，众医莫能治。葛视之，笑曰：此不难治。乃令悉去房中香奁流苏之属，发地板掘土为坎，畀女子其中，扃其扉，戒家人，俟

其手足动而作声，当报我。久之，手足果动而呼，投药一丸。明日，自坎中出矣。盖此女平日嗜香，而脾为香气所蚀故也。

震按： 香为脾臭，何以蚀脾，意者香能开窍，香极则诸窍大开，脉缓筋弛，关键尽撤，故身软目瞪不食也。畀入土坎者，诸毒得土而化，且土为万物之母，四肢百骸，得土气则生气自复也。仍合治痿独取阳明之义。

李士材治太学朱修之，八年痿废，累治不效。李诊之，六脉有力，饮食如常。此实热内蒸，心阳独亢，证名脉痿。用承气汤下六七行，左足便能伸缩。再用大承气，又下十余行，手中可以持物。更用黄连、黄芩各一斤，酒蒸大黄八两，蜜丸，日服四钱，以人参汤送，一月之内，去积滞不可胜数，四肢皆能展舒。李曰：今积滞尽矣。煎三才膏十斤与之，服尽而应酬如故。

崇明倪君俦，四年不能起于床，日服之药，寒凉十六，补肾肝者十三。李诊其脉，大而无力，此营卫交虚。以十全大补加秦艽、熟附各一钱，朝服之，夕用八味丸加牛膝、杜仲、远志、萆薢、虎骨、龟板、黄柏，温酒送七钱，凡三月而机关利。

又治兵尊高悬圃，患两足酸软，神气不足，向服安神壮骨之药，不效；改服滋肾合二妙，加牛膝、苡仁之属，又不效；纯用血药，脾胃不实。李诊之，脉皆冲和，按之亦不甚虚，惟脾部重取之则涩而无力。此土虚下陷，不能制水，则湿气坠于下焦，故膝胫为患耳。进补中益气，倍用升、柴，数日即愈。夫脾虚下陷之证，若用牛膝下行之剂，则愈陷而病愈甚矣。

震按：此三案，精妙绝伦，以药对脉，确切不移，首案连用承气，继用参汤送寒下药，皆是独取阳明治法；末案补中益气，与大黄补泻不同，总归乎取阳明也。《临证指南》首列轻清治肺二方，实宗肺热成痿之旨，第恐力薄难效，其用二妙、茵陈、萆薢、茯苓皮、蚕沙、海金沙、防己、胆草、寒水石等，直清湿热，较之清燥汤，反胜一筹。不涉虚者，允宜仿此。又有治下虚上实，而用犀角地黄汤去芍药，加元参、连翘、桑叶、钩藤，似乎专理上实，不顾下虚，然云头目如蒙，入夏阳升为甚，议清营热以息内风，想其人脉必弦数，有热甚生风之象，未可兼顾下虚，或他日再诊而后滋填下焦，亦未可定。至于滋填下焦方，有用虎潜加减者，有用四斤金刚健步及地黄饮子加减者，有用熟地、苁蓉、巴戟、远志、鹿角霜、桑椹、苍术、小茴，以金毛脊酒蒸熟，水熬膏为丸者，有用苁、戟、杞、膝、青盐、线胶、茯苓、沙苑、鹿筋胶、羊肉胶、牛骨髓、猪脊髓者，却无参、术补阳明法，亦无承气泻阳明法，惟脾肾双补丸有人参，然其案重在晕麻瘕泄，尚未痿厥，非以治痿也。统观之，不外清湿热，益肝肾。岂二种病情偏多耶，或案有遗逸，未能详备耶？

癥瘕

《史记》曰：临菑女子薄吾病甚，众医皆以为寒热笃，当死。臣意诊其病，曰：蛲瘕为病，腹大，上肤黄粗，循之戚戚然。臣意饮以芫花一撮，即出蛲可数升。病已，三十日如故。蛲得之寒湿，寒湿气郁笃不发，化为虫。臣意所以知薄吾病者，切其脉，循其尺，其尺索刺粗而毛美奉发，是虫气也。其色泽者，中脏无邪气及重病。

震按：此条辨证最佳，上肤黄粗者，腹大而腹上肤黄粗也。循之戚戚然者，如以手摸老松树皮之枯燥也。其尺索刺粗者，亦是枯燥之象，然仓公望毛发润美，面色又光泽，知为虫病也。若齐中尉潘满如病小腹痛，谓之遗积瘕，病由于酒且内，当溲血死一条，不讲证，但讲脉，辞义古奥难明，不敢因其讲脉而录之。

隋有患者，饥而吞食，至胸即便吐出，医作噎膈反胃治之，无验。有老医任度视之曰：非此三疾，盖因食蛇肉不消而致，但揣心腹上有蛇形也。病者曰：素有大风，常食蛇肉，风稍愈，复患此疾。遂以大黄芒硝饮之而愈，此蛇瘕也。

[**附**]春夏间，蛇精及液沾菜上，人误食之，腹内生蛇，须用赤头蜈蚣一条，炙为末，分二服，酒下。

徐文伯善医术，宋明帝宫人，患腰痛牵心，发则气绝。众医以为肉瘕，文伯视之曰：此发瘕也。以油灌之，即吐物如发，稍引之，长三尺，头已成蛇，能动，悬柱上，水沥尽，惟余一发而已，遂愈。

［附］《唐书》载甄权弟立言善医，时有尼明律年六十余，患心腹膨胀，身体羸瘦，已经二年。立言诊之曰：腹内有虫，当是误食发为之耳。因令服雄黄，须臾吐一蛇如手小指，惟有眼，烧之犹有发气，其疾乃愈。又一人好饮油，每饮四五升，方快意。乃误吞发入胃，血裹化为虫也。亦用雄黄五钱，水调服愈。

乾德中，江浙间有慎道恭，肌瘦如劳，惟好食米，阙之则口出清水，情似忧思，食米顿便如常。众医莫辨，后遇蜀僧道广，以鸡屎及白米各半合，共炒为末，以水一盏调，顿服。良久，病者吐出如米形，遂瘥。病源谓米瘕是也。

《续搜神记》载一人共奴俱患鳖瘕，奴前死，遂破其腹，得白鳖尚活，有人乘马来看鳖，适白马尿，正落鳖上，即缩头，寻复以马尿灌之，鳖化为水。

其主曰：我将瘥矣。即服之，如言而愈。

［**附**］一人患鳖瘕，痛有来止，或食鳖即痛，用鸡屎一升，炒黄，投酒中浸一宿，焙为末，原浸酒调下而愈。

《宣室志》载永徽中崔爽者，每食生鱼三斗乃足，后饥，作鲙未成，忍饥不禁，遂吐一物如虾蟆，自此不复能食鲙矣。

《太平御览》载元嘉中，有人啖鸭肉，乃成瘕病，胸满面赤，不得饮食。医令服秫米，须臾烦闷，吐一鸭雏，身喙翅背已成就，惟左脚故缀昔所食肉，遂瘥。

《南史》载褚澄治李道念，有冷疾五年。澄曰：汝病是食白瀹鸡子过多。取蒜一斤，令煮服之。吐一物如升，涎裹之，乃是鸡雏，羽翅爪距皆见，凡十三头而病愈。

震按：蛇鳖有毒，鲙系生食，固有成瘕者。若食鸭肉与白瀹鸡子而生雏，将食猪肉者生小猪，食羊肉者生小羊乎，未可信也。

《明皇杂录》载一黄门奉使交广回，周顾谓曰：

此人腹中有蛟龙。上惊问黄门曰：卿有疾否？曰：臣驰马大庾岭，时大热，因口渴，遂饮水，觉腹中坚痞如石。周用硝石、雄黄煮服之，立吐一物，长数寸，大如指，鳞甲具，投之水中，俄顷，长数尺，复以苦酒沃之，如故，以器覆之，明日，已生一龙矣。上甚为之惊讶。

[附]《广异记》载一患者，饮食如故，发则如癫，面色青黄，小腹胀满，状如妊孕。医诊其脉，与证皆异，而难明主疗，忽有一山叟曰：闻开皇六年，灞桥人患此病，盖因三月八日，水边食芹菜得之。有识者曰：此蛟龙瘕也。为龙游于芹菜之上，不幸食之而病也。遂以寒食饧每剂五合，服之数剂，吐出一物，形虽小而状似蛟龙，且有两头，获愈。

石藏用，蜀人，良医也，名甚著。一士人尝因承檐溜盥手，觉为物触入指爪中，初若丝发然，既数日，稍长如线，伸缩不能如常，始悟其为龙伏藏也。乃扣治疗之方于石，石曰：此方书所不载，当以意去之。归可末蛲螂涂指，庶不深入胸膜，冀他日免震雷之患。士人如其言，后因迅雷，见火光遍身，士人惧，急以针穴指，果见一物自针穴跃出，不能灾。

《名医录》载汾州王氏，得病右胁有声如虾蟆，常欲手按之，不则有声，声相接，群医莫能辨。闻留阳山人赵峦善诊，求之。赵曰：此因惊气入于脏腑，不治而成疾，故常作声。王氏曰：因边水行次，有大虾蟆跃高数尺，蓦作一声，予不觉惊叫，便觉右胁牵痛，自后作声，常似虾蟆也。峦乃引王氏脉诀右关脉伏结，积病也，正当作积病治。用六神丹泄下青涎，类虾蟆之衣，遂瘥。

《齐谐记》云：隆安中，江夏安陆县有人，姓郭名坦，得天行病后，遂大善食，一日消斗米，家贫不能给，行乞于市。一日大饥不可忍，人家后门有三畦薤，因窃啖之，尽两畦，便大闷极，卧地，须臾大吐，吐一物如笼，因出地渐小，主人持饭出食之，不复食，因撮饭著所吐物之上，即化为水，此病寻瘥。

桓宣武有一督将，因时行病后虚热，便喜饮茗，必一斛二斗乃饱，裁减升合，便以为大不足。后有客造之，更进五升，乃大吐，一物出如升大，有口，形缩绉，状似牛肚，客乃令置之盆中，以斛二斗复茗浇之，此物吸之都尽，而止觉小胀，又增五升，便悉混然从口中涌出，既吐此物，遂瘥。或问客此何病？答曰：此病名斛茗瘕。

《夷坚志》载一人自幼好酒，片时无酒，叫呼不绝，全不进食，日渐羸瘦，或执其手缚柱上，将酒与看而不与饮，即吐一物如猪肝，入酒内，其人自此遂恶酒。

又镇阳有士人，嗜酒，日尝数斗，至午夜，饮兴一发，则不可遏，一夕大醉，呕出一物如舌，视无痕窍，至欲饮时，眼遍其上，矗然而起，家人沃之以酒，立尽，至日常所饮之数而止，遂投之猛火，爆裂为十数片，士人由是不能饮。

震按：此种案可助麈谈，难充诊则，惟诸病名，亦所当知，故选其不同者而删其同者。但嗜茗嗜酒，尚非怪异，如鲜于叔明嗜臭虫，权长孺嗜人爪，刘邕嗜疮痂，唐舒州刺史张怀肃，左司郎中任正名、李栋服人精，《唐书·高仙芝传》载贺兰进明好啖狗粪，明初僧宗泐嗜粪浸芝麻杂米煮粥，驸马都尉赵辉喜食女人阴精月水，南京祭酒刘俊喜食蚯蚓，吴江妇人喜食死尸肠胃，此种皆系癖疾。惜无有治之者，遂作小说传流至今，令人绝倒耳。

积块

显庆寺僧应公，有沉积数年，每于四更后，心头痛硬，不能安卧，须起行寺中，习以为常，人莫知为何病。因求治于戴人，戴人令涌出胶涎一二升，如黑矾水，继出黄绿水，又下之，去脓血数升。自尔胸中如失巨山，饮饵无算，安眠至晓。

果园刘子平妻，腹中有块如瓢十八年矣，经水断绝，诸法不治。戴人令一月内涌四次，下六次，所去痰约一二桶，其中有不化之物，如菜叶者，如烂鱼肠者，觉病积如刮，渐渐而平。及积既尽，块痕反洼如臼，略无少损，至是面有童色，经水复行。

修弓杜匠，其子妇年三十，有孕已岁半矣。每发痛，则召收生妪，以为将产也。一二日复故，凡数次。乃问戴人，戴人诊其脉涩而小，断之曰：块病也，非孕也。《脉诀》所谓涩脉如刀刮竹行，主丈夫伤精，女人败血。治法，下有病，当泻之。用舟车丸百余粒，后以调胃承气汤加当归、桃仁，三两日又以舟车丸、桃仁承气汤，泻青黄脓血，杂然而下，每更衣，以手向下推之揉之则出。后二三日，又用舟车丸、猪肾散、通经散等，连下数日。俟晴明，当未食时，以针泻三阴交。不再旬，病已失矣。

震按：子和此种治验，约十余条。其载脉象也，不曰沉细，则曰沉迟，此条则曰小而涩。而其用药也，积在上者，茶调散、三圣散、瓜蒂散为主；积在下者，舟车丸、神祐丸、承气汤、通经散为主；积在中者，兼而用之。凡吐下约数十次，盈五六缶。此种病人，岂非项籍、樊哙之流亚耶！然如樊将军鸿门会切生彘肩啖之，又当怒时不见其成积也。故曰：壮盛人无积，虚人则有之。洁古养正积自除之论，最有见识，何麻知几辈侈张其说，以惑世诬民耶。

又按：子和系睢州人，河南水土厚实，或有此理。后人师其意而用倒仓法，亦以吐泻去积。王金坛极赞之，谓肠胃中得肉液充满，流行如洪水泛涨，浮槎陈朽，皆推逐荡漾而出，沉疴悉去矣。然徐东皋曰：此法惟宜用于元气实者，若虚损、劳瘵、鼓胀、反胃，真病已成，六脉无力者，皆不可用，予见不善用者，往往杀人。观此说益惕然于三圣三花辈之难以轻试矣。

陈自明云：予族子妇，腹中有大块如杯，每发痛不可忍，予诊之，知为血瘕，投黑神丸，尽三丸，块气尽消，终身不复作。

震按：黑神丸载在《济阴纲目》，以弹子大一丸，分四服。据云：痃气十服，膈气癥瘕五服，血瘕三丸，当瘥。想系神效之方，并注漆有飞补之力，但世间有一种人，沾染漆气即患漆疮者，若误投之，宁不为害，所当慎也。予又见一妇，先因痞块经闭，里医用生漆浓涂纸上，阴干煅灰，同诸行血药服之，数服后，顿下鲜血盈桶，遂困惫不堪，就予治，虽大进补剂，终淹成弱证而死，所谓飞补者安在哉。

丹溪治一妇人，死血食积痰饮成块，或在两胁动作，腹鸣嘈杂，眩晕身热，时发时止。用黄连一两，用茱萸、益智各炒其半，去茱、益不用，香附童便浸，楂肉各一两，萝卜子一两五钱，三棱、莪术俱醋煮，桃仁留尖去皮，青皮、麦芽曲、山栀、川芎各五钱，炒为末，炊饼丸服。

又治吕宗信，年六十，素好酒，因行暑途得疾，足冷过膝，上脘有块如拳，牵引胁痛，不可眠，饮食减半，却不渴，已自服生料五积散三帖。朱诊之，六脉俱沉涩而小，按之不为弱，皆数，右甚，大便如常，小便赤色。遂用大承气汤，将大黄炒熟，加黄连、干葛、芎、芍、甘草作汤，以蒌仁、黄连、半夏、贝母为丸，至二十帖，块减半。遂止药，至半月，饮食复进，诸证悉除。

丹溪曰：一妇年四十余，面白形瘦，性急，因有大不如意，乳房下贴肋骨间结一块，渐长掩心，微痛，膈闷口苦，饮食减四之三，两手脉微而短涩，予知其月经不来矣。为之甚惧，勿与治。思至半夜，其人尚能出外见医，梳妆言语如旧，料其尚有胃气。遂以人参、白术、当归、川芎，佐以气药，大剂与之，外用琥珀膏贴块上，防其块长，两三月间，约服二百帖，食及平时之半，脉渐充。仍与前药吞润下丸，又百余帖，月经行，不及两日而止，涩脉减三分之二。时天气热，意其经行时，必带紫色，仍与前药加醋炒三棱，吞润下丸，以抑青丸十五粒佐之，又经一月，块消其半，月经及期，尚欠平时半日，饮食甘美如常，但食肉不觉爽快。予令止药，且待来春木旺时区处。至次年六月，忽报块一夜大作，比旧反加指半，脉略弦，左略怯于右，至数日平和，自言饱食后则块微闷，食行却自平。予意其必有动心事激之，问之果然。仍于前药中加炒黄芩、黄连，少以木通、生姜佐之，去三棱，煎汤吞润下丸，外以琥珀膏贴之。半月，经行而块散。此是肺金为火所烁，木邪胜土，土不能运，清浊相干，旧块轮廓尚在，皆因气血未能尽复，故浊气稍留，旧块复起也。补其血气，使肺不受邪，木气平而土气正，浊气行而块自散矣。

又一妇人，年三十六，家贫多劳，性偏急，自七月经断，八月小腹下有块偏左，如掌大，块起即痛，至半月后，腹渐肿胀，食减，夜发热，其脉十月间得虚微短涩，左尤甚。初与白术一斤，和白陈皮半斤，作二十帖煎服，外以三圣膏贴块上，经宿则块软，再宿则块小，近下一寸。旬日后，食进热减，又与前药一料，加木香三两，每帖研桃仁九个，尽此剂，病除。

丹溪又曰：一婢色紫，稍肥，性沉多忧，年四十，经不行三月矣。小腹当中一块，渐如炊饼，脉皆涩，重按稍和，块按则痛甚，试扪之，高半寸。与千金硝石丸，至四五次，彼忽自言乳头黑，且有汁，恐是孕。予曰：涩脉无孕之理。又与三五帖，脉稍虚豁。予悟曰：药太峻矣。令止前药，用四物汤，倍白术，佐以陈皮、炙甘草，至三十帖，候脉充，再与硝石丸，至四五次，忽自言块消一晕，便令勿与。又半月，经行痛甚，下黑血近半升，内有如椒核者数十粒，而块消一半。又来索药，晓之曰：块已破，勿再攻，但守禁忌，次月经行，当自消尽。已而果然。大凡攻击之药，有病即病受之，邪轻则胃受伤矣。夫胃气清纯中和者也，惟与谷肉果菜相宜，药石皆偏胜之气，虽参、芪性亦偏，况攻击者乎，此妇胃气弱，血亦少，若待块尽而却药，胃气之存者几希矣。

又一妇因经水过多，每用涩药，致气痛，胸腹有块十三枚，遇夜痛甚，脉涩而弱。丹溪曰：此因涩药，致败血不行，用蜀葵根煎汤，再煎参、术、青皮、陈皮、甘草梢、牛膝，入元明粉少许，研桃仁调，热服二帖，连下块二枚。以其病久血耗，不敢顿下，乃去葵根明粉服之，块渐消。

震按：丹溪诸案，消补兼施，而佐清肝者居多，间有用攻击者，《内经》所谓大积大聚，其可犯也。又不得矫子和之弊，而一味培补，反蹈养痈養寇之害，但丹溪用药，轻重次第，各合机宜，非比子和千篇一律。

王金坛曰：予内弟于中甫，饮茶过度，且多愤懑，腹中常辘辘有声，秋来发寒热似疟。以十枣汤料黑豆煮，晒干研末，枣肉和丸芥子大，而以枣汤下之。初服五分不动，又服五分，无何腹痛甚，以大枣汤饮，大便五六行，皆溏粪无水。时盖晡时也，夜半，乃大下数斗积水而疾平。当其下时，瞑眩特甚，手足厥冷，绝而复苏，举家号泣，咸咎药峻。嗟乎！药可轻用哉。

张三锡曰：曾治一少年，体薄弱，且咳血，左边一块，不时上攻作痛，左金、芦荟俱不应。诊其脉三部虽强，而细涩不流利，因作阴虚治。四物加知、柏、元参、丹皮，不六剂顿愈，此阴虚似肝积也。由此推之，虽因部分名积，诊视之际，犹当详审，惟圆机者，乃不昧此。

震按：此二条，一系饮积，以证与因断之，一系阴虚似肝积，以脉断之，即圆机也。两家垂训，裨益尤多。

喻嘉言治袁聚东，年二十岁，生痞块，日进化坚削痞之药，渐至毛瘁肉脱，面黧发卷，殆无生理，喻视之，少腹脐旁三块，坚硬如石，以手拊之，痛不可忍，其脉两尺洪盛，余俱微细。谓曰：此由见块医块，不究其源而误治也。初起时块必不坚，以峻猛之药攻至，真气内乱，转护邪气为害，如人厮打，纽结一团，迸紧不散，其实全是空气聚成，非如女子月经凝而不行，即成血块之比，观两尺脉洪盛，明是肾气传于膀胱，因服破气药多，膀胱之气不能传前后二便而出，乃结为石块耳。治法须内收肾气，外散膀胱之气，以解其断结，三剂可愈也。先以理中汤加附子五分，块即减十之三。再用桂、附大剂，腹中气响甚喧，三块一时顿没。然有后虑者，肾气之收藏未固，膀胱之气化未旺，倘犯房室，块必再作。乃用补肾药加桂、附，多加河车为丸，取其以胞补胞而助膀胱之化源也。服之后，方不畏寒，腰围渐大，年余且得子。

震按：此人克伐太过，换以温补，未足为奇，惟两尺脉洪盛，非此诠解，谁不面墙。至于桂、附、河车，同补肾药为善后计，则与肾气传膀胱之论紧切不泛，非通套治痞成法可比。

李士材治郡守于鉴如，每酒后腹痛，渐至坚硬，得食辄痛。李诊之曰：脉浮大而长，脾有大积矣。然两尺按之软，不可峻攻。令服四君子汤七日，投以阴阳攻积丸三钱，但微下，更以四钱服之，下积十余次，皆黑而韧者。察其形不倦，又进四钱，于是腹大痛，所下甚多。仍服四君子汤十日，又进丸药四钱，去积三次，又进二钱，下积至六七碗，脉大而虚，按至关部豁如矣。乃以补中益气调补一月，痊愈。

震按：脉浮大而长，为脾有大积，较之丹溪诸案，或沉涩而小且数，或微而短涩，或虚微短涩，或脉涩而弱者，大不同矣。须于临证时，能以古人各种脉法，俱为我之正鹄，庶期中的。若两尺按之软，不可峻攻，固是正理，然亦要看得灵变。盖两尺软为虚，则喻案之两尺洪盛，宁不认为实而峻攻之耶，故又当以形色及病情参讨也。

给谏侯启东腹中嘈痛，士材按其左胁，手不可近，凡饮食到口，喉间若有一物接之者然。李曰：脉大而数，腹痛呕涎，面色痿黄，此虚而有湿，湿热相兼，虫乃生焉。当煎人参汤送槟黄丸以下虫积，虫若不去，虽补何益乎！病者畏不敢用，后竟不起。

震按：此是虫积，犹之饮积，俱无块者耳。彼肯服十枣丸而愈，此不肯服槟黄丸而殂。因知病之宜补宜攻，总贵用其所当用，诚不可专守洁古之说为稳着也。

周慎斋治一妇，素善怒，左胁下有块，身肥大，经将行，先一二日，且吐且下。此肝木乘脾，脾虚生痰不生血也。善怒胁块，肝气亢也。吐下者，脾气虚也。身肥则多痰，痰盛者中焦多湿，故经行时气血流通，冲动脾湿，且吐且下也。久而不治，必变中满，宜理脾燥湿。白术一两，半夏五钱，生姜七钱，沉香二钱，共末，白糖和服。

一人左胁下有块，右关脉豁大，周用乌药一两，以附子五钱浓煎制之，将乌药日磨二三分，酒送下。俟积行动，乃以补中益气汤加附子服之，丸用六君子。

震按：慎斋书云：凡积不可用下药，徒损真气，病亦不去，当用消积药，使之溶化，则除根矣。积去须大补，诚格言也。即此二案，亦平淡之神奇。又尝考消积之方，如桃仁煎用大黄、虻虫、芒硝，黑神丸用生漆、熟漆，东垣五积丸俱用川乌、巴霜，《局方》圣散子、三棱煎丸俱用硇砂、干漆，此皆峻厉之药，用而中病，固有神效，若妄尝轻试，鲜不败事矣。《千金》硝石丸人参、硝黄并用，丹溪犹以为猛剂。治婢一案，每与补药迭进，此真善治病者也。丹溪治积聚案有数十条，轻重曲折，适至病所，惜不能多载。再阅叶氏医案积聚门，只用鸡肫皮、莱菔子、蛤粉、芥子、蜣螂、䗪虫、青、朴等，并无古方狠药，其理尤可想见。予曾亲见叶先生治一妇，产后着恼，左边小腹结一块，每发时，小腹胀痛，从下攻上，膈间乳上皆痛，饮食入胃即吐，遍医不效，先生用炒黑小茴香一钱，桂酒炒当归二钱，自制鹿角霜一钱五分，生楂肉三钱，川芎八分，菟丝子一钱五分，水送阿魏丸七分，八剂而愈；次用乌鸡煎丸原方半料，永不复发。又一人患疟疾补早，左胁成痞，连于胃脘，按之痛甚，用炒桃仁为君，佐以阿魏、穿山甲、鳖甲、麝香，丸服，全消。此二条较之《临证指南》所载者为更佳，故附于此。予又亲见杭州一富家妇患痞块，用黑神丸大效，每痛作呕胀不堪，服此即愈，数十服后，百苦皆除，然半年外，以他病暴殒。因思漆身为癞之言，脏腑岂堪常漆耶，清纯冲和之气，耗丧于此药而不觉也。

再观丹溪治方提领，用参、术、归、芍等煎汤，下保和丸二十五，龙荟丸十五，治冯氏女，先用左金丸、青六丸，后用参橘桃芍丸，治卢子裕疟后食酒肉而成块在左胁，用参、术、柴、苓、枳壳煎汤，下阿魏五，保和二十，抑青十，与点十，攻块五。攻块者，青皮、三棱、桃仁、桂枝、海藻、醋调神曲为丸也。治下邳钱郎，用保和二十，温中二十，抑青十，以白术、木通、三棱汤下，此等方法，皆补药与磨积相半，而必兼清肝之药，大抵因怒成块者居多也。又如陈里长男，饱食牛肉豆腐，成块在右胁，脉弦而数，即明告以此人必性急，块上不可按，按则愈痛，痛则必吐酸黄苦水，而用荔核、山楂、枳实、山栀、茱萸、人参、姜汁以止痛，继用皂角煎汁制半夏，合黄连、石碱，用糖球膏为丸以消块，此仍是治肝为主，磨积为助。学者能逐案细绎之，自有悟处。

王海藏载万病紫菀丸云：李灵患肥气，日服五丸，经一年，泻出肉鳖二枚愈；李知府妻梅氏，带下血崩七年，骨痿着床，日服五丸至十丸，取下肉块如鸡子状愈；以及赵侍郎泻出青蛇七条；王氏泻出癞虫如马尾者二升。今览其方，巴霜、川乌甚少，余如人参、黄连、皂荚、川椒等，皆平庸药，不若芪婆万病丸之芫花、甘遂、蜈蚣、芫青、石蜥蜴等之有毒也。何以能著奇功，惜未试之。

又按：阿魏丸方甚多，如《医林》阿魏十四味，内有石碱、风化硝，小阿魏丸七味，乃棱、蓬、胡椒、青皮、木麝二香；《心统》消积阿魏丸共八味，内有三棱、莪术、牵牛、穿山甲；丹溪阿魏丸治肉积者只四味；又《医林》小阿魏丸，即丹溪治陈里长男之三味，却无阿魏，犹之琥珀膏，只大黄、朴硝各一两为末，以大蒜捣膏贴之，并无琥珀也。总须对证择用之。

前阴病

东垣治一人，前阴臊臭，又因连日饮酒，腹中不和，求治。曰：夫前阴者，足厥阴肝之脉络循阴器出其挺末。凡臭者，心之所主，散入五方为五臭，入肝为臊，当于肝经泻行间，是治其本；后于心经泻少冲，乃治其标。如恶针，当用药除之。酒者气味俱阳，能生里之湿热，是风燥热合于下焦为邪。《经》云：下焦如渎。又云：在下者引而竭之。酒是湿热之物，亦宜决前阴以去之。治以龙胆泻肝汤，又治阴邪热痒，柴胡梢二钱，泽泻二钱，车前子二钱，木通五分，生地黄、当归梢、草龙胆各三分，作一服水煎，以美膳压之。

震按：龙胆泻肝汤治前阴病之由于湿热者，今人亦因此案而知之。然此案分量之轻重，与此病则为恰合，非不可移易之数，又当随病情损益为妥。

丹溪治一人，年少玉茎挺长，肿而痿，皮塌常润，磨股不能行，二胁气上冲。先以小柴胡加黄连，大剂行其湿热，次又加黄柏，降其逆上之气，挺肿渐收及半。但茎中有一坚块未消，遂以青皮为君，佐以散风之剂，为末服之，外以丝瓜汁调五倍子末敷之而愈。

一人色苍黑，年五十余，素善饮，忽玉茎坚挺，莫能沾裳，不可屈腰作揖，常以竹篦为弯弓状，拦于玉茎之前，但小溲后即欲饮酒，否则气不相接。盖湿热流入厥阴经而然也。专治厥阴湿热而愈。

震按：此亦龙胆泻肝汤证，上案之用小柴胡加黄连者，以两胁气上冲也。下案不认作肝火湿热，洵是高手。于此见辨病宜详细，不容少涉模糊。

一妇产后，因子死，经断不行者半年。一日少腹忽痛，阴户内有物如石硬塞之而痛不禁，众医不识。青林曰：此石瘕病也。用四物加桃仁、大黄、三棱、槟榔、元胡索、附子、泽泻、血竭为汤，二剂而愈。

薛立斋治一妇人，胸膈不利，内热作渴，饮食不甘，肢体倦怠，阴中闷痒，小便赤涩。此郁怒所致，用归脾加山栀、芎、归、芍药而愈。但内热晡热，用逍遥散加山栀，亦愈。后因劳役发热，患处胀肿，小便仍涩，用补中益气加山栀、茯苓、丹皮而愈。

一妇人阴中突出如菌，四围肿痛，小便频数，内热晡热，似痒似痛，此肝脾郁结之病。盖肝火湿热而肿痛，脾虚下陷而重坠也。先以补中益气加山栀、茯苓、车前、青皮，以清肝火，升脾气，渐愈。更以归脾汤加山栀、茯苓、川芎调理，更以生猪脂和藜芦末涂之，而收。

一妇人阴中挺出一条，五寸许，闷痛重坠，水出淋涩，小便涩滞，夕与龙胆泻肝汤分利湿热，朝与补中益气汤升补脾气，诸证渐愈。再与归脾加山栀、茯苓、川芎、黄柏间服，调理而愈。后因劳役，或怒气，下部湿痒，小水不利，仍用前药而愈。亦有尺许者，亦有生诸虫物者，用此法治之。

一妇人阴内痛痒，内热倦怠，饮食少思，用参、芪、归、术、陈皮、柴胡、炒栀、车前、升麻、芍药、丹皮、茯苓，治之而愈。若阴中有虫痒痛，亦属肝木，以桃仁研和雄黄末，纳阴中以杀之。仍用清肝解郁，或以鸡肝纳之，取虫之法也。

立斋又曰：余奉侍武庙汤药，劳役过甚，饮食失节，复兼怒气，次年春，茎中作痒，时出白津，时或痛甚，急以手紧捻乃止，此肝脾之气虚也。服地黄丸及补中益气加黄柏、柴胡、山栀、茯苓、木通而愈。丁酉九月，又因劳役，小便淋沥，茎痒窍痛，仍服前汤加木通、茯苓、胆草、泽泻及地黄丸而愈。

一男子茎中痛，出白津，小便秘，时作痒。用小柴胡加山栀、泽泻、炒连、木通、胆草、茯苓，二剂顿愈，又兼六味地黄丸而瘥。

震按： 立斋诸案，治法详备，可补东垣、丹溪之未逮，且以补药解郁平肝，又开一局，盖院使擅长于补，其用参、芪、归、术，如布射僚丸，百发百中也。末案纯用清理，又知其非一味蛮补者。

[**附**] 一男子阴肿大如升，核痛，医莫能治，捣马鞭草涂之而愈。

一人茎头肿大如升，光如水泡，以二陈加升麻、青黛、牡蛎，二剂而愈。

一人玉茎硬不痿，精流不歇，时如针刺，捏之则胀，乃为肾满漏疾，用韭子、破故纸各一两为末，每次三钱，日三服，即止。

一人在山亭裸体而卧，其阴茎被飞丝缠绕，阴头肿欲断，以威灵仙汁入水浸洗而愈。

阳痿

周慎斋治一人，年二十七八，奇贫，鳏居郁郁不乐，遂患阳痿，终年不举。温补之药不绝，而证日甚，火升于头，不可俯，清之降之皆不效，服建中汤稍安。一日读本草，见蒺藜一名旱草，得火气而生，能通人身真阳，解心经之火郁，因用斤余，炒香去刺成末，服之效，月余诸证皆愈。

张景岳曰：余尝治一强壮少年，遭酷吏之恐，病似胀非胀，似热非热，绝食而困。众谓痰火，宜清中焦。余诊之曰：此恐惧内伤，少阳气索而病及心肾，大亏证也。遂峻加温补，兼治心脾，一月而愈，愈后虽形健如初，而阳寂不举。余曰根蒂若斯，肾伤已甚，非少壮所宜之兆，速宜培养心肾，庶免他虞。彼不肯信，未及半载，竟复病而殁。可见恐惧之害，其不小者如此。

[附] 一少年新婚，欲交媾，女子阻之，乃逆其意，遂阴痿不举者五七日，以秃笔头烧灰，酒下二

钱而起。

震按：巢氏《病源》以肾间动气为人之根本，故老年而能御女，七十岁至八十岁犹生子者，其动气之禀于生初者独厚也。厚则刚，阳自不痿。生子之时，已是大寿，至不能生子而死，谅必又有数年，岂非耄耋乎！亦有六十岁左右即阳痿者，必不能至大寿，须任其自然，绝意淫欲，尚可延龄。设以兴阳药内服外洗，求为御女之事，不数年而死矣。又如壮年无病而阳痿，其人多夭；少年虚损而阳痿，其死立至，皆由肾间动气早衰也。动气即命门真火，所以生长元气，煦燠元阴，故气曰阳气，精曰阳精，其盈亏俱得于先天，盈者虽斫丧而无伤，亏者虽葆养而不足，并非药石所能扩充。乃《扁鹊新书》载王超老淫故事而云保命之法，灼艾第一，丹药第二，附子第三。此说荒唐，断不可信。又考宗筋聚于前阴，前阴者足之三阴，及阳明、少阳、冲、任、督、跷九脉之所会，而九脉之中，阳明为之长。《内经》云：阳明者，五脏六腑之海，主润宗筋。所以胃强善啖之人，其于欲事必强，反是则痿而不举，或举而不坚，是胃气能为肾气之助。古云：精生于谷。又云：男子精盛则思色。其道理可喻矣。新书之言，不过如宋人揠苗耳，况丹药之害，可胜言哉？

阴吹

张路玉治一仆人之妇，经闭三月，少腹痛贯彻心，而阴吹不已。与失笑散一服，瘀血大下，遂不复作。

又治一贵妇，小产后寒热腹痛，亦病阴吹。与山楂炭熬焦黑糖为丸，用伏龙肝煮水澄清，煎独参汤送三钱。一服结粪大下，再进瘀血续行而愈。始悟猪膏发煎，实为逐瘀而设也。

［附］一妇人阴肿坚硬，用枳实八两碎，炒令热，故帛裹熨，冷则易之。

脱肛

东垣治一女子脱肛，用糯米一勺，浓煎饮，去米，候温，洗肛温柔，却先以砖一片火烧通红，用醋沃之，以青布铺砖上，坐肛于青布上，如热则加布令厚，其肛自吸入而愈。

［附］一人大肠头出寸余，干即自脱落，随又出，名截肠病。用芝麻油，器盛坐之，饮大麻子汁数升，愈。

薛立斋治余时正，素有痔，每劳役，脱肛肿痛出水。此中气下陷，用补中益气加茯苓、芍药，十余剂而愈。

震治一人，脱肛肿痛出水，尺脉洪数，用樗根白皮、川柏、诃子肉、没石子、鳖头灰而愈。其人好酒形实，乃湿热下注，非气虚下陷也。

痔

一妇产后痔作，疮有头如赤豆大，或下鲜血，或紫血，大便疼。与黑神散，又多食肉太饱。湿热在大肠所为，以郁李仁去皮、麻仁、槐角各七分，枳壳、皂角仁各五钱，苍术、归尾、生地各三钱，大黄炒一钱六分，煎服。

震按：此方与酒煮黄连丸及脏连丸，皆治痔痛下血之正法也。余如干柿烧灰，饮下。四时取其方，柏叶烧灰调服，亦佳。而道场慧禅师所云：平直量骨脊与脐平处椎上灸七壮，或年深，更于椎骨两旁各一寸灸如上数，无不除根者，此法犹可试。若骆谷驿吏用柳枝煎浓汤洗痔，随以艾炷灸痔上三五壮，因大泻鲜血秽物，极痛楚而痔随泯迹，此则不敢轻试者矣。予一徐姓友，先患内痔，复生外痔，外则肿痛出脓血，内又胀痛异常。每登圊后，内痔坠出，欲捺之进内，碍于外痔，欲俟其自收，则相抵痛极，以致行坐不得，昼夜侧卧而已。内服芩、连、槐花等药，外抹熊胆及冰片、田螺水等法，总不应。痛甚汗多困乏，稍进人参，则痛益加，无计可施。诊之右关尺沉大有力，因忆丹方有用荞麦面以猪胆汁收丸者，令其制服，计服猪胆二十枚，而内外之痔亦皆泯迹。

陆上舍，冬患痔作痛，右寸浮大，左寸口洪数。立斋曰：冬见夏脉，当壮水之主以镇阳光。彼以为迂，别服芩、连之剂。薛谓其侄曰：令舅氏肾水不能生肝木，殁于春，验矣。今令叔肾水不能制心火，当殁于夏。至甲辰六月，薛复视之，痰涎上涌，日夜不寐，脉洪大而数，按之无力，左尺绝无，足膝肩膊逆冷。薛曰：事急矣。彼云：但求少延数日，以待嗣子一见。始用参、芪、归、术、炮姜之类，及六味丸料加肉桂，至本月而殁，五行之理信然。

瘴气

陈三农治制府王姓，感冒瘴气，寒热头疼，胸膈饱闷，眩晕恶心，脉数而洪。用藿香正气散，加厚朴、槟榔、羌、防、苏叶，一剂而寒热退，头不疼。减去羌、苏、防风，加草豆蔻、半夏、枳壳，恶心胀闷皆愈。

又治梧州方姓，头疼身痛发热，恶心饱闷，脉弦而数。用羌、防、芎、苏、藿、半、槟榔、苍、朴、橘、草，二服而减。因饱胀未全退，加草果、草豆蔻，方愈。要知恶心饱胀，乃瘴气之异于感冒也。

端州李别驾，镶蓝旗人，年四十余，能骑射，署雷州府时，善搏虎，不避风雨寒暑，涉溪陟岭，染瘴已深，其所感风寒暑湿，不一而足矣。又以谢谒上台，到省过劳，积邪所感，猝然皆发。医者略为解散，即用补剂，而邪气大作，寒热神昏谵语，脉空数无根，神气散乱，补泻兼施，毫无一效。三农诊之，脉如水上羹，刻刻欲脱，寒热间作。盖受病既深，精气两虚，邪气正炽，法在不治。勉拟五积散加附子、人参，去麻黄而易羌活。其家见立方有难色，置不用。后医有认阴疟阳虚，而进《金匮》肾气加参者；有谓虚证似疟，而以补中倍加参附者。三剂而神昏气喘，虚汗如雨，足冷而脱矣。不知此证初实受瘴气，屡感屡深，今则乘虚而发。古云：伤寒偏死下虚人，况瘴气而风寒暑湿备感者乎。

两广总制石公子，年甫十龄，六月，感冒风暑，寒热头疼，已用葛根加羌、防解表矣。后复寒热不减，气喘腹胀，再用小柴胡汤加消导，不应。神昏喘急，寒热间作，时或泄泻似痢，腹痛，不知名为何病也。陈往视，已二十余日矣。脉数无力，神气昏乱。举家惊惶，按其腹，时痛时胀，观其神，时静时躁，手足或冷或热，虚汗不已。此外邪初感者，为药而解，久积者，未曾清理，加之以饮食失调，元气欲脱，故虚象显露。细思外邪内陷变病之证，元气已亏，救本为急，且扶住元神，再筹治病之策。因用理中汤加桂、附，腹痛稍缓，泄泻顿减，手足亦暖。然发热不退，小便赤浊不利，因用金匮肾气丸作汤，二服小便方利，寒热愈加。此元气渐回，病证乍现，风寒暑湿食积，种种不清。若欲返本还元，正尔变端不一。仍朝用六君子汤加柴胡、干葛、神曲、干姜，夜用六味汤加参、桂。旬日后，寒冷拘挛，眼目翻白，咬牙呻吟。举家惊恐恸哭，以为无救矣。陈曰：此名寒战，正气将回，积邪欲出，从此一变，反有复生之机。自未至酉，始得大汗如雨，手足软怠，不语熟睡，人情虽少定，而错愕未安也。天明方能言语，然虚证日变。潮热汗多，则用补中合建中加附子；不能安寝则用归脾汤；元气弱则用十全大补汤；腹痛滑泻则用理中六君汤。如是调摄三阅月，方得返本还元而奏功也。

震按：瘴气者，山岚郁毒之气也。何以可用温补，况系髫年外邪正炽，而参、姜、桂、附，靡不应手，奇矣。自非熟悉其风土病情者，岂敢轻试乎？陈三农亦曰：此证与江浙楚豫北方各省所患外感内伤迥异。总之瘴气为得病之根，变证便尔不同，医家治之当别具手眼，静心揣摩，参以各论，庶几有得。

正红旗孙公，病已月余，陈诊其脉空豁，恍惚不定，重按无根，神昏谵语，寒热大作，加之咳嗽痰喘，转侧不能，昼夜伏几，呻吟而已，且胸膈饱闷，足冷恶寒。询知夏秋积劳，寒暑皆受，一月以前，初感头疼身痛，憎寒壮热，咳嗽。医者用桔梗、杏仁、干葛、羌、苏，汗而不解，复用桑皮、前胡、苏子、橘、半、知、贝、黄芩，亦不应；因寒热更甚，有用小柴胡加栀子、元参、薄荷，清痰退热，而咳嗽更甚。不知此证，夏秋暑湿风寒兼感而发，尚未得汗，何能解散？遂用五积散，二剂而得汗如淋，咳嗽亦减，可以伏枕。惟寒热未退，积久病深，元气已亏，气上喘，小便如油短数。其火从下而上，上盛下虚，肾气虚惫。因用金匮肾气加沉香，二服而气平便顺。然潮热如故，时有呓语，人亦忘识。乃知精神耗散，极宜大补。午后用参附六君汤，朝用肾气丸，次序并进。经月，方思饮食，呓语亦退，虚汗亦止，神气始安，方识平日交往之人。凡用人参、附子共斤许，精神稍复，然面目黎赤，肌血不华。再用还少丹加桂、附、河车、鹿角胶月余，又用十全大补汤二十余剂，元气日长而饮食如常矣。

震按：三农云：此与李别驾等一病形，彼以不信予药而殒，然则李若信之，亦必用大温大补也。瘴气有此种治法，殊属可骇。或者两粤地方，天暖湿蒸，有发泄而无收藏，人之阳气外越。故病重者，多以亡阳为治乎？

康熙戊寅十一月，高鹾使公子，患似痢非痢，红多白少，身恶寒微热。询知自夏秋以来，由川北随任之粤，久积暑湿，感冒而发。用平胃加羌、防、紫苏、藿香，一剂而寒热退，再加槟榔、木香而瘳。或曰：痢疾所忌燥药，今用苍术而愈，何也？曰：

常人痢疾，因暑令火热之气，燥药乃天时之忌，故不可用；今以积湿之气，发于隆冬外感，乃得力之药也，所谓治病必搜其原耳。梁溪棋师周西候之弟，开铜山于英德，其山下有水，人浣其衣，则腻垢皆去，咸以为奇物也。以其近便，炊爨亦用之，未几人皆黄胖，身软腹胀而无力，饮食倍进，寒热间作，善啖鸡豕诸肉，则胃腹稍安，在厂同事，毙者不一，因至省会，求救于陈。用平胃、正气治其病，后以益气、六君，补其受毒水克削之愆而安。此即粤西太平柳州南宁毒水瘴之一班也。

一时开山同病而返省者数人，有陈某似疟非疟，以疟治，势渐笃。三农诊之，脉已细紧而数，饮食不进。乃曰：若欲治之，何不于一月以前？虽病笃而元气尚在，今病已深，精神殆尽矣。何药可施乎！旋毙。

又同事一人，似痢非痢，寒热间作。医以香、连、硝、黄，消攻清理，日剧，尫羸；因易一医，曰可以进补，用白术五分，茯苓四分，陈皮二分，病虽不甚，热亦不减。三农诊其脉，恍然不定，重按已绝，虽饮食尚可，所谓行尸耳。邪火浮载，真精告竭矣。辞之，阅二日而死。

震按：瘴气为病，情形不一，非亲历其地者，莫能知也。故所叙诸案，不敢妄断，三农久游两粤，言之甚详，向来诸书未载，今录于后。

瘴者，障也。天地自然之气，为崇山峻岭，障蔽不舒而然也。再加之以春夏之交，万物发生之际，乖戾郁遏，人多染患，是以道路行役者恒多，而安闲居室者恒少也。闽之仙霞，粤之庾岭，阳闭于阴，阳瘴为多。粤西近高雷廉者，粤东之余气，证亦相似，其庆远柳州太平，近于交址诸郡，千山万壑，屏障于南，反阻塞其阳威之气，为山之阳，阴闭于阳，每成阴瘴，阴湿蕴毒，故阴瘴尤重也。

寻常瘴

春夏之交，乍寒乍热，其气忽然蓊郁，忽然发泄，更衣不时，感冒不一，本地人患者不知，医者无书可考，客寓者每曰水土不服，委之于数而已。其证似风寒头痛寒热，而又恶心胀闷，似痢非痢，似疟非疟者是也。宜九味羌活汤加减，平胃散、藿香正气散、二陈汤。此证粤中无时无之，无人觉之。虚弱之体，感而即发；敦厚之人，感不骤发，积久而成，浑浑漠漠，脉证茫然，难治难愈。

暑湿瘴

闽粤皆有之，夏秋之时，久雨阴湿，忽然暑热山岚之气，自下蒸上，人在气交之中，有一种胀闷不可当之势，此即瘴疠时也。人能知觉者，即以玉枢丹，水磨服之，立解。平胃散加槟榔，亦佳。

毒水瘴

粤西于云贵接壤处，有水能毒人，其山产五金，皆有毒，况产五色信石者乎！山坞熬信，水流下溪，人不知误吞，则腹胀绞肠而不救矣。初感而轻，用玉枢丹、紫金锭、行军散、平胃正气散，亦有得生者。

黄茅瘴

三四月，草深偃俯，久雨湿烂，而时令蒸郁，其性上炎，一种郁勃之气，入虚人口鼻，即患瘴闷。轻者用平胃藿香正气散，重者苏合丸、七香丸、诸葛行军散即愈。广东高雷廉，及广西左右两江皆有之。

孔雀瘴

五六月，雨水泛溢，有孔雀处，其屎积于木叶茸草间，随涧水流下，人误吞之于炊爨间，必患腹胀而痛闷。轻者正气平胃散调玉枢丹而愈，重者行军散、七香散、紫金锭可治之，最重者非药可解。此广西庆远、思恩、太平，近交趾处居多，镇远、四城州、柳州亦有之。

桂花瘴

全州、桂林、梧州、平乐皆有之，八九月间，香气如桂，此瘴最急，触人口鼻即倒仆，此为中瘴。

必须同行之人，就其鼻旁，掘一穴，通地气，亦有得生。但腹痛饱胀，头晕恶心，重者立危。轻者平胃正气散，下玉枢丹而活。有善避者，见有黑气如雾，其香必至，即刳一地穴，以身俯地上，口鼻向土潭穴中，勿使香气入穴，即解矣。其气不及一饷，即散。故此地人枵腹行路，必用大蒜烧酒，亦避之之意，或先以行军散搐鼻亦妙。

又近云南、交趾地方，有糯米饭香，即病而绝，俗名江米瘴，亦可类治。

蚯蚓瘴

二三四月，泥水泛澜，人犯之，腹胀疼楚，如蚯蚓状者，青筋蟠现于肚腹，兴起痕高。轻则以蒜捣汁，及土浆敷腹，亦用玉枢丹、紫金锭、姜汁灌入，次进苏合七香以通之。

蚺蛇瘴

三、四、五、六、七月，蚺蛇交媾，秽浊之气，顺水流下，人或犯之，胸腹胀痛异常，口鼻有腥气。

轻则紫金锭、玉枢丹、行军散、苏合丸，用之亦有得生，重者一二日即死。

大凡治病之道，寒证用热药，热证用寒剂，人所共晓，此如举业题之正面易做，而侧取为难，更有外有余而内不足，有内真实而外假虚，阳证似阴，阴证似阳，其中精微深奥之处，差之毫厘，缪以千里。瘴疠虽从山川地气，随时令而得，亦必乘人本虚，方乃受病。其阳虚火衰者，一时受瘴，因轻而不觉，瘴证变为本病，必虚寒而腹胀满，大便泄泻，恶寒手足冷者是也。阴虚火旺者，瘴轻而不觉，瘴后现为本病，必头晕口渴发热，腹胀恶心便赤者是也。再审五脏六腑，各有素常偏患衰弱壮实之分，皆当以此类推。并须消息其夏秋劳逸行役，阴晴暑湿起居所履，庶几有得。至如瘴脉，初感洪数，虚者大而芤，实者弦而滑，久则变迁，亦总以无力为虚，有力为实也。

震按：三农治瘴之方，与古方微有不同，将来刊于《古今经验方按》，此不及录，与治瘴相宜，若仍古方之旧者不录。

吾吴地有痧气，夏月更多，或腹痛，或胀闷昏仆，若不救之，亦立死，此与瘴气病情仿佛，刮痧放痧，以行军散点眼，以痧药及紫金锭灌喉，皆可立愈，并非疑难证，不必更立一门。而有侈张其说者，如王养吾著《晰微补化全书》，立六十四卦象方，至谓各种杂证，多由痧气变迁，成案亦富，然不外散风清暑，豁痰消瘀，破气攻结诸法，而牵扯入痧，徒滋眩惑，不足取也。较之吴又可《温疫论》，指诸杂证为疫，同一附会耳。

卷　九

女科

叶杏林《指掌赋》曰："医学之传，首自黄农；女科之始，则由扁鹊。邯郸为带下之医，史迁所载；《产宝》著愈风之散，华佗所传。病机不等，巢元方之立论最详；精血攸关，褚侍中之遗书甚善。热入血室，脏燥悲伤，胃气下泄而阴吹，非张长沙孰能辨此；三十六病，转女为男，巧夺造化之枢机，舍孙真人其谁与归。唐白敏中，访昝殷备集验方三百七十八首而为《产宝》；宋郭稽中，补濮阳李师圣《产论》二十一篇以为《产方》。作《大全》，陈自明之勋最；补医按，薛立斋之功多。高宾刻《便产须知》，杜荍著《产育宝庆》。朱丹溪之《百问》可传，陈无择之《三因》宜读。搜罗众善，王宇泰之《女科准绳》分晰群方；武叔卿之《济阴纲目》，议论具备于经纶，方法谨承夫家秘。东垣、河间，各有名言；春甫、养葵，亦多妙义。诸书悉当诵习，临证自探渊微。学问思辨，不辞人十而己千；补泻寒温，可即一隅而反四。功行满则青城有望，怠惰久则白首无成。”

经水

东垣治一妇，年三十余，每洗浴后，必用冷水淋身。又尝大惊，遂患经来时，必先小腹大痛，口吐涎水。经行后，又吐水三日，其痛又倍。至六七日，经水止时方住。百药不效。诊其脉，寸滑大而弦，关尺皆弦大急，尺小于关，关小于寸，所谓前大后小也。遂用香附三两，半夏二两，茯苓、黄芩各一两五钱，枳实、延胡、丹皮、人参、当归、白术、桃仁各一两，黄连七钱，川楝、远志、甘草各五钱，桂三钱，吴茱萸一钱五分，分十五帖，入姜汁两蚬壳，热服之。后用热汤洗浴，得微汗乃已。忌当风坐卧，手足见水，并忌吃生冷。服三十帖痊愈。半年后，因惊忧，其病复举，腰腹时痛，小便淋痛，心惕惕惊悸。意其表已解，病独在里。先为灸少冲、劳宫、昆仑、三阴交，止悸定痛。次用桃仁承气汤大下之，下后用醋香附三两，醋蓬术、当归身各一两五钱，醋三棱、延胡索、醋大黄、醋青皮、青木香、茴香、滑石、木通、桃仁各一两，乌药、甘草、砂仁、槟榔、苦楝各五钱，木香、吴茱萸各二钱，分作二十帖，入新取牛膝湿者二钱，生姜五片，用荷叶汤煎服愈。

震按：冷水淋身致病，似宜温经散寒。后因惊忧复病，似宜调气安神。乃前则寒药多于热药，继则灸心与心包络膀胱及脾之穴，即能止悸定痛，痛已定而复用桃仁承气大下之，立法甚奇。且前用参，后不用参，而大下之后又用棱、术、桃、黄、青、槟等二十帖，几如国手下子，不可思议，诚非明季清初诸医所能及也。

丹溪治一妇，年四十八岁，因有白带，口渴，月经多，初来血黑色，后来血淡，倦怠食少，脐上急。以白术一钱五分，红花、豆大陈皮、白芍各一钱，木通、枳壳各五分，黄芩、砂仁、炙甘草各三分，煎汤下保和丸三十粒，抑青丸三十粒。

震按：初来血黑，后来血淡，是本虚而标热也。来既多，又倦怠食少，虚象显然，何以不用补药？试观第四条女年十五之案，则此案治法似未尽善，或者此妇之脉弦大而数耶？下二案如黄浆，如黑豆汁，制方极当。

一妇行经色淡若黄浆，心腹嘈杂，此脾胃湿痰故也。以二陈汤合四物入细辛、苍术，数服即止。

一妇子经水下如黑豆汁，此络中风热也。以四物加黄芩、川连、荆芥穗、蔓荆子，数服血清色转。

一女年十五，脉弦而大，不数，形肥，初夏时倦怠，月经来时多。此禀受弱，气不足摄血也。以白术一钱五分，生芪、陈皮各一钱，人参五钱，炒柏三分。

一妇年四十余，月经不调，行时腹疼，行后又有三四日淋沥，皆秽水，口渴面黄，倦怠无力。以白术一两，归身尾、陈皮各七钱，黄连三钱，木通二钱，生芪、黄芩各二钱，炙甘草一钱，分作八帖，下五灵脂丸四十粒，食前服。

震按：此案用药，白术、黄连、归身、归尾用得最好，芪、芩嫌其太轻，更好在五灵脂丸。

一妇年二十余，形肥，痞塞不食，每日卧至未，饮薄粥一盏，粥后必吐水半碗，仍复卧，经不通三月矣。前番通时黑色，脉辰时寸关滑有力，午后关滑，寸则否。询之因乘怒饮食而然。遂以白术一两五钱，厚朴、黄连、枳实各一两，半夏、茯苓、陈皮、山楂、人参、滑石各八钱，砂仁、香附、桃仁各五钱，红花二钱，分作十帖，每日服一帖，各入姜汁二蚬壳。间三日，以神佑丸、神秘沉香丸微下之。至十二日，吐止食渐进，四十日平复如故。

震按：饮薄粥一碗，必吐水半碗，卧不能起，将认作大虚证矣。其辨在于痞塞，及经停之前虽通而黑色也。此内火食积，郁成湿热，上则饮停，下则瘀阻，实证似虚耳。辰时寸关脉滑有力者，辰为气血注胃之时，胃满甚而连及上焦，午后惟关滑，独显胃实之象矣。方主消痰消食破气活血，加黄连、滑石以清湿热，仍兼人参以鼓舞胃气，使诸药得行其疏通之力，再佐姜汁之辛以开道路，又治呕吐，此真纪律之师，有胜无败者也。然犹有病深药浅之虑，隔三日，以二丸微下，则直捣贼巢，病根可拔矣。

吕沧洲治一女，在室病不月，诸医疗皆不得其状。视之腹大如娠，求其色脉即怪。语之曰：汝病非有异梦，则鬼灵所凭耳。女不答，趋入卧内，密语其侍妪曰：我去夏追凉庙庑下，薄暮过木神心动，是夕梦一男子，如暮间所见者，即我寝亲狎，由是感病，我惭赧不敢以告人，医言是也。妪以告吕，吕曰：女面色乍赤乍白者，愧也；脉乍大乍小者，祟也。病因与色脉符，虽剧无苦。乃以桃仁煎，下血类豚肝者六七枚，俱有窍如鱼目，病已。

震按：此即鬼胎，亦易辨识。惟云：病因与色脉符，虽剧无苦，一秘诀也。桃仁煎颇狠，然非此药，不能去此病。

俞子容治一妇寡居，郁结成疾，经事不行，体热如炙，忽吐血若泉涌，医用止血药，不效。愈以茅草根捣汁，浓磨沉香，服至五钱许，日以酽醋贮瓶内，火上炙热，气冲两鼻孔，血始得降下，遂不复吐，经事乃行。

震按：此是倒经，故降其气而血自降，茅根汁磨最妙，尤妙在热醋熏鼻，但经倒犹可生，经枯则必死耳。

石山治一妇，瘦小，年二十余，经水紫色，或前或后，临行腹痛，恶寒喜热，或时感寒，腹亦作痛，脉皆细濡近滑，两尺重按略洪而滑。汪曰：血热也。或谓恶寒如此，何谓为热？曰：热极似寒也。遂用酒煮黄连四两，香附、归身尾各二两，五灵脂一两，为末粥丸，空腹吞之而愈。

震按：脉细濡近滑，两尺亦于重按略洪而滑，又不兼数，殊难认为大热，乃重用黄连而愈，汪公指下真有得心应手之乐。

一妇年二十一岁，六月，经行腹痛如刮，难忍求死。脉得细软而快，尺则沉弱而近快。汪曰：细软属湿，数则为热，尺沉属郁滞也。以酒煮黄连八两，炒香附六两，五灵脂半炒半生三两，归身尾二两，为末粥丸，空心汤下三四钱，服至五六料。越九年，得一子。又越四年，经行两月不断，腹中微痛，又服前丸而愈。续后经行六七日，经止则流清水，腹中微痛，又服前丸而痛亦止。又经住只有七八日，若至行时，或大行五六日，续则适来适断，或微红，或淡红，红后常流清水，小腹大痛，渐连遍身，胸背腰腿骨里皆痛，自巳至酉乃止，痛则遍身冷热，汗大出，汗止痛减，尚能饮食，自始痛至今，历十五年，前药屡服屡效，今罔效者何也？汪复诊之，脉皆洪滑无力，幸其尚有精神。汪曰：此非旧日比矣。旧乃郁热，今则虚寒。东垣曰：始为热中，终为寒中是也。经曰：脉至而从，按之不鼓，乃阴盛格阳，当作寒治。且始病时形敛小，今则形肥大矣。医书曰：瘦人血热，肥人气虚，岂可同一治耶。所可虑者，汗大泄而脉不为汗衰，血大崩而脉不为血减耳。其痛日重夜轻，知由阳虚不能健运，故亦凝滞而作痛。以证参脉，宜用助阳。若得脉减痛轻，方为佳兆。遂投参、芪、归、术大剂加桂、附，一帖。来早再诊，脉皆稍宁。服至二三十帖，时当二月，至五月病愈。盖病有始终寒热之异，药有前后用舍不同，形有肥瘦壮少不等，岂可以一方而通治哉。

震按：细软而数，为湿热，洪滑无力，为虚寒，的系辨脉要旨。汪公自跋数语，尤属治病要诀。然前之黄连，终嫌太过，久服不换，亦恐非宜。

一妇经行，必泻三日，然后行。诊其脉皆濡弱。曰：此脾虚也。脾属血，属湿。经水将动，脾血已先流注血海，然后下流为经。脾血既亏，则虚而不能运行其湿。令作参苓白术散，每服二钱，一日米饮调下二三次，月余，经行不泻矣。

一妇年逾四十，形长色脆，病经不调，右脉浮软而大，左脉虚软而小，近快，常时经前作泄。今年四月，感风咳嗽，用汤洗浴汗多，因泄一月。六月，复因洗浴，发疟六七次，疟虽止而神思不爽。至八月尽，而经水过多，白带时下。泻泄，遂觉右脚疼痛。旧曾闪挫脚跟，今则假此延痛，臀腿、腰胁、尻骨、胫、项、左边筋皆掣痛，或咳嗽一声，则腰眼痛如刀扎，日轻夜重，叫号不已。幸痛稍止，饮食如常，因思月水过多，白带时下，日轻夜重，泄泻无时，亦属下多亡阴，宜作血虚治，然服四物止痛之剂益甚。九月，汪复诊视，始悟此病乃合仲景所谓阳生则阴长之法矣。夫经水多，白带下，常泄泻，皆由阳虚陷下而然，命曰阳脱是也。日轻夜重，盖日阳旺而得健运之职，故血亦无凝滞之患而日轻也。夜则阴旺而阳不得其任，失其健运之常，血亦随滞，故夜重也。遂以参、术助阳之药，煎服六七帖，痛减，此亦病证之变，治法殊常，故记之。

震按：前案之理易明，此案之脉亦易认为虚，惟近快而合以足之延痛，颇似湿热耳。然久泻复疟，经水过多，白带时下，显系参、术对证，何云治法殊常耶。

一妇人年逾四十，形色颇实，常患产难倒生，经水不调，或时遍身骨节疼痛，食少倦怠，自汗。汪诊之，两手脉皆不应，而右关轻按，隐隐然微觉动也，疑脉出部，以指寻按经渠列缺穴分，亦不应。甚怪之，乃叩其夫。曰：有孕时，医诊亦言无脉，后服八物汤，幸而易产，得一子。汪曰：此由禀赋本来脉不应也，无足怪。可见天下事变无穷，果难一一以常理测也。如《脉经》所谓，但道其常而已，两手无脉，不伤其生，又不妨于胎孕，岂《脉经》所能尽耶？

震按：人有一手无脉者颇多，若两手无脉者则少。此乃母胎中，或襁褓时，蹙锉其经隧，致脉不通，原非病也。石山又诊一妇左手无脉，而动于腕臂外廉阳溪偏历之分，是即今所谓反关脉耳。汪乃曰：左脉离其部位，其病难以脉知。诚然反关脉多洪大，且可推动，果不足以审病情。

又按：丹溪治一妇久疟，食少经闭，两手无脉，每日与三花神佑丸十余粒，津咽之。月余食进，脉出。又半月脉愈。又一月经行。此则因病而无脉，非向来无脉也。

一妇产后，经行不止，或红或白或淡，病逾八月，面色黄白，性躁，头眩脚软。医用参芪补药，病益加，用止涩药不效。汪诊之，右脉濡弱无力，左脉略洪而快。曰：右脉弱者，非病也。左脉偏盛，遂觉右脉弱耳。宜主左脉，治以凉血之剂。遂以生地、白芍、白术各一钱，黄芩、阿胶、归身各八分，陈皮、香附、川芎、椿根皮、茯苓各六分，柴胡、甘草各五分，煎服二十余剂而愈。

震按：右脉濡弱无力，而汪公乃以左脉偏盛为主，其取舍异矣。且曰：右脉弱非病，则经水之或白或淡，及面色黄白头眩脚软，非右脉弱之为病。汪公盖因曾用参芪而病益加，则右脉不足凭，常以凉血之剂专主左脉为治耳。

又治一妇，年逾三十无子，汪诊其脉近和，惟尺部洪滑。曰：子宫有热，血海不固也。其夫曰：然，每行人道，经水即来。乃以丹溪大补丸加山茱萸、白龙骨止涩之药以治其内，再以乱发灰、白矾灰、黄连、五倍子为末，以治其隐处，果愈且孕。

立斋治一妇人，每交接则出血作痛，敷服皆凉血止痛之剂，不时出血甚多。此肝伤不能藏血，脾伤不能摄血也。用补中益气归脾二汤而愈，外亦以乱发、青布，烧灰敷之。

又一妾证同前，按其脉，两尺沉迟而涩。用补血散寒之剂不愈，偶检《千金方》，以蛇床子散绵裹纳其中，二次遂愈。

震按：以上三案，病同而治法各异，可见病以脉为断也。立斋首案不载脉，然數服皆凉血止痛之剂不效，则舍补无他法矣。此又可以意会也。

又一妇人，经候过期，发热倦怠，或用四物、黄连之类，反两月一度，且少而成块；又用峻药通之，两目如帛所蔽。薛曰：脾为诸阴之首，目为血脉之宗，此脾伤五脏皆为失所，不能归于目矣。遂用补中益气、《济生》归脾二汤，专主脾胃，年余寻愈。

震按：此案可比人天法眼，若不补脾胃而用血药凉药以治目，亡无日矣。

一妇人年四十，劳则足跟热痛，薛以阴血虚极，急用圣愈汤而痊。后遍身瘙痒，误服风药，发热抽搐，肝脉洪数。此乃肝家血虚火盛而生风，以天竺胆星为丸，用四物、麦冬、五味、芩、连、炙草、山栀、柴胡煎送而愈。

一妇人多怒，经行或数日，或半月方止。三年后，淋沥无期，肌体倦瘦，口干内热，盗汗如洗，日晡热甚。用参、芪、归、术、茯神、远志、枣仁、麦冬、五味、丹皮、龙眼、炙草、柴胡、升麻，治之获愈。此证先因怒动肝火，血热妄行，后乃脾气下陷，不能摄血归源，故用前药。若胃热亡津液而经不行，宜清胃。若心火亢甚者，宜清心。若服燥药过多者，宜养血。若病久气血衰，宜健脾胃。

震按：前案治血热生风，此案治脾虚下陷，迥然不同。但前案易认，此案内热倦瘦，盗汗口干，日晡热甚，已近痨怯病形，幸未咳嗽经停耳。若认为痨怯而用清火，则必死。

立斋曰：一妇性急，每怒非太阳、耳、项、喉、齿、胸乳作痛，则胸满吞酸，吐泻少食，经行不止。此皆肝火之证，肝自病则外证见，土受克则内证作。余先以四物加白术、茯苓、柴胡、炒栀、炒龙胆，清肝养血；次用四君子加柴胡、芍药、神曲，合左金以培土制肝，渐愈。惟月经不止，是血分有热，脾气尚虚。以逍遥散倍用白术、茯苓、陈皮，又以补中益气加酒炒芍药，兼服而安。

一妇人月经不调，晡热内热，饮食少思，肌体消瘦，小便频数，服济阴丸，月经不行，四肢浮肿，小便不通。曰：此血分也。朝用椒仁丸，夕用归脾汤，渐愈，乃以人参丸代椒仁丸，两月余将愈，专用归脾汤五十余剂而痊。

一厉妇月经不调，小便短少，或用清热分利之剂，小便不利三月余，身面浮肿，月经不通。曰：此水分也。遂朝用葶苈丸，夕用归脾汤，渐愈，乃用人参丸间服而愈。以上二证，作脾虚水气，用分利等药而没者多矣。

震按：立斋治病，善于温补，若攻伐之药，非其所长。今此三案，首案是其本色，后二案全宗陈氏良方治法，其椒仁丸中有芫花、蚖青、斑蝥、信砒峻毒之品，竟毅然用之，虽兼佐归脾汤，而毒药力猛，甚为担险，即葶苈人参二丸，亦非轻剂。乃二病皆痊，譬之名将，或攻或守，或奇或正，总操必胜之着，虽履险而如夷也。

一妇内热作渴，饮食少思，腹内近左，初如鸡卵，渐大四寸许，经水三月一至，肢体消瘦，齿颊似疮，脉洪数而虚，左关尤甚，此肝脾郁结之证。外贴阿魏膏，午前用补中益气汤，午后以加味归脾汤。两月许，肝火少退，脾土少健，仍与前汤送下六味地黄丸，午后又用逍遥散送归脾丸。又月余，日用芦荟丸，以大皂角、青黛、芦荟、朱砂、麝香各一钱，另以干虾蟆用皂角等分烧存性，为末一两，入前项药，同为末，蒸饼丸如麻子大，每日二服，空腹以逍遥散下，日晡以归脾汤下。喜其谨疾，调理年余而愈。

震按：古方治瘰痕，有芦荟丸，用芦荟、黄连、胡黄连、木香、芜荑、青皮各五钱，当归、茯苓、陈皮各一两五钱，炙草七钱，米糊丸云。治疳痕，肌肉消瘦，发热，饮食少思，口干作渴，齿颊生疮等证，与此方大同小异，而叙证悉同。《济阴纲目》注，谓小儿疳积腹胀者宜用，疑与妇人非宜，意其误收。今观此案，而后知集书者之不误收也。

孙东宿治马二尹媳，每月汛行，子户旁辄生一肿毒，胀而不痛，过三五日，以银簪针破，出白脓盏许而消，不必贴膏药而生肉，无疤痕，但汛行即发，或上下左右无定所，第不离子户也。内外科历治数年不效，且致不孕。因询于孙，沉思两日而悟曰：此中焦湿痰，随经水下流，壅于子户也。经下而痰凝，故化为脓，原非毒，故不痛。用白螺蛳壳火煅存性为君，南星、半夏为臣，柴胡、甘草为佐，面糊丸，早晚服之，遂愈。

震按：孙公颖悟，殊不可及。原非毒，故不痛，亦格致名言。

［附］一寡妇体弱，每逢月事声哑。沈尧封曰：肝肾之络，俱上连肺，精血下注，肺中必枯，故哑。用地黄、天冬、肉苁蓉、归身等大补精血，病反甚；加细辛五分，通厥少之络，才入口，声即出，后用八味丸调理，经来不哑。

震按：今人称月事为天癸者，谬也。《经》云：女子二七而天癸至，任脉通，太冲脉盛，月事以时下。又云：男子二八而肾气盛，天癸至，精气溢泻。若天癸即月事，丈夫有之乎？顾名思义，谓是天一之真水，乃精血之源头也。盖男女皆有精，《易》云：男妇媾精，可据。然指天癸为精，亦不妥。天癸为精，不该又云精气溢泻矣。后贤讲受孕之道，有阳精阴血，先至后冲等说，亦谬。夫男女交接，曾见女人有血出耶？交接出血是病，岂能裹精！及为精所裹哉，大约两情欢畅，百脉齐到，天癸与男女之精偕至，斯入任脉而成胎耳。男胎、女胎则由夫妇之天癸，有强弱盈虚之不同也。任脉、督脉，皆起于前后两阴交之会阴穴，督总诸阳，任总诸阴，任脉隶足少阴，冲脉隶足阳明，所谓冲为血海，任主胞胎也。《经》云：前阴总宗筋之所会，会于气街，而阳明为之长。阳明水谷之精华，变化成血以灌输太冲，太冲脉盛，月事以时下矣。既孕则血聚以养胎，不能输入太冲，故月事不下。由此辨之，任脉通而天癸至，冲脉盛而月事下，明系两项矣。

师尼寡妇异治

许学士治一尼，恶风倦怠，乍寒乍热，面赤心怔忡，或时自汗。是时疫气大行，医见其寒热，作伤寒治之，用大小柴胡汤杂进，数日病急。许诊视，告之曰：三部无寒邪脉，但厥阴弦长而上鱼际，宜服抑阴等药。乃以生地二两，赤芍一两，柴胡、秦艽、黄芩各五钱，为细末，蜜丸如梧桐子大，每服三十丸，乌梅汤吞下，日三服，良愈。

薛立斋治一寡妇因怒，致不时寒热，久而不已，肝脉弦紧。用小柴胡加生地，治之而愈。但见风，寒热仍作，此是脾胃气虚。用加味归脾、补中益气二汤，兼服而止。

一放出宫女，年逾三十，两胯作痛，肉色不变，大小便中作痛如淋，登厕尤痛。此瘀血渍入隧道为患，乃男女失合之证也，难治。后溃不敛，又患瘰疬而殁。此妇在内，久怀忧郁，及出外为人妾，又不如愿，致生此疾，可见瘰疬流注。乃七情气血损伤，不可用攻伐，皎然矣。按《精血篇》云："女人天癸既至，逾十年无男子合，则不调；未逾十年思男子合，亦不调。不调则旧血不出，新血误行，或渍而入骨，或变而为肿，或虽合而难子，合多则沥枯虚人，产多则血枯杀人。"

江篁南治一贵妇寡居，月候不调，常患寒热，手足或时麻木，且心虚惊悸，或心头觉辣，诸治不效。诊其肝脉弦出左寸口，知其郁而有欲心不遂也。

乃以乌药、香附二味投之，二服诸证俱减。

震按：欲男子而不得，则相火内郁，郁久必致气血暗耗，阴阳交争，自生寒热，不皆由精血离位，渍入隧道而变寒热也。故失合之证成痨者，多非药可愈。江氏讲肝脉弦出寸口，谓肝主疏泄，今肝火不泄，逆而上行，此说却通。又魏氏云：今人脉上鱼际者，十居其五，或左或右，或左右皆然，阴虚火盛之人，类多见之，不可定为郁病，此说亦是。

崩漏

西园公不知何郡人，曾治一妇人，年六十二岁，患血崩不止，以黄连解毒汤四帖，后服凉膈散合四物六帖，即愈。此妇因悲哀太过则心系急，肺布叶举而上焦不通，热气在中，血走而崩，故效。

震按：此即血热崩漏治法，然悲哀太过伤肺伤心，致元气暴虚而崩者，当用人参，如归脾汤之类，断不可用凉膈散，须以脉辨之。

王汝言治一妇，患胎漏，忽血崩甚，晕去，服童便而醒，少顷复晕，急服荆芥，随醒随晕，服止血止晕之药，不效。忽又呕吐，王以其童便药汁，满于胸膈也，即以手探吐之，末后吐出饮食及菜碗许。询之，曰：适饭后着恼，少顷遂崩不止。因悟曰：因饱食胃气不行，故崩甚。血既大崩，胃气益虚而不能运化，宜乎崩晕不止，而血药无效也。急宜调理脾胃，遂用白术五钱，陈皮、麦芽各二钱煎。一服晕止，再服崩止。遂专理脾胃药十数服，胃气始还，后加血药服之而安。若不审知食滞，而专用血崩血晕之药，岂不误哉。

震按：此与食中相似，因知见病医病，不究其来历者，最误事也。

归大化之内，患崩血，昏愦，发热不寐。或谓血热妄行，投以寒剂，益甚；或谓胎成受伤，投以止血，亦不效。乃延立斋诊之，曰：此脾虚气弱，无以统摄血耳。法当补脾而血自止矣。用补中益气加炮姜，不数剂而效。惟终夜少睡，惊悸，另用八物汤，更不效，复叩诸先生，曰杂矣。乃与归脾汤加炮姜以补心脾，遂如初。

震按：八物汤亦气血兼补而责其杂者，以血药太多，不专主心脾也。可见用药须与证恰对，一毫假借不得。

江汝洁治叶廷杰之内，十月，病眼若合即麻痹，甚至不敢睡。屡易医，渐成崩疾。江诊得左手三部，举之略弦，按之略大而无力，右手三部，举按俱大而无力。《经》曰：血虚脉大如葱管。又曰：大而无力为血虚。又曰：诸弦为饮。又曰：弦为劳。据脉观证，盖由气血俱虚，以致气不周运而成麻痹，时医不悟而作火治，药用寒凉过多，损伤脾胃，阳气失陷而成崩矣。以岁运言之，今岁天冲主运，风木在泉，两木符合，木盛而脾土受亏，是以土陷而行秋冬之令。以时候言之，小雪至大雪之末，六十日有奇，太阳寒水司令，厥阴风木客气加临其上，水火胜矣。《经》曰：甚则胜而不复也。其脾大虚，安得血不大下乎？且脾裹血，脾虚则血不归经而妄下矣。法当大补脾经为先，次宜补气祛湿，可得渐愈矣。以人参三钱，黄芪二钱，甘草四分，防风、荆芥、白术各一钱，陈皮八分，水煎，食远服，一剂分作三服。不数剂而安。

震按：脉大而无力，乃气虚之确据，何可指定为血虚？况麻属气虚，先哲之成言也。气虚不能摄血则崩，参、芪在所必用。惟左手脉举之略弦，似有风邪，少加荆、防，亦是。微嫌议论拖沓，借司天运气以张大其说，反觉宽泛耳。

易思兰治一妇患崩，去血极多，用止血药，崩愈甚，卧床月余，羸瘦食少，面青爪黑，气促痰喘。易诊之，心脉平和，肝脉弦大时一结，肺脉沉而大且有力，脾胃脉沉涩，两尺沉而无力。曰：此气郁证也。询之，果因怒而致。乃用香附、乌药、苏梗为君，抚芎、白芷为臣，当归、白术、神曲、甘草为佐使。服药后，顿觉神爽，诸证减半，举家欣跃。易曰：未也，明日子时分，指甲变桃红色，方可救。至期甲色果红。又诊之，左三部如前，肺脉微起，脾胃虽沉缓而不涩，两尺照旧。谓其家曰：午时血当大崩，毋得惊惶以骇病者。至期，果下紫黑血块数枚，自此遂止。或问曰：崩，血证也。人用血药不效，公用气药而止者，何也？易曰：崩虽在血，其源在气，气如橐籥，血如波澜，血随气行，欲治其血，先调其气，然有调气而血疾不愈者，有不调气而治血亦愈者，又何也？盖所因有不同耳，有因血而病气者，有因气而病血者，能以脉证辨之，而治法之先后定矣。如人禀来血虚者，血虚气必盛，为咳血潮热咽痛等证。此则以血为主，而用滋阴降火之剂。今此证时值秋令，肺脉宜浮短而反沉大，失其令矣。有云：下手脉沉，便知是气。大者，火也。气有余即是火，沉而兼大，是气郁而不运也。况肝木至秋，脉当微弱，兹反弦大而结，肝脉结者，血积于内也。病因肝家怒火郁结，血不归经而妄行，非因气而病血者乎，故以治气为先也。曰：指甲已黑矣。君断子时变红，血已止矣。君断午时复来，何也？易曰：此正阴阳生长之妙也。盖血活则红，血凝则黑。爪甲黑者，血凝而不散也。今用药以行其气，至子时一阳初动，气行则血活，故黑甲变而红矣。至午时一阴复生，肝乃乙木，乙木生于午，肝气得令，其邪不能容，故积血于此时尽出。积出则气运血行，循环经络而病已矣。

震按：此案议论通畅，大有发明，然开郁疏气之药，一服而瘀血行，新血止，必无其事。不过此病有此理，姑存其说，以示后人，使勿墨守见血治血一法。

孙东宿治潘敬斋媳，经水不调，医投安胎之剂，越七月，经水忽大行，内有血块筋膜如手大者一二桶，昏冒困惫，其脉右关洪滑，左寸洪数，两尺皆洪大。病交夜分，咬牙乱语，手心热，口噤，时手足皆冷，心头胀闷不快，面色青。诸医皆谓难治，孙曰无恐，此浊痰流滞血海，以误服安胎之剂，益加其滞。血去多，故神魂无依，痰迷心窍，故神昏语乱。其发于夜半者，乃痰热在心包络与胆经，故每至其时而发，为之调气开痰，安神养血，可生也。即以温胆汤加石菖蒲、酒芩、天麻、枣仁、丹参与服。其夜子丑时，咬牙乱语皆减半。次日仍与前药，每帖加竹茹五钱，临睡又与黑虎丹数粒，诸证悉去而愈。

震按：此证不用脱血益气之法，其察脉审证高矣。然此时着眼在昏冒胀闷等证，非血去多而犹不止也。温胆汤竹茹用至五钱，终系暴病，病根在痰火，误服补涩药以致崩，非久崩不痊者比。若吾邑钱观察夫人患崩证三年，名医毕集，靡药不尝，迨后用归脾汤几数百帖，服参无算，旋愈旋发，卒致不起，纵遇孙公，亦复何法以治之？

施笠泽治祁君万之内，崩中，服地榆、续断等药不效，施诊其脉沉而结。曰：蓄血证也。病得之天癸至而怒。祁曰然，因怒经止，半月后即患崩证，迄今一月矣。乃用桃仁、大黄行血破瘀，或谓失血复下，不导其势耶？施曰：血随气滞，蓄积不散，壅塞隧道，溢而妄行，决壅去滞，则血自归经矣。不然，舍其本而治其末，何异下水塞流乎？服汤二剂，果下衃血，天癸旋至。

[附] 高鼓峰治一产后恶露不尽，至六七日，鲜血奔注，发热口渴，胁痛狂叫，饮食不进。用养血及清肝行血药，无一效。高诊其脉，洪大而数。乃曰：此恶露未尽，留泊血海。凡新化之血，皆迷失故道，不去蓄利瘀，则以妄为常，曷以御之？用醋制大黄一两，生地一两，桃仁泥五钱，干漆三钱，浓煎饮之。或曰：产后大虚，药毋过峻否？高曰：

去者自去，生者自生，何虚之有？服后下黑血块数升，诸病如失，再用补中益气调理而痊。

震按： 此二案，若合符节，要皆实证也。实证易治，一攻即愈；虚证难医，屡补无功。《经》云：不能治其虚，何问其余？以见能治虚者，自无难题矣。夫治虚用补，通套之法也。审其脏腑经络奇经，虚在何处，有无寒热湿风之兼挟，细细分别，尚或效或不效，其效者为能治，不效者仍为不能治也。寒热湿风，古人皆有成方，而风之一字，今多忽略。《内经》云：卒风暴至，则经水波涌而陇起，原与天暑地热，经水沸溢，对待为言，故古人治风入胞门，有一味防风丸、举卿古拜散等方。若肝风内动，则未之及。肝属风木，主藏血，因怒因郁，皆致斯病，须以逍遥散、虎潜丸、乌梅丸、补肝汤，斟酌加减。盖即肝风动血，又有挟寒、挟热、挟瘀之分，人参、熟地、阿胶、黄连、地榆、桂、附、桃仁、柏子仁、三七、郁金等，可凭脉证参入，总在临机权变，不得只以虚目之也。

带下

吴茭山治一妇人，久患白带，瘦削无力，倦怠欲睡，腰酸腿痛，饮食无味，面黄，日晡烦热，小便淋沥。以归身、茯苓各一钱，炒芍药、地骨皮、白术、川芎、人参各八分，黄芩、鹿角胶各一钱，炙草、熟地、车前子各五分，枣二枚，水煎服，数服而愈。后治数妇皆验。

程明佑治一妇，病带下不止。医投调经剂，血愈下，复投寒凉药，遂下泄，肌肉如削，不能言，四肢厥逆。程诊其脉细如丝，曰：阳气微而不能营阴，法当温补，阳生则阴长而血不下漏。遂以人参二两，附子三片，浓煎，一服手足微温，再服思食，继服八珍四十剂愈。

立斋治一妇人，头晕吐痰，胸满气喘，得食稍缓，苦于白带二十余年矣。诸药不应，薛曰：此气虚而有痰饮也，饮愈带始愈。遂用六味地黄丸，不月而验。

震按：六味地黄，岂能治饮。就此证宜六君与肾气丸并用，即如首案，熟地仅用五分，次案附子仅用三片，俱不可解。

一妇人吞酸胸满，食少便泄，月经不调，服清气化痰丸，两膝渐肿，寒热往来，带下黄白，面黄体倦。此脾胃虚湿热下注，用补中益气倍参、术，加茯苓、半夏、炮姜而愈。若因怒，发热少食，或两腿赤肿，或指缝常湿，用六君加柴胡、升麻，及补中益气。

孙东宿治吴太夫人，年六十余，久患白带，历治不效，变为白崩。诊得右寸滑，左寸短弱，两关濡，两尺皆软弱。孙曰：据脉心肾俱不足，而中焦有湿，今白物下多，气血日败，法当燥脾，兼补心肾。乃制既济丹，用鹿角霜、当归、茯苓各二两，石菖蒲、远志各一两五钱，龙骨、白石脂各一两，益智仁五钱，山药糊丸，空心服以补心肾。又制断下丸，用头二蚕沙炒三两，黄荆子炒二两，海螵蛸磨去黑甲、樗根白皮各一两，面糊丸，午后服，以燥中宫之湿，不终剂而愈。

震按： 今之妇人，患带下者十居八九。而带下之虚证，亦十居八九。虚证挟肝火，挟湿热者，又十居八九。若不虚而只是肝火与湿热者，仅十之一二而已。故此门集案虽少，其治法大旨，已约略可见。

妊娠诸病

徐文伯从宋后废帝出乐游苑门，逢一妇人，有娠。帝以善诊，诊之曰：此腹有女也。问文伯，曰：腹有两子，一男一女，男左边青黑，形小于女。帝性急，便欲剖视，文伯恻然曰：若刀斧，恐其变异，请针之立堕。便泻足太阴隐白穴，补手阳明合谷穴，胎便应针而落，两儿相续出，果如其言。

魏曰：可见堕胎之证，以脾为主，则知安胎之法，亦以脾为主。

震按： 徐公之术精矣，而奏对尤善。盖宋废帝荒淫无道，若以验胎致杀孕妇为谏，帝必不从。乃云：若用刀斧恐其变异，则帝方欲其说之不验而无所文饰也，斯听其用针矣。仁人之言，其利溥哉。

陈斗岩治叶南洲妻，经闭五月，下白或赤，午后发热，咳嗽呕吐，医以为痨瘵。陈视之曰：两尺脉皆实，此必有孕，外受风邪，搏激故耳。饮清和之剂而安，未半年，生一子。

薛立斋治妊娠三月，其经月来三五次，但不多，饮食精神如故。此血盛有余，儿大能饮，自不来矣。果然。

震按： 此二条似孕似病，近亦最多，必须善诊，方能不惑。

一妊娠每至五月，肢体倦怠，饮食无味，先两足肿，渐至遍身，后及头面。此是脾肺气虚，朝用补中益气，夕用六君子加苏梗而愈。

程文彬治孕妇七个月，胸膈饱闷，气喘，忽吐出一物，如小肠寸许，举家惊疑其胎烂。程至，诊得寸口脉洪滑。知其气盛血少，胎气凑上，中焦蓄有湿热，湿生痰，知所吐之物，乃痰结聚，病名子悬，以紫苏饮加芩、连、贝母，十剂获痊。

震按： 此二案，乃子肿、子悬治法之大略也。

孙东宿治一匠妇，怀妊五月而患心痛。究其所由起，谓由失足坠楼也。始教饮韭菜汁一盏，痛止。其夫又从邻医取药煎服，服后心腹痛，吐鲜血盈盆，胸间冲冲上抵，疼不可言。孙诊之，六脉洪大，汗出如雨，喘息不休。其妇楼居低小，令亟移居楼下。随与益元散五钱，用紫苏汤调服，即熟睡至晓，汗敛喘定，痛亦止。再与固胎饮一帖全安。邻医私询曰：吐血脉忌洪大，加以喘汗，危益甚矣。且妊妇禁汗，禁下，禁利小便。先生之药悉犯之，而反获效，何哉？孙曰：医贵审证，此妇之汗，以楼居低小，当酷暑而热逼故也。汗多血去而胎失养，故冲冲上抵，喘息不续，移楼下以避暑气，益元散为解暑圣药，而紫苏又安胎下气之妙品，气下则血归原而病痊矣。此对证之药，法出王海藏《医垒元戎》四血饮是也。特诸君检阅不遍，即检阅亦不知为胎产之治，余不过融会前人之法，用而不谬耳。

震按：胎前而用滑石，汗多而用紫苏，所谓有故无殒，亦无殒也。乃引四血饮以证之，实系附会，因此方惟紫苏、丹参、蒲黄、滑石四味，遂可假托耳。

一妇妊已七月，梦见亡故祖母，挥拳打背一下，惊醒，即觉胎动不安。血已下，大小便皆急，腰与小腹胀疼者五日，此亦事之奇也。孙诊其脉，两寸俱短弱。此上焦元气太虚，当骤补之。人参、芪、术、阿胶各二钱，归、芎、条芩、杜仲各一钱，砂仁、香附各五分，苎根嫩皮三钱，葱白六钱。一剂而血止，两剂诸证悉除。四剂后，减去苎根、葱白。调理旬日，足月而产一女。

东宿曰：张氏妇年二十一，其夫延予诊，左寸关短弱，尺滑，右寸亦滑，关濡弱，尺沉微。诊毕，问予曰：脉何如？予曰：心神脾志，皆大不足，肺经有痰。夫曰不然，乃有身也。予曰：左寸短弱如此，安得有孕？夫曰：已七十日矣。予俯思久之，问曰：曾经孕育否？夫曰：已经二次，今乃三也。予问二产皆足月否，男耶女耶？夫曰：实不敢讳，始产近九个月，手足面目完全，而水火不分，脔肉一片，生下即死；次亦九个月，产下亦无啼声，看时口中无舌，亦旋死。二胎之异，不知何故？望先生细心察之。予方悟二胎之不完者，由心脾二经不足所致也，今左寸右关之脉可见矣。乃为筹思一方，专以补心血为主，令其多服，以百帖为率。枣仁、远志、茯神各一钱，白术二钱，归、芍、枸杞各一钱五分，甘草五分，生地八分，艾絮二分，龙眼肉五枚，水煎服。足月而产一子，次年又有身，不以前事为意，至九个月产下，形体俱具，外有脂膜一片包其面，耳目口鼻皆见，但不能去此脂膜。因思上年之子，为药之力也。

震按：两寸短弱为上焦元气大虚，左寸短弱为无孕，皆阅历老到之言。又可见察脉者，必须逐部细诊，但此案既云心脾二经不足，何但补心而不补脾耶。

肿喘

喻嘉言治顾季掖室人，仲夏时，孕已五月，偶尔下血。医以人参、阿胶，勉固其胎。又经一月，身肿气胀，血逆上奔，结聚于会厌胸膈间，食饮才入，触之痛楚，转下甚艰，稍急，即连粒呕出，全如噎证。更医数手，咸以为胎气上逆，脾虚作肿而成膈噎也。用人参之补，五味之收为治，延至白露节，计孕期已八月，而病势危极，呼吸将绝，始邀喻诊。其脉尺部微涩艰推，独肺部洪大无伦，其喘声如曳锯，其手臂青紫肿亮如殴伤色。喻骇曰：似此凶证，何不相商，幸余尚有善药，可以通其下闭上壅。季掖必求病名，喻曰：上壅者，以肺脉之洪大，合于会厌之结塞，知其肺当生痈也。下闭者，以尺脉之微涩，合于肉色之青肿，知其胎已久坏也。善药者，泻白散加芩、桔之苦以开之，不用硝、黄等疠药也。服二大剂，腹即弩痛，下白污如脓者数斗，裹朽胎而出，胸膈即开，连连进粥，但寒热咳嗽未除。旬余白污既尽，忽大肿大喘可畏，一以清肺为主，竟获全痊。

震按：此案从吕沧洲得来。沧洲治经历哈散侍人，病喘不得卧，众作肺受风邪治，吕诊气口独盛，厥阴弦动而疾，两尺俱短而离经。乃曰：此得之毒药动血，以致胎死不下，奔逆而上冲，非风寒作喘也。用催生汤加芎、归，煮大剂服之。夜半果下一死胎，喘即止。哈散因告妾诚有孕，以室人见嫉，故药去之，众所不知也。

恶阻

丹溪治一妇，孕两月，呕吐头眩，医以参、术、川芎、陈皮、茯苓服之，愈重。脉弦，左为甚，而且弱。此恶阻病，必怒气所激。问之果然，肝气既逆，又挟胎气，参、术之补，大非所宜。以茯苓汤下抑青丸二十四粒，五服稍安，脉略数，口干苦，食则口酸。意其膈间滞气未尽行，以川芎、陈皮、山栀、生姜、茯苓煎汤，下抑青丸十五粒而愈。但口酸易饥，此肝热未平，以热汤下抑青丸二十粒，至二十日而愈。后两手脉平和，而右甚弱。其胎必堕，此时肝气既平，可用参、术。遂以初方参、术等补之，预防堕胎以后之虚。服一月而胎自堕，却得平安矣。

震按：右脉弱而胎必堕，虽投参、术无功，此必丹溪试验数次，故确信不疑。

一妇孕三月吐痰水并饮食，每日寅卯作，作时觉小腹有气冲上，然后膈满而吐，面赤微躁，头眩，卧不能起，肢疼微渴，盖肝火挟冲脉之火冲上也。一日甚，二日轻，脉和，右手寸高，药不效者将二月余。偶用沉香磨水，化抱龙丸，一服膈宽，气不上冲，二三服，吐止眩减，食进而安。

震按：抱龙丸乃香窜辛散之药，似非孕妇所宜。竟获大效者，此妇必多郁，或多思，故气结而右寸脉高，诸香药能破郁开结，则效也。

汪石山治一妇，形质瘦小，面色近紫，产后年余，经水不通，首夏忽病呕吐，手指麻痹挛拳，不能伸展，声音哑小，哕不出声。医皆视为风病，危之。汪诊脉皆细微近滑，曰：此妊娠恶阻病也。众谓经水不通，安有妊理。汪曰：天下之事，有常有变，此乃事之变也。脉虽细微，似近于滑，又尺脉不绝，乃妊娠也。遂以四君子加二陈治之，诸证俱减，尚畏粥汤，惟食干糕香燥之物而有生意。

给事游让溪夫人，病新愈，月余经事不行，呕哕眩晕，饮食难进，医以为二阳之病发心脾，女子不月，法在不治。江篁南诊之，尺脉虽小，按之滑而不绝。此妊而恶阻，非凶候也。六君子加砂仁，数服而安，后产一女。

震按：前条系产后经犹未通，此条系病后月事不行，殊难指其为孕。汪公谓事之变，近来却常有之，尺按不绝，最宜留心。至如恶阻乃常病，《千金》半夏茯苓汤最佳，二陈加生地、芍、芎、覆花、桔梗、细辛、人参、生姜也。有寒者《千金》茯苓丸可用，六君加枳实、桂心、干姜、葛根也。橘皮竹茹汤治胃热，抑青丸治肝火，法亦备矣。诸法不应则停药，《金匮》所谓加吐下者则绝之也，过八十日，自愈。

转胞

丹溪治一妇，年四旬，孕九月，转胞，小便闭三日矣。脚肿形瘁，左脉稍和，而右涩。此必饱食气伤，胎系弱，不能自举而下堕，压膀胱，偏在一边，气急为其所闭，所以水窍不能出也。当补血养气，血气一正，胎系自举。以参、术、归尾、芍药、带白陈皮、炙甘草、半夏、生姜浓煎四帖。任其叫号，次早以四帖渣作一服煎，顿饮探吐之。小便大通，皆黑水。后遂就此方加大腹皮、炒枳壳、青葱叶、砂仁，作二十帖与之，以防产前后之虚。果得平安，产后亦健。

一孕妇七月，小便不通，百医不得利，转加急胀，脉细弱。乃气血虚不能乘载其胎，故胎压膀胱下口，所以溺不能出。用补药升起，恐迟，反加急满。遂令稳婆以香油抹手入产户，托起其胎，溺出如注，胀急顿解。却以参、芪、升麻大剂服之，或少有急满，再托如前。

江云：不如将孕妇眠于榻上，将榻倒竖起，胎自坠转，其溺溅出，胜于手托多矣。

震按：二案皆用补药，则可知利水破气药之谬。观前案任其叫号，四日方用探吐，后学宜借以壮胆，毋事纷更自误。

堕胎

丹溪治一妇，有胎至三个月左右即堕，其脉左大无力，重取则涩，乃血少也。以其妙年，只补中气，使血自荣。时正初夏，浓煎白术汤，调黄芩末一钱，服之至三四两，得保全而生。

一妇年三十余，或经住，或成形未具，其胎必堕。察其性急多怒，色黑气实，此相火太盛，不能生气化胎，反食气伤精故也。因令住经第二月，用黄芩、白术、当归、甘草，服至三月尽，止药，后生一子。

震按：前案补气以生血，此案清热以养气，不过芩、术二味，服又甚少，竟得保全，今恐不能也。然今有煎苎麻汤日服，间佐以二蚕绵灰，或南瓜蒂灰，或黄楝头，亦有验者。

一妇经住三月后，尺脉或涩，或微弱，其妇却无病。知是子宫真气不全，故阳不施，阴不化，精血虽凝，终不成形，至产血块，或产血胞。惟脉洪盛者，胞不堕。

震按： 尺脉或涩或微弱，与尺脉微滑按之不绝者，其是胎非胎，从此分别。必于指下辨得清，方于腹中决得定。下案神色甚困，难与之药，其尺脉必不滑，必按之无根也。后石山案两尺浮弱，不任寻按，几与此案脉同，竟以大补得保其胎，此又事之变者矣。

一妇腹渐大如怀子，至十月，求易产药，察其神色甚困，难与之药。不数日，生白虫半桶。盖由妇之元气太虚，精血虽凝，不能成胎，而为秽腐蕴积之久湿化为热。湿热生虫，理之所有，亦须周十月之气，发动而产，终非佳兆，其妇不及月死。湿热生虫，譬之沟渠污浊，积久不流，则诸虫生于其间矣。

石山治一妇，长瘦，色黄白，性躁急，年三十余，常患堕胎，已七八见矣。诊其脉皆柔软无力，两尺虽浮而弱不任寻按。曰：此因堕胎太多，气血耗甚，胎无滋养，故频堕。譬之水涸而禾枯，土削而木倒也。况三月五月，正属少阳火动之时，加以性躁而激发之，故堕多在三五七月也。宜用大补汤去桂，加黄柏、黄芩煎服，仍用研末，蜜丸服之，庶可保生。服半年，胎固而生二子。

陈斗岩治一妇，有胎四月，堕下逾旬，腹肿，发热，气喘，脉洪盛，面赤口臭，舌青黑。陈诊之曰：脉洪盛者，胎未堕也。面赤，心火盛而血干也。舌青口臭，肝既绝而胎死矣。内外皆曰：胎堕久矣。复诊色脉如前，以蛇蜕煎汤下平胃散加芒硝、归尾一倍服之，须臾腹鸣如雷，腰腹阵痛，复一死胎堕下，病亦愈。

魏云：产后气喘脉洪，法在不治，此所以得生者，全在逾旬二字。若非胎未堕，决不能至逾旬。

陈仁甫治一妇，年近四十，禀气素弱，自去其胎，五日内，渐渐腹胀如鼓，至心前，吐不能食，用补药不效。诊六脉微弱，但只叫胀死，此乃损伤脾气而作胀。虽然当急则治其标也，若泥用丹溪方法，恐缓不及事矣。用桃仁承气加朴、实，倍硝、黄，煎服四分，吐去其一。至次日早，仍不通。事急，又服琥珀丸三钱，至申时大通，胀减，但体倦四肢无力，口不知味，发热。再用参、芪、归、芍、术、陈、楂煎服，八剂而安。

魏云：此用补不效，后案用破血益甚，宜参看。

薛立斋治一妊娠五月，服剪红丸而堕，腹中胀痛。服破血之剂，益甚；以手按之，益痛。薛曰：此峻药重伤，脾胃受患，用八珍倍人参、黄芪、半夏、乳香、没药，二剂而痛止，数剂痊愈。

魏云：痛，以手按之痛、不痛分虚实，立斋以按之痛甚，竟作大虚治，非明眼不能。

震按：此案是正法，上案是死证，急则治标，亦侥幸于万一。

一妇素怯弱，四月生女，自乳，患疥疮年余不愈，遂至羸困，五月勉强执姑丧礼旬月，每欲眩卧。一日感气，忽患心脾高肿作痛，手不可按，而呕吐不止，六脉微细之极。医以为脉虽虚而病形则实，误认诸痛不可补气，乃用青皮、香附、吴茱萸等药而愈。继复患疟，且堕胎，又投理气行气之剂，病去元气转脱，再投参、芪补剂，不应矣。六脉如丝欲绝，薛诊云：皆理气之剂，损真之误也。连投参、芪、归、术、附子、姜、桂六剂，间用八味丸。五日眠食渐甘，六脉全复。薛云：心脾疼痛时，即当服此等药，疟亦不作矣。

震按： 先前之痛已医好，继后患疟半产，亦云病去，乃追咎先前之不用温补，此岂人所能及？余因是言而追思生平所见心脾痛证，有屡治屡愈，屡愈屡发，数年之间发渐频，以至危殆者，安知不犯薛公所责耶？然屡发者，脉必弦小而坚，或更带数，必非微细之极，若至如丝欲绝，亦谁不能温补哉。

江应宿治汪镐妻，三十五岁，厌产，服打胎药，下血如崩，旬余不止，或时鼻衄，诸药不效。江诊得六脉数而微弦，乃厥阳之火泛逆。投四物换生地，加阿胶、炒黑山栀、蒲黄，一剂而愈。

江云：内热而虚，致堕者居多，盖孕至三五月上，属少阳相火，所以易堕。不然，何以黄芩、白术、阿胶等，为安胎之圣药？

孙东宿曰：侄妇戴氏，孕已五月，忽血大下，午后发战，六脉俱数，左寸滑大，右关搏指，左关软弱。予以白芍二钱，生地、阿胶、人参、蒲黄各一钱，柴胡、香附、地榆、荆芥各七分，甘草五分煎服。午后发寒热，每夜凡三次，头痛恶心，腹中块硬，所下血块甚多，心下怯力，此虚无疑也。以补中益气加阿胶、炮姜、白芍、乌梅，下午，右眼白珠发一白泡，光肿下垂，而面亦肿，此虚火游行无制之证。其夜大发寒热，指爪皆黑，唇白，汗大出，腹中作痛，牵引两乳皆痛。仍以补中益气加阿胶、白芍、桂枝、五味、麦冬，服后热退汗止渴除，神气少定，乃有生意。次日，咳嗽而胎堕，即以独参汤继服。其夜肠鸣，泻二次。以参、术各三钱，炙草一钱五分，炮姜一钱，桂心、茯苓各五分，陈皮七分，莲子、大枣煎服，后因咳嗽，以四君加炮姜、五味、紫菀调理而愈。

震按：胎甫堕而即进独参汤，一见泻即用参、术至三钱，盖缘未堕之前已是虚证，虽新堕之后，何妨骤补。若庸流必主停参，且与消瘀矣。

张路玉治一妇，怀孕六月，因丧子悲哭动胎，医用芩、术安胎药二服，不应。改用枳壳、香附、紫苏、砂仁理气一服，胎遂上逼心下，胀闷喘急，口鼻出血。第三日薄暮诊之，其脉急疾如狂风骤雨，十余至则不至，顷之复至如前。因谕之曰：此孕本非好胎，安之无益，不若去之以存母命。因思此胎必感震气所结，震属木，惟金可制，令以铁斧，烈火烧红醋淬，乘热调芒硝末一两灌之。夜半，果下异胎，下后脉息微和，神思恍惚，所去恶露甚多。又与安神调血之剂，数服而安。

许裕卿治邵涵贞内子，孕十七月不产，不敢执意凭脉。问诸情况，果孕非病。但云孕五月以后不动，心窃讶之。为主丹参一味，令日服七钱。两旬余胎下，已死而枯。其胎之死，料在五月不动时，经十三月在腹，不腐而枯。如果实在树，败则必腐，然亦有不腐者，则枯胎之理可推也。张石顽曰：余昔治马云生妇，孕十三月不产，脉来微结，为处十全大补汤，服至二十余剂，而下枯胎色白。所治虽异，而胎枯则一也。

震按：异胎如夜叉胎及蝌蚪、蜥蜴之类，古书多有。若枯胎则向来未说，果瘪在树，其喻极是。曾阅《后汉书》载宝武之母产武，并产一蛇，送之林中，后母死，蛇亦来至柩前，盘绕俯仰，涕血皆流。因想未产时，其胎之异若何，恐非望闻问切所能知也。又《医林史传》载潘璟治二妇，一孕二岁，一孕十四月，诊之曰：非孕也，疾也。作剂饮之，孕二岁者下肉块百余，孕十四月者下大蛇，二妇俱得活，此可谓善诊者矣。

难产

庞安常治一妇将产，七日而子不下，百治不效。庞视之，令其家人以汤温其腰腹，自为上下拊摩。孕得觉肠胃微痛，呻吟间生一男子，其家惊喜，而莫知所以。庞曰：儿已出胞，而一手误执母肠，不能复脱，故非符药所能为，吾隔腹扪儿手所在，针其虎口，痛即缩手，所以遽生，无他术也。取儿视之，右手虎口，针痕存焉。

一妇累日产不下，服催生药不效，庞曰：此必坐草太早，心下怀惧，气结而不行，非不顺也。《素问》云：恐则气下。盖恐则精神怯，怯则上焦闭，闭则气逆，逆则下焦胀，气乃不行矣。以紫苏饮一服便产，如妇人六七月子悬者，用此亦往往有效。

震按：苏文忠公有与庞公尺牍，讲杨子云太元经罔真蒙酋冥之义而云。安常博极群书，善穷物理，常为仆思之，其推重如此，观此二案，益信名不虚传。

丹溪曰：世之难产者，往往见于郁闷安佚之人，富贵奉养之家，若贫贱辛苦者无有也。方书只有瘦胎饮一论，而其方为湖阳公主作也，实非极至之言。何者？见用此方，其难自若。予族妹苦于难产，后遇孕则触而去之。予甚悯焉，视其形肥，而勤于女工，构思旬日，悟曰：此正与湖阳公主相反，彼奉养之人，其气必实，耗其气使和平，故易产；今形肥知其气虚，久坐知其不运，而其气愈弱，且久坐则胞胎亦随母气不运，当补其母之气，则儿健而易产。令其有孕至五六个月，以紫苏饮加补气药，与十数帖。因得男而甚快，后遂以此方，随人之形色性禀，参以时令加减，与之无不应者。因名其方曰：大达生散。

震按：读古人书而能反其道以合乎理，固非高明之士不能。盖自达生散出，而后世之孕育者，母子安全无算，丹溪之造福宏矣。

石山治一妇，常患横生逆产，七八胎矣，子皆不育。汪诊脉皆细濡颇弦，曰：此气血两虚兼热也。或曰：气血有余，方成妊娠；气血既亏，安能胎耶？汪曰：观其形长瘦，而脉细濡，属于气血两虚；色青脉弦，属于肝火时炽；而两尺浮滑，似血虚为轻，而气虚为重也。宜以补阴丸，除陈皮，倍加香附、参、芪，蜜丸服之，常令接续。逾年，临产果顺而育一子。

震按：保胎易产之道，此为正理。盖母虚则无力，儿在腹中，不能运转其身，以致横生倒产，若临月多服人参，母气既旺，其产自顺，乃屡试屡验者。

陈良甫治一妇，有孕七个月，远归，忽然胎上冲心而痛，坐卧不安，两医治之不效，遂言胎已死矣。已用蓖麻子研烂，加麝香调，贴脐中以下之，甚危急。陈诊视两尺脉绝，他脉平和，陈问医作何证治之，答曰：死胎也。陈曰：何以知之？曰：两尺脉沉绝。陈曰：误矣，此子悬也。若在胎死，却有辨处，面赤舌青，子死母活；面青舌赤，母死子活；唇口俱青，母子俱死。今面不赤，舌不青，其子未死，是胎上迫心。宜紫苏饮治之，至十帖，而胎乃近下矣。

震按：两尺脉绝，易认作子死腹中。若非陈氏辨法，宁不误杀两命。

滑伯仁治一妇人产难，七日而不乳，且食甚少，伯仁视之，乃以凉粥一盂，擂碎枫叶煎汤调啖之，旋乳。或诘其理，滑曰：此妇食甚少，未有无谷气而能生者。夫枫叶先生先落，后生后落，故以作汤饮也。

吴茭山治一妇产难，三日不下，服破血行经之药，俱罔效。吴制一方，以车前为君，冬葵子为臣，白芷、枳壳为佐使，已服午产。众医异之，吴曰：本草谓催生以此为君，《毛诗》采芣苢以防难产。

魏云：车前以鲜者为妙。

刘复真遇府判女，产不利，已死。刘以红花浓煎，扶女于凳上，以绵帛蘸汤遏之，连以浇帛上，以器盛水，又暖又淋，久而苏醒，遂生男子。盖遇严冬，血冷凝滞不行，温则产，见亦神矣。

一医宿客店，值店妇数日不产，下体已冷，无药，甚窘。以椒、橙叶、茱萸等煎汤，可下手，则和脐腹人门处皆淋洗之，气温血行，遂产。

震按：催生之方甚多，或效或不效，总无定局，要在用得恰好。如此数则，聊示机括。若能学后案孙公之思路，方是巨灵神开山手也。

一妇人分娩最易，至四十妊娠，下血甚多，产门不开，与加味芎归汤一剂，又用无忧散斤许，一剂煎熟，时时饮之，以助其血而产。

孙东宿曰：侄元素内人，季夏难产，叩其状，曰产已及户，不能下，用力则胸膈间有物上冲，痛不可忍。予思少顷，曰：此必双胎，胞已分而一上一下也。及户者在下欲产，在上者以用力而上冲，惟上冲胸膈，故痛也，势亦险矣。奈产科诸书，俱未论及何法以处，因详思其治法，必安上而下始用力产也。即取益元散一两，以紫苏汤送下。取紫苏安胎下气，滑石滑以利窍，亦催生之良品也。饮药入腹而胸膈痛止，不逾时，产二女，母亦无恙。

胎肖胎忌

矾昌高八舍家，轩墀间畜龟数年，生育至百余，其家产子四五人，皆龟胸伛偻。盖孕妇感其气所致。

至正末，越有夫妇二人，于大善寺金刚神侧，缚苇而居，其妇产一子，首两肉角，鼻孔昂缩，类所谓夜叉形。盖产妇依止土偶，便禀得此形。古人胎教，不可不谨。

产后诸证

胞衣不下

立斋曰：家人妇胎衣不落，腹胸胀痛，手不敢近。此瘀血为患，用热酒下失笑散一剂，恶露胎衣并下。

一产妇胎衣不出，腹中胀痛，手按之痛稍缓。此是气虚而不能送出，用无忧散而下。

震按：胞衣不下，因败血入胞者居多。立斋又有一案，用黑豆二合炒透，铁秤锤一个烧红，同以酒淬之，将酒化下益母丹二丸，胞衣从血而出。又方，芒硝三钱，童便冲服，立下。或以牛膝二两，芒硝三钱煎，冲童便饮。及阅《慎斋全书》，载一妇胞衣不下，用人参汤送下砂仁末钱许，一日二三次，三四日胞衣烂出，其妇无恙，奇矣，然不知脉证之何如也。继之者有黎姓一案，亦录于左，以助参酌。

一妇半产，胎衣不下，连服行血催衣之药四剂，点血不行，胸痛瞀乱。黎西野视之曰：此脾失职也。先与黄芪一两，当归一两，下咽而瞀乱顿减。随用大剂参、芪、术、归、芍、苓、甘草等药，一服而恶露渐至。众皆惊曰：恶露不下，胞衣不下，女科书中并无参、芪之方，君独以补奏功，其义何居？黎曰：君等忧血其不下，吾正忧血下不止，故相反耳。盖此病本气血大亏而致半产，脾失统血之职，水湮土崩，冲决将至，故生瞀乱；不为之修筑，而反加穿凿，是虚虚也，乌乎可？曰：今从子法，遂得免乎？曰：不能也。穿凿过当，所决之水，已离故道；狂澜壅积，势无所归，故必崩。急服吾药，第可固其堤岸，使不致荡没耳。至第三日，诊尺内动甚。曰：今夜子以前必崩矣。用补中益气汤加参、芪各二两，嘱以血至即服。至黄昏果发，如其言，得无恙。次用调补脾肾之药而愈。

震按：恶露不下，用参、附、术、归等药而下者，生平经手颇多，然必脉象细软，口不燥渴，内不烦热，用之方效。此案不载脉象，只云脾失其职，亦属糊涂。但半产者多系体虚而胎堕，且连服行血催衣之药四剂，宁不反其道以治之耶？

血晕

奉化陆严治新昌徐氏妇，病产后暴死，但胸膈微热。陆诊之曰：此血闷也。用红花数十斤，以大锅煮之，候汤沸，以木桶盛汤，将病者寝其上熏之。汤气微，复进之。有顷，妇人指动，半日遂醒。此法与许允宗治王太后之意同。

立斋治一妇产后，小腹作痛，忽牙关紧急，灌以失笑散，良久而苏。又用四物加炮姜、白术、陈皮而愈。

震按： 血晕皆因恶血冲心，当于《纲目》中选取验过之方。如上二条，乃正治法。而丹溪治一妇，面白形长，心郁，半夜生产，清晨晕厥，急灸气海十五壮而苏，后以参、术等药，服两月而安，此阳虚也。乃变法也。

一产妇因产饮酒，恶露甚多，患血晕，口出酒气。此血得酒热而妄行，虚而作晕也。以佛手散加干葛二钱，一剂而痊。

立斋云：产后饮酒能致晕，产室人众，喧嚷气热，亦能致晕。

腹痛

立斋治一产妇，腹痛发热，气口脉大。薛以为饮食停滞，不信。乃破血补虚，反发热头痛，呕吐涎沫；又用降火化痰理气，四肢逆冷，泄泻下坠。始悔，问曰：何也？薛曰：此脾胃虚之变证也，法当温补。遂用六君子加炮姜二钱，肉桂、木香各一钱，四剂，诸证悉退。再用补中益气之剂，元气遂复。

震按： 气口脉大，故认停食，后以误药而变四肢逆冷，泄泻下坠，诚变为虚寒证矣。但不知脉象若何？若脉亦变为细软，则温补得效；设脉仍大，则非所宜。或大而软，犹可用温补以望其敛小；倘脉大且数，按之有力，其死可必，温补无益也。

一妇产后，腹痛后重，下痢无度，形体倦怠，饮食不甘，怀抱久郁，患茧唇，寐而盗汗如雨，竟夜不敢寐，神思消烁。薛曰：气血虚而有热，用当归六黄汤，纳黄芩、连、柏炒黑，一剂汗顿止，再剂全止。乃用归脾汤、八珍散兼服，元气渐复而愈。

震按： 此证不难于用归脾、八珍，而难于用当归六黄，恨不载脉，然留此案以见古人有是病即用是药，勿拘定产后必当大补也。但苦寒之药，中病即止耳。

一产妇小腹作痛，有块，脉芤而涩，以四物加延胡、红花、桃仁、牛膝、木香治之而愈。

一产妇小腹痛甚，牙关紧急，此瘀血内停，灌以失笑散，下血而苏。又用四物加炮姜、白术、陈皮而愈。

震按： 此二案，乃恶露作痛之正法也。

一产妇小腹作痛，服行气破血之药，不效。其脉洪数，此瘀血内溃为脓也。以瓜子仁汤，二剂痛止。更以太乙膏下脓而愈。产后多有此病，纵非痈患，用之亦效。

一产妇小腹疼痛，小便不利，用薏苡仁汤，二剂痛止，更以四物加桃仁、红花，下瘀血而愈。大抵此证，皆因荣卫不调，或瘀血停滞所致。若脉洪数，已有脓；脉但数，微有脓；脉迟紧，乃瘀血，下之即愈。若腹胀大，转侧作水声，或脓从脐出，或从大便出，宜用蜡矾丸、太乙膏，及托里药。

一妇人寒月中，产后腹大痛，觉有块，百方不治。一人教以羊肉四两，熟地黄二两，生姜一两，水煎服之，二三次愈。

震按： 憺漪子曰：觉有块，想是寒气乘虚而聚，非真实证也。不然，何以羊肉、熟地能愈哉！此说可谓善于读书。至其所引《衍义》云：一妇人产当寒月，寒气入产门，脐下胀痛，手不得犯，此寒疝也。医欲治之以抵当汤，谓其有瘀血耳。予教之曰：非其治也。可服仲景羊肉汤，少减作二服，愈。方即原方多川芎，以酒水同煎，或加葱盐。较之用熟地者，略为辛温，然总治虚寒腹痛也。设于寒月血因寒凝，结瘀痛，又当用琥珀丸、香桂散。及姜、桂、吴茱、桃仁、蓬术、五灵脂等药，非仲景方均能见效也。且善悟者更当反是以观焉。寒之反为热，如《金匮》下瘀血汤、河间玉烛散等方，又一例也。畏其峻者，回生丹亦妙。叶案谓取乎醋煮大黄一味，药入病所，不碍无病之所，斯真妙解。想先生或从夺命丹，用醋水同煎法悟入耶？

腰痛

一产妇腰痛，腹胀善噫，诸药皆呕。立斋以为脾虚血弱，用白术一味炒黄，每剂一两，米泔煎，时饮匙许，四剂后渐安，百余剂而愈。

震按：腰痛而用白术，以所兼之证为腹胀善噫，诸药皆呕，则补肾不若补脾矣。时饮匙许，虑其呕耳。每剂一两，用至百剂。惟见得到，斯守得定。叶案每用米泔煎药本于此，他如失血过多腰痛者，用归芪汤、十全大补汤；瘀血腰痛者，桃仁汤、五香连翘汤；风湿腰痛者，五积散、寄生防风汤。

头痛

郭茂恂嫂金华君，产七日，不食，始言头痛，头痛已，又心痛作，既而目睛痛，如割如刺，更作更止，相去无瞬息间。每头痛甚，欲取大石压，良久渐定。心痛作，则以十指抓臂，血流满掌，痛定目复痛，又以两手自剜取之，如是十日不已。众医无计，进黑龙丹半粒，疾少间。中夜再服，乃瞑目寝如平时。至清晨下一行，约三升许，如蝗虫子。三夜减半，已刻又行如前，则顿愈矣。

武叔卿曰：此虫咬痛，不如用杀虫药，更神效。

震按：此证情形，定当作瘀血治，亦有因痰而痛者，不如是之剧，因虫则自此案始。

中风

立斋治一产后中风，口眼㖞斜，四肢逆冷，自汗泄泻，肠鸣腹痛。用六君子加姜、附各五钱，不应。以参、附各一两，始应。良久不服，仍肠鸣腹痛，复灸关元穴百余壮，及服十全大补方效。

震按：此种治法，惟薛公能之。若今人用参、附至四五钱不应，惟束手待毙耳。但不载脉象若何，想诸虚寒证毕现，其脉之大小迟数不足计耶？

痉

《夷坚志》曰：杜壬治郝质子妇，产四日，瘛疭戴眼，弓背反张。壬以为痉病，与大豆紫汤、独活汤而愈。政和间，予妻房分娩，犹在蓐中忽作此证，头足反接，相去几二尺，家人惊骇，以数婢强拗之不直。适记所云：而药囊有独活，乃急为之，召医未至，连进三剂，遂能直，医至即愈矣。更不须用大豆紫汤，古人处方，神验屡矣。

一产妇牙关紧急，腰背反张，四肢抽搐，两目连札。立斋以为去血过多，元气亏损，阴火炽盛，用十全大补加炮姜，一剂而苏，又数剂而安。

魏云：立斋治瘛疭以大温补，前条治风，想瘛疭有微甚之不同耳。

震按：不必分微甚，但须审地方及时令。若薛案明云去血过多，必无用独活之理矣。

瘛搐

丹溪治一产妇，年三十余，正月间，新产十余日，左脚左手发搐，气喘不眠，面起黑色，口臭，脉浮弦而沉涩，右为甚。意其受湿，询之，产前三月，时常喜羹汤茶水。以黄芪、荆芥、木香、滑石、苍白术、槟榔、陈皮、川芎、甘草、芍药，四服后加桃仁，又四服而辘辘有声，大下水晶块，大小如鸡子黄与蝌蚪者数十枚而愈。乃去荆芥、槟榔、滑石，加当归、茯苓，调理其血，四十帖而安。

震按：左脚左手发搐，似肝经血燥生风。气喘不眠，面起黑色，口臭，似瘀血入肺死证。脉象浮弦易辨，沉涩难辨，身临其局，彷徨无措者多矣。非丹溪岂能认为湿而用此等药乎？若下条薛案，稍有墙壁可循耳。

一妇人发瘛遗尿，自汗面赤，或时面青，饮食如故，肝脉弦紧。立斋曰：此肝经血燥，风热瘛疭也。肝主小便，肝色青，入心则赤。法当滋阴血，清肝火。遂用加味逍遥散，不数剂诸证悉退。

孙东宿治潘大司马媳，年二十五，体素弱，语言端谨，因难产伤力，继以生女拂意，后又女死悲戚，即时晕厥，醒而神思眯昧，手足瘛疭，不可诊脉，目上视。细询之，自女落地，恶露绝无。有女医时与人参干嚼，及独参汤并粥乱进。参与粥皆壅塞膈上不下，以故神昏瘛疭不已也。孙教以手于喉中探而吐之，喜其随手吐出痰饮粥药盈盆，瘛疭方定。乃与川芎、山楂、泽兰叶、陈皮、半夏、茯苓、香附进之，稍得睡。不虞女医又私与补药二帖，子丑时陡然狂乱，如降神之状，汉声官话，问答如流，其声壮厉，迥异平时。其家咸谓神附，祈祷百般。孙曰：此恶露不尽，乃蓄血如见鬼之证，非真有神佛相附也。以归尾四钱，川芎一钱五分，泽兰叶、益母草、滑石等，煎冲热童便，连饮二帖，狂乱少定而未除。意其胸中必有余痰作滞，前方中无佐使之品，故药力不行也。大加山楂为引，恶露稍行，神思即静。嗣后稍睡少时，手足微动，或自以手掌其面，或自以手捶其胸，昏乱不息。诊其脉近虚，早间面红而光，申酉时面色白。此血行火退，故脉虚而当补矣。与人参、川芎、泽兰叶各一钱，当归、山楂各二钱，茯苓、陈皮各八分，卷荷叶一片，煎冲琥珀末五分，服后嗳气二声。孙喜曰：此清阳升而浊阴降矣。自兹安静，恶露行，大便通，而索粥饮矣。

震按：此案前半段治法不难。盖得其参粥杂进之病情，自有消瘀及消痰食之方药，但探吐法尤捷耳；蓄血如见众，知者亦多。难于后半段恶露稍行，神思即静，略睡片时，昏乱不息，仍是蓄血形状，乃于轻剂消瘀之中，复用人参，并不以前曾误用而畏蹈故辙，此为高手。其讲脉与面色极是，但产后谵语昏狂，有纯因于痰者，又不可不知。

厥冷

易思兰治瑞州一妇，产后半月余，胃中有清水作逆而吐，以为胃寒，煎姜椒汤饮之。初觉相宜，至三五日，清水愈多，口气渐冷，四肢发逆，腹中冷气难堪，有时战栗。以四物汤加人参、炮姜，初服少安，久则不应。易诊之，六脉俱无，以三指按至尺后，脉来实数有力，左右皆同，发言壮厉，一气可说四五句，唇焦颊赤，大便五六日一次，小便赤少，此实热症也。询之，其俗产后食胡椒炒鸡为补，此妇日食三次，半月后遂得疾，蓄热明矣。其口冷吐水发厥者，热极似水耳；战栗者，热入血室，热盛生风也。用三黄汤连投之，六脉俱现，清水渐减，姜椒汤不欲食矣。服四日，口中热气上升，口舌发黄小粟疮，大便八日不通。以四苓合凉膈散空心一服，至午不动。又以甘草煎汤，调元明粉五钱，热服一时许，腹中微鸣，吐出酸水一二碗，大便连去二次。仍以四苓散、三黄、山栀、枳壳调理，一月痊愈。大凡诊脉，遇极大极微者，最宜斟酌。如极大而无力，须防阳气浮散于外；如极微之脉久久寻而得之于指，稍稍加力，按之至骨愈坚牢者，不可认作虚寒。今此证六部皆无脉，尺后则实数有力，所谓伏匿脉也。阳匿于下，亢之极矣。岂可泥于产后，禁用寒凉者。

震按：易公之案甚多，此为第一。观其发明脉理，可谓仙传秘诀。

一妇人产后，日食茶粥二十余碗，一月后，遍身有冰冷数块，若以指按冷处，即冷从指下上应至心。如是者二年，诸治不效。以八物汤去地黄，加橘红，入姜汁、竹沥一酒盅，十服乃温。

震按：此是痰饮流注肌肉，原非奇病，但按之而使不病者，冷应于心则奇矣。盖其人气血已虚，痰饮留伏之处，营卫所不到，此数块即系死肉。治病之药，全仗姜汁、竹沥各一杯，然非八物，何以助营卫之流行，去地黄恶其滞，加橘红取其通也。似宜再加南星、白芥子等药。

发热、谵语、昏瞀

滑伯仁治一产妇恶露不行，脐腹痛，头疼身寒热。众皆以为感寒，温以姜、附，益大热，手足搐搦，谵语目窜。诊其脉弦而洪数，面赤目闭，语喃喃不可辨，舌黑如炱，燥无津润，胸腹按之不胜手。盖燥剂搏其血，内热而风生，血蓄而为痛也。曰：此产后热入血室，因而生风。即先为清热降火，治风凉血。两服颇爽，继以琥珀、牛黄等，稍解人事。从以张从正三和散，行血破瘀，三四服，恶露大下如初，时产已十日矣。于是诸证悉平。

魏云：投姜、附后始搐搦，由燥剂搏血而风生，故此等案宜细心熟玩。若是虚寒，手足岂不厥冷，况证有舌黑腹不胜按，在三四日者耶，又况面赤洪数之脉耶！

一妇产后，时发昏瞀，身热汗多，眩晕口渴，或时头痛恶心。医用四物凉血之剂，病不减，复用小柴胡，病益甚。汪诊之，脉皆浮洪搏指。汪曰：产后而得是脉，又且汗多而脉不为汗衰，法在不治，所幸者气不喘，不作泄耳。其脉如是，恐为凉药所激也。用人参三钱，黄芪二钱，甘草、当归各七分，白术、麦冬各一钱，干姜、陈皮、黄芩各五分，煎服五剂，脉敛而病渐安。

震按：浮洪搏指之脉，产后所大忌，合以身热口渴，时发昏瞀，头痛恶心，几与伤寒证相似，用小柴胡汤未为大谬，以方中原有人参也。但汗多眩晕，柴胡不宜，汪公之论，明白切当。非大剂人参，岂能挽回！至云其脉如是，恐为凉药所激，后学安知有此道理，服五剂而脉敛，言更验矣。

王佥宪公宜人，产后因沐浴，发热呕恶，渴欲饮冷水瓜果，谵语若狂，饮食不进，体素丰厚不受补，医用清凉，热增剧。石山诊之，六脉浮大洪数，曰：产后暴损气血，孤阳外浮，内真寒而外假热，宜大补气血。与八珍汤加炮姜八分，热减大半。病人自知素不宜参、芪，不肯再服。过一日，复大热如火，复与前剂，潜加参、芪、炮姜，连进二三服，热退身凉而愈。

震按：病由沐浴而发热呕恶，渴欲饮冷，狂谵不食，人必以伤寒视之，及用清凉而热增剧，茫无把握矣。况脉洪数，用滋阴易，用参、姜难也。乃投八珍，热减大半，停参、芪一日，复大热如火，则病宜温补，不宜凉散，始得显然耳。

孙东宿治武进邑宰孙康宇媳，年十六，初产女艰苦，二日偶感风邪，继食面饼，时师不察，竟以参、术投之，即大热，谵语口渴，汗出如洗，气喘泄泻，泻皆黄水无粪，一日夜不计遍数，小水短少，饮食不进。证甚危恶，时当暑月，女科见热不除，用芩、连等药，证益甚，乃重用参、术、肉果、干姜等止泻，泻不减，热反剧，喘汗转加，谵语不辍，医悉辞去。孙往诊之，六脉乱而无绪，七八至，独右关坚硬。踌躇久之，因思暑月汗出乃常事，但风邪面食瘀血，皆未消熔，补剂太骤。书云：蓄血如见鬼，治当消其瘀食，解其暑气，犹可图生，勿遽弃也。乃用益元散六钱，解暑清热为君。仲景云：渴而小便不利者，当先利其小便，况水泻犹当用之为君也。以楂肉三钱为臣，红曲、泽兰叶各一钱五分，消瘀血，安魂为佐，香附、橘红、半夏、茯苓以统理脾气为使，京三棱五分，消前参、术，决其壅滞为先锋，水煎，服后即稍睡。计两日，连进四剂，热减泻止，恶露略行，脉始有绪。前方去三棱、红曲，加扁豆，而热全退，便亦实。改用四君子汤加益元散、青蒿、香附、扁豆、白芍，调理而平。

震按：前二案虚证似实，此案实证似虚，病之能惑人也如此。但用芩、连而证益甚，用参、术兼温药而更加剧，亦将束手无策。孙公之得间处，在右关独坚硬。信乎善治病者，必善辨脉也！若粗工见其证极沉重，脉又七八至，乱而无绪，不遑细辨，此女何由得生？今从辨脉得病情，用药自游刃有余，而药之得力处，又在京三棱五分也。

别驾沈石山夫人，产三日而腹不宽畅。一女科为下之，大泻五六次，遂发热恶心；又用温胆汤止吐，小柴胡退热，服四日，吐与热不止，粒米不进；又用八珍汤加童便，服后昏愦，耳聋眼合，口渴肠鸣，眼胞及手足背皆虚浮。因逆孙诊，六脉皆数，时五月初二日也。东宿曰：脉书云数脉所主，其邪为热，其正为虚。以十全大补汤加炮姜进之，夜半稍清爽，进粥一盂，始开目言语。次日以多言语，复昏昧。又以参、术各三钱，炮姜、茯苓、陈皮各一钱，甘草五分，煎服。体微汗，遍身痱痤，热退而神爽。下午药不接，且动怒，昏昧复如前，六脉散乱无伦，状如解索，痱痤没而虚极矣。亟以参、术各五钱，炙草、炮姜、附子各一钱，连进二帖。是夜熟寝，唯呼吸之息尚促。初六日脉又数，下午发热不退，环跳穴边发一毒如碗大，红肿微痛。前医者遂归咎姜、附，拟用寒凉解毒药。孙曰：此乃胃中虚火游行无制，大虚之证，非毒也。《内经》云：壮者气行则愈，怯者著而成病。惟大补庶可万全，用寒凉，速其死矣。乃煎附子理中汤进之，日夕两帖，参、术皆用七钱，服后痱痤复出，毒散无踪，热亦退矣。再以参苓白术散，调理而全安。皆由产后误下，致变百出，可不畏哉。

震按：八珍与十全大补，相去不远，乃一则服之而加重，一则服之而遽轻，其义何居？盖得力在肉桂及加炮姜也，而敢于用姜、桂，由于数脉之义，参得透耳。其邪为热，其正为虚二语，与景岳恰合，英雄所见略同也。今人一见数脉，只知为热，断不敢用姜、附、桂，夭枉者多矣。但温补既投，亦须数脉渐退。仲景云：数脉不时，则生恶疮。故后有发毒之变，孙公能认定为虚，故终以大剂温补收功，较之胸无主见，随境游移者，自是仙凡迥别。

程石洲乃眷因产难子死，忧闷，小腹有块作痛，下午发热，不思饮食。东宿诊之，脉右大于左者三倍，且数。与芎归汤加山楂、泽兰、肉桂，次日下午，腰腹胀痛。诘之，晌午食圆眼一斤矣。从此小腹渐胀，大便三日未行，早晨鼻衄，夜间极热，口渴，脉大无绪，势甚危急。用芎、归、红花、桃仁、青皮、槟榔、莪术、山楂，水煎，调元明粉二钱，服后，下结粪二枚，安而就寝。醒后，进粥稍多，又复胀痛，腹大如斗，坚如石，气促不安，势危之至。乃与五灵脂、山楂各四钱，凌霄花二钱，赤芍一钱，服后大便通，腹软气定，始可进粥，渐有生气，但脉仍鼓指。此腹中积滞尚多，不可不因其时而驱去也。用山楂、大黄各三钱，桃仁二钱，桂心、红花各五分，炙甘草七分，煎冲元明粉一钱五分，其夜下黑粪四次，热始退。上腹虽消，脐下仍大，仍以桃仁承气加山楂、滑石、红花煎饮之，五更大便行，脐腹胀又减，后与积块丸调理全消。是役也，女科于初起发热腹痛之时，即以常套十全大补汤投之；讵如圆眼肉入腹，渐渐胀开，故腹亦因之大胀；且其味甘，尤能作滞，复加地黄、参、术，宁不塞其塞哉！由是而成大坚之证，《内经》谓中满者，泻之于内，良以此夫！彼亦泥乎丹溪产后须大补气血之误也。

震按：此案与前案截然不同，数脉、大脉，均为产后所忌，而彼用温补，此用攻消，俱获全安，自非名手不能。观石山论浮洪搏指之脉曰：恐为凉药所激，此则认为积滞尚多。可见临证者全在圆通活变，断无一定之法可守也。

马元仪治苏州藩司王管家之妻，产后一月，神气昏倦，胸满中痛，咳嗽喘促发热，服药反渐加重，势将治木。马诊之，两手脉沉涩兼结。马曰：此证胎前已有伏邪，产后气血既虚，邪益内结，法宜表里两和，使邪从外达，气从内泄，病自愈矣。用桂枝、柴胡、苏梗、枳壳、半曲、菔子、杏仁、广皮透邪达滞之剂，服后病势偏安，脉亦稍舒。前医尚以气血两虚，遽投参、地、归、芍敛滞之品，遂致彻夜靡宁，如丧神守。不知邪结于中，反行补法，如欲盗之出而反闭其门也。急改透邪散结法，用桂枝、炮姜、黄连、枳实、厚朴、广皮等，一剂而胸满中痛之证释，复用栝楼实、柴胡、桂枝、半夏、枳实、杏仁、苏子、桔梗等，再剂而表热喘嗽之证平，但大便不行。此久病伤津液，肠胃失养之所致也。加生首乌一两，大便得解，余邪尽去。然正气大亏，继进滋补气血之剂而安。盖病有虚邪内结，而正气积亏者，当补正以托邪；而不知者反治邪而伤正。有正气未伤，而邪势方张者，当去邪以安正；而不知者反用补以滞邪，虚实莫辨，多致冤沉无诉，而尚不觉也。岂不谬哉！

震按：产后病因，果系外邪者，定当祛邪，不可泥于丹溪之说。曾见胎前受暑湿致痢，痢未几而产，产后仍痢，腹痛胸满，后重口渴，脉数大者，竟用芩、连、槟、朴、滑石、木香，甚则加大黄殊效，与此案治法，病异而理同也。

寒热

吴茭山治一少妇，初产四日，食冷物，觉身分不快，呕逆，饮食少思，心腹满闷，时或腹胁刺痛，晨恶寒，晚潮热，夜则恍惚谵语，昼则抽搐，颇类风状，变异多端。诸医莫测，或作虚风，或云血凝实热，用甘温行血，以寒凉退热，如此半月不效。吴至，见医满座，亦局踖，诊其脉弦而紧，遂令按之，小腹急痛，知瘀血未尽也。思患者大势恶露已下，未必还有余血；偶因寒凉所伤，瘀血停滞下焦，日久客于经络，所以变生诸证。须得大调经散，倍入琥珀化诸恶血成水，其患方愈。遂合前药服之，五日后，行恶水斗许，臭不可近，患人觉倦，病势渐减。然后以人参养荣汤数十帖，月余如初。

一妇产后恶露未尽，因起抹身，寒气客于经络，乍寒乍热，脉紧而弦，以葱白散，二帖而安。

立斋治一产妇，恶寒发热，欲以八珍加炮姜治之。其家知医，以为风寒，用小柴胡汤。薛曰：寒热不时，乃气血虚。不信，仍服一剂。汗出不止，谵语不绝，烦热作渴，肢体抽搐。薛用十全大补二剂，益甚，脉洪大，重按如无。仍以前汤加附子数剂，稍缓，再服而安。

震按：前二案，以脉弦而紧知为瘀血；此案以脉洪大，重按如无，知为气血两虚，是真临证指南也。但首案必须大调经散，次案必须葱白散，决非通套行血消瘀所能治。此案必须桂、附，亦非平补气血所能治。

惊

乐元忠妻，产后病惊，身飘飘如在浮云中，举目则旋转，持身不定，四肢酸软。皆以安神补虚治之，前证转甚。戴原礼独曰：左脉芤且涩，神色不变，是因惊致心包络积血耳。乃下血如漆者一斗，遂愈。古人云：大实似羸者此也。

震按：此证必共认为虚矣。苟不辨其左脉之芤涩，岂能测其心包之积血耶？人只知惊是病，不知因惊而又致病，则治惊无益也。可举此案以例其余。

潮热、吐衄血

汪石山治一妇，产后未经满月，怒气，血流如水，三日方止；随又劳苦，四肢无力，睡而汗出，日晡潮热，口干，五心如炙。诸医皆用柴、芩、薄荷之类，其热愈炽。诊其脉弦大无力，此蓐劳也。以四物汤一两，入胡黄连、秦艽、青蒿各五分，数服热退身凉。后以黄连八珍丸一料而安。

震按：此用二连、艽、蒿，可见薛氏之八珍十全，原非成例定局。

一妇产后，血逆上行，鼻衄，口干心燥舌黑。盖因瘀血上升，遂用益母丸，童便化下数丸，后鼻衄渐止，下血渐通。

震按：女科诸书，咸以产后鼻衄为险证。此用益母丸童便化下数丸，是仿倒经治法，亦有愈者，然未可奉为胜算也。

立斋治大尹俞君之内，产后发热晡热，吐血便血，兼盗汗，小便频数，胸胁胀痛，肚腹痞闷。薛曰：此诸脏虚损也，治当固本为善。自恃知医，用降火之剂，更加泻痢肠鸣，呕吐不食，腹痛足冷，始信薛言求诊。其脉或浮洪，或沉细，或如无，其面或青黄，或赤白。此虚寒假热之状，时值仲夏，当舍时从证。先用六君子汤加炮姜、肉桂，数剂胃气渐复，诸证渐退。更佐以十全大补汤，半载痊愈。

震按：此条脉法，可为大虚之据。

一产妇咳嗽痰盛，面赤口干，内热晡热，撤作无时。此阴火上炎，当补脾肾。遂用补中益气汤、六味地黄丸，而愈。

一产妇泻痢年余，形体骨立，内热晡热，自汗盗汗，口舌糜烂，日吐痰三碗许，脉洪大，重按全无。此命门火衰，脾土虚寒而假热。吐痰者，乃脾虚不能统摄归源也。用八味丸补火以生土，用补中益气兼补肺金而脾胃健。

震按：此二案，乃薛氏治法正宗，能熟志之，自不流入清解滋阴一路。

泄泻

汪石山治一妇，产后滑泄，勺水粒米弗容，即时泄下。如此半月余，众皆危之，或用五苓散、平胃散，病益甚。汪诊之，脉皆濡缓而弱。曰：此产中劳力以伤其胃也。若用汤药，愈滋胃湿，非所宜也。令以参苓白术散，除砂仁，加陈皮、肉豆蔻，煎姜枣汤调服，旬余而泻止。

［**附**］沈尧封治一妇，产时去血多，随寒战汗出，便泻不止。用大剂真武汤，以干姜易生姜，两剂战定而汗泻如故。又服两日，寒战复作，再用补中汤，无人参，加附子，两剂。病者云：我肚里大热，口渴喜饮，然汗出下利寒战仍不减。沈方凝神思虑，其母曰：彼大孔如洞，不能收闭，又无力吃参，谅无活理。沈用黄芪五钱，炙北五味四钱打碎，白芍、茯苓各二钱，各炒，归身、甘草各钱半，各炒，大枣三枚，一剂病减，四剂痊愈。

金大文先生治一妇，产后三日发疹，细而成粒，不稀不密。用荆芥、蝉蜕、粘子等药一剂，头面俱透；越一日，渐有回意，忽大便溏泄数次，觉神气不宁。问其所苦，曰热曰渴，语言皆如抖出，脉来微细，数有七至，外露但欲寐少阴证据。金曰：此阳脱证也，属少阴。用生附子三钱，水洗，暯如炒米，干姜炒八分，甘草炒一钱，白芍炒一钱半，水煎，冲人尿一调羹，猪胆汁四小茶匙。时已黄昏，无猪胆，以青鱼胆汁代之。服毕即睡，觉来热渴俱除。续用黄芪建中汤加丹参、苏木，二剂而安。

震按：此二案，有大见识，大力量，故能起死回生，较之汪案，高逾十倍。但汪案勺水粒米弗容，即时泄下，亦诚危矣。然处方平淡，不过以散换汤之巧，亦即效者。盖脉濡缓而弱，与脉微细而数有七至者，其平险各别也。

浮肿

丹溪治一妇产后，四肢浮肿，寒热往来，盖因败血流入经络，渗入四肢。气喘咳嗽，胸膈不利，口吐酸水，两胁疼痛。遂用旋覆花汤，微汗渐解。

频服小调经，用泽兰梗煎汤调下，肿气渐消。

震按：此系败血流经之肿，乃产后浮肿之一端耳。其不因败血而肿者，又当另法以治，但产后浮肿，亦是险证，此二方未必能效。

气喘

汪石山曰：余一日庄居，一乡人踵门哀恳，道其妻产后，数喘促不能卧，痰与血交涌而上，日夜两人扶坐，才侧身壅绝，乞救疗之。余以意度，新产后，血气脾胃，大虚顿损，故虚痰壅盛，而败血乘之。犀角六君子加失笑散，一服痰血俱下，喘亦立止。次日来谢云：诸病皆去，止不能食耳，与参苓白术散调理痊愈。

震按：此证甚危，此方甚巧。若用六君而不加犀角失笑散，则不应；用犀角失笑散而不合六君，亦不应。但以意度之，不凭脉象，固由汪公熟能生巧。而其病机，在乎痰与血交涌而上，才侧身，便壅绝，显系败血随痰上升，然非血气脾胃之大虚，败血何由随痰上升耶，此方所以恰对也。闭门造车，出门合辙，先生之谓欤。

损破尿胞、脱下子宫

一产妇因收生者不谨，损破尿胞，而致淋沥不禁。丹溪曰：肌肉破伤，在外者，尚可完补，胞虽在腹，恐亦可治。诊其脉虚甚，盖难产，因气血虚，故产后尤虚，试与峻补。以参、术为君，芎、归为臣，桃仁、陈皮、黄芪、茯苓为佐，以猪羊胞煎汤熬药汁，极饥饮之，一月而安。盖气血骤长，其脬即完，恐稍迟即难成功也。

一妇产后，阴户下一物如合钵状，有二岐，此子宫也。气血弱，故随子而下，用升麻、当归、黄芪大剂，服二次，仍用皮工之法，以五倍子作汤洗濯，皴其皮。后觉一响而收入，但经宿着席，破落一片如掌大，心甚恐。朱曰：非肠胃比也，肌肉破尚可复完。以四物加人参数十帖，三年后，复生一子。

震按：难产因气血虚，故产后尤虚。此是至言，然以论损破尿胞，脱下子宫者，尤为确切不移，他证又当活看。

玉关不闭

立斋曰：一妇人阴门不闭，肿痛，发热恶寒，用十全大补加五味，四剂肿消而敛。若初产肿胀，或焮痛而不闭者，当用加味逍遥散。若肿既消而不闭，当用补中益气汤，切忌寒凉之剂。

震按：玉关不闭，虚证无疑，而虚证之中，又有分别，立斋之加惠后学多矣。特是产科奇病甚多，奇方亦甚多，兹集不能全载。如遇怪异证候，当于叶杏林所述诸书检求之。夫学医何难，不过多读书耳。《金史》载张洁古学医，夜梦有人用大斧长凿，凿心开窍，纳书数卷于其中，自是洞彻其术，因思天使此人为良医，尚须纳之以书，我侪既不梦斧凿开窍，务必从目从口将书纳之于心，纳之诚多，宁让洁古独步耶！设遇奇病，自有奇方，可向腹笥检求矣。至《类案》江公注云：须问临产难易，去血多少，以辨虚实，及血热戒投温燥，俱系名言，又可为薛氏之功臣。

卷　十

外科

震于疡科、幼科，素所未谙，故不敢选。今择其与内科有关涉者，略采数条，以作邻壁之余光。

疥疮

陈斗岩治金台僧嗣真，遍体生瘔瘟，岁久，药罔效。陈曰：此太阴之经蕴风邪，风化为虫病也。初犹未信，翌日，僧持疮痂数片细看，有虫如虱，泣拜求治。乃教以百部、蛇床子、草乌、楝树叶煎汤一缸，令僧洗浴一二时，落疮痂虫无数。一月凡数浴，僧遍体如白癜风状而愈。

立斋治一男子，年十六，夏作渴发热，吐痰唇燥，遍身生疥，两腿尤多，色黯作痒，日晡愈炽，仲冬腿患疮，尺脉洪数。薛曰：疥，肾疳也。疮，骨疽也。皆肾经虚证，针之脓出，其气氤氲。薛谓火旺之际，必患瘵证，遂用六味地黄、十全大补，不二旬，诸证愈而瘵证具，仍用前药而愈。抵冬娶妻，至春诸证复作，父母忧之，令其外寝。幸年少谨疾，亦服地黄丸数斤，煎药三百余剂而愈。

痱痤

孙东宿治查景川，遍身痱痤，红而掀痒。诸人以蒺藜、荆芥、升麻、葛根、元参、甘草、石斛、酒芩与之，不愈；又谓为风热，以元参、蝉蜕、羌、防、赤芍、甘草、生地、当归、升麻、连翘、苍耳子服之，饮食顿减，遍身发疮，痛痒不可言。孙诊之，两手脉俱缓弱，以六君子汤去半夏，加扁豆、砂仁、苡仁、山药、藿香、黄芪，一服而饮食进，四帖而痛痒除，十帖疮疥如脱。

瘤赘

浮梁李生，得背痒疾，隐起如覆盆，无所痛苦，惟奇痒不可忍，饮食日减，无能识其为何病。秦德立见之曰：此虱瘤也，吾能治之。取药敷其上，又涂一绵带绕其围。经夕瘤破，出虱斗许，皆蠢蠕能行动，即日体轻，但一窍如箸端不合，时时虱涌出不胜计，竟死。唐小说载贾魏公镇滑台日，州民病此，魏公云：世间无药可疗，惟千年木梳烧灰，及黄龙浴水，乃能治耳，正与此同。

立斋治一男子，小腹患瘤，脓水淋漓，用补中益气加麦冬、五味以培脾土，六味地黄丸以生肾水，更用芦荟丸以清肝火而敛。

一妇左项肿如鸡卵，不作痛，不变色，劳则发热，怒则寒热，经候不调，三年矣。薛用加味逍遥散、加味归脾汤，间服，佐以海藻散坚丸，年许而消。

一男子郁怒房劳，左胁肿赘如赤桃，服流气化痰之药，其大愈甚，虚证悉具，此肝肾过虚也。用前药及地黄丸而消。

儒者朱宏仁，年二十余，右手背近中指，患疣五枚，中一大者如黄豆，余皆如聚黍，拔之如丝，长三四寸许。此血燥筋缩。用清肝益荣汤，五十余剂而愈。

一妇人左手背并次指患五六枚如熟椹，薛曰：此因肝经血热也。果月经素不及期，当生血凉血为主。不信，乃用艾灸，手胀发热，手指皆挛，两腋项兼胸乳间皆患疣，经行无期。薛用加味逍遥散加黄连，十余剂各患渐愈，乃去黄连，百余剂经行如期，再用地黄丸三料而全消。

一儒生左腿近环跳患瘤，状如大桃，按之濡软，恪服除湿流气化痰之剂，恶寒发热，食少体倦，形气俱虚，脉洪大而虚，气瘤也，肺主之。盖胆属木，肺属金，此发于胆经部分，乃肺金侮肝木，元气亏损，而其脓已内溃矣。遂用十全大补汤数剂，出清白稀脓甚多，顿加寒热，烦渴头痛，殊类伤寒。薛谓此因脓泄而血气益虚耳，仍用前汤，其势益甚，脉洪数大，按之如无。乃加附子一钱，其势愈甚，而脉复如前，此虚甚而药未能及也。更加附子二钱，三剂诸证顿退。乃朝用补中益气汤，夕用十全大补汤，各三十余剂，出腐骨五块。疮口将完，后因不慎起居，患处复溃，诸证更发，咽间如焚，口舌无皮。用十全大补加附子一钱服之，诸证悉愈。二日不服，内病悉至，患处复溃。二年后又患，服前药不应。诊其尺脉，微细如丝，此属命门火衰。用八味丸为主，佐以十全大补汤，稍愈。又二年，仍患虚寒之证而殁。

瘰疬

立斋治容台张美之，善怒，患瘰疬。时孟春，或以为肝经有余之证，用克伐之剂，不愈。薛以为肝血不足，用六味地黄、补中益气，以滋化源，至季冬而愈。此证果属肝火风热，亦因肝血不足。若主伐肝，则脾土先伤，木反克土，此证或延于胁腋，或患于胸乳，皆肝胆三焦之经也，亦当以前法治之。

一儒者缺盆间结一核，薛谓此肝火，血燥筋挛，法当滋肾水，生肝血。彼反服行气化痰，外敷南星、商陆之类，渐如覆碗。仍用前药以滋化源，间与芦荟丸以清肝火，年余，元气复而肿消。

一男子颈间结核大溃，年余不愈。又一男子，鬓间一核，初如豆粒，二年渐大如桃。又一妇人，左眉及发际，结核年余矣。皆与清肝火，养肝血，益元气而并愈。此证亦有大如升斗者，治以前药，无不取效。

一妇人项结核，寒热头痛，胁乳胀痛，内热口苦，小便频数。证属肝火血虚，用四物加柴胡、山栀、胆草而愈，又用加味逍遥散而安。

一妇瘰疬后，遍身作痒，脉大，按之虚，以十全大补加香附治之而愈。大凡溃后，午前痒作气虚，午后痒作血虚，若作风证治之，必死。

江应宿治休宁吴氏子，年十七，患瘰疬三年矣。疡医用烂药刀砭破取，疮口甫平，即复肿，累累如贯珠，遍体疮疥，两胁肿核如桃。江诊之，微弦而数，即语之曰：肝肾虚热，则生疬矣。当从本，治内消。以柴胡、当归、连翘、黄芩、黄连、牛蒡、三棱、桔梗、花粉、红花十余剂，再与黄连、海藻、昆布、干葛、石膏、山栀、龙胆、连翘、花粉为丸，以清其上，更令空心服六味地黄丸，以滋化源。未尽一料，疬消疮愈，不复作矣。

杨乘六治下昂俞文遇患瘰疬，左右大小十余枚，坚硬如石，颈项肿大，不能转侧，兼吐血、咳嗽、梦遗、泄精等证，服药半年，皆滋阴泻火，固精伐肝之剂，遂致痰咳不绝，梦泄不止，竟成弱证。邀杨视之，见其性情慷慨，有豪爽气，且操心精细，多思虑，刚果躁直。知其致病之原，由于肝胆用事，恼怒居多，以致肝胆先病，而延及心脾者也。其痰咳不绝者，肝气虚逆，痰随气上也。梦泄不止者，肝经气血亏损，疏泄失职也。瘰疬肿大，坚硬不能消散者，肝经气血虚滞，郁结不舒也。诊其脉，弦劲中兼见躁动，而左手关尺独紧细如刀，口舌青色，嫩而胖且滑。乃以养营汤倍肉桂主之，服至月余，内外各证，俱有痊意。遂以前方作丸，佐归脾、养心两方，随证消息，守服三月，诸证悉除，而左右瘰疬俱消。

霉疮

李行甫患霉疮，误用水银、番硗等药搓五心，三日间，舌烂齿脱，喉溃，秽气满室，吐出腐肉如猪肝色，汤水不入，腹胀，二便不通。医皆谢去，独用治喉药吹喉，痰壅愈甚，痛难忍，几死。仲淳按其腹不痛，虽胀满，未坚，犹未及心，知水银毒入腹未深，法宜以铅收之。急用黑铅斤余，分作百余块，加大剂甘桔汤料，金银花、粉草各用四五两，水二三十碗，锅内煎浓，先取三四碗入汤注中，徐灌之，任其自流。逾时舌渐转动，口亦漱净。即令恣饮数盏，另取渣再煎，连前浓汁，频濯手足。次日二便去黑水无算，始安，方用吹口药，及败毒托里药，数剂而愈。

下疳疮

薛立斋治庶吉士刘华甫，茎中作痛，或出白津，或小便秘涩。先用小柴胡加山栀、泽泻、黄连、木通、胆草、茯苓二剂，以清肝火，导湿热，诸证渐愈；因劳倦，忽寒热，用补中益气汤治之而安；又用六味丸以生肝血，滋肾水，诸证痊愈。

一儒者茎中作痒，发热倦怠，外皮浮肿，二年矣。此肝肾阴虚，用八珍加柴胡、山栀及六味丸而愈。有兼阴毛间生虫作痒，以桃仁研烂涂之。

肺痈

石山治一妇，年近三十，形色瘦白，素时或咳嗽一二声，月水或前或后，夏月取凉，遂咳甚，不能伏枕者月余。嗽痰中或带血，或兼脓，嗽急则吐食。医用芩、连、二陈，不效；复用参、芪等补药，病重。汪视左脉浮滑，右脉稍弱而滑，幼伤手腕，掌不能伸，右脉似难凭矣。乃以左脉验之，恐妊兼肺痈也。遂以清肺泄肺之剂进之，三服而能着枕，痰不吐，脓不咯，惟时或恶阻。汪曰：此妊之常病也。教用苡仁、白术、茯苓、麦冬、黄芩、阿胶煎服，病减。月余复为诊脉，皆稍缓而浮。曰：热已减矣。但吐红太多，未免伤胃，教用四君子加陈皮、黄芩、枳壳煎服调理。妊至六月，食鸡病作，却鸡而愈。至九月，病又复作，声哑，令服童便获安。汪曰：产后病除，乃是佳兆；病若复作，非吾所知。月足而产，脾胃病作，加泄，竟不救。

一儒者素善饮，咳痰项强，皮肤不泽，此肺痈也。盖肺系于项，故项不能转侧。肺气虚弱，故皮肤不泽。先用桔梗汤以治肺，后用八珍补肺汤以补脾土，生肺金而痊。

一男子面赤吐脓，发热作渴，烦躁引饮，脉洪数而无伦次，此肾火伤肝。先用加减八味丸加麦冬大剂一盅，热渴顿止，久睡觉而神爽索食；再剂，诸证又减六七；仍用前药，更以人参五钱、麦冬二钱五分，五味二钱，水煎代茶，日饮一剂，月余而安。此证面赤者当补脾肾，面白者当补脾肺，故用此药。

江应宿治贡士汪宾篁，患滞下赤白，月余。江诊视，投药数剂而愈，六脉洪数不减。即告之曰：公年高，足三阴虚损不能相生，当滋化源，否则恐生他病，与六味地黄丸加生脉散。因循半月，未及修制，遂觉右乳旁牵痛，面赤，吐痰腥臭，脉洪大浮数，按之无力。江曰：脉数不时见，此肺痈也。次日，吐脓血甚多。投以桔梗汤加羚羊角，未应；再与升麻汤十余剂，更以前丸滋其化源而愈。

王宇泰治一妇，感冒风寒，或用发表之剂，反咳嗽喘急，饮食少思，胸膈不利，大便不通，右寸关脉浮数，欲用通利之剂。王曰：此因脾土亏损，不能生肺金，若更利之，复耗津液，必患肺痈矣。不信，仍利之，虚证悉至，果吐脓。乃朝用益气汤，夕用桔梗汤，各数帖。又朝用益气汤，夕用十全大补汤，各五十帖。痊愈。

一妇咳嗽吐痰，胸膈作痛，右寸关浮滑，项下牵强。此脾胃积热成痰，非痈患也。以二陈汤加山栀、白术、桔梗，治之而愈。

胃痈

薛立斋治一膏粱之人，寒热作渴，不时咳吐，口内血腥，又五日，吐脓血，皮毛错纵。用射干汤四剂，脓血已止。但气壅痰多，以甘桔汤而愈。其方乃射干、栀仁、升麻、白术、赤苓、赤芍，水煎，加地黄汁、白蜜和服。

一男子用射干汤之类，乍愈，但气喘体倦，发热作渴，小便频数。用补中益气加山药、山茱、麦冬、五味，时仲夏，更以生脉散代茶饮而愈。

江应宿治上舍汪中宇，患喉肿，不进饮食，腹中不饥，但日饮清茶数盏。江视之，诊得气口紧数，此胃痈也。脓已成，宜引下行。投以凉膈散，稍稍利一二度，次早吐脓血，再服射干汤一剂，即知饥索食，六剂痊愈。

石顽治谈仲安，体肥善饮，初夏患壮热呕逆，胸膈左畔隐痛，手不可拊，便溺涩数，舌上胎滑，食后痛呕稠痰，渐见血水，脉来涩涩不调。与凉膈散加石斛、连翘，下稠腻颇多。先是疡医作肺痈治，不效。张曰：肺痈必咳嗽，吐腥秽痰，此但呕不嗽，洵为胃病无疑。下后四五日，复呕如前，再以小剂调之，三下而势甫平，后以保元、苓、橘，平调二十日而痊。先时有李姓者患此，专以清热豁痰解毒为务，直至膈畔溃腐，脓水淋漓，缠绵匝月而毙，良因见机不早，直至败坏，悔无及矣。

肠痈

丹溪治一女子腹痛，百方不治，脉滑数，时作热，腹微急。曰：痛病脉当沉细，今滑数，此肠痈也。以云母膏一两，丸梧子大，以牛皮胶溶入酒中，并水下之。饷时服尽，下脓血一盆而愈。

一妇以毒药去胎后，当脐右结块，块痛甚则寒热，块与脐高一寸，痛不可按，脉洪数。谓曰：此瘀血流溢于肠外肓膜之间，聚结为痈也。遂用补气血行结滞排脓之剂，三日决一锋针，脓血大出，内如粪状者臭甚，病妇恐。因谓气血生肌，则内外之窍自合，不旬日而愈。

虞恒德治一人，得潮热，微似疟状，小腹右边有一块，大如鸡卵，作痛，右脚不能伸缩。一医作奔豚气治，十余日不验。虞诊其脉，左寸芤而带涩，右寸芤而洪实，两尺两关俱洪数。曰：此大小肠之间欲作痈耳，幸脓未成，犹可治。与五香连翘汤加减与之，间以蜈蚣炙黄，酒调服之，三日愈。

儒医李生治一富家妇有疾，诊之曰：肠胃间有所苦耶？妇曰：肠中痛不可忍，而大便从小便出。医皆谓古无此证，不可治。李曰：试为筹之，若服我之药，三日当瘳。下小丸子数十粒，煎黄芪汤下之，下脓血数升而愈。其家喜，问治法。李曰：始切脉时，觉芤脉见于肠部。《脉诀》云：寸芤积血在胸中，关内逢芤肠里痈。此痈在内，所以致然，所服者，乃云母膏为丸耳。切脉至此，可以言医矣。

立斋治一男子，里急后重，下脓胀痛，用排脓散、蜡矾丸而愈。后因劳，寒热体倦，用补中益气而安。

一妇人小腹胀痛，小便如淋，此毒结于内。先以神效瓜蒌散，二剂少愈，更以薏苡仁汤而安。

一妇人小腹胀痛而有块，脉芤而涩，此瘀血为患。以四物加元胡索、红花、桃仁、牛膝、木香，二剂血下而愈。

一妇人小腹胀痛，大便秘涩，转侧有水声，脉洪数。以梅仁汤一剂，下瘀血，诸证悉退，再以薏苡仁汤而愈。

一妇人脓成胀痛，小便不利，脉洪数。服太乙膏三钱，下脓甚多，胀痛顿止，以瓜蒌散、蜡矾丸及托里而安。

一妇人产后，恶露不尽，小腹作痛，服瓜子仁汤，下瘀血而瘥。凡瘀血停滞，宜急治之。缓则腐化为脓，最为难治。若流注关节，则为败证。

江汝洁治一男子病小肠痈，初起左小腹近胁下，一块如掌大，甚疼。江以蜂蜜调大黄末敷于痛处，再以生姜一大块，切片置于大黄之上，以火熨之四五度，逾半月而块自消。

一人胁破，肠出臭秽，急以香油抹肠送入，即不出。又以人参枸杞子煎汤淋之，皮自合，吃猪肾粥十日愈。

江应宿治汪上舍之内，当脐结痛，发热恶寒，脉洪数，此肠痈也。投以仙方活命饮、五香连翘汤、瓜蒌散，俱不应。过七日，小便间有脓血，乃制云母膏为丸，十数服而愈。可见药之对病，其验如此。

震按：云母膏其药三十九味，清油浸七日，文火熬膏，收贮，将水银弹上。用时，先刮去水银，或服或贴。其功甚大，但熬一料，必用人参五钱，今亦难办也。其方即于《疡科准绳》可查。

腹痈

吕沧洲治一小儿，十二岁，患内痈，腹胀脐凸而颇锐。医欲刺脐出脓，其母不许，请吕视之。见一僧拥炉炽炭，燃铜筋一枚烈火中，瞪目视翁曰：此儿病痈发小肠，苟舍刺脐，无他法。吕谕之曰：脐，神阙也。针刺所当禁，矧痈舍于内，惟当以汤丸攻之。苟如而言，必杀是子矣。僧怒趋而出，吕投透脓散一匙。明日，脓自气合溃，继以十奇汤下万应膏丸而瘥。

立斋治给事钱南郭，腹内患痈，已成而不见，欲用托里之药发之。彼用行气破血以图内消，形体甚倦，饮食益少，患处顿陷，色黯坚硬，按之不痛。仍用大补之剂，色赤肿起，脓熟针之，再用托里，肿溃渐愈而消。

一男子腹内作痛，腹外微肿，或欲药汗之。薛曰：肉色如故，脉数无力，此元气虚损，毒不能外发。遂与参、芪、归、术之类数剂，渐发于外。又数剂，脓成而欲针之。彼惑于人言，用大黄、白芷、穿山甲之类，引脓从便出，以致水泻不止，患处平陷，自汗盗汗，热渴不食。仍用前剂加半夏、陈皮、姜、桂，四剂，形气渐复。又数剂，针去其脓，仍用补剂，幸幼未婚，故得痊也。

鸿胪苏龙溪，小腹内肿胀作痛，大小便秘结，作渴欲饮冷，脉洪数而实。用黄连解毒散，二剂热痛顿止，二便调和，用活命饮而愈。

大司马李梧山，腹痛而势已成，用活命饮一剂，痛即退。用托里消毒散，肿顿起。此脓将成，用托里散补其元气，自溃而愈。

锦衣掌堂刘廷器，仲夏腹患痈，溃而脓水清稀，发热作渴，腹胀作呕，饮食不入。诸医以为热毒内攻，皆用芩、连、大黄之剂，病加剧。邀薛诊，投以参、芪、姜、附等药，一剂，呕止食进而安，再用托里补剂而疮愈。

进士边云庄，腹痛恶寒，作湿痰食积治之益甚，脉浮数。薛曰：浮数之脉更恶寒，疽疮之证也。彼不信，旬余复请视之，左尺洪数，知内有脓矣。仍不信，至小腹肿胀，连及两臀，始悟。薛曰：脓溃臀矣，气血俱虚，何以收敛？服活命饮一盅，臀溃一孔，出脓斗许，气息奄奄，势成可畏。用大补药一剂，神思方醒，每去后，粪从疮出，且出血甚多，痛不可忍，欲求死而不得，小腹间若觉有物上拄，即发痉，牙关紧，不省人事，发热烦躁，此时脉洪大，举按皆实，苏而诊之，脉仍洪大，按之如无，此气血虚极。以十全大补汤用参芪至四斤余，加附子二枚而痉止，共用此方五十余剂而疮敛。

乳疡

一妇形脉稍实，性躁，难于后姑，乳生隐核，以本草单味青皮汤，间以加减四物汤，加行经络之剂，治两月而安。

一后生作劳，风寒夜热，左乳痛，有核如掌，脉细涩而数，此阴滞于阳也。询之，已得酒。遂以瓜蒌子、石膏、干葛、川芎、白芷、蜂房、生姜同研，入酒服之，四帖而安。

薛立斋治一儒者，两乳患肿，服连翘饮，加坚硬，食少内热，胸肋作痛，日晡头疼，小便赤涩。此足三阴虚而兼郁怒，前药复损脾肺。先用六君加芎、归、柴、栀四十余剂，元气复而自溃，乃作痛恶寒，此气血虚也。用十全大补、六味地黄而愈。

封君袁阳泾，左乳内结一核，月余赤肿，此足三阴虚兼怒气所致。用八味加柴、栀、丹皮，四剂，赤肿渐退，内核渐消。又用清肝解郁汤而愈。时当仲秋，两目连札，肝脉微弦，此肝经火盛而风动也。

更加龙胆草五分，并六味地黄丸而愈。若用清热败毒，化痰行气，鲜不误者。

一儒者两胁作胀，两乳作痛，服流气饮、瓜蒌散，半载后，左胁下结一块如核，肉色不变，劳则寒热。此郁结气伤而为患，虚而未能溃也。八物加柴胡、远志、贝母、桔梗，月余，色赤作痛，脓将成矣。又服月余，针之，出脓碗许，顿然作呕，此胃气虚而有痰也。令时啖生姜，服六君子汤，呕止，加肉桂而疮愈。彼后出宰，每伤劳怒，胸乳仍痛，并发寒热，服补中益气加炒山栀愈。

一妇人内热胁胀，两乳不时作痛，口内不时辛辣，若卧而起急则脐下牵痛，此带脉为患。用小柴胡汤加青皮、黄连、山栀，二剂而愈。

一妇人久郁，右乳内肿硬，用八珍汤加远志、贝母、柴胡、青皮，及隔蒜灸，兼服神效瓜蒌散，两月余而消。一妇人禀实性躁，怀抱久郁，左乳内结一核，按之微痛，以连翘饮子二十余剂，少退；更以八珍加青皮、香附、桔梗、贝母，二十余剂而消。

一妇人发热作渴，至夜尤甚，两乳忽肿，肝脉洪数，乃热入血室也。用加味小柴胡汤，热止肿消。

一妇人因怒，左乳作痛，发热，表散太过，肿热益甚。用益气养荣汤数剂，热止脓成。不从用针，肿胀热渴，针脓大泄。仍以前汤，月余始愈。此证若脓未成未破，有薄皮剥起者，用代针之剂，其脓自出；不若及时用针，不致大溃。若脓血未尽，辄用生肌，反助其邪，慎之。

一妇人脓清肿硬，面黄食少，内热晡热，自汗盗汗，月经不行，此肝脾气血俱虚。用十全大补加远志、贝母，及补中益气各三十余剂，外用葱熨患处，诸证寻愈。

一妇人脓成胀痛，欲针之不从。数日，始针出败脓三四碗许，虚证蜂起，几至危殆，用大补两月余而安。若元气虚弱不作脓者，用益气养荣汤补之，脓成即针；若肿痛寒热，怠惰食少，或至夜热甚，用补中益气兼逍遥散补之为善。

一产妇因乳少，服药通之，致乳房肿胀，发热作渴，以玉露散补之而愈。夫乳汁乃气血所化，在上为乳，在下为经，若冲任之脉盛，脾胃之气壮，则乳汁多而浓，衰则淡而少，所乳之子，亦弱而多病。又有屡产无乳，或大便涩滞，乃亡津液也，当滋化源。

一妇人右乳内结三核，年余不消，朝寒暮热，饮食不甘，此乳岩。用益气养荣汤百余剂，更以木香饼熨之，年余而消。

一妇人年二十有五，素虚弱，多郁怒，时疫后脾胃愈虚，饮食愈减。又值气忿，右乳胁下红肿，应内作痛，用炒麦麸熨之，肿虽少散，内痛益甚，转侧，胸中如物悬坠。遂与加减四物汤，内肿如鹅卵，外大如盘，胸胁背心相应而痛，夜热势甚。时治者皆以攻毒为言，薛云：此病后脾弱，而复怒伤肝。治法惟主于健脾气，平肝火，则肿自消而病自愈矣。方以八物加陈皮、黄芪、柴胡、山栀、白芷，服八剂，病减六七。去白芷，加青皮、木香、桔梗，又六剂而痊愈。若用攻毒之剂，病胡能瘳。

［附］一妇产后忽两乳细小，下垂过小腹，痛甚，名乳悬。用芎、归各一斤，内用八两水煎，余

用烧烟熏口鼻，二料乃效。

幼科

胎毒

东垣云：李和叔中年得一子，至一岁，身生红丝瘤，不救。后四子至三岁，皆病瘤而死。问何缘至此，翌日思之，谓曰：汝乃肾中伏火，精中多有红丝，以气相传，故生子有此疾，俗名胎瘤是也。汝试观之，果如其言。遂以滋肾丸数服，以泻肾中火邪，补真阴不足。忌酒肉辛热之物，其妻以六味地黄丸养其阴血。受胎五月之后，以黄芩白术作散服。后生子，前证不作。

一子年十六，生七个月，得淋病，五七日必一作，其发则大痛。水道方行，下如漆和粟者一盏方定，脉之轻则涩，重则弦，视其形瘦而长，青而苍。意其父必服固下部药，遗热在胎，留于子之命门而然。遂以紫雪和黄柏末丸梧子大，晒极干，汤下百丸。半日，又下二百丸，食压之。又半日，痛大作，连腰腹水道，乃行下漆和粟者碗许，痛减十之八。后与陈皮一两，桔梗、木通各五钱，又下合许而安。父得燥热，尚能病子，况母得之者乎？

胎晕

江篁南治一儿产数日，常昏晕，一日五六见。医作惊风治，不效。江以大补气血之剂浓煎汤喂之，并饮乳母，多服渐减而愈。

热证

立斋治李阁老子，潮热，饮食如故，自申酉时甚，至子丑时方止，遍身似疥，大便秘结，小便赤涩，热渴饮冷。薛以为脾胃实热，传于肺与大肠。先用清凉饮四剂，结热始退；又用四物、柴胡、黄连数剂，其疮渐愈。彼欲速效，另用槐角丸之类，诸证益甚。仍以前药更加桃仁、赤芍，至百剂而愈。

江篁南治一儿，生方两月，时值酷暑，又久雨，湿令流行，遍身大热。然初生小儿，肠胃脆窄，药难区处，乃取干壁土舂碎撒地上，上以芭蕉叶铺之，将儿卧叶上，又以芭蕉叶覆之，更少加干壁土于上，睡少时，其热如失。

汗

海藏治一子，自婴至童，盗汗凡七年矣。诸治不效。与凉膈散、三黄丸，三日病已。盖肾为五液，化为五湿，相火迫肾，肾水上行，乘心之虚而入手少阴，心火炎上而入肺，欺其不胜己也。皮毛以是而开，腠理元府不闭，而为汗出也。出于睡中者为盗汗，以其觉则无之。故《经》云，寝汗憎风是也。先以凉膈泄胸中相火，相火退，次以三黄丸泻心火以助阴，则肾水还本脏，元府闭，汗为之止矣。

喘

景岳曰：予仲儿生未两周，初秋感寒发热，脉微紧。素知其脏气属阴，不敢清解。以芎、苏、羌、芷、细辛、生姜之属，冀散其寒。一剂下咽，不惟热不退而反大泻作，连泻二日，又加气喘。斯时也，将谓其寒气盛耶，何以用温药而反泻？将谓其火刑金耶，岂以清泻连日而尚堪寒凉？将谓其表邪之未除耶，则何以不利于疏散？束手无策，且见其表里俱剧，大喘垂危。又岂浅易之剂所能挽回，沉思良久，渐有所得。乃用人参二钱，生姜五片，煎汤，以茶匙挑与二三匙，即怀之而旋走室中，徐察其呼吸之进退，喘虽未减，亦不见增。又与三四匙，少顷，则觉其鼻息似乎少舒。遂与半小盅，更觉有应。自午及酉，完此一剂。适一医至，曰误矣。大喘如此，岂可用参，速以抱龙丸解之。余不听，复煎人参二钱五分，自酉至子尽其剂，剂完而气息遂平，齁齁大睡，泻亦止而热亦退矣。所以知其然者，观其因泻反喘，岂非中虚？设有实邪，自当喘随泻减，是可辨也。向使误听彼医，易以清利，中气一脱，即当置之死地，必仍咎余之误用参也。孰是孰非，何从辨哉！

吐泻

立斋治一小儿，每饮食失节，或外惊所忤，即吐泻发搐，服镇惊化痰等药而愈。后发搐益甚，饮食不进，虽参、术之剂，到口即呕。乃用白术和土炒黄，以米泔煎数沸，不时灌半匙，仍呕，次日灌之微呕，渐加至二三匙，递加至半杯，不呕，乃浓煎服而愈。

景岳治其季子，甫半岁，受寒，吐泻大作，用温胃和脾之药不效。用理中汤，三日后加人参三钱，及姜、桂、吴茱萸、肉果，亦不效。至四五日，则随乳随吐，吐其半而泻其半，腹中毫无所留。乃用人参六钱，制附子、姜、桂等各一二钱，下咽即吐，一滴不存，而所下之乳，则白洁无气，仍犹乳也。

斯证形气之危，万无生理矣。因思寒气犯胃而吐泻不止，若舍参、姜、桂、附之属，尚何术焉？再四思之，谓胃虚已极，而药之气味，略有不投，必拒而不纳。矧附子味咸，亦能致呕，惟得甘辣可口之药，庶乎胃气可安，尚有生意。乃用胡椒三钱捣碎，加煨姜一两，水煎，又令煎人参二两，以参汤之十，入椒姜汤之一，茶匙挑与，竟咽而不吐，徐徐服之，乳药皆安矣。四鼓服起，至次日未时服完，忽然躁扰呻吟，烦剧之甚。家人疑热药太过，烧断肚肠，相与抱泣。景岳云：若药果有难堪，何自四鼓至午前皆相安，而此时遽变若此，其必数日不食，胃气新复，而仓廪空虚，饥甚则然也。取粥以示之，则张皇欲得，因与食之，竟至半碗，而寂然安卧矣。次日复加制附，始泻止痊愈。此因饥发躁，设用清凉一解，则全功尽弃。而初时用参数钱，毫无所效，倘不知药未及病，改用苦寒，亦必即死，旁观者，仍归罪于用参也。

嗜卧

吕沧洲治一幼女，病嗜卧，颊赤而身不热，诸医皆以为慢惊风，屡进攻风之剂，兼旬不愈。吕切其脉，右关独滑而数，他部大小等而和。因告之曰：女无病，关滑为宿食，意乳母致之，乳母必嗜酒，酒后辄乳，故令女醉，非风也。及诘其内子，内子曰：乳母近掌酒库钥，窃饮必尽意。使人视之，卧内有数空罂，乃拘其钥，饮以枳椇子、葛花，日二三服，而起如常。

惊搐

李寺丞子三岁，病搐，自卯至巳，数医不效。钱乙视之，搐，目右视，大叫哭。李曰：何搐右？钱曰：逆也。李曰：谓何？曰：男为阳，本发左；女为阴，本发右。故男目左视，发搐时无声，右视有声；女发搐时，右视无声，左视有声。所以然者，左肝右肺，肺金肝木，男目右视，肺胜肝也。金来刑木，二脏相战，故有声也。法当泻其强，补其弱，心实者亦当泻之，肺虚不可泻。肺虚之候，闷乱哽气，长出气，此病男反女，故男治易于女也。假令女发搐，目左视，肺之胜肝者，病在秋，即肺兼旺位，肝不为任，故叫哭。当大泻其肺，然后治心续肝，所以俱言目反右视者，乃肝主目也。凡搐者，风热相搏于内，风属肝，故引见之于目也。钱用泻肝汤泻之，二日不闷乱，当知肺病退，后用地黄丸补肾，三服后，用泻青丸、凉惊丸各二服。凡用泻心肝药，五日方愈，不妄治也。又言肺虚不可泻者何？曰：设令男目左视，木反克金，肝旺胜肺，宜但泻肝。若更病在春夏，金气极虚，则当补肺，不可泻也。

院使钱公瑛，宣德间，治宁阳侯孙，始生九月，患惊悸啼哭而汗，百方莫救。瑛最后视疾，乃命坐儿于地，使掬水为戏，惊啼顿止。人问之，曰：时当季春，儿丰衣重帷，不离怀抱，其热郁在内，安能发泄？使之近水则火邪杀，得土气则脏气平，疾愈矣，奚用药为？

石山治一女，六岁，病左手不能举动，三年矣。后复病痫，初用人参、半夏，或效或否。汪诊左脉浮洪，右脉颇和。曰：痰热也。令以帛勒肚，取茶子去壳三钱，挼碎，以滚汤一碗滤取汁，隔宿勿食，早晨温服，吐痰三碗许，手能举动，痫亦不作。

方荫山治朱氏子，八九岁，寄食外家，以肉汁拌饭啖之，口含饭，未下咽，因疾走颠蹶，遂口噤，手足搐动，医治不效。延七日，甚至令人口含开关等药，合其口喷入，仅能开牙关，而四肢搐动，发热昏沉不语如故，脉洪滑。方至，以石膏、青黛、甘草、陈皮、南星、天麻、薄荷、猪苓、泽泻、白术、茯苓、兜铃、元参、黄芩，加姜一片服，是夜熟寐不动，唯起溺一度，热退身凉脉静，再进一服而愈。

潜村治仙潭孙自范甥慢脾证，痰涎涌盛，咳嗽身热，四肢抽搐，自汗，嗜卧露睛，撮空手振，屡进补脾兼消痰逐风药，不应。以方就商于杨，杨曰：此证风自内出，本无可逐，痰因虚动，亦不必消，只补脾土，诸证自退。但据所示兼证，则其面必㿠白，眼必散大，舌必胖滑，色必嫩白，颈必软而头必垂矣。曰：诚然。然救虚而不应，究何故耶？杨曰：诸证皆属寒，而诸方止救虚者也。使天柱未倒，固能取效，尚须除去逐风消痰之品。今颈软头垂，则天柱已倒，而虚上加寒，确有显据，非炮姜、肉桂，何以追已去之阳，而苏垂绝之气哉！乃写参附养营汤，嘱之曰：如阻以稚幼无阳，无补阳之法，则百不救一矣。服三剂，竟痊愈，次用五味异功散加煨姜、白芍，调理而健。

痫

立斋治一小儿，患痫，吐痰困倦，半晌而苏，诸药不效，年至十三而频发，用肥厚紫河车，生研烂，入人参、当归末捣丸，每服二钱，日进三五服，乳送下，一月渐愈。又佐以八珍汤，痊愈。

又一儿七岁，发惊痫，令其恣饮人乳，后发渐疏而轻。至十四岁，复发，用乳不效，亦用河车丸数具而愈。常用加减八味丸而安。后至二十三岁，复发而手足厥冷，仍用前法，佐以八味丸、十全大补汤而痊。

又治数小儿，皆以补中益气、六君子、六味、八味等，汤丸相间用之，皆得痊愈。

瘛疭

钱乙治皇子病瘛疭，国医莫能疗，闻乙有异能，召之，进黄土汤而愈。神宗问此何以能愈此疾，对曰：以土胜水，木得其平，则风自止。帝悦，擢太医丞。

江应宿治一富家儿，病手足瘛疭，延至二十余日转笃。江后至，曰：此气虚也，当大补之。以参、术、归、芪、茯、芍、黄连、半夏、甘草，佐以肉桂，助参、芪之功，补脾泻肝，一饮遂觉少定，数服而愈。所以知儿病者，左脉滑大，右脉沉弱，似有似无；右手主于气，故曰气分大虚。经所谓土极似木，亢则害，承乃制，脾虚为肝所侮而风生焉。

证似乎风，治风无风可治，治惊无惊可疗，治痰无痰可行，主治之法，所谓气行而痰自消，血荣而风自灭矣。见肝之病，知肝当传脾，故先实其脾土，治其未病，否则成慢脾风而危殆矣。

黄疸

罗谦甫云：一儿季夏，身体蒸热，胸膈烦满，皮肤如渍橘之黄，眼中白睛亦黄，筋骨痿弱，不能行立。此由季夏之热，加以湿令，而蒸热薄于经络，入于骨髓，使脏气不平，故脾逆乘心，湿热相合而成此疾也。盖心火实则身体蒸热，胸膈烦满，脾湿胜则皮肤如渍橘之黄；有余之气，必乘己所胜而侮不胜，是肾肝受邪，而筋骨痿弱不能行。《内经》云：脾热色黄而肉蠕动。又言湿热成痿。岂不信哉！所谓子能令母实，则泻其子也。盖脾土退其本位，肾水得复，心火自平矣。又经曰治痿独取阳明，正谓此也。乃以加减泻黄散主之，方以黄连、茵陈各五分，黄柏、黄芩各四分，茯苓、栀子各三分，泽泻二分，作一服煎，热服食前，一服减半，待五日，再服而愈。《内经》曰：土位之主，其泻以苦。又云：脾恶湿，急食苦以燥之，故用黄连、茵陈之苦寒除湿热为君。肾欲坚，急食苦以坚之，故以黄柏之苦辛寒强筋骨为臣。湿热成烦，以苦泻之，故以黄芩、栀子之苦寒，止烦除满为佐。湿淫于内，以淡泄之，故以茯苓、泽泻之甘淡，利小便，导湿热为使也。

魏云：阳明为胃土，而方中独泻脾土。故曰：土位之主，其泻以苦。所以清燥汤治痿，用黄连、黄柏，良有以也。治痿独取阳明，不得专主人参、黄芪。

癖积

刘仲安治一儿，病癖积，左胁下硬如覆手，肚大青筋，发热肌瘦，自汗咳嗽，日晡尤甚，牙疳，口臭恶，宣露出血，四肢困倦，饮食减少，病甚危笃，先与沉香海金沙丸，一服，下秽物两三行。次日，合塌气丸服之。十日，复与沉香海金沙丸利之，又令服塌气丸，如此互换。服至月余，其癖减半，百日良愈。

明宗室富顺王一孙，嗜灯花，但闻其气，即哭索不已。时珍诊之，曰：此癖也。以杀虫治癖之药丸服，一料而愈。

震按：沉香海金沙丸乃牵牛头末一两，海金沙一钱，沉香、轻粉各一钱，独囊蒜研泥丸之。木香塌气丸乃陈皮去白、萝卜子炒各五钱，草豆蔻、胡椒、木香、青皮各三钱，蝎尾去毒二钱五分，水法丸。所服丸数皆三十丸，多至四五十丸，出《东垣十书》。

疳积

陈孝廉自述云：其子痘疹后，患疳积病，骨瘦如柴，大便不固。偶得市人传一方，用山楂一两，白酒曲一两，取多年瓦夜壶人中白最多者，将二物装内，炭火煅存性，研为细末，每服六分，滚水送下，药未完而病愈。

黄上舍瑶台乃郎，患疳，肚大如箕，足细如管，眼生翳膜遮睛，几不可为。在苏州，得异人传授一方，取鸡蛋七枚，轻去壳，勿损衣膜，以胡黄连一两，川黄连一两，童便浸春秋五日，夏三日，冬七日，浸透煮熟，令儿服之，遂愈。后以治数儿，无不立效。

江应宿见丁氏儿医，治疳积腹大脚小，翳膜遮睛者，用大虾蟆十数个，打死，置小口缸内，取粪蛆不拘多少，粪清浸养，盛夏三日，春末秋后四五日，以食尽虾蟆为度。为粗麻布袋一方，扎住缸口，倒置活水中，令吐出污秽净，再取新瓦烧红，置蛆于上，烙干，令病儿食之，每服一二钱，后服参苓白术散而愈。若儿稍大见疑，用炒熟大麦面和少虫作饼或丸，看儿大小壮弱，无不验者。

曲背

一女六岁，才发寒热一日，即腰脊中命门穴间骨节肿一块，如大馒头状，高三四寸，自此不能平身而立，绝不能下地走动，已半年。人皆谓龟背痼疾，莫能治。即以幼科治龟背古方，亦不效。孙东宿曰：此非龟背，盖龟背在上，今在下部，必初年乳母放在地上坐早之过，彼时筋骨未坚，坐久而背曲，因受风邪，不觉其渐入骨节间而生痰涎，致令骨节胀满而大。不急治之，必成痼疾。今起未久，可用万灵黑虎比天膏贴之，外以晚蚕沙醋炒绢包，于膏上热熨之，一夜熨一次；再以威灵仙为君，五加皮、乌药、红花、防风、独活水煎服，一月而消其半，骨节柔软，不复肿硬，下地行走如初矣。人皆以为神奇。后三个月，蓦不能行，问之，足膝酸软，载身不起，故不能行。予知其病去而下元虚也。用杜仲、晚蚕沙、五加皮、苡仁、当归、牛膝、独活、苍耳子、人参、仙茅，水煎，服二十剂，行动如故。

异证

一儿初如鱼泡，又如水晶，碎则流水。用密陀僧罗极细，糁之。一小儿七岁，闻雷则昏倒，不知人事，以人参、当归、麦冬，少入五味熬膏，尽一斤，后闻雷自若。

建炎戊申，镇江府民家儿生四岁，暴得腹胀疾，经四月，脐裂，有儿从裂中生，眉目口鼻，人也；但头以下，手足不分，莫辨男女；又出白汁斗余。三日，二子俱死。

有舟人生子，身全无皮，人莫能晓。适吴门葛可久过，众告之。令就岸畔作一坎，置儿其中，以细土隔衾覆之，戒勿动。久而启衾视之，已生皮矣。盖其母怀妊舟中，久不登岸，失受土气故也。

周恭曰：有怀胎即楼居不落地者，生子皆赤肉无皮，亦用此法按危氏《得效方》，宜用白早米粉干扑，候生皮方止。

却病求嗣六要

一、积德

凡人有病或无嗣，虽由命数，然积德行仁亦能挽回造化。福善祸淫，天道不爽也。《太上感应篇》《帝君阴骘文》遵行者，历有成验，故知求寿求嗣，此为最上法门。

二、放生

天地之大德曰生，好生者，天亦好之，乃种子延龄秘诀也。但须真发慈悲，不论发之大小贵贱，随在设法救济，方有功德，牛犬有功于人，尤宜戒杀戒食。医书载，疫疠之年，凡不食牛犬者，疫不能染，即染亦易愈。余留心试验果然。此外卫生者，在所必戒，不徒报应可畏也。病家好祷，其风已久，但广杀牲牢，徒增罪孽，恐淫祀无福，正神不享也。曷若将此项费，行几件济人利物之事，而以素斋祀不亦可乎？

三、寡欲

人身以身为根本，谚曰：服药千朝，不如独宿一宵。又云：寡欲多男子。皆言保养之妙也。凡人先天厚者，虽斫丧不致大害，然精元既薄，生子必弱而夭，是贻害于子孙矣。若先天本薄而再行斫丧，无不害及身者。故曰淫声美色，破骨之斧锯也，可不畏欤？童年凿窍太早，则五脏有不满之处，异日有难名之疾。此在为父师者教戒防护之。奸人妻女，为万恶之首，减算削禄所不待言。世有忠厚善人而身后不昌，高才文士而终生潦倒者，其病皆由于此果报昭然，历有证验。凡我同人，曾犯及者及早回头；未犯者，永防失足可也。春画淫书，动人邪念，欲戒不能，慎勿观之。春药昏人热毒之品，用此以快其淫心者，多致失血、痨瘵、霉疮、下疳等病，且生子必殇于痘，杀人不异砒鸩，毋为方士所惑。

四、戒怒

凡人性缓不怒者，无病而多寿；性躁多怒者，多病而无寿。且躁怒之人，病根遗于子女，往往成肝气失血等疾，而致夭折，怒之害人甚矣，将何道以戒之？吾夫子云：躬自厚而薄责于人。六祖云：常见己过，不见人非。孙真人云：烦恼现前，以死喻之。易于躁怒者，宜服膺三训。

五、忘忧

忧愁悒郁，最能伤人。而人情必不免之忧有三：曰贫，曰无子，曰死。余谓是皆有命，忧无益也。观了凡先生四训，则知积德以立命，确有证据。苟能勉于为善，后来自有蔗境，戚戚其奚为耶？至于因病而忧，十有八九。夫贪生怖死，人之常情，但四大原从假合，眷属不过空华，勿认此身为久安长住之所，自增系傅也。惟积德者则心性不昧，虽死犹生耳。外此而彭与殇而异哉，何不取《楞严经》颂之。

六、调摄

忧伤心，怒伤肝，思伤脾，恐伤肾，多言伤气，多笑伤脏，均宜戒之。若叫呼争辩，应酬纷沓，苦心作文，强力举重，尤不可。久视伤血，久卧伤气，久坐伤肉，久立伤骨，久行伤筋，均宜节之。独居无事之时，或预料将来，或追悔以往，或为钱财，或为声色，或为意气，种种妄想，缠忧纠结，致生诸病。宜一切恬淡，心清则病自却。避风如避箭，切勿当风睡卧，平居坐处，背后宜遮好，以脑后受风，使人勿寿也。门壁隙中细小贼风，尤能伤人。卧室宜洁，卧床宜高，则湿气不及，鬼吹不干。卧处不可以首近火。衣被过热，或远行汗出者，勿遽脱卸迎风，须清心安息，俟汗止后添减。湿衣汗衣勿着，令发疮疡。背与腹宜加暖，头与胸不宜过暖。夏月勿过食瓜果冰水，并忌冷水洗浴拭身，勿眠中令人扇。冬月不可单寒，亦不可过暖，出汗衣服不可太炙。手足心能引火入内，不可常烘。酒为狂药，极能伤人，且节欲数日，一经大醉，元精即薄，虽交合不能成胎。故昔人以大怒、大欲为害身三大贼也。寒天及岚雾中行，须饮暖酒一二杯以御邪。清晨及饥时，戒饮浓茶，盐物不可点茶，大醉后尤忌过饮茶水。大醉后、大怒后、大劳后，或远行疲乏及饥时，皆不可行房。不可点灯行房，三光之下尤忌。迅雷烈风、大寒大暑、三元五腊，俱戒行房。五月十五子时为天之交合之期，行房者夫妇俱死。

冬至前后十日，宜绝欲，以为来春生发之本。腹饥及房劳后，不可近疫病人，能传染。夜卧常习闭口，开则气耗。寝卧不可多言笑，睡侧而屈，觉正而伸，先睡心，后睡目，纵睡不着，勿生烦恼。日食有节，勿过饱，亦勿太饥。饥则进食，尤不可多。食物宁少而频，勿顿而多，贵细嚼缓咽，鱼肉勿令胜谷气。食品不可太多而杂，杂则物性或有相反，变生不测。勿强食，勿强欲，勿以脾胃熟生物、软硬物。食后徐行百步，时饮热茶，并以手按摩腰背胸胁，便无停滞。凡服药，不可杂食肥腻、诸禽兽肉及馒头、葱蒜、瓜菜、生冷滞硬难化之物，产后亦然。若炙煿生脍、自死牲牢、腌臭坚韧、奇异之物，无病者亦宜戒之。病后食物，宜香松清淡，勿早进荤腻。诸病忌食黄瓜、面筋、鹿驴犬马雉鸡肉、蛏、鱼、黄鳝、湿面、海鲜，咳嗽并忌鸡、羊、虾、蟹、酸味、鲜味。失血火证，忌烟、酒、椒、姜。肿胀独忌酱盐。妊娠忌食鲤鱼、鸭子、桑椹、猪血、犬、骡、驴、马、蟹、鳖、鳝鱼、兔、雀、虾蟆、椒、姜、野味、异味。羽毛鳞介之族，有毒者颇多，不能具述，但有异状，与常不同者，即当勿食。再加桃、杏双仁，果未成核及热物以铜器盖，铜生汗滴下者，新锡器或铜器盛水及酒过夜者，祭神肉自动、祭酒自耗者，并皆有毒，宜戒。坐功不得真传，反能致病，惟数息及存想涌泉二法，久行纯熟，妙不可言。咽津、扣齿、擦涌泉及肾俞穴，皆妙。

庞元澄跋

医案之辑，繁矣，所盛行者，惟江氏之《名医类案》、魏氏之《续名医类案》。魏氏书较江氏备而精，碻则不及。《钦定四库全书提要》谓其网罗繁富，细大不捐，惜不免芜杂。桐乡陆定圃先生，沿江魏二氏之例，复辑有《再续名医类案》一书，余得其稿本，尚未梓行。所梓者，仅《冷庐医案》五卷而已。乾隆间，嘉善俞惺斋先生撰《古今医案按》十卷，抉择綦慎，无一怪诞语，尤为医学正宗。第江魏仅采集类案，编辑成书，而先生则于所采之成案，复加按断以发明之。其自序云：自甲午冬为捉笔之始，至戊戌春月乃得蒇事，阅五载而成书，亦见先生之苦心矣。辨其异同，别其真伪，使后人由之，而更加知之，不亦江氏之功臣、魏氏之畏友乎？板初毁于火，兵燹后，吴江李氏复刊行之。乙未冬，板转归于余，存之架头已历年所，深恐梨枣之漫漶，亟付刷印，以广其传，距先生之成书之秋正阅两周甲子，讵偶然也哉！

时光绪二十四年太岁在著雍阉茂冬月乌程

庞元澄跋

《随身听中医传世经典系列》书目

一、医经类

黄帝内经·素问

黄帝内经·灵枢

内经知要

难经集注

二、伤寒金匮类

伤寒论

金匮要略

伤寒来苏集

伤寒贯珠集

注解伤寒论

三、诊法类

四诊抉微

濒湖脉学　奇经八脉考

脉诀汇辨

脉诀指掌病式图说

脉经

脉经直指

脉贯

脉理存真

赖氏脉案

辨症玉函　脉诀阐微

方氏脉症正宗

症因脉治

敖氏伤寒金镜录　伤寒舌鉴

诸病源候论

望诊遵经

四、本草方论类

本草备要
神农本草经百种录
神农本草经读
太平惠民和剂局方
汤头歌诀
医方集解
校正素问精要宣明论方

五、外科类

外科正宗
疡科心得集
洞天奥旨

六、妇科类

女科百问
女科要旨
傅青主女科

七、儿科类

小儿药证直诀
幼幼集成
幼科推拿秘书

八、疫病类

时病论
温疫论
温热经纬
温病条辨

九、针灸推拿类

十四经发挥
针灸大成

十、摄生调养类

饮膳正要
养生四要
随息居饮食谱

十一、杂著类

内外伤辨惑论

古今医案按

石室秘录

四圣心源

外经微言

兰室秘藏

血证论

医门法律

医林改错

医法圆通

医学三字经

医学心悟

医学启源

医学源流论

医宗必读

串雅内外编

证治汇补

扁鹊心书

笔花医镜

傅青主男科

脾胃论

儒门事亲

获取图书音频的步骤说明:

1. 使用微信“扫一扫”功能扫描书中二维码。
2. 注册用户，登录后输入激活码激活，即可免费听取音频（激活码仅可供一个账号激活，有效期为自激活之日起 5 年）。

医药大学堂

刮开涂层
获取图书激活码

www.yiyaodxt.com

上架建议：中医 · 古籍

ISBN 978-7-5214-2943-5

9 787521 429435 >

定价：59.00 元

胃脘皆痛，不敢食热物。一涌一泄一汗，十去其九。次服黄连解毒汤，不十余日皆释。

虚劳四十九

西华束茂之病虚劳，寝汗，面有青黄色，自膝以下冷痛无汗，腹中燥热。医以姜、附补之，五晦朔不令饮水，又禁梳头，作寒治之。请于戴人。戴人曰：子之病不难愈，难于将护，恐愈后阴道转茂，子必不慎。束生曰：不敢。戴人先以舟车丸、浚川散下五七行，心火下降，觉渴，与冰水饮之，又令澡浴，数日间面红而泽。后以河水煮粥，温养脾胃，河水能利小溲。又以活血当归丸、人参柴胡散、五苓散、木香白术散调之。病大瘥，寝汗皆止，两足日暖，食进。戴人常曰：此本肺痹，当以凉剂。盖水之一物，在目为泣，在皮为汗，在下为小溲。谷多水少为常，无水可乎？若禁饮水必内竭，内竭则燥热生焉。人若不渴，与水亦不肯饮之矣。束生既愈，果忘其戒，病复作。戴人已去，乃殂。

心痛五十

酒官杨仲臣病心气痛。此人常好饮酒，初饮三二杯必奔走，跛懒两足，三五十次，其酒稍散，方能复席。饮至前量，一醉必五七次，至明呕青黄水，数日后变鱼腥臭，六七日始安。戴人曰：宜涌。乃吐虫一条，赤黄色，长六七寸，口目鼻皆全，两目膜瞒，状如蛇类，以盐淹干示人。

伤寒极热五十一

戴人之仆常与邻人同病伤寒，俱至六七日，下之不通，邻人已死。仆发热极，投于井中。捞出，以汲水贮之槛，使坐其中。适戴人游他方，家人偶记戴人治法，曰：伤寒三下不通，不可再攻，便当涌之。试服瓜蒂散，良久吐胶涎三碗许，与宿食相杂在地，状如一帚，顿快。乃知世医杀人多矣。

戴人之女僮，亦尝吐一吏伤寒，吐讫，使服太白散、甘露散以调之。

失笑五十二

戴人之次子，自出妻之后日瘦，语如瓮中，此病在中也。常拈第三指失笑，此心火也。约半载，日饮冰雪，更服凉剂。戴人曰：恶雪则愈矣。其母惧其大寒，戴人骂曰：汝亲也，吾用药如鼓之应桴，尚恶凉药，宜乎世俗之谤我也。至七月，厌冰不饮，病日解矣。

赤目五十三

安喜赵君玉，目暴赤肿，点洗不退。偶思戴人语曰：凡病在上者皆宜吐。乃以茶调散涌之，一涌，赤肿消散。君玉叹曰：法之妙，其迅如此。乃知法不远，人自远法也。

目翳五十四

清州王之一子年十余岁，目赤多泪，众工无效。戴人见之曰：此儿病目翳，当得之母腹中被惊。其父曰：妊娠时在临清被围。戴人令服瓜蒂散加郁金，上涌而下泄，各去涎沫数升。人皆笑之，其母亦曰：儿腹中无病，何吐泻如此？至明日，其目耀然爽明。李仲安见而惊曰：奇哉此法！戴人其日又与头上出血，及眉上、鼻中皆出血。吐时，次用通经散二钱，舟车丸七十粒，自吐却少半。又以通经散一钱投之。明日，又以舟车丸三十粒投之，下十八行，病更不作矣。

疱后呕吐五十五

河门刘光济之子，才二岁，病疱后呕吐发昏，用丁香、豆蔻之类不效。适麻先生寄其家，乃谓光济曰：余有小方无毒，人皆知之，公肯从乎？光济